Dieter Holzner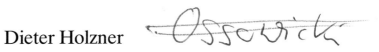

Chemie

für Technische Assistenten
in der Medizin

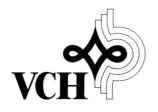

VCH

© VCH Verlagsgesellschaft mbH, D-6940 Weinheim (Bundesrepublik Deutschland), 1991

Vertrieb:

VCH, Postfach 10 11 61, D-6940 Weinheim (Bundesrepublik Deutschland)

Schweiz: VCH, Postfach, CH-4020 Basel (Schweiz)

Großbritannien und Irland: VCH (UK) Ltd., 8 Wellington Court, Wellington Street, Cambridge CB1 1HW (Großbritannien)

USA und Canada: VCH, Suite 909, 220 East 23rd Street, New York NY 10010-4606 (USA)

ISBN 3-527-28335-8

Dieter Holzner

Chemie

für Technische Assistenten
in der Medizin

2., überarbeitete und
erweiterte Auflage

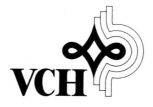

VCH

Dr. Dieter Holzner
Birkenweg 22
D-8018 Pienzenau

1. Auflage 1988
2., überarbeitete und erweiterte Auflage 1991

Lektorat: Dr. Hans F. Ebel und N. Banerjea-Schultz
Herstellerische Betreuung: Dipl.-Ing. (FH) Hans Jörg Maier

Die Deutsche Bibliothek – CIP-Einheitsaufnahme

Holzner, Dieter:
Chemie für technische Assistenten in der Medizin / Dieter Holzner. – 2., überarb. und erw. Aufl. – Weinheim; Basel; Cambridge; New York, NY : VCH, 1991
   ISBN 3-527-28335-8

© VCH Verlagsgesellschaft mbH, D-6940 Weinheim (Federal Republic of Germany), 1991.

Gedruckt auf säurefreiem und chlorarm gebleichtem Papier

Satz: Filmsatz Unger & Sommer GmbH, D-6940 Weinheim
Druck: DiesbachMedien GmbH, D-6940 Weinheim
Bindung: Verlagsbuchbinderei Kränkl, D-6148 Heppenheim

Printed in the Federal Republic of Germany

Vorwort zur 2. Auflage

Die 2. Auflage dieses Lehrbuches ist wesentlich erweitert worden, um der kürzlich vom Deutschen Verband Technischer Assistenten in der Medizin e. V. herausgegebenen Neufassung des Lehrinhaltskatalogs gerecht zu werden.

Hierzu wurde ein umfangreiches Kapitel „Chemie und Umwelt" eingefügt, in welchem Struktur und Eigenschaften umweltrelevanter Gase und Metalle sowie ihrer Verbindungen, von organischen Halogen-Verbindungen und von Desinfektionsmitteln beschrieben sind.

Darüber hinaus wurde der in der 1. Auflage enthaltene „Anhang zur Organischen und Physiologischen Chemie" um neue Abschnitte wie Glyco- und Lipoproteine, Lipid-Strukturen, Steroide, Vitamine und Farbstoffe erweitert.

Des weiteren sind bisherige Kapitel ergänzt und überarbeitet worden.

Herrn Dr. Ebel und Frau Banerjea-Schultz (VCH) danke ich sehr für das wiederum gezeigte Entgegenkommen und die gute Zusammenarbeit.

Kirchseeon, im Februar 1991   D. Holzner
Berufsförderungswerk München

Vorwort zur 1. Auflage

Dieses Lehrbuch richtet sich an medizinisch-technische Assistentinnen und Assistenten in der Ausbildung und im Beruf. Für die Auswahl des Stoffes war der vom *Deutschen Verband Technischer Assistenten in der Medizin e. V.* herausgegebene *Lehrinhaltskatalog für die Ausbildung Technischer Assistenten in der Medizin* maßgebend.

Die Gebiete *Allgemeine und Anorganische Chemie* und *Organische und Physiologische Chemie* sind umfassend behandelt. Dadurch wird eine breite Basis zum Verständnis anderer Lehrinhalte, wie Fachrechnen, Chemie-Praktikum, Biologie und Klinische Chemie, geschaffen.

Ohne Vorkenntnisse in Chemie vorauszusetzen, habe ich mich bemüht, die Vielfalt der Stoffe und der chemischen Vorgänge überschaubar und einprägsam darzustellen und das Verständnis für die Zusammenhänge zu erschließen. Alle wichtigen Fachbegriffe sind nicht nur im Text erläutert, son-dern nochmals im Anhang (Glossar) definiert.

Ein Aufgabenteil im Anhang dient zur Überprüfung des Wissensstandes. Dabei wurden Fragen einbezogen, die in den letzten Jahren bei der staatlichen Prüfung gestellt worden sind.

Dieses Buch entstand aufgrund meiner langjährigen Lehrtätigkeit an den Fachschulen für medizinisch-technische Assistenten an der Universität Marburg und am Berufsförderungswerk München.

Meinem Sohn Karsten, der in starkem Maße an der Entstehung dieses Buches beteiligt war, danke ich sehr für seine intensive Mitarbeit. Herrn Dr. H. F. Ebel und Herrn Dr. M. Weller (VCH Verlagsgesellschaft) danke ich für fachliche Anregungen.

Kirchseeon, im Januar 1988   D. Holzner
Berufsförderungswerk München

Inhalt

1 Einführung

1.1 Chemie ... Medizin ... Biologie

Die Erforschung der unbelebten und der belebten Natur ist Aufgabe der modernen Naturwissenschaften (Physik und Chemie) und der Biowissenschaften (Biologie mit ihren Teilgebieten, z. B. Humanbiologie). Diese Arbeitsgebiete berühren und durchdringen sich in vielen Bereichen. Da die Lebensvorgänge auf chemischen und physikalischen Gesetzmäßigkeiten beruhen, erfordert das Arbeiten auf bestimmten Gebieten der Biologie und Medizin weitreichende Kenntnisse in den exakten Naturwissenschaften Chemie und Physik. Aus dieser Erkenntnis haben sich die Biochemie (Physiologische Chemie), Molekularbiologie und Biophysik als eigenständige Fächer entwickelt. In der Physiologie, Diagnostik und Klinischen Chemie sind Chemie-Kenntnisse zum Verständnis vieler Gebiete notwendig, z. B. Wasser-Haushalt des Organismus, Elektrolyt-Haushalt (Salze, Mineral-Stoffwechsel), Säure-Basen-Haushalt (pH-Wert des Blutes), Bestandteile der Körperflüssigkeiten, Zusammen-

Allg. UNTERSUCHUNGSANTRAG
KLINISCH-CHEMISCHES INSTITUT
STÄDT. KRANKENHAUS MÜNCHEN-SCHWABING
– Akademisches Lehrkrankenhaus –

BLUT	
☐ Harnstoff	☐ Creatinin
☐ Bilirubin gesamt	☐ Bilirubin direkt
☐ Eiweiß gesamt	☐ Eiweiß-Elektrophorese
☐ Cholesterin	☐ Triglyceride
☐ Harnsäure	
☐ Part. Thromboplastinzeit (PTT)	☐ Thromboplastinzeit (Quick)
☐ Natrium	☐ Kalium
☐ Calcium	☐ Magnesium
☐ Phosphor	☐ Chlorid (1)
☐ Eisen	
☐ α-Amylase	☐ Creatinkinase
☐ Aspartataminotransfer. (GOT)	☐ Alaninaminotransfer. (GPT)
☐ Glutamatdehydrogenase	☐ Cholinesterase
☐ Alk. Phosphatase	☐ Leucinarylamidase
☐ Saure Phosphatase	☐ Prostataphosphatase
☐ γ-Glutamyltransferase	☐ Lactatdehydrogenase

Abb. 1-1. In einem allgemeinen Untersuchungsantrag (hier als Ausschnitt wiedergegeben) wird von dem behandelnden Arzt angegeben, welche Bestandteile im Blut des Patienten im klinisch-chemischen Labor quantitativ bestimmt werden sollen. Die erhaltenen Werte werden dann mit den Normalwerten verglichen.

setzung der anorganischen Knochensubstanz, Atmung (Sauerstoff, Kohlendioxid), Aufbau und Funktion des roten Blutfarbstoffs, Spurenelemente (Kupfer, Zink), Schwermetalle mit toxischer Wirkung, Nahrungsbestandteile (Fette, Kohlenhydrate, Eiweißstoffe, Vitamine), Abbau und Verwertung von Nahrungsbestandteilen, Zwischenprodukte des Stoffwechsels (Metabolismus), Energie-Stoffwechsel (energiereiche Verbindungen), Endprodukte des Stoffwechsels (Harnstoff), Katalysatoren des Stoffwechsels (Enzyme), Isotope zur Untersuchung der Funktion bestimmter Organe.

Von den vielfältigen Anwendungen der Chemie in der Medizin (Arzneimittel-Therapie, Stoffwechsel) ist für Sie der Bereich „Medizinisch-diagnostische und klinisch-chemische Laboratorien" von besonderem Interesse. Aus dem als Abb. 1-1 wiedergegebenen Ausschnitt aus einem Anforderungsformular ist ersichtlich, welche Standard-Untersuchungen mit Blut als Untersuchungsmaterial durchgeführt werden. Es werden Kationen und Anionen (Elektrolyte), Stoffwechselprodukte (Metabolite) und die Aktivität von Enzymen quantitativ bestimmt.

Nach dem Durcharbeiten des vorliegenden Buches werden Sie Struktur und Eigenschaften zahlreicher Stoffe und ihre Bedeutung für die Lebensvorgänge, insbesondere den Stoffwechsel, kennen und die Grundlagen analytischer und klinisch-chemischer Methoden verstehen.

1.2   Chemie ... Physik

Zu den „klassischen" Arbeitsgebieten der Physik gehören Mechanik, Optik, Akustik und Wärmelehre. Die Physik beschäftigt sich mit den verschiedenen Erscheinungsformen (Zuständen) der Materie, der Energie, den Wechselwirkungen von Materie und Energie und den Zustandsänderungen, bei denen die stoffliche Zusammensetzung **unverändert** bleibt. *Physikalische Vorgänge führen* − im Gegensatz zu chemischen Umsetzungen − *zu keiner Änderung der Zusammensetzung reiner Stoffe.*

Übergänge zwischen Physik und Chemie gibt es im Bereich der Atomphysik (Kernphysik), wo Umwandlungen von chemischen Elementen vorge-

nommen und künstliche Elemente hergestellt werden können (s. Kap. 15).

Bei einem physikalischen Vorgang kann sich die Zustandsform des betrachteten Stoffes, sein Aggregatzustand, ändern. Dies geschieht beim Schmelzen von Eis oder Verdampfen von Wasser. Beim Übergang vom festen in den flüssigen und schließlich in den gasförmigen Aggregatzustand (oder in umgekehrter Reihenfolge) ändert sich die chemische Zusammensetzung des reinen Stoffes jedoch nicht. Sie läßt sich z. B. für Wasser in allen Zustandsformen durch die chemische Formel H_2O wiedergeben.

Die Zusammensetzung von Verbindungen festzustellen, ist eine der Aufgaben der Chemie.

Zur Charakterisierung von bereits bekannten Stoffen und zur Identifizierung von Stoffen, die in der Natur neu aufgefunden oder im Laboratorium synthetisch hergestellt worden sind, dienen **physikalische Kennzahlen**:
- der Aggregatzustand, in dem der Stoff bei Raumtemperatur vorliegt (fest, flüssig oder gasförmig)
- die Änderung des Aggregatzustandes bei Zufuhr oder Abgabe von Energie und der äußeren Bedingungen (Temperatur, Druck), z. B. Schmelztemperatur, Erstarrungstemperatur, Gefrierpunkt, Siedetemperatur
- die Dichte fester, flüssiger und gasförmiger Stoffe
- die Kristallform, Härte und Oberflächen-Beschaffenheit fester Stoffe
- die Viskosität (Zähflüssigkeit) von Flüssigkeiten
- die Verformbarkeit (Änderung der Gestalt) bei mechanischer und thermischer Beanspruchung (Elastizität, Plastizität) bzw. die Reißfestigkeit (z. B. von Natur- oder Kunstfasern)
- die Änderung der Ausdehnung mit der Temperatur und die Wärmeleitfähigkeit
- die elektrische Leitfähigkeit von Metallen, Halbmetallen, Salzen und bestimmten Kunststoffen
- die Wechselwirkung der Stoffe mit elektromagnetischer Strahlung unterschiedlicher Wellenlänge (mit ultraviolettem und sichtbarem Licht, Infrarotstrahlung, Röntgenstrahlung).

Die Kenntnis der physikalischen Eigenschaften der Stoffe ist Voraussetzung für ihre Verwendung und Verarbeitung.

Bei bestimmten reinen Stoffen führt die Einwirkung des elektrischen Stromes oder energiereicher Strahlung zu einer Änderung der stofflichen Zusammensetzung, z. B. bei der Leitung des elektrischen Stromes durch Salz-Schmelzen oder Salz-Lösungen am Plus- und Minuspol oder bei der Bestrahlung mit ultraviolettem Licht.

Die **Chemie** untersucht solche Veränderungen qualitativ und quantitativ, sie erforscht vor allem das Verhalten von Stoffen gegenüber anderen Stoffen (Reaktivität).

Zusammenfassend läßt sich feststellen:

Bei einem **physikalischen** Vorgang bleibt die Zusammensetzung reiner Stoffe oder der Bestandteile von Stoff-Gemischen erhalten.

Bei einem **chemischen** Vorgang ändert sich die Zusammensetzung der Stoffe, es entstehen Stoffe mit anderen Eigenschaften. Man spricht von chemischen Reaktionen (Umsetzungen, Umwandlungen).

Die zunächst vorliegenden Stoffe heißen Ausgangsstoffe, die aus ihnen entstehenden Stoffe Reaktionsprodukte. Die stattfindende Reaktion wird durch einen Pfeil symbolisiert:

Ausgangsstoffe $\longrightarrow$ Reaktionsprodukte

Chemische Reaktionen können unter starker Erwärmung oder Aussendung von Lichtenergie oder sogar explosionsartig ablaufen.

Ausgangs-stoffe	chemische Reaktion	Reaktions-produkte
Eisen/Feuchte Luft	Rosten	Eisenoxide (Rost)
Benzin/Luft-Sauerstoff	Verbrennung	Kohlenstoffoxide Wasserdampf
Traubenzucker	Gärung	Alkohol
Fette	Verseifung	Seifen

1.3 Arbeitsgebiete der Chemie

Auf der Grundlage der im „Lehrinhaltskatalog" vorgegebenen Unterteilung unterscheiden wir folgende Arbeitsgebiete der Chemie:
- Allgemeine Chemie:
  Aufbau der Materie
  Gesetzmäßigkeiten beim Ablauf chemischer Reaktionen
- Anorganische Chemie:
  Eigenschaften der wichtigsten chemischen Elemente und Verbindungen aus der unbelebten Umwelt
- Organische Chemie:
  Chemie der Kohlenstoff-Verbindungen
- Physiologische Chemie (Biochemie):
  Verbindungen und chemische Vorgänge im menschlichen Körper.

2 Stoffe und ihre Einteilung

2.1 Die Vielfalt an Stoffen

Als Materie bezeichnet man die Gesamtheit aller Stoffe. Stoffe liegen als chemische Elemente, chemische Verbindungen oder Gemische (Mischungen) vor.

Zur Veranschaulichung dient folgende Stoff-Auswahl:

Elemente	Verbindungen	Stoff-Gemische
Sauerstoff	Natriumchlorid	Bronze
Schwefel	Traubenzucker	Granit
Gold	Kohlendioxid	Meerwasser
Eisen	Aspirin	Zitronensaft
Kupfer	Blutfarbstoff	Butter

Je nach Anwendungsgebiet kann man andere gleichbedeutende Bezeichnungen für „Stoff" verwenden, z. B.:
- „Körper" und „Festkörper" in der Physik
- „Material" bei der Weiterverarbeitung
- „Substanz" und „Chemikalie" in der chemischen Industrie
- „Reagenz" zur Untersuchung anderer Stoffe
- „Substrat" bei der Bindung an Enzyme
- „Metabolit" im Stoffwechsel

Die Namen einiger chemischer Elemente enden auf „-stoff": Wasserstoff, Sauerstoff, Stickstoff. Ferner kommt der Begriff „Stoff" in zahlreichen Wort-Zusammensetzungen vor, die etwas über **Herkunft, Verwendung, Eigenschaften** oder **Wirkung** von Stoffen aussagen:

Rohstoffe (Erze und Mineralien in der Natur)
Werkstoffe (Stahl, Legierungen, Glas, PVC)
Kunststoffe (Plexiglas, Perlon, Nylon, Polystyrol)
Naturstoffe (im Tier- und Pflanzenreich)
Eiweißstoffe (Proteine, wie Albumine und Globuline)
Arzneistoffe (Antibiotika, Antidiabetika)
Wirkstoffe (Hormone, Vitamine)
Farbstoffe (Blut- und Blattfarbstoff, Indigo)
Treibstoffe (Benzin, Dieselkraftstoff)
Schadstoffe (z. B. Inhaltsstoffe des Zigarettenrauches).

In lebenden Organismen findet ein intensiver „Stoffwechsel" statt, bei dem mit der Nahrung aufgenommene Stoffe in körpereigene Stoffe umgewandelt werden.

2.2 Einteilung der Stoffe

Die Zusammensetzung und die Eigenschaften der Stoffe sind maßgebend für ihre Einteilung in **Reine Stoffe** und **Stoff-Gemische**. Als Reine Stoffe sind derzeit 107 Elemente (chemische Grundstoffe) und mehrere Millionen chemische Verbindungen bekannt, deren Zusammensetzung sich durch chemische Formeln beschreiben läßt. Stoff-Gemische bestehen aus zwei oder mehr Stoffen und werden auch Mehrstoffsysteme genannt. *Als System bezeichnet man einen abgegrenzten Materie-Bereich.*

Bei Mehrstoffsystemen unterscheidet man homogene und heterogene Stoff-Gemische. So erhält man beim Auflösen zunehmender Stoffportionen Kochsalz in reinem Wasser bei 20 °C so lange homogene Stoff-Gemische in Form von wäßrigen Kochsalz-Lösungen, wie sich die eingesetzte Stoffportion NaCl (bei der angegebenen Temperatur) in Wasser löst. Jeder Volumen- und Massen-Anteil des homogenen Stoff-Gemisches weist gleiche Zusammensetzung und gleiche Eigenschaften auf. Da die Löslichkeit von Kochsalz in Wasser jedoch nicht unbegrenzt ist, ergibt sich schließlich ein heterogenes Stoff-Gemisch aus dem festen Stoff NaCl (Bodenkörper) und der mit Kochsalz gesättigten wäßrigen Lösung.

Jedes heterogene System (heterogene Stoff-Gemisch) besteht aus mehreren Phasen; hier sind es eine feste Phase (Kochsalz) und eine flüssige Phase (gesättigte wäßrige Kochsalz-Lösung). *Eine in einem System vorhandene Phase umfaßt alle Anteile, die gleiche Zusammensetzung und gleiche Eigenschaften haben.* Phasen sind somit einheitliche (homogene) Bereiche innerhalb eines heterogenen Systems und als solche mit bloßem Auge oder unter dem Mikroskop erkennbar.

Ein häufig als Beispiel für ein heterogenes System gewähltes Stoff-Gemisch ist das aus den Mineralien Feldspat, Quarz und Glimmer bestehende Gestein Granit, bei dem die drei festen Phasen mit bloßem Auge zu erkennen sind.

Heterogene Stoff-Gemische können aus chemischen Elementen (z. B. Eisen-Spänen und Schwefel-Pulver), chemischen Verbindungen (z. B. Granit) oder in sich homogenen Stoff-Gemischen (z. B. Lösungen von Stoffen in miteinander nicht mischbaren Flüssigkeiten wie Wasser und Ether) bestehen. Ihre Zusammensetzung ist in beliebigen Grenzer veränderlich.

Zwischen den voneinander getrennten Phasen eines heterogenen Systems ist eine **Phasengrenze** (Grenzfläche) sichtbar. Wasser bildet z. B. im System A die untere, im System B die obere flüssige Phase (Dichte-Angaben ϱ bei 20 °C):

	System A	ϱ	System B	ϱ
obere Phase	Ether	0,719	Wasser	0,998
untere Phase	Wasser	0,998	Chloroform	1,489

Große praktische Bedeutung kommt den als **Dispersionen** bezeichneten heterogenen Stoff-Gemischen zu. In einem Dispersionsmittel, dem mengenmäßig überwiegenden Bestandteil einer Dispersion, sind ein oder mehrere Stoffe fein verteilt. Dispersionsmittel und darin dispergierte Stoffe können in demselben Aggregatzustand oder in verschiedenen Aggregatzuständen vorliegen. In der Tab. 2-1 ist zuerst der Aggregatzustand des dispergierten Stoffes, danach der des Dispersionsmittels angegeben.

Dispersionen sind auch als Darreichungsformen von Arzneimitteln von Bedeutung. Feste Wirkstoffe, die keine ausreichende Wasser-Löslichkeit haben, können als Suspensionen oder in Form von Salben verabreicht werden. **Aerosole** dienen zur Inhalations-Therapie, wobei die Atemwege von dem in einem „Treibgas" äußerst fein verteilten festen oder flüssigen Wirkstoff gut erreicht werden.

Tab. 2-1: Zusammenstellung von Dispersionen

Aggregatzustand der Bestandteile	Bezeichnung	Beispiele
fest in fest		Gesteine (wie Granit), Rohsalze in Salzlagerstätten, Granulate zur Tabletten-Herstellung
fest in flüssig	Suspension (Aufschlämmung)	Bariumsulfat als Röntgenkontrastmittel
flüssig in fest	Gel (gallertartige Stoffe)	Wasser in Lehm
fest in gasförmig	Aerosol (Rauch)	Ruß oder Stäube in der Luft
gasförmig in fest	Schaum	Bimsstein Gase in Schaumstoffen (Polystyrol, Polyurethan)'
flüssig in flüssig	Emulsion	Milch (Fetttröpfchen in Wasser), Cremes (Wasser in Öl)
flüssig in gasförmig	Aerosol (Nebel)	Wassertröpfchen in Luft
gasförmig in flüssig	Schaum	Luft in Seifenwasser

2.2.1 Homogene Stoff-Gemische

Während bei heterogenen Stoff-Gemischen das Vorhandensein mehrerer Phasen mit bloßem Auge oder unter dem Mikroskop erkennbar ist, bestehen homogene Stoff-Gemische nur aus einer Phase.

Die wichtigsten homogenen Stoff-Gemische sind die **Lösungen,** die aus einer als Lösungsmittel (Lösemittel) bezeichneten Flüssigkeit und darin gelösten gasförmigen, flüssigen oder festen Stoffen bestehen. Das wichtigste Lösungsmittel ist Wasser, da die Lebensvorgänge in wäßrigen Systemen ablaufen. Außer Wasser werden zahlreiche organische Verbindungen als Lösungsmittel verwendet, z. B. Alkohole, Ether, Chloroform und Kohlenwasserstoffe. Auch Extrakte, die man z. B. durch Einwirkung von Lösungsmitteln auf die Blätter, Wurzeln und Rinden von Arzneipflanzen oder auf tierische Organe (z. B. tiefgekühlte Bauchspeicheldrüsen von Schweinen) gewinnen kann, sind homogene Stoff-Gemische.

Eine Kochsalz-Lösung ist ebenso als homogen zu bezeichnen wie der reine Stoff Wasser. Um festzustellen, ob ein homogenes Stoff-Gemisch oder ein reiner Stoff vorliegt, muß man über die Beurteilung des Aussehens hinausgehende Prüfungen vornehmen.

Die Einteilung der homogenen Stoff-Gemische geht von dem **Aggregatzustand ihrer Bestandteile** aus:

gasförmig/gasförmig	Gas-Gemische (z. B. Luft mit den Hauptbestandteilen Stickstoff und Sauerstoff)
flüssig/flüssig	Mischungen von (in jedem Verhältnis mischbaren) Flüssigkeiten (Wasser/Ethanol)
gasförmig/flüssig	Lösungen von Gasen (z. B. Formaldehyd oder CO_2 in Wasser)
fest/flüssig	Lösungen von Feststoffen (z. B. Kochsalz oder Zucker in Wasser)
fest/fest	Legierungen (z. B. Bronzen aus Kupfer und Zinn)

Tab. 2-2 gibt eine Übersicht über Stoff-Gemische und reine Stoffe.

Infolge der nahezu unbegrenzten Kombinations-Möglichkeiten von Stoffen miteinander gibt es sehr viel mehr in der Natur vorkommende Stoff-Gemische und technologisch hergestellte Stoff-Mischungen als reine Stoffe.

2.3 Trennung von Stoff-Gemischen

Verfahren zur Trennung von Stoff-Gemischen machen sich Unterschiede in den physikalischen und den chemischen Eigenschaften der im Gemisch vorliegenden Stoffe zunutze.

Trennungen heterogener Gemische in die einzelnen Phasen sind meist einfach durchzuführen, z. B. bei Suspensionen durch Absetzenlassen (Sedimentation) der Feststoffteilchen am Boden, wobei man das Sediment durch Zentrifugieren rascher erhält, und Dekantieren (Abgießen der flüssigen Phase), oder Filtrieren (Sammeln des Feststoffes in einem Filter).

Mehr Aufwand an Zeit und Arbeitsgeräten erfordern die Auftrennungen homogener Stoff-Gemische in die Bestandteile. Hierbei kann man sich damit begnügen, Fraktionen von Stoffen mit ähnlichen Eigenschaften (z. B. von Proteinen) abzutrennen, oder man kann die Auftrennung bis zu reinen chemischen Verbindungen weiterführen.

Vielfach anwendbare Trennverfahren sind im folgenden Abschnitt zusammengestellt.

2.3.1 Extraktion

– Extrahieren (Herauslösen) bestimmter Stoffe (z. B. Coffein) aus Naturstoff-Gemischen: hydrophile (wasserlösliche) Inhaltsstoffe werden

Tab. 2-2: Übersicht über Stoffe

	heterogene Stoff-Gemische	homogene Stoff-Gemische Lösungen	reine Stoffe (homogen) chem. Verbindungen	chem. Elemente
Phasen	mehrere	eine	eine	eine
Zusammensetzung (Massen-Anteile)	beliebig veränderlich	in bestimmten Grenzen veränderlich	feststehend	feststehend
Bestandteile bzw. kleinste Teilchen	homogene Stoff-Gemische/Verbindungen/Elemente	Verbindungen/Elemente	Moleküle Ionen	Atome mit derselben Protonenzahl
Trennung in die Bestandteile durch	physikalische Verfahren: Dekantieren Filtrieren/Sieben Trennung flüssiger Phasen	physikalische Verfahren: Kristallisieren Destillieren Extrahieren Chromatographie	chemische Vorgänge: Verbindungen → Elemente	Elemente sind chemische Grundstoffe

mit Wasser oder wasserähnlichen Lösungsmitteln, hydrophobe (wasserabweisende) Stoffe werden mit lipophilen (fettlösenden) Lösungsmitteln extrahiert.
– Extrahieren von Stoffen aus Lösungen: ein Stoff in wäßriger Lösung kann durch Ausschütteln mit einem geeigneten, nicht mit Wasser mischbaren Lösungsmittel (z. B. Ether, Chloroform) in der organischen Phase angereichert werden; die organische Phase wird in einem Separator (z. B. Scheidetrichter) von der wäßrigen Phase abgetrennt.

2.3.2 Gewinnung fester Stoffe aus Lösungen

– Durch Verdampfen von Lösungsmittel-Anteilen (Einengen, Konzentrieren) oder des ganzen Lösungsmittels (Eindampfen) durch Erhitzen bei Normaldruck oder im Vakuum kann der Feststoff gewonnen werden.
– Das Ausfällen eines festen Stoffes wird durch Zugabe von Substanzen, die seine Löslichkeit herabsetzen, durchgeführt.
– Wärmeempfindliche feste Stoffe (z. B. Proteine) werden durch Gefriertrocknung (Lyophilisation) aus wäßrigen Lösungen gewonnen.

2.3.3 Reinigungsverfahren

– Umkristallisieren: feste Stoffe werden durch Auflösen in einem Lösungsmittel, in dem sich der Hauptbestandteil bei erhöhter Temperatur gut, die Verunreinigungen nicht lösen, gereinigt; beim Abkühlen kristallisiert der Feststoff aus der filtrierten Lösung aus.
– Flüssigkeiten kann man durch Destillation reinigen; Gemische aus Flüssigkeiten mit verschiedenen Siedepunkten können durch fraktionierende Destillation aufgetrennt werden.
– Hochmolekulare Stoffe können durch Dialyse von niedermolekularen Verunreinigungen befreit werden: die niedermolekularen Stoffe passieren eine Membran bestimmter Porengröße (z. B. Cellophan), die für hochmolekulare Stoffe undurchlässig ist.

– Die Chromatographie hat bei der Trennung und Reinigung von Stoffen eine große Bedeutung. Dabei werden Lösungen auf bestimmte Materialien (Silicagel, Aluminiumoxid, Cellulosepulver, Aktivkohle, Polyamidpulver) aufgetragen, die in Rohre gefüllt (Säulenchromatographie) oder auf Trägerschichten (Dünnschichtchromatographie) aufgebracht sein können. Die Stoffe werden an das Adsorptionsmittel (feste Phase, Materialien s. o.) verschieden stark gebunden, weniger fest gebundene Stoffe verlassen die Säule mit dem Lösungsmittel (mobile Phase, Elutionsmittel) zuerst oder wandern beim Entwickeln der Dünnschichtchromatogramme voraus. Spezialfälle der Chromatographie sind die Ionenaustausch-Chromatographie, bei der Ionen-Verbindungen durch bestimmte Kunststoffe (Kationen- bzw. Anionenaustauscher) getrennt werden, sowie die Gel-Chromatographie (Gelfiltration). Hierbei werden Stoffe unterschiedlicher molarer Masse durch Dextran-Gele aufgetrennt, in deren Hohlräume Stoffe bestimmter Molekülgröße hineinpassen, andere dagegen nicht, diese werden sofort eluiert.
– Aminosäuren oder Proteine können durch Polyacrylamidgel- oder Papier-Elektrophorese getrennt werden: die Substanzen werden in einer Pufferlösung auf das jeweilige Trägermaterial aufgebracht, im elektrischen Feld trennen sich die geladenen Verbindungen je nach Wanderungsrichtung (zur Kathode oder Anode) und Wanderungsgeschwindigkeit auf.

2.4 Charakteristische Eigenschaften reiner Stoffe

Als reine Stoffe kann man eigentlich nur solche chemische Verbindungen oder Elemente bezeichnen, die einen Reinheitsgrad von nahezu 100% aufweisen. In einer bestimmten Portion eines derart reinen Stoffes liegt **nur** dieser Stoff vor; andere Stoffe sind nicht oder allenfalls in äußerst geringen Anteilen („in Spuren", „spurenweise") enthalten. Die Herstellung derart reiner Stoffe ist natürlich mit größerem Aufwand und höheren Kosten verbunden als die Herstellung desselben Stoffes mit einem Reinheitsgrad von z. B. 98,5%. Für viele Anwendungen in der Praxis sind Stoffe mit einem Reinheitsgrad von 99% oder darunter durchaus geeignet und werden als Reinstoffe angesehen (allerdings muß gesichert sein, daß die enthaltenen Verunreinigungen bei der vorgesehenen Verwendung nicht stören). Für bestimmte Anwendungen vorgesehene Stoffe müssen allerdings höchste Anforderungen an die Reinheit erfüllen, so z. B.:

– Wirkstoffe in Arzneimitteln, z. B. Penicillin, Insulin
– Aminosäuren, die in Infusions-Lösungen zur parenteralen Ernährung eingesetzt werden;
– viele im klinischen Labor verwendete Reagenzien, z. B. Substrate und Puffer-Lösungen bei enzymatischen Bestimmungs-Methoden;
– viele zur Analyse eingesetzte Reagenzien, z. B. Urtiter-Substanzen.

Stoffe mit hohem Reinheitsgrad sind vom Hersteller entsprechend gekennzeichnet und als „Garantiert reine Reagenzien" mit einem Garantieschein versehen, auf dem die wichtigsten Fremdbestandteile (Verunreinigungen) und ihr Maximalgehalt genau angegeben sind.

Reine Stoffe unterscheiden sich durch für sie spezifische Eigenschaften, die sich in charakteristischen Kennzahlen ausdrücken, von anderen reinen Stoffen. Diese **Kennzahlen** zur Stoff-Charakterisierung werden mit Hilfe physikalischer Methoden ermittelt. Zur Identifizierung eines Stoffes vergleicht man die erhaltenen Daten mit den in Tabellenwerken, Handbüchern oder Spektren-Sammlungen angegebenen Werten.

2.4.1 Schmelztemperatur (Schmelzpunkt)

Reine feste Stoffe gehen bei einer für sie charakteristischen Temperatur vom festen in den flüssigen Zustand über. Diese Temperatur (häufig ist es ein enger Temperatur-Bereich) wird als Schmelzpunkt bezeichnet und als eine wichtige Kennzahl in Schmelzpunkts-Tabellen aufgeführt.

Enthalten Stoffe Verunreinigungen, so wird nicht nur der Schmelzpunkt herabgesetzt, sondern das Schmelzen erfolgt in einem breiten Temperatur-Bereich.

In folgender Aufstellung sind die Schmelztemperaturen einiger reiner Stoffe angegeben:

Reiner Stoff	Schmp./°C
Eisen	1536
Natriumchlorid	801
Quecksilber(II)chlorid	276
Zinn	232
α-D-Glucose	146
Harnstoff	135
Schwefel	119
Essigsäure (Eisessig)	16,6

Verschiedenartige Stoffe können den gleichen Schmelzpunkt aufweisen. Zu ihrer Unterscheidung muß mindestens eine weitere Kennzahl bestimmt werden.

2.4.2 Siedetemperatur (Siedepunkt)

Die Siedetemperatur einer bestimmten Flüssigkeit hängt von dem jeweils herrschenden Druck (Luftdruck) ab. Wenn der Druck nicht gesondert angegeben ist, beziehen sich Siedepunkts-Angaben auf Normaldruck, d. h. auf 1,013 bar = 1013 mbar.

In folgender Aufstellung sind die Siedetemperaturen einiger reiner Stoffe angegeben:

Reiner Stoff	Sdp./°C
Glycerin	290
p-Xylol	138
Pyridin	118
Essigsäure	118
Chloroform	61
Brom	58
Diethylether	35
Sauerstoff	−182,9

2.4.3 Dichte

Als Dichte ϱ ist der Quotient aus Masse und Volumen eines Stoffes definiert:

$$\text{Dichte} = \frac{\text{Masse}}{\text{Volumen}} \qquad \varrho = \frac{m}{V}$$

Die Dichte ist eine für den betreffenden Stoff charakteristische (spezifische) Größe. Sie wird bei

Feststoffen in g/cm³, bei Flüssigkeiten auch in g/mL und bei Gasen in g/L angegeben. Da das in der Dichte-Gleichung enthaltene Volumen der Stoffe von der Temperatur abhängt, muß vermerkt werden, bei welcher Temperatur die Dichte bestimmt worden ist.

Einige Beispiele:

Reiner Stoff	ϱ (g/cm³) (bei 20 °C)
Hexan	0,659
Ethanol	0,789
Wasser	0,998
Schwefelsäure (konz.)	1,84
Brom	3,14
Quecksilber	13,55
Aluminium	2,70
Eisen	7,86
Silber	10,5
Blei	11,34
Uran	19,07
Platin	21,4

2.4.4 Weitere Kennzahlen

Zur Identifizierung reiner Stoffe werden außerdem herangezogen:
- die Brechzahl (früher als Brechungsindex bezeichnet) von Flüssigkeiten, im **Refraktometer** bestimmt;
- die Drehung der Ebene des polarisierten Lichtes durch Lösungen optisch aktiver Verbindungen, im **Polarimeter** bestimmt;
- die elektrische Leitfähigkeit von Metallen, Legierungen und Lösungen von Salzen in Wasser;
- die Löslichkeit fester Stoffe in Wasser (angegeben als g reiner Stoff gelöst in 100 g Wasser bei einer gegebenen Temperatur) (Kap. 10);
- die Wanderungsstrecke bei der Papierchromatographie oder Gaschromatographie;
- die Wanderungsstrecke und -richtung bei der Elektrophorese;
- der typische Kurven-Verlauf von Spektren (Lage und Intensität von Absorptionen), die als Wechselwirkung der untersuchten Stoffe mit Licht des ultravioletten, sichtbaren oder infraroten Spektral-Bereichs aufgezeichnet werden.

3 Chemische Elemente und Atom-Aufbau

3.1 Unterscheidung Elemente ... Verbindungen

Elemente sind die chemischen Grundstoffe, weil man sie mit chemischen Methoden *nicht* weiter zerlegen kann. Gegenwärtig sind **107 chemische Elemente** bekannt, darunter auch Elemente, die nicht in der Natur vorkommen, sondern seit Beginn des Atom-Zeitalters in Kern-Reaktoren hergestellt worden sind (Transurane, „künstliche" Elemente).

89 chemische Elemente kommen in der Natur unmittelbar als Elemente (Sauerstoff, Stickstoff, Schwefel, Edelmetalle, Edelgase) oder/und in Form ihrer Verbindungen (Mineralien, Erze) vor. Anstelle der ausgeschriebenen Namen (z. B. Sauerstoff) werden in der Chemie Symbole für die chemischen Elemente benutzt. Die Element-Symbole bestehen aus einem oder zwei Buchstaben, die sich meist von lateinischen oder griechischen Element-Namen ableiten:

Chemisches Element		Symbol
Blei	Plumbum	Pb
Eisen	Ferrum	Fe
Gold	Aurum	Au
Kohlenstoff	Carbon(eum)	C
Kupfer	Cuprum	Cu
Quecksilber	Hydrargyrum	Hg
Sauerstoff	Oxygen(ium)	O
Schwefel	Sulfur	S
Silber	Argentum	Ag
Stickstoff	Nitrogen(ium)	N
Wasserstoff	Hydrogen(ium)	H
Zinn	Stannum	Sn

Es ist vorteilhaft, sich von Anfang an die Symbole der wichtigsten chemischen Elemente einzuprägen. *Das Auffinden der Element-Symbole wird durch die Tabelle auf der hinteren Umschlagseite dieses Buches erleichtert, in der die chemischen Elemente alphabetisch nach ihren deutschen Namen geordnet sind.* In diese Tabelle wurden vor allem diejenigen Elemente aufgenommen, die in der Physiologischen Chemie (Stoffwechsel, Mineral-Haushalt, Spurenelemente) und in der Medizin (einschließlich der Nuklearmedizin) als Elemente oder in Form ihrer chemischen Verbindungen von Bedeutung sind. Die Tabelle enthält auch Angaben über die für jedes Element charakteristische Protonenzahl (Z) und die relative Atommasse (A_r).

Eine vollständige Übersicht über die chemischen Elemente gibt das **Periodensystem der Elemente**, in dem die Elemente nach zunehmender Protonenzahl angeordnet sind.

Chemische Elemente können miteinander reagieren, wobei chemische Verbindungen entstehen.
- Bestimmte Elemente (Alkalimetalle, Erdalkalimetalle, Halogene) sind so reaktionsfähig, daß sie bereits in den Anfängen der Erdgeschichte unter Entstehung chemischer Verbindungen reagiert haben. Sie können nur durch spezielle Verfahren aus ihren natürlichen Vorkommen (Erzen, Mineralien, Salzen) freigesetzt werden (z. B. die Elemente Natrium und Chlor durch Einwirkung des elektrischen Stromes auf ihre Verbindung Natriumchlorid).
- Andere Elemente zeigen ein gerade entgegengesetztes chemisches Verhalten. Sie sind sehr reaktionsträge (Edelmetalle) oder nicht reaktionsfähig (Edelgase) und kommen daher **als Elemente** (elementar) in der Natur vor.
- Zwischen diesen Element-Gruppen mit besonders großer bzw. geringer Reaktivität stehen die Elemente mit mittlerer Reaktionsfähigkeit. Diese Elemente kommen in der Natur sowohl elementar (Sauerstoff, Schwefel, Stickstoff) als auch in Form ihrer Verbindungen vor (Oxide, Sulfide, Nitrate).
- Einige Elemente kommen deshalb nicht in der Natur vor, weil die Kerne ihrer Atome nicht stabil sind und in sehr kurzer Zeit zerfallen. Es sind dies die radioaktiven Elemente Technetium $_{43}$Tc, Promethium $_{61}$Pm, Astat $_{85}$At und Francium $_{87}$Fr.

– Auch alle Elemente mit Ordnungszahlen ab 94 (Transurane, z. B. Curium $_{96}$Cm und Einsteinium $_{99}$Es) kommen in der Natur nicht vor. Man bezeichnet sie als künstliche Elemente, weil sie ausschließlich durch Kern-Umwandlungen (atomphysikalische Prozesse) in Kern-Reaktoren hergestellt worden sind. Ihren Zerfall unter Aussendung von Strahlen bezeichnet man als künstliche Radioaktivität.

3.2 Die kleinsten Teilchen chemischer Elemente

3.2.1 Der Atom-Begriff

Im Jahre 1808 veröffentlichte der britische Naturforscher John Dalton die Auffassung, daß die chemischen Elemente aus kleinsten Teilchen, den Atomen („atomos" bedeutet „unteilbar"), aufgebaut seien. Die Atome eines bestimmten Elements sind nach der Daltonschen Atom-Hypothese untereinander jeweils gleichartig.

Lange hielt man die Atome für die kleinsten Materie-Teilchen überhaupt und sah sie als unteilbar an. Durch die Entdeckung der natürlichen Radioaktivität und die Auswertung umfassender physikalischer Untersuchungen wissen wir, daß Atome nicht unteilbar sind, sondern ihrerseits aus noch kleineren Teilchen, den Elementarteilchen, bestehen.

3.2.2 Elementarteilchen

Atome bestehen aus den Elementarteilchen: Protonen, Neutronen und Elektronen. Protonen und Neutronen bilden gemeinsam den Atomkern und werden deshalb gemeinsam als Nucleonen („Nucleus" bedeutet Kern) bezeichnet. Die Elektronen sind in der Atomhülle um den Atomkern herum angeordnet. *Die Elementarteilchen unterscheiden sich voneinander durch ihre elektrische Ladung und ihre Masse.*

Im Gegensatz zu den ungeladenen Neutronen sind Protonen und Elektronen elektrisch geladene Teilchen. Ihre elektrische Ladung wird als „Elementarladung" bezeichnet und beträgt $1{,}602 \cdot 10^{-19}$C (Coulomb). Jedes Proton weist eine positive, jedes Elektron eine negative Elementarladung, auf.

Elementarteilchen	Elementarladung
Proton	+1
Neutron	0 (keine)
Elektron	−1

In jedem Atom ist die Anzahl der Elektronen ebenso groß wie die Anzahl der Protonen.

Somit steht einer bestimmten Zahl positiver Ladungen (Protonen im Atomkern) eine **gleich große** Zahl negativer Ladungen (Elektronen in der Elektronenhülle) gegenüber. Jedes Atom als Ganzes verhält sich infolge dieser ausgeglichenen Ladungsbilanz elektrisch neutral.

Alle Atome eines bestimmten chemischen Elements enthalten dieselbe Anzahl Protonen und Elektronen. Mit Angabe der Protonenzahl seiner Atome steht eindeutig fest, welches chemische Element vorliegt. Beispielsweise enthalten alle Sauerstoffatome 8 Protonen und 8 Elektronen, mit anderen Worten: alle Atome mit der Protonenzahl 8 sind Sauerstoff-Atome.

In der Tab. auf der letzten Seite ist die Protonenzahl als die Kennzahl eines Atoms angegeben. Diese Kennzahl bezeichnet man auch als **Kernladungszahl** (weil die Protonen die Kernladung hervorrufen) oder **Ordnungszahl** (weil die Ordnung der Elemente im Periodensystem auf der Protonenzahl beruht). Die Protonenzahl (Z) eines Elements wird links unterhalb des Element-Symbols angegeben, z. B.

$_1$H $_8$O $_{26}$Fe $_{35}$Br.

Die zweite charakteristische Eigenschaft der Elementarteilchen ist ihre **Masse**.

Elementarteilchen	Masse in g	Masse in u
Proton (p)	$1{,}673 \cdot 10^{-24}$	1,0073
Neutron (n)	$1{,}675 \cdot 10^{-24}$	1,0087
Elektron (e)	$0{,}911 \cdot 10^{-27}$	0,000549

Dieser Aufstellung ist zu entnehmen:

– Protonen und Neutronen haben eine nahezu gleich große Masse.

- Die Masse eines Elektrons ist sehr viel geringer und beträgt nur den 1836. Teil $\left(\dfrac{1}{1836}\right)$ der Masse eines Protons.
- *Im Atomkern liegt praktisch die gesamte Masse eines Atoms vor.*
- Die in kg oder g angegebenen, außerordentlich kleinen Massen einzelner Elementarteilchen und Atome liegen in der Größenordnung von:

$$\frac{1}{10^{27}}\ \mathrm{kg} = 10^{-27}\,\mathrm{kg} = 10^{-24}\,\mathrm{g}$$

Um besser überschaubare Werte zu erhalten, wurde die **atomare Masseneinheit** (atomic mass unit, Symbol u) eingeführt. 1 u ist definiert als der 12. Teil (1/12) der Masse eines Atoms des Kohlenstoff-Isotops ^{12}C. Die Masse von $6{,}022 \cdot 10^{23}$ Atomen ^{12}C beträgt genau 12,00 g. Diese durch die **Avogadro-Konstante** N_A gegebene Teilchenanzahl entspricht der Stoffmenge 1 mol (Kap. 5); daraus ergibt sich

$$1\,\mathrm{u} = \frac{12}{12 \cdot N_A}\ \mathrm{g} = 1{,}660 \cdot 10^{-24}\,\mathrm{g}$$

Das einfachste Atom ist das Wasserstoff-Atom mit der Masse $m\,(\mathrm{H}) = 1{,}0079\,\mathrm{u}$.

Das Wasserstoff-Atom besteht aus einem Proton und einem Elektron, seine Masse ist daher nur geringfügig höher als die des Protons.

In vielen Tabellen und Darstellungen des Periodensystems der Elemente ist die **relative Atommasse** A_r (früher als Atomgewicht bezeichnet) angegeben. Die relative Atommasse A_r wird auf die Masse des 12. Teils eines Atoms des Kohlenstoff-Isotops ^{12}C bezogen. Die relativen Atommassen von chemischen Elementen, die aus nur einer Atomsorte bestehen (Reinelemente), sind annähernd ganze Zahlen, z. B.

$$A_r\,(\mathrm{F}) = 18{,}998 \qquad A_r\,(\mathrm{Be}) = 9{,}012$$

Weitaus mehr chemische Elemente bestehen jedoch aus mehreren Atomsorten (Isotopen), z. B. Chlor aus ^{35}Cl und ^{37}Cl, die in den natürlichen Vorkommen im Gemisch miteinander vorliegen. Hieraus resultiert für Chlor $A_r\,(\mathrm{Cl}) = 35{,}453$.

Beim Rechnen mit den relativen Atommassen bleibt die geringe Masse des Elektrons unberücksichtigt, z. B. beträgt auch nach Aufnahme eines Elektrons $A_r\,(\mathrm{Cl}^{\ominus}) = 35{,}453$.

3.3 Atom-Aufbau

Zu der Vorstellung über den Atomkern als Mittelpunkt des Atoms mit praktisch der gesamten Atommasse, umgeben von einer nahezu masselosen Elektronenhülle, haben grundlegende Experimente des englischen Physikers Rutherford geführt.

Die aus Atomkern und Elektronen bestehenden Atome haben Ausdehnungen in der Größenordnung von 10^{-8} cm. Der Durchmesser der Atomkerne ist außerordentlich klein und beträgt nur etwa ein Zehntausendstel des Atom-Durchmessers, somit 10^{-12} cm.

Zu Beginn dieses Jahrhunderts wurden Modell-Vorstellungen (Atom-Modelle) entwickelt, um den Aufbau von Atomen anschaulich wiederzugeben, was nur im Rahmen einer weitgehenden Vereinfachung der wirklichen Gegebenheiten möglich ist. Nach dem **Bohrschen Atom-Modell** kann man sich ein Atom als ein auf die atomare Größenordnung verkleinertes Planeten-System vorstellen. Um den Atomkern als Mittelpunkt bewegen sich die Elektronen in ganz bestimmten Elektronenschalen (Umlaufbahnen). Jede dieser Elektronenschalen befindet sich in einem bestimmten Abstand vom Atomkern und kann nur eine bestimmte Höchstzahl Elektronen aufnehmen.

Die **Gesamtzahl** der Elektronen ist genau so groß wie die Zahl der Protonen im Atomkern. Den positiven elektrischen Ladungen der Protonen im Atomkern stehen genau gleich viele negative elektrische Ladungen der Elektronen gegenüber, das Atom ist nach außen hin elektrisch neutral.

Zwischen den positiven Ladungen der Protonen im Atomkern und den negativen Ladungen der Elektronen wirken (wie zwischen allen entgegengesetzt geladenen Teilchen) elektrostatische Anziehungskräfte. Da die Stärke dieser elektrostatischen Anziehungskräfte von der Entfernung der Ladungsträger voneinander abhängt, wirken auf Elektronen in äußeren Elektronenschalen schwächere Anziehungskräfte als auf Elektronen in kernnäheren, inneren Elektronenschalen.

Die Elektronenschalen werden von innen nach außen mit den Buchstaben K bis Q bezeichnet. Wie in Kap. 4 näher ausgeführt wird, kann die K-Schale maximal 2 Elektronen, die L-Schale maximal 8 Elektronen und die M-Schale maximal 18 Elektronen aufnehmen. In der Aufeinanderfolge der

Elektronenschalen ist die M-Schale die **3**. Schale, und die Höchstzahl Elektronen (18) in dieser Schale ergibt sich aus der Formel $2n^2$ durch Einsetzen der Zahl 3 für n. (Diese Formel kann man auch zur Berechnung der Zahl der Elektronen anwenden, die in den anderen Schalen **maximal** vorhanden sein können.)

Zur bildlichen Darstellung dieses Atom-Modells kann man die Elektronen als Punkte auf konzentrischen Kreisen um den Atomkern als Mittelpunkt anordnen (die Zusammensetzung des Atomkerns selbst wird hierbei meist nicht angegeben). Diese Modellvorstellung soll nun auf einige Beispiele angewendet werden:

Das einfachste Atom ist das Wasserstoff-Atom. Sein Atomkern besteht aus einem Proton, er enthält kein Neutron. Da das Wasserstoff-Atom, wie jedes andere Atom auch, nach außen hin elektrisch neutral ist, muß zum Ausgleich der Protonenladung ein Elektron vorhanden sein.

Abbildung 3-1 zeigt das Schalenmodell des Wasserstoff- und des Helium-Atoms.

Wasserstoff   Helium

Abb. 3-1. Schalenmodell des Wasserstoff- und des Helium-Atoms.

Bei dem Helium-Atom ist die K-Schale bereits aufgefüllt, die erste Periode des Periodensystems ist abgeschlossen.

Die Elektronen-Besetzung der L-Schale beginnt bei den Lithium-Atomen (das Alkalimetall Lithium ist das erste Element der 2. Periode) und endet bei den Atomen des Edelgases Neon (Abb. 3-2).

Beim Neon-Atom ist die L-Schale aufgefüllt. Daher werden bei den Atomen der 3. Periode, die mit dem Alkalimetall Natrium beginnt und mit dem Edelgas Argon endet, Elektronen in die 3. Schale (M-Schale) aufgenommen (s. Abb. 3-3).

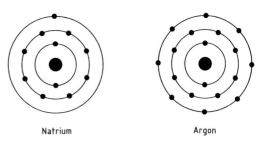

Natrium   Argon

Abb. 3-3. Schalenmodell der am Anfang bzw. am Ende der dritten Periode stehenden Elemente Natrium und Argon.

Die M-Schale enthält beim Argon-Atom nur 8 Elektronen, sie könnte also weitere 10 Elektronen aufnehmen. Sie wird jedoch beim Element mit der nächsthöheren Ordnungzahl, Kalium, nicht weiter aufgefüllt (ihre Vervollständigung wird unterbrochen), sondern die 4. Schale nimmt das hinzugekommene Elektron auf. Dies bedeutet, daß mit Kalium die 4. Periode des Periodensystems beginnt. Beim Calcium wird ein weiteres Elektron in die 4. Schale aufgenommen. Erst bei den folgenden Elementen der 4. Periode wird die 3. Schale bis zur maximalen Zahl von 18 Elektronen vervollständigt.

In den Abb. 3-2 und 3-3 sind Innen- **und** Außenschalen und sämtliche Elektronen eingezeichnet. Zur Veranschaulichung chemischer Reaktionen durch das Schalen-Modell der beteiligten Atome braucht man innere Elektronenschalen eigentlich nicht einzuzeichnen (Abb. 4-3). Bei **chemischen** Vorgängen wird die Zusammensetzung des Atomkerns nicht verändert. Bei den Elementen der **Hauptgruppen** des Periodensystems (Abb. 3-4)

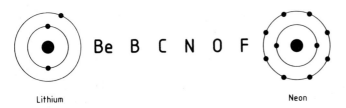

Lithium   Neon

Abb. 3-2. Schalenmodell von Atomen der Elemente der zweiten Periode. Bei den auf Lithium folgenden Elementen kommt jeweils ein weiteres Elektron auf der Außenschale hinzu, bis diese bei Neon abgeschlossen ist.

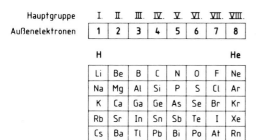

Hauptgruppe	I.	II.	III.	IV.	V.	VI.	VII.	VIII.
Außenelektronen	1	2	3	4	5	6	7	8
	H							He
	Li	Be	B	C	N	O	F	Ne
	Na	Mg	Al	Si	P	S	Cl	Ar
	K	Ca	Ga	Ge	As	Se	Br	Kr
	Rb	Sr	In	Sn	Sb	Te	I	Xe
	Cs	Ba	Tl	Pb	Bi	Po	At	Rn

Abb. 3-4. Verkürztes Periodensystem, das nur die Hauptgruppen zeigt.

bleibt auch die Elektronen-Konfiguration der inneren Schalen erhalten. Entscheidend für die Zusammensetzung der chemischen Verbindungen, die aus den Elementen der Hauptgruppen entstehen, ist die in der jeweils **äußeren** Schale vorliegende Elektronen-Konfiguration. Die für das chemische Geschehen entscheidenden Elektronen heißen **Valenzelektronen**. Wie Abb. 3-4 für die Hauptgruppen-Elemente zeigt, bilden die Elemente mit derselben Zahl von Außenelektronen im Periodensystem jeweils eine Gruppe (senkrechte Reihe). Bei den Hauptgruppen-Elementen (außer Helium) stimmt die Anzahl der Außenelektronen mit der Gruppen-Nummer überein.

Man kann nun bei den chemischen Elementen große Unterschiede in der **Reaktionsfähigkeit** (Neigung, mit anderen Elementen unter Entstehung chemischer Verbindungen zu reagieren) beobachten:

- Bestimmte Elemente, wie Alkalimetalle, Erdalkalimetalle und Halogene, sind so reaktionsfähig, daß sie in der Natur nicht als Elemente, sondern lediglich in Form ihrer Verbindungen vorkommen.
- Andere Elemente, wie Sauerstoff und Schwefel, kommen sowohl als Elemente als auch in Form ihrer Verbindungen in der Natur vor.
- Eine Ausnahmestellung nehmen die Edelgase ein, die in der Natur nur elementar vorkommen.

Die Atome der Edelgase (außer Helium) haben auf ihrer äußersten Schale 8 Elektronen. Edelgase zeigen aber, wie schon mehrfach erwähnt, keine Neigung, durch chemische Reaktionen diese Anordnung der Außenelektronen aufzugeben. Die **Edelgas-Konfiguration** mit 8 Außenelektronen (Achterschale oder **Elektronen-Oktett**) ist also besonders stabil (d.h. besonders energiearm).

Das Bestreben, diese stabile Elektronen-Anordnung zu erreichen, erklärt auch die große Reaktionsbereitschaft der Alkalimetalle und Halogene. Alkalimetall-Atome können nämlich durch Abgabe eines Elektrons, Halogen-Atome durch Aufnahme eines Elektrons Edelgas-Konfiguration erreichen. Beispielsweise erlangen Natrium-Atome so die Konfiguration der Neon-Atome, Chlor-Atome die der Argon-Atome. Beim Zusammentreffen von Natrium und Chlor kommt es zum **Elektronen-Übergang** (s. Kap. 4) von Natrium zu Chlor, beide Atomarten erreichen damit die energiearme Oktett-Anordnung; als Ergebnis der Reaktion entsteht Natriumchlorid (Kochsalz).

3.4 Isotope

3.4.1 Bedeutung der Neutronen

Neutronen bilden gemeinsam mit den Protonen den Atomkern; man bezeichnet diese Elementarteilchen als Nucleonen. *Die Nucleonenzahl ist die Summe aus:*

Zahl der Protonen + Zahl der Neutronen.

Die Neutronen tragen wesentlich zur Stabilisierung der Atomkerne bei, indem sie die zwischen den gleichartig geladenen Protonen wirkenden Abstoßungskräfte abschwächen.

Die meisten chemischen Elemente bestehen aus zwei oder mehreren Atomsorten mit gleicher Protonen- aber unterschiedlicher Neutronenzahl. Da der Platz eines Elementes im Periodensystem nur von der Anzahl der Protonen (Kernladungszahl) bestimmt wird, müssen Atome mit gleicher Protonen-, aber unterschiedlicher Neutronenzahl zu demselben Element gehören. Man nennt sie Isotope. Isotope eines Elements haben also unterschiedliche Neutronenzahlen und damit unterschiedliche Massen.

Die Zahl der in Isotopen vorliegenden Neutronen ergibt sich als Differenz aus:

Nucleonenzahl − Protonenzahl $(A - Z)$.

Alle Isotope eines Elements haben dasselbe Symbol und denselben Namen. Zur Bezeichnung von Isotopen wird dem Element-Symbol die Nucleonenzahl vorangestellt, z. B. ^{26}Mg (gesprochen: Magnesium 26).

Es gibt nur wenige Elemente, die nur aus einer Atomsorte bestehen, d. h. in deren natürlichen Vorkommen keine Isotope gefunden wurden; man nennt sie **Reinelemente**. Reinelemente sind Fluor, Natrium, Aluminium, Phosphor, Mangan, Cobalt, Arsen und Iod.

Die weitaus größere Zahl der Elemente sind **Mischelemente**, d. h. in ihren natürlichen Vorkommen finden sich Isotope in ganz bestimmten Anteilen.

Tab. 3-1: Natürliches Vorkommen nicht-radioaktiver Isotope

Element	Isotop	Häufigkeit in %
Wasserstoff	^{1}H	99,985
(Deuterium)	^{2}H	0,015
Kohlenstoff	^{12}C	98,90
	^{13}C	1,10
Stickstoff	^{14}N	99,63
	^{15}N	0,37
Sauerstoff	^{16}O	99,762
	^{17}O	0,038
	^{18}O	0,200
Chlor	^{35}Cl	75,77
	^{37}Cl	24,23
Brom	^{79}Br	50,69
	^{81}Br	49,31

Aus der prozentualen Häufigkeit und den Massenzahlen der vorliegenden Isotope errechnet sich die im Periodensystem bei Mischelementen angegebene relative Atommasse.

3.4.2 Kohlenstoff-Isotope

Das Kohlenstoff-Isotop ^{12}C ist der Hauptbestandteil des in der Natur (elementar oder in Verbindungen) vorkommenden Kohlenstoffs.

Das **radioaktive Isotop** ^{14}C entsteht in sehr geringer Menge in den oberen Luftschichten durch eine Kern-Umwandlung bei Einwirkung kosmischer Strahlung auf Stickstoff-Atome. In Form der Verbindung ^{14}CO$_2$, Kohlenstoff(14)dioxid, wird radioaktiver Kohlenstoff bei der Assimilation von den Pflanzen aufgenommen. Die Menge radioaktiven Kohlenstoffs in pflanzlichem Material läßt sich

mit sehr leistungsfähigen physikalischen Methoden bestimmen; dies dient als Grundlage für eine Altersbestimmung solcher Stoffe (z. B. von Holz).

3.4.3 Wasserstoff-Isotope

Das chemische Element Wasserstoff wird aus Wasserstoff-Verbindungen hergestellt. Natürlicher Wasserstoff hat die Isotopen-Zusammensetzung

$^{1}_{1}$H 99,985% $^{2}_{1}$H 0,015% $^{3}_{1}$H 10^{-15}%

Die Wasserstoff-Isotope können mit einem eigenen Namen und einem eigenen Symbol bezeichnet werden:

Name	Symbol	Zahl der		
		n	p	e*)
Protium	H oder $^{1}_{1}$H	0	1	1
Deuterium	D oder $^{2}_{1}$H	1	1	1
Tritium	T oder $^{3}_{1}$H	2	1	1

* n Neutronen, p Protonen, e Elektronen

Die Atome des „leichten" Wasserstoffs bestehen aus einem Proton und einem Elektron.

Atome des als Deuterium bezeichneten „schweren" Wasserstoffs enthalten zusätzlich ein Neutron und haben daher eine **doppelt** so große Masse. Außer den beiden natürlichen Wasserstoff-Isotopen kennt man noch Wasserstoff, dessen Atomkern zwei Neutronen enthält. Dieses als Tritium bezeichnete Isotop wird durch eine Kern-Umwandlung (Veränderung der Zusammensetzung von Atomkernen) hergestellt, es ist radioaktiv und zerfällt unter Aussendung von Strahlung.

Der Volumen-Anteil des Elements Wasserstoff in der unteren Erdatmosphäre ist äußerst gering. Dagegen sind Wasserstoff-Verbindungen, z. B. das Wasser und die in Erdgas und Erdöl vorliegenden Kohlenwasserstoffe (Verbindungen aus Kohlenstoff und Wasserstoff) weit verbreitet. Die Herstellung von Wasserstoff erfolgt durch:

- Elektrolyse (elektrochemische Spaltung) von Wasser:

$$H_2O \rightarrow H_2 + \frac{1}{2}\, O_2$$

- Reduktion von Wasser mit Koks bei hohen Temperaturen (großtechnisches Verfahren) und Ab-

trennen des hierbei mit entstehenden Kohlen-
stoffmonoxids:

$$H_2O + C \longrightarrow H_2 + CO$$

– oder aus Säuren durch Reaktion mit unedlen
Metallen, z. B. aus Salzsäure und Zink (Labor-
Verfahren):

$$2\ HCl + Zn \longrightarrow 2\ H + ZnCl_2$$

Aus den Protonen der mit dem Metall reagierenden
Säure (Kap. 13.2.1) entstehen zunächst Wasser-
stoff-**Atome**, die im Entstehungszustand (statu
nascendi) sehr reaktionsfähig sind. Jeweils zwei H-
Atome gehen eine sehr stabile Bindung ein und bilden ein H$_2$-Molekül:

$$2\ H \longrightarrow H_2$$

*Elementarer Wasserstoff besteht aus zweiatomigen
Molekülen* und ist erheblich weniger reaktions-
freudig. Die Spaltung von Wasserstoff-Molekülen
in Wasserstoff-Atome erfolgt nur bei hohem Aufwand an Wärme-Energie oder an der Oberfläche
bestimmter Metalle, die sich daher als Katalysatoren für die Anlagerung von Wasserstoff (die **Hydrierung**) an ungesättigte organische Verbindungen eignen.

Wasserstoff ist ein geruchloses, in Wasser nicht
lösliches, **brennbares Gas**. Er ist das leichteste Gas,
seine Dichte beträgt im Normzustand ϱ (H$_2$) =
0,08987 g/L. (Die Dichte von Luft ist ca. 14mal so
hoch und beträgt 1,2928 g/L) Auch die schweren
Wasserstoff-Isotope bilden Wasserstoff-Verbindungen. Die wichtigste ist „schweres Wasser" mit
der Formel D$_2$O, das (wenn auch nur in geringem
Anteil) in natürlichem Wasser enthalten ist.

3.4.4 Anwendungen von Isotopen

Die chemischen Eigenschaften (Reaktionsfähigkeit, chemisches Verhalten) der Elemente werden
durch die in ihren Atomen vorhandenen Elektronen, vor allem durch die vom Atomkern am weitesten entfernten Außenelektronen bestimmt. Da
isotope Atome dieselbe Anzahl an Elektronen enthalten, unterscheiden sich Isotope **nicht** in ihren
chemischen Eigenschaften. Daß man sie über-

haupt als unterschiedliche Atomsorten erkennt,
beruht auf der unterschiedlichen Neutronen-Zahl.

Außer den in natürlichen Vorkommen vorhandenen Isotopen sind viele durch Kern-Umwandlungen hergestellte Isotope bekannt. Die Atomkerne
von Isotopen können stabil oder instabil sein; instabile Isotope sind radioaktiv und gehen unter
Aussendung von Elementarteilchen oder von
Strahlungs-Energie in stabile(re) Nuclide über.

Stabile Isotope wie

$$^2H, \quad ^{13}C, \quad ^{15}N, \quad ^{17}O, \quad ^{18}O$$

oder Radioisotope (instabile Isotope) wie

$$^3H, \quad ^{14}C, \quad ^{32}P, \quad ^{35}S$$

können in die Moleküle chemischer Verbindungen
eingebaut werden. Solche Verbindungen bezeichnet man als **markierte Verbindungen (Tracer)** und
verwendet sie häufig zu Stoffwechsel-Untersu-
chungen und diagnostischen Zwecken.

Für jedes neue Arzneimittel (Wirkstoff) muß ermittelt werden, welche Stoffwechsel-Produkte
(Metabolite) im Organismus aus der Wirksubstanz
entstehen. Dies ist eine der Voraussetzungen für
die Zulassung eines neuen Arzneistoffes durch das
Bundesgesundheitsamt. Als Ausgangsmaterial für
derartige Untersuchungen synthetisiert man markierte Verbindungen, die ein radioaktives Isotop
enthalten. Da man die von diesem Isotop ausgesandte Strahlung (in der Regel β-Strahlung) mit
empfindlichen Methoden sehr gut messen kann,
ermöglicht es der Tracer, den Weg des Wirkstoffes
und der aus ihm durch Stoffwechsel-Reaktionen in
der Zelle entstehenden Metabolite über das Leitiso-
top genau zu verfolgen.

Für die Biologie war es sehr wesentlich, den Verlauf der Photosynthese zu erforschen, durch die
grüne Pflanzen aus Kohlenstoffdioxid und Wasser
mit Hilfe von Chlorophyll und der Energie des
Sonnenlichts Traubenzucker aufbauen. Dies gelang durch Untersuchungen mit markiertem Kohlenstoffdioxid.

Durch Isotopen-Markierung gelang es auch, den
Verlauf der Biosynthese zahlreicher Zellbestandteile, d. h. den Aufbau körpereigener Stoffe, genau
zu erforschen. So wurde durch Untersuchungen
mit ^{15}N-markierten Verbindungen die Biosynthese (der Aufbau im lebenden Organismus) von
rotem Blutfarbstoff aufgeklärt.

4 Das Periodensystem der Elemente

4.1 Einführung

Die zur Zeit bekannten 107 chemischen Elemente kann man unter verschiedenen Gesichtspunkten einordnen:

- Nach ihrem Aggregatzustand in gasförmige (Wasserstoff, Stickstoff, Sauerstoff, Fluor, Chlor, Edelgase), flüssige (Brom, Quecksilber) und feste Elemente (alle übrigen Elemente).
- Nach ihrem metallischen Charakter in Nichtmetalle (die gasförmigen Elemente, ferner z. B. Kohlenstoff, Brom, Iod), Halbmetalle (Silicium, Selen), Metalle (z. B. Chrom, Eisen, Kupfer, Quecksilber).
- Nach ihrer Stabilität in radioaktive (z. B. Uran, Radium) und nicht-radioaktive Elemente.
- Nach ihrem Vorkommen oder ihrer Herstellung in in der Natur vorkommende oder künstlich (in Atom-Reaktoren) hergestellte Elemente.

Von größter Bedeutung für das Verständnis der Chemie ist jedoch das Ordnungsprinzip, das dem Periodensystem der Elemente zugrunde liegt. Jede moderne Darstellung des Periodensystems der Elemente beruht auf dem von Mendelejew und Lothar Meyer unabhängig voneinander in den Jahren 1869 bis 1871 aufgestellten Periodensystem. Ausgehend von den zu jener Zeit vorliegenden Kenntnissen über die „Atomgewichte" (Atommassen) und die chemischen und physikalischen Eigenschaften der Elemente ordneten Mendelejew und Meyer die Elemente nach ansteigenden Atomgewichten. Hierbei wurde eine Periodizität der Eigenschaften erkannt, denn nach einer ganz bestimmten Zahl dazwischen liegender Elemente folgt stets ein Element, dessen chemische Eigenschaften denen eines anderen Elements sehr ähnlich sind. Die Aneinanderreihung der Elemente nach dem Atomgewicht wurde daher nicht beliebig fortgesetzt, sondern mehrfach abgebrochen und erneut aufgenommen, um Elemente mit ähnlichen chemischen Eigenschaften zu einer **Element-Gruppe** zusammenzufassen. Von der periodischen Wiederkehr bestimmter Eigenschaften erhielt dieses Ordnungsprinzip den Namen „Periodensystem der Elemente".

In seiner ersten Fassung des Periodensystems (1869) führte Mendelejew 63 Elemente auf. In der Folgezeit machte er sogar Voraussagen über die Existenz und die Eigenschaften von drei noch unbekannten chemischen Elementen und ließ für diese noch zu entdeckenden Elemente Plätze im Periodensystem frei. Mit der Entdeckung der Elemente Scandium, Gallium und Germanium (1875 bis 1886) wurden die Vorhersagen Mendelejews in überzeugender Weise bestätigt.

4.2 Das heutige Periodensystem

Die in unserem Jahrhundert in der Physik und Chemie gewonnenen Erkenntnisse führten dazu, für die Aufeinanderfolge der chemischen Elemente im Periodensystem die **Kernladungszahl (Protonenzahl)** zugrunde zu legen. Da die Kernladungszahl nunmehr die Ordnung der Elemente im Periodensystem bestimmt, spricht man auch von **Ordnungszahl.**

Das heute gültige Periodensystem (s. vordere Umschlagseite) ist so aufgebaut:
Die Elemente sind nach jeweils um eins zunehmender Kernladungszahl in waagrechten Reihen (Perioden) angeordnet. Es gibt sieben Perioden.

Elemente mit ähnlichen chemischen Eigenschaften stehen senkrecht untereinander und bilden eine Gruppe. Das Periodensystem der Elemente umfaßt acht Hauptgruppen und acht Nebengruppen.

Im Periodensystem werden die Element-Symbole, nicht die ausgeschriebenen Namen der Elemente angegeben. Die Elemente mit den Kernladungszahlen 104 bis 107 sind nicht näher bezeichnet, weil über ihre Namen und Symbole international noch keine Einigkeit erzielt werden konnte.

Zum Verständnis des Aufbaus des Periodensystems ist folgendes wesentlich:
- Atome sind die kleinsten Teilchen, aus denen chemische Elemente bestehen.
- *Alle Atome eines bestimmten Elements enthalten die gleiche Anzahl an Protonen.*
- Atome sind nach außen hin elektrisch neutrale Teilchen. Somit muß einer gegebenen Zahl Protonen (positiver Ladungen) im Atomkern eine ebenso große Zahl Elektronen (negativer Ladungen) in der Elektronenhülle gegenüberstehen.
- Die Elektronen sind auf Elektronenschalen, die unterschiedlichen Energie-Zuständen entsprechen, angeordnet.
- Jede Elektronenschale kann nur eine bestimmte Höchstzahl an Elektronen aufnehmen. Ist diese Höchstzahl erreicht, bezeichnet man die betreffende Elektronenschale als aufgefüllt (besetzt).
- Da außer bei Wasserstoff- und Helium-Atomen stets mehrere Elektronenschalen vorhanden sind, muß man zwischen inneren und äußeren Elektronenschalen unterscheiden. *Die chemischen Eigenschaften jedes Elements werden ausschließlich durch die Zahl und Anordnung der Elektronen auf* **äußeren** *Elektronenschalen ihrer Atome bestimmt.* Bei den Elementen der Hauptgruppen ist nur die Zahl der Elektronen auf der jeweiligen **äußersten** Schale (Außenschale, Außenelektronen, Valenzelektronen), bei Nebengruppen-Elementen auch die Elektronenzahl auf der **zweit**äußersten Schale für ihr chemisches Verhalten entscheidend.
- Zur Beschreibung der Anordnung der Elektronen in der Elektronenhülle (der Elektronen-Konfiguration) ist ihre Zuordnung zu verschiedenen Elektronenschalen (Hauptschalen) nicht ausreichend. Die weitergehende Unterteilung in Unterschalen wird in Abschn. 4.3 erläutert.

4.3 Aufbau-Prinzip der Elektronenhülle

Die Elektronen sind nicht in beliebiger Weise um den Atomkern herum verteilt, sondern nehmen in einer für jedes Atom charakteristischen Weise bestimmte Energie-Zustände (Energie-Niveaus) ein. Zur Darstellung der Elektronen-Konfiguration von Atomen faßt man bestimmte Energie-Zustände von Elektronen zu **Elektronenschalen** (Hauptschalen und Unterschalen) zusammen.

Man unterscheidet 7 **Hauptschalen,** die man, beginnend mit der dem Atomkern am nächsten liegenden Schale, fortlaufend numerieren oder mit den großen Buchstaben K bis Q bezeichnen kann:

1.	2.	3.	4.	5.	6.	7.	Hauptschale
K-	L-	M-	N-	O-	P-	Q-	Schale

Jede Hauptschale kann eine durch die Formel

$$2\,n^2$$

(für *n* ist die jeweilige Schalen-Nummer einzusetzen) gegebene Höchstzahl Elektronen aufnehmen.

Für die ersten vier Elektronenschalen ergeben sich so folgende Werte:

Elektronenschale			maximale
Bezeichnung	Reihenfolge	*n*	Elektronenzahl
K	1.	1	2
L	2.	2	8
M	3.	3	18
N	4.	4	32

Bei den Atomen der im Periodensystem aufgeführten chemischen Elemente ist die jeweils maximale Elektronenschalen-Besetzung nur bis zur Auffüllung der N-Schale verwirklicht. Entsprechend den sieben Hauptschalen der Elektronen-Anordnung stehen die Elemente im Periodensystem in sieben waagrechten Reihen (sieben Perioden). Die Periodennummer 1 bis 7 bezeichnet jeweils die äußerste Schale, in der Elektronen angeordnet sind.

Physikalische Untersuchungen haben ergeben, daß sich zu ein und derselben Hauptschale gehörende Elektronen auf verschiedenen Unterschalen (Energie-Niveaus) befinden können, die man mit den kleinen Buchstaben s, p, d und f bezeichnet. Eine s-Unterschale kann maximal 2 Elektronen, eine p-Unterschale maximal 6, eine d-Unterschale maximal 10 und eine f-Unterschale maximal 14 Elektronen aufnehmen.

Alle Elektronen, die in einer gegebenen Hauptschale zu derselben Unterschale gehören (z. B. alle 6 Elektronen der zur 2. Hauptschale gehörenden p-Unterschale), befinden sich auf demselben Energie-Niveau. Maximal zwei in demselben Energie-Zustand vorliegende Elektronen können sich in einem gemeinsamen **Orbital** befinden. So bilden die zur p-Unterschale einer bestimmten Hauptschale gehörenden 6 Elektronen drei p-Orbitale.

Unterschale	Anzahl der Orbitale	maximale Elektronenzahl
s	1	2
p	3	6
d	5	10
f	7	14

Die Orbitale der einzelnen Hauptschalen werden durch eine Kombination aus Ziffer (Nummer der Hauptschale) und Buchstabe (Kennbuchstabe der Unterschale) gekennzeichnet, z. B.

1. Hauptschale: ein s-Orbital **1s**
2. Hauptschale: ein s-Orbital **2s**
　　　　　　　　drei p-Orbitale **2p**
3. Hauptschale: ein s-Orbital **3s**
　　　　　　　　drei p-Orbitale **3p**
　　　　　　　　fünf d-Orbitale **3d**
4. Hauptschale: ein s-Orbital **4s**
　　　　　　　　drei p-Orbitale **4p**
　　　　　　　　fünf d-Orbitale **4d**
　　　　　　　　sieben f-Orbitale **4f**

Die zur 4. und 5. Hauptschale gehörenden f-Orbitale werden in den beiden längsten Perioden des Periodensystems der Elemente auch tatsächlich maximal aufgefüllt.

In der 6. Hauptschale sind nur noch s- und p-Orbitale maximal aufgefüllt. In der Natur kommen keine chemischen Elemente mit 6d- oder 6f-Elektronen vor. In der 7. Hauptschale ist nur noch das s-Orbital aufgefüllt.

Zur vollständigen Beschreibung der Elektronen-Konfiguration in einem bestimmten Atom muß man die bisher benutzte Kombination aus Ziffer und Buchstabe noch durch hochgestellte Ziffern ergänzen, welche die in der betreffenden Unterschale **tatsächlich vorhandenen Elektronen** angeben. Ein Beispiel: Chlor-Atome enthalten 17 Elektronen in der Konfiguration

$$1s^2 \quad 2s^2 \quad 2p^6 \quad 3s^2 \quad 3p^5$$

Zählt man die hochgestellten Zahlen zusammen, erhält man die Elektronenzahl 17. Die dritte Hauptschale enthält hier 2 Elektronen im s-Orbital und 5 Elektronen in den drei p-Orbitalen.

Die Auffüllung der Schalen mit Elektronen folgt einem allgemeinen Prinzip: Zuerst werden Orbitale eines niedrigeren Energie-Niveaus, dann erst Orbitale höherer Energie-Niveaus aufgefüllt.

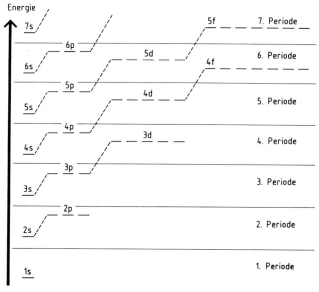

Abb. 4-1. Aus dem Energieniveau-Schema kann man die Reihenfolge der Besetzung der Unterschalen (z. B. 4 s **vor** 3 d) und die Länge der Perioden ersehen. Jeder waagrechte Strich symbolisiert ein Orbital, das maximal zwei Elektronen aufnehmen kann (nach: H. Freyschlag: *Chemie — Die Frage nach dem Stoff*).

Das in Abb. 4-1 wiedergegebene Schema ermöglicht eine Einschätzung der Höhe der Energie-Niveaus, die den Orbitalen zuzuordnen sind. Wenn man in Pfeilrichtung vorgeht, ergibt sich daraus die *Reihenfolge der Besetzung der Orbitale mit Elektronen.*

4.4 Aufbau des Periodensystems

Das Ordnungsprinzip des Periodensystems ist — wie schon erwähnt — die Kernladungszahl. Die Atome eines beliebigen Elements enthalten jeweils ein Proton und ein Elektron mehr als die des vorhergehenden Elements (Neutronen bleiben hier außer Betracht). Das neu hinzukommende Elektron wird nach einem bestimmten Aufbau-Prinzip in die Elektronenhülle eingebaut: Das Elektron wird in das Orbital mit dem niedrigsten Energieniveau aufgenommen, das noch nicht vollständig mit Elektronen besetzt ist. Das Energieniveau-Schema (Abb. 4-1) zeigt die Energie-Niveaus der einzelnen Orbitale (dabei kommt es nicht auf die absolute Größe der Energie, sondern auf die Lage der Niveaus zueinander an).
Wie aus dem Energieniveau-Schema ersichtlich, werden die Orbitale in folgender Reihenfolge aufgefüllt:

1s	1. Periode	2 Elemente
	Wasserstoff und Helium	
2s 2p	2. Periode	8 Elemente
	Lithium bis Neon	
3s 3p	3. Periode	8 Elemente
	Natrium bis Argon	

In der 4. Periode erfolgt erst die Auffüllung des 4s-Orbitals, dann die der fünf 3d-Orbitale (weil das 4s-Orbital energieärmer ist als die 3d-Orbitale) und schließlich die Auffüllung der 4p-Orbitale. Infolgedessen umfaßt diese Periode $2 + 10 + 6 = 18$ Elemente:

4s 3d 4p	4. Periode	18 Elemente
	Kalium bis Krypton	

In entsprechender Weise schließt sich die 5. Periode an unter Auffüllung der Energie-Niveaus:

5s 4d 5p	5. Periode	18 Elemente
	Rubidium bis Xenon	

Die 6. Periode ist mit 32 Elementen die längste abgeschlossene Periode. Ihre Länge ergibt sich durch die Auffüllung der sieben 4f-Orbitale mit je zwei Elektronen in der Reihenfolge:

6s 4f 5d 6p	6. Periode	32 Elemente
	Cäsium bis Radon	

In der 7. Periode finden wir ausschließlich Elemente, deren Atome unter Aussendung von Strahlung zerfallen (Kap. 15: Radioaktivität). Es sind nur die Energieniveaus 7s   5f mit Elektronen aufgefüllt.

18 chemische Elemente, insbesondere die auf Uran folgenden **Transurane** kommen in der Natur nicht vor (weder als Elemente noch in Form chemischer Verbindungen). Sie sind in Kern-Reaktoren durch physikalische Vorgänge (Kern-Umwandlungen) hergestellt worden.

Als Aufbau-Prinzip des Periodensystems sind somit folgende Gesetzmäßigkeiten der Elektronen-Anordnung anzusehen:
- In ein und derselben Elektronenschale (mit Ausnahme der ersten Schale) nehmen die Elektronen Niveaus unterschiedlichen Energie-Inhalts (s, p, d, f) und unterschiedlicher Anzahl (eins, drei, fünf, sieben) ein.
- Jedes hinzukommende Elektron wird in das energieärmste, noch nicht vollständig mit Elektronen aufgefüllte Orbital aufgenommen.

Das Energieniveau-Schema der Orbitale gibt Aufschluß über die Reihenfolge, in der die Orbitale mit Elektronen besetzt werden.

4.5 Einteilung der Elemente in Gruppen

Bei den meisten Darstellungen des Periodensystems der Elemente ist es üblich, in der 4. bis 6. Periode jeweils 18 Elemente nebeneinander zu schreiben. Als abgeschlossene Periode umfaßt die 6. Periode jedoch insgesamt 32 Elemente. 14 Elemente besitzen in ihrer äußeren Schale Elektronen in f-Orbitalen. Durch Auffüllung der f-Orbitale wird die drittäußerste Elektronenschale aufgefüllt. Entsprechendes trifft auch auf 14 Elemente der 7. Periode zu.

Diese jeweils 14 Elemente weisen innerhalb ihrer Periode sehr ähnliche chemische Eigenschaften auf. Sie werden aus Platzgründen in zwei Reihen **gesondert** aufgeführt: Zur 6. Periode gehören die auf das Element Lanthan folgenden **Lanthanoide** (Metalle der seltenen Erden, Elemente der Lanthan-Reihe) mit den Ordnungszahlen 58 bis 71; zur 7. Periode gehören die auf das Element Actinium folgenden **Actinoide** (Elemente der Actinium-Reihe) mit den Ordnungszahlen 90 bis 103 (davon haben Thorium und Uran wegen ihrer natürlichen Radioaktivität die größte Bedeutung).

In der bisher üblichen Darstellung des Periodensystems (s. hintere, innere Umschlagseite) werden die Elemente in Hauptgruppen- und Nebengruppen-Elemente eingeteilt. Die acht Hauptgruppen tragen einen eigenen Gruppennamen oder werden nach den wichtigsten Elementen der Gruppe benannt.

Haupt-gruppe	Außen-elektronen	Gruppen-Name
1.	1	Alkalimetalle
2.	2	Erdalkalimetalle
3.	3	Aluminium-Gruppe
4.	4	Kohlenstoff/Silicium-Gruppe
5.	5	Stickstoff/Phosphor-Gruppe
6.	6	Sauerstoff/Schwefel-Gruppe (Chalkogene, „Erzbildner")
7.	7	Halogene („Salzbildner")
8.	8	Edelgase

Bei den Hauptgruppen-Elementen entspricht die Gruppen-Nummer der Anzahl der Elektronen in der äußersten Schale.

Die chemischen Eigenschaften der Hauptgruppen-Elemente werden ausschließlich durch die Anzahl der in den Atomen vorhandenen Elektronen der äußersten Elektronenschale bestimmt. Da nun die Atome aller zu einer bestimmten Hauptgruppe gehörenden Elemente dieselbe Elektronen-Konfiguration auf der Außenschale haben, sind sie sich in ihrem chemischen Verhalten sehr ähnlich. So haben z. B. die Atome aller Elemente der 1. Hauptgruppe (Alkalimetalle) ein Elektron auf der äußersten Schale. Dieses gemeinsame Merkmal (ein Außenelektron) ist die Ursache für das außeror-

dentlich ähnliche chemische Verhalten der Alkalimetalle. Entsprechendes trifft auch für die Elemente der anderen Hauptgruppen des Periodensystems zu, z. B. für die Erdalkalimetalle und Halogene.

Die beiden Elemente der 1. Periode, Wasserstoff und Helium, weisen folgende Besonderheiten auf: **Wasserstoff**-Atome haben zwar, ebenso wie die Atome der Alkalimetalle, ein Außenelektron, die Eigenschaften von Wasserstoff und den Alkalimetallen unterscheiden sind jedoch sehr erheblich: Das Element Wasserstoff ist ein Gas, seine kleinsten Teilchen sind Moleküle, in denen zwei Wasserstoff-Atome miteinander verknüpft sind. Die Alkalimetalle sind dagegen feste Stoffe (sehr reaktionsfähige Metalle), ihre kleinsten Teilchen sind Atome.

Trotz dieser Unterschiede wird das Element Wasserstoff im Periodensystem meist oberhalb der 1. Hauptgruppe aufgeführt.

Helium gehört zu den Edelgasen, die die 8. Hauptgruppe des Periodensystems bilden. Während bei den Atomen aller anderen Hauptgruppen-Elemente die Zahl der Außenelektronen der Gruppen-Nummer entspricht, haben Helium-Atome nur zwei Elektronen. Alle anderen Edelgas-Atome haben dagegen ein Elektronen-Oktett (8 Elektronen auf der Außenschale).

Zur Aufstellung chemischer Formeln, zur Angabe der Ladung von Ionen und zur Verdeutlichung vieler Zusammenhänge ist es sehr nützlich, sich zumindest die Zusammengehörigkeit folgender Hauptgruppen-Elemente einzuprägen:

I	II	III	IV	V	VI	VII
Li		B	C	N	O	F
Na	Mg	Al	Si	P	S	Cl
K	Ca			As	Se	Br
			Sn			I
	Ba		Pb			

Nebengruppen-Elemente treten erstmals in der 4. Periode auf; es sind ausnahmslos Metalle. Typisch für die Nebengruppen-Elemente ist die Besetzung der d-Orbitale mit Elektronen. Da es fünf d-Orbitale gibt und jedes d-Orbital 2 Elektronen aufnehmen kann, stehen jeweils 5 · 2 = 10 Nebengruppen-Elemente nebeneinander. Die Nebengruppen-Elemente werden auch als **Übergangsmetalle** bezeichnet, weil ab der 4. Periode nach der Besetzung des s-Orbitals mit Elektronen erst die d-

Orbitale der vorangehenden Hauptschale aufgefüllt werden, bevor die Besetzung der p-Orbitale erfolgt, z. B. 4s 3d 4p.

Die Chemie der Nebengruppen-Elemente (Übergangsmetalle) ist nicht einfach überschaubar, weil diese Metalle zahlreiche chemische Verbindungen bilden, in denen sie in unterschiedlichen Oxidationszahlen (Kap. 13) vorliegen. Die chemischen Reaktionen der Übergangsmetalle verlaufen unter Beteiligung von Elektronen der äußersten Elektronenschale, der zweitäußersten oder beider Elektronenschalen.

Im Periodensystem sind 8 Nebengruppen aufgeführt. In der 4. bis 6. Periode hat man bisher aufgrund von ähnlichen chemischen Eigenschaften je drei nebeneinander stehende Elemente zur 8. Nebengruppe zusammengefaßt. Bestimmte Nebengruppen-Elemente sind für den menschlichen Organismus als Spurenelemente von Bedeutung. Diese, sowie einige weitere Nebengruppen-Elemente, sind hier zusammengestellt:

Nebengruppe	wichtige Elemente
I.	Kupfer, Silber, Gold
II.	Zink, Cadmium, Quecksilber
V.	Vanadium
VI.	Chrom, Molybdän
VII.	Mangan
VIII.	Eisen, Cobalt, Nickel, Platin

4.6 Periodizität von Eigenschaften

Der Name **Periodensystem** beruht auf der **Periodizität von Eigenschaften** der Elemente: Periodisch, in ganz bestimmter Folge auf ein vorhergehendes Element (z. B. Natrium), schließt sich ein weiteres Element (z. B. Kalium) mit ähnlichen Eigenschaf-

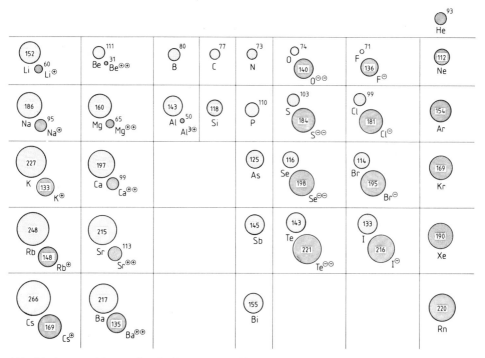

Abb. 4-2. Atom- und Ionenradien der Hauptgruppen-Elemente: Die Abbildung verdeutlicht die Zunahme des Atomradius innerhalb einer Element-Gruppe (z. B. Li-Atome 152 pm, Cs-Atome 266 pm) sowie seine Abnahme innerhalb einer Periode (z. B. Li-Atome 152 pm, F-Atome 71 pm), ferner die Abnahme des Radius beim Übergang von einem Metall-Atom in das betreffende Kation und die Zunahme des Radius beim Übergang eines Nichtmetall-Atoms in das betreffende Anion.

ten an. Solche periodisch wiederkehrenden Eigenschaften sind Atomradius, Ionisierungsenergie, Ionenradius und Elektronegativität. Betrachten wir diese Eigenschaften bei den Hauptgruppen-Elementen: Die unterschiedliche Größe der Atome der verschiedenen Hauptgruppen-Elemente läßt sich durch den **Atomradius** beschreiben. In Abb. 4-2 sind die Atome durch Kreise unterschiedlicher Größe veranschaulicht und die Atomradien in pm angegeben. Aus Abb. 4-2 geht folgendes hervor:

- *Innerhalb einer Element-Gruppe nimmt der Atomradius von oben nach unten zu* (z. B. von Lithium zu Cäsium). Das Anwachsen des Atomradius ist leicht erklärbar, weil die Atome jedes in einer höheren Periode befindlichen Elements eine Elektronenschale mehr enthalten. Die Elektronenhülle erreicht somit eine größere Ausdehnung.

- *Innerhalb einer Periode nimmt der Atomradius von links nach rechts ab* (z. B. von Lithium zu Fluor). Solange wir innerhalb einer Periode vergleichen, kommt keine neue Elektronenschale hinzu, sondern die bereits vorhandene Elektronenschale wird von Element zu Element mit je einem Elektron mehr aufgefüllt. Zusammen mit je einem Elektron kommt aber auch je ein Proton hinzu, so daß die Kernladung zunimmt. Die Wirkung einer höheren Kernladung auf die in ein und derselben Außenschale befindlichen

Elektronen führt zu einer „Zusammenziehung" der Elektronenhülle, was sich in dem kleineren Atomradius ausdrückt.

Unter **Ionisierungsenergie** versteht man denjenigen Energiebetrag, der aufzuwenden ist, um ein Elektron aus dem jeweiligen Atom zu entfernen. Hierdurch entstehen einfach positiv geladene Ionen. Abb. 4-3 zeigt, daß das Entfernen eines Elektrons aus einem Alkalimetall-Atom den jeweils geringsten Energiebetrag erfordert (Minima der Kurve), wohingegen das Entfernen eines Elektrons aus einem Edelgas-Atom stets den höchsten Energiebetrag erfordert (Maxima der Kurve).

- Innerhalb einer Element-Gruppe nehmen die Ionisierungsenergien von oben nach unten ab. Das Entfernen eines Elektrons aus dem Atom erfordert beim Cäsium weniger Energie als z. B. beim Lithium, weil die Anziehungskraft der positiven Ladungen des Atomkerns auf das Außenelektron bei Cäsium-Atomen durch die kernnäheren Elektronen abgeschirmt wird und somit weniger stark zur Wirkung kommt.

- Innerhalb einer Periode nehmen die Ionisierungsenergien von links nach rechts zu.

Die Größe von Kationen und Anionen wird durch den **Ionenradius** angegeben (s. Abb. 4-2).

- Kationen (positiv geladene Teilchen) entstehen aus Atomen durch Abgabe der Valenzelektro-

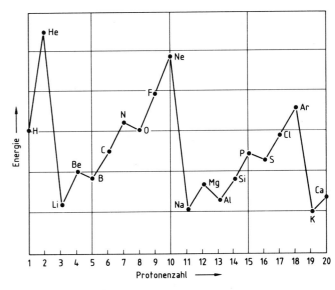

Abb. 4-3. Der Kurvenzug verbindet die Energie-Beträge, die aufzuwenden sind, um aus einem gasförmig vorliegenden Atom des jeweiligen Elements **ein** Elektron abzuspalten. Das Energie-Minimum liegt stets bei den Alkalimetall-Atomen, das Maximum bei den Edelgas-Atomen (nach: J. R. Holum: *Elements of General and Biological Chemistry*).

nen. Nach Abgabe der Elektronen ist die Außenschale des Atoms nicht mehr vorhanden. *Der Ionenradius ist bei Kationen erwartungsgemäß kleiner als der Atomradius.*

– Anionen (negativ geladene Teilchen) entstehen aus Atomen durch Aufnahme von Elektronen in die Außenschale. Hierdurch vergrößert sich die Ausdehnung der Elektronenwolke, der Radius von Anionen ist größer als der Atomradius.

Die Periodizität der Eigenschaften offenbart sich auch in den von Pauling angegebenen **Elektronegativitäts-Werten**. Diese Werte sind ein Maß für die Stärke, mit der jedes der Atome A und B einer Verbindung AB die zwischen ihnen befindlichen Bindungselektronen anzieht. Nur bei Molekülen aus zwei gleichen Atomen ist eine völlig gleichmäßige Elektronenverteilung möglich (allgemein formuliert: bei Molekülen des Typs $A-A$, z.B. H_2, Cl_2). Dagegen ist bei vielen Molekülen des Typs $A-B$ eine unterschiedlich starke Anziehung der Bindungselektronen und damit eine **Polarisierung**

der Bindung zu erwarten. Voraussagen, in welcher Weise die Elektronenpaar-Bindung polarisiert ist, sind durch Vergleich der Elektronegativitäts-Werte möglich (s. Kap. 5.4). Die Atome eines Elements sind um so stärker elektronegativ, je stärker sie Bindungselektronen zu sich heranziehen.

– *Innerhalb einer Periode nimmt die Elektronegativität von links nach rechts zu,* z.B. von Lithium zu Fluor.

– *Innerhalb einer Gruppe nimmt die Elektronegativität von unten nach oben zu,* z.B. von Iod über Brom und Chlor bis hin zu Fluor oder von Cäsium bis hin zu Lithium.

Fluor hat also die größte, Cäsium die geringste Elektronegativität.

In Abb. 4-4 sind die Hauptgruppen-Elemente mit Element-Symbolen und Elektronegativitäts-Werten zusammengestellt. Die am stärksten elektronegativen Elemente stehen im Periodensystem rechts (oben), die Elektronegativität von Nichtmetallen ist also bedeutend größer als die von Metallen.

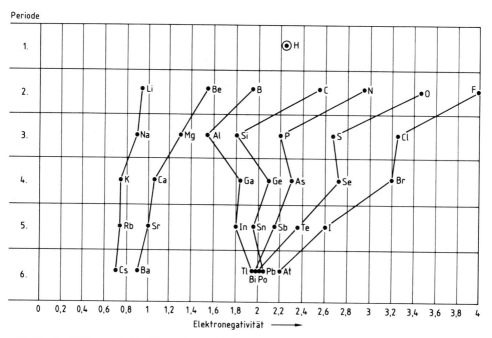

Abb. 4-4. Die Elektronegativitäts-Werte nehmen bei den Elementen einer Periode von links nach rechts zu (nach: Reuber, Wellens und Gruß: *Chemikon.* Umschau Verlag, Frankfurt, IV. Teil 1971).

5 Entstehung chemischer Verbindungen

5.1 Übersicht

Atome bestehen aus einem Atomkern (Protonen und Neutronen), der von der Elektronenhülle umgeben ist. Atome sind die kleinsten Teilchen, die noch alle Eigenschaften von chemischen Elementen aufweisen, sie sind nach außen elektrisch neutral, weil einer bestimmten Anzahl positiver Ladungen (Protonen) in jedem Atom eine ebenso große Anzahl negativer Ladungen (Elektronen) gegenübersteht.

Ionen sind elektrisch geladene Teilchen. Positiv elektrisch geladene Teilchen (Kationen) entstehen aus Atomen durch Abgabe von Elektronen. Negativ elektrisch geladene Teilchen (Anionen) entstehen aus Atomen durch Aufnahme von Elektronen. Elektronen-Übertragungsreaktionen erfordern immer die Beteiligung von Atomen, die Elektronen abgeben, und von Atomen, die Elektronen aufnehmen.

Ionen sind die kleinsten Teilchen, aus denen heteropolare chemische Verbindungen bestehen.

Moleküle bestehen aus mindestens zwei Atomen, die durch zwischen ihnen befindliche Elektronenpaare (gemeinsame Bindungselektronen) miteinander verknüpft sind. Moleküle sind die kleinsten Teilchen, die noch alle Eigenschaften von chemischen Verbindungen aufweisen.

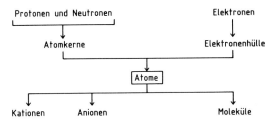

Abb. 5-1. Die kleinsten Materie-Bausteine sind die Elementarteilchen, aus denen die Atome bestehen. Durch chemische Reaktionen entstehen aus Atomen Ionen oder Moleküle.

Abb. 5-1 gibt eine Übersicht über den Aufbau der Materie.

Chemische Reaktionen führen stets zu einer Veränderung in der Elektronenhülle der beteiligten Atome. Bei den Elementen der Hauptgruppen des Periodensystems sind an chemischen Reaktionen ausschließlich die **Valenzelektronen** (Außenelektronen) beteiligt.

Bei den Atomen der Übergangsmetalle (Nebengruppen-Elemente) können auch Elektronen, die auf der zweitäußersten Elektronenschale angeordnet sind, an chemischen Reaktionen teilnehmen.

Das Verhalten der Hauptgruppen-Elemente bei chemischen Reaktionen ist bestimmt durch das Bestreben ihrer Atome, die besonders stabile **Edelgas-Konfiguration** (Elektronen-Oktett) zu erreichen. Dieses Bestreben, eine Außenschale mit 8 Elektronen aufzubauen, ermöglicht Vorhersagen über die Art der Reaktion zwischen bestimmten Atomen und die Zusammensetzung (chemische Formel) der dabei entstehenden Verbindungen.

Aus dem Periodensystem kann man direkt ablesen, wie die Atome der verschiedenen Elemente die angestrebte besonders stabile Edelgas-Konfiguration erreichen:

- Atome der Alkali- und Erdalkalimetalle: durch Abgabe von Elektronen,
- Atome der Halogene und Chalkogene: durch Aufnahme von Elektronen,
- Atome von Elementen aus den dazwischenliegenden Gruppen des Periodensystems: durch Aufbau von Molekül-Verbindungen, in denen die Außenschale der miteinander verknüpften Atome durch gemeinsame Elektronen aufgefüllt wird.

Chemische Reaktionen zwischen Atomen erfolgen somit entweder unter Elektronen-Übertragung oder unter Ausbildung von Bindungselektronen-Paaren. Eine **Elektronen-Übertragung** findet immer dann statt, wenn durch die miteinander gekoppelten Vorgänge Ionen mit dem besonders stabilen Elektronen-Oktett (Edelgas-Konfiguration) entstehen. Dies trifft z. B. auf Reaktionen zwischen folgenden Metallen und Nichtmetallen zu (die entsprechenden Edelgas-Atome sind in der mittleren Spalte aufgeführt):

VI	VII	VIII	I	II	III
O	F	Ne	Na	Mg	Al
S	Cl	Ar	K	Ca	
	Br	Kr			
	I	Xe			Ba
Aufnahme ⟶		Edelgas ⟵	Abgabe von Elektronen		

Die folgende Tabelle zeigt, wie einfach die Atome mancher Element-Gruppen das stabile Elektronen-Oktett erreichen können:

Element-Gruppe	Elektronen-Übertragung
I Alkalimetalle	Abgabe von $1\,e^{\ominus}$
II Erdalkalimetalle	Abgabe von $2\,e^{\ominus}$
III Aluminium-Gruppe	Abgabe von $3\,e^{\ominus}$
VI Sauerstoff-Schwefel-Gruppe	Aufnahme von $2\,e^{\ominus}$
VII Halogene	Aufnahme von $1\,e^{\ominus}$

Die in jeder Zeile der folgenden Tabelle aufgeführten Teilchen sind isoelektronisch, weil sie dieselbe Elektronen-Anordnung aufweisen.

Anionen		Edelgas-Atome	Kationen		
$O^{\ominus\ominus}$	$F^{\ominus}$	Ne	$Na^{\oplus}$	$Mg^{\oplus\oplus}$	$Al^{\oplus\oplus\oplus}$
$S^{\ominus\ominus}$	$Cl^{\ominus}$	Ar	$K^{\oplus}$	$Ca^{\oplus\oplus}$	
	$Br^{\ominus}$	Kr			
	$I^{\ominus}$	Xe		$Ba^{\oplus\oplus}$	

Kationen und Anionen unterscheiden sich durch das Vorzeichen ihrer elektrischen Ladung. Sie können zu binären (aus Ionen zweier Elemente gebildeten) Ionen-Verbindungen zusammentreten, wobei die positive Gesamtladung der Kationen durch die negative Gesamtladung der Anionen ausgeglichen sein muß (**Elektroneutralitäts-Prinzip**). Auf dieser Basis kann man die chemischen Formeln für die aus Ionen aufgebauten **Salze** aufstellen.

5.2   Ionen-Verbindungen

Kochsalz (Natriumchlorid) ist die bekannteste Ionen-Verbindung. Außer Kochsalz gibt es eine Vielzahl anderer Salze; nahezu alle, einschließlich der Metall-Hydroxide und Metall-Oxide (und der Mineralien und Erze), sind **Ionen-Verbindungen**.

Ionen-Verbindungen bestehen aus den einfach oder mehrfach positiv geladenen Kationen und den einfach oder mehrfach negativ geladenen Anionen.

Bei Natriumchlorid sind dies: Natrium-Ionen, $Na^{\oplus}$, und Chlorid-Ionen, $Cl^{\ominus}$.

So wie die Natrium- und Chlorid-Ionen werden auch andere Ionen durch die rechts oberhalb des Element-Symbols angegebene elektrische Ladung beschrieben, z. B.
- **Kationen:** $K^{\oplus}$, $Ca^{\oplus\oplus}$, $Al^{\oplus\oplus\oplus}$
- **Anionen:** $Br^{\ominus}$, $O^{\ominus\ominus}$.

Die Anzahl der Ladungen kann auch durch Ziffern kenntlich gemacht werden, z. B. $Ca^{2\oplus}$.

Zwischen Kationen und Anionen sind starke elektrostatische Anziehungskräfte wirksam.

Die Kristalle von Ionen-Verbindungen zeichnen sich durch einen regelmäßigen Aufbau aus: Kationen sind in bestimmten Abständen von Anionen, die Anionen ihrerseits sind wieder von Kationen umgeben, so daß sich ein **Ionen-Gitter** (Kristallgitter) in die drei Richtungen des Raumes erstreckt. So entstehen typische Kristallformen, z. B. würfelförmige Kristalle. Das Kristallgitter von Natriumchlorid ist in Abb. 5-2 wiedergegeben. Hier ist jedes $Na^{\oplus}$-Ion von 6 $Cl^{\ominus}$-Ionen in oktaedrischer Anordnung und jedes $Cl^{\ominus}$-Ion seinerseits von 6 $Na^{\oplus}$-Ionen umgeben.

Die **Formeleinheit** der Ionen-Verbindungen ist die einfachste Formel-Schreibweise, mit der sich ihre Zusammensetzung darstellen läßt. Die Formeleinheit von Natriumchlorid ist $Na^{\oplus}Cl^{\ominus}$. Bei der Wiedergabe von Formeleinheiten der Ionen-Verbindungen werden die Ladungen meist nicht angegeben, man schreibt also nur NaCl. Diese verkürzte Schreibweise darf aber nicht in Vergessenheit geraten lassen, daß NaCl und zahlreiche andere Salze aus Ionen bestehen und nicht aus Atomen aufgebaut sind. Wichtig ist auch, daß z. B. Kochsalz-Kristalle (Natriumchlorid in fester Form) ausschließlich aus Ionen aufgebaut sind und daß $Na^{\oplus}$- und $Cl^{\ominus}$-Ionen nicht etwa erst in dem Augenblick entstehen, in dem man den Kochsalz-

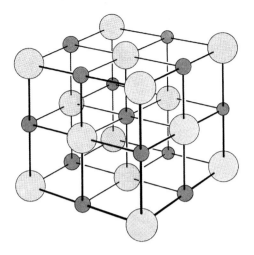

Abb. 5-2. Kristallgitter von Natriumchlorid: Die Abbildung berücksichtigt die unterschiedlichen Ionen-Radien von Na$^{\oplus}$-Ionen (kleinere Kugeln) und Cl$^{\ominus}$-Ionen (größere Kugeln). Durch die (als Linien dargestellten) Anziehungskräfte werden die positiv und negativ geladenen Ionen im Kristall zusammengehalten (nach: C. E. Mortimer: *Chemie.* Georg Thieme Verlag, Stuttgart, 4. Aufl. 1983).

Kristall in Wasser auflöst. Ein Unterschied zwischen Kochsalz-Kristall und wäßriger Kochsalz-Lösung besteht lediglich hinsichtlich der Ionen-Beweglichkeit. Im Kochsalz-Kristall befinden sich die Ionen an bestimmten Stellen des Ionen-Gitters und werden dort durch elektrostatische Kräfte festgehalten, sie sind also nicht beweglich. Beim Auflösen des Kristalls in Wasser wird die ausgeprägte Ordnung des Ionen-Gitters aufgehoben. Die Ionen verlassen das Kristallgitter, werden von Wasser-Dipol-Molekülen (Kap. 10) umgeben und sind in der wäßrigen Lösung beweglich. Diese **Ionen-Beweglichkeit** zeigt sich in der elektrischen **Leitfähigkeit** der wäßrigen Kochsalz-Lösung (die der Kochsalz-Kristall nicht aufweist). Dieses Verhalten ist charakteristisch für alle Ionen-Verbindungen.

5.2.1 Eigenschaften von Ionen-Verbindungen

Die elektrische Ladung der Ionen prägt die Eigenschaften der Ionen-Verbindungen in so charakteristischer Weise, daß große Unterschiede gegenüber den aus Molekülen aufgebauten chemischen Verbindungen bestehen.

Die Besonderheiten von Ionen-Verbindungen zeigen sich in folgenden Eigenschaften:
- Ionen-Verbindungen liegen bei Raumtemperatur in der Regel als Feststoffe vor. Die Ionen bilden dreidimensionale Ionen-Gitter, in denen **starke elektrostatische Kräfte** wirksam sind. Zur Überwindung dieser Kräfte ist die Zufuhr hoher Energie-Beträge erforderlich. Erst durch Erhitzen auf hohe Temperaturen werden die zwischen Ionen wirkenden Anziehungskräfte überwunden, und der Feststoff schmilzt (die Schmelztemperatur z. B. von NaCl beträgt 800 °C). Wird die Gitter-Ordnung zerstört, sind die Ionen in der so erhaltenen Schmelze beweglich. Salz-Schmelzen leiten daher den elektrischen Strom.
- Ionen-Verbindungen sind stark polare Verbindungen. Viele Ionen-Verbindungen sind in dem polaren Lösungsmittel Wasser gut löslich (entsprechend der Regel: *„Ähnliches löst sich in Ähnlichem."*).
- Ionen-Verbindungen leiten in geschmolzenem Zustand und in wäßrigen Lösungen den elektrischen Strom.

5.2.2 Entstehung von Ionen und Ionen-Bindung

Wie schon erwähnt, ist in der mit 8 Elektronen besetzten Außenschale der Edelgas-Atome eine besonders stabile Elektronen-Konfiguration verwirklicht. Die chemische Reaktionsfähigkeit der Edelgas-Atome ist daher äußerst gering.

Unmittelbar vor und nach der Element-Gruppe Edelgase stehen im Periodensystem Gruppen besonders reaktionsfähiger Elemente: die Halogene sowie die Alkalimetalle und Erdalkalimetalle.

Halogen-Atome benötigen ein Elektron zur Auffüllung der Außenschale auf 8 Elektronen. Alkalimetall-Atome haben auf der Außenschale ein Elektron, Erdalkalimetall-Atome haben zwei Valenzelektronen.

Durch die **Elektronen-Übertragungsreaktionen:**
- Aufnahme eines Elektrons von einem Halogen-Atom,
- Abgabe eines Elektrons von einem Alkalimetall-Atom,
- Abgabe von zwei Elektronen von einem Erdalkalimetall-Atom

wird folgende Elektronen-Konfiguration herbeigeführt:

	Elektronen auf der Außenschale
Halogenid-Ionen	8 [(7) + 1]
Edelgas-Atome	8 (unverändert)
Alkalimetall-Ionen	8 [(8 + 1) − 1]
Erdalkalimetall-Ionen	8 [(8 + 2) − 2]

In runden Klammern ist die Elektronen-Konfiguration angegeben, die **vor** der Elektronen-Übertragung vorgelegen hat. Von größter Bedeutung ist, daß **nach** der Elektronen-Übertragung keine nach außen hin elektrisch neutralen Atome mehr vorliegen, sondern Anionen und Kationen.

Ein Cl-Atom kann natürlich nur dann ein Elektron aufnehmen, wenn dieses von einem Reaktionspartner abgegeben wird. Als Reaktionspartner ist z. B. ein Natrium-Atom besonders gut geeignet, weil es durch Abgabe eines Elektrons seinerseits ein **Elektronen-Oktett** erreicht.

Abb. 5-3 veranschaulicht diese Elektronen-Übertragung. Entsprechend verlaufen Elektronen-Übertragungen zwischen anderen Halogenen und Alkalimetallen.

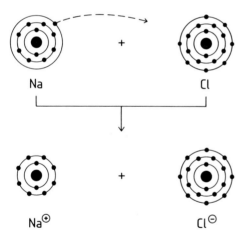

Abb. 5-3. Entstehung von Ionen durch Elektronenübertragung: Durch Abgabe eines Elektrons entsteht aus einem Na-Atom ein Na$^{\oplus}$-Ion (mit derselben Elektronen-Konfiguration wie Neon-Atome). Durch Aufnahme dieses Elektrons wird aus einem Cl-Atom ein Cl$^{\ominus}$-Ion (mit derselben Elektronen-Konfiguration wie Argon-Atome).

Im Prinzip genauso verläuft die Elektronen-Übertragung zwischen Halogenen und Erdalkalimetallen. Allerdings gibt **ein** Erdalkalimetall-Atom zwei Elektronen ab, die von **zwei** Halogen-Atomen aufgenommen werden. So ergibt sich z. B. für Cal-

ciumfluorid die Formeleinheit CaF_2 für das aus $Ca^{\oplus\oplus}$ und $F^{\ominus}$ im Zahlenverhältnis $1:2$ aufgebaute Ionen-Gitter.

Zwischen Kationen und Anionen sind starke elektrostatische Anziehungskräfte wirksam. Auf diese Weise entsteht eine chemische Bindung zwischen Ionen, die man als **Ionen-Bindung** oder **heteropolare Bindung** bezeichnet. Der Begriff „heteropolare" Bindung bezieht sich auf die ungleichartige (hetero) Ladung der entstandenen elektrisch geladenen (polaren) Teilchen.

Die zwischen den elektrisch geladenen Ionen wirksamen elektrostatischen Kräfte führen zur Bildung des Ionen-Gitters. Die geometrische Anordnung des Ionen-Gitters (Kristallform) hängt von der Größe der Ionen (Ionen-Radius) und der Anzahl der Ladungen der einzelnen Ionen ab.

Sehr reaktionsfähige Elemente, wie z. B. die Alkalimetalle und die Halogene, kommen gerade wegen ihrer Reaktionsfähigkeit in der Natur nicht elementar vor. Erst durch chemische Trennverfahren ist es möglich geworden, solche Elemente aus ihren Verbindungen herzustellen, aufzubewahren und in den Handel zu bringen.

5.2.3 Benennung von Ionen-Verbindungen

Zur Benennung von **binären** Salzen fügt man an die Bezeichnung des Metall-Ions (die ebenso lautet wie der Name des Metalls) die auf „**id**" endende Bezeichnung des Nichtmetall-Ions an:

Anion	Name	Salze
$O^{\ominus\ominus}$	Oxid	Metall-oxide
$S^{\ominus\ominus}$	Sulfid	Metall-sulfide
$F^{\ominus}$	Fluorid	Metall-fluoride
$Cl^{\ominus}$	Chlorid	Metall-chloride
$Br^{\ominus}$	Bromid	Metall-bromide
$I^{\ominus}$	Iodid	Metall-iodide

Durch Ladungs-Ausgleich zwischen Kationen und Anionen ergeben sich Ionen-Verbindungen wie:

Na_2S Natriumsulfid (zwei einfach positiv geladene Na$^{\oplus}$-Ionen gleichen die Ladung eines zweifach negativ geladenen Sulfid-Ions aus)

$BaCl_2$ Bariumchlorid

AlF_3 Aluminiumfluorid

Die Ladungen werden in den Formeln in der Regel nicht mitgeschrieben (z. B. statt $Na^{\oplus}Cl^{\ominus}$ nur NaCl).

Auch die Übergangsmetalle Cu, Ag, Zn, Sn, Pb, Cr, Mn, Fe, Co und Ni bilden mit den genannten Nichtmetall-Ionen Salze. Typisch für diese Metalle ist, daß aus ihnen *Kationen mit unterschiedlicher Ladungszahl* entstehen können.

Einfach positiv geladene Ionen:
$Cu^{\oplus}$, $Ag^{\oplus}$

Zweifach positiv geladene Ionen:
$Cu^{\oplus\oplus}$, $Zn^{\oplus\oplus}$, $Sn^{\oplus\oplus}$, $Pb^{\oplus\oplus}$, $Mn^{\oplus\oplus}$, $Fe^{\oplus\oplus}$, $Co^{\oplus\oplus}$, $Ni^{\oplus\oplus}$

Dreifach positiv geladene Ionen:
$Cr^{\oplus\oplus\oplus}$, $Fe^{\oplus\oplus\oplus}$

Falls sich von einem Metall-Atom Ionen unterschiedlicher Ladung ableiten, muß die Ladung nach dem Metall-Namen durch eine römische Ziffer in einer runden Klammer angegeben werden, z. B.

Eisen(III)chlorid, $FeCl_3$
Kupfer(II)oxid, CuO
Kupfer(I)oxid, Cu_2O.

Beim Aussprechen des Namens wird die Ladungszahl des Kations mitgenannt, z. B. Eisen-drei-chlorid.

5.3 Entstehung von Molekülen

5.3.1 Moleküle aus zwei gleichartigen Atomen

Unter Normbedingungen (0 °C und 1,013 bar) liegen folgende Elemente im gasförmigen Aggregatzustand vor: Wasserstoff, Stickstoff, Sauerstoff, Fluor, Chlor und die Edelgase. Während die kleinsten Teilchen der Edelgase Atome sind, bestehen die übrigen gasförmigen Elemente, ebenso wie die Halogene Brom (flüssig) und Iod (fest), aus zweiatomigen Molekülen. Die Bildung dieser Moleküle aus zwei Atomen läßt sich so verstehen: Wasserstoff (ein Elektron) und die Halogene (sieben Außenelektronen) stehen im Periodensystem unmittelbar vor dem Edelgas ihrer jeweiligen Periode, sie können also durch Aufnahme eines Elektrons

die Edelgas-Konfiguration erreichen. Fügen sich nun z. B. zwei Wasserstoff-Atome zu einem Molekül zusammen, so entsteht ein beiden Atomen gemeinsames Elektronenpaar, das es jedem Atom erlaubt, Edelgas-Konfiguration zu erreichen.

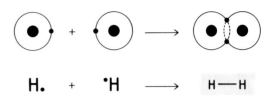

Abb. 5-4. Modell des Wasserstoff-Moleküls: In einem H_2-Molekül sind zwei H-Atome durch ein Bindungselektronenpaar miteinander verknüpft. Auf diese Weise erreicht jedes H-Atom die Elektronen-Konfiguration von Helium-Atomen.

Ein Elektronen-Übergang findet nicht statt, das **Bindungselektronenpaar** *wird gemeinsamer Besitz der beiden Atome* (s. Abb. 5-4).

Man nennt eine solche chemische Bindung **Elektronenpaar-Bindung, kovalente Bindung**, homöopolare Bindung (im Gegensatz zur heteropolaren Ionen-Bindung) oder Atombindung.

In Reaktions-Gleichungen kann man die Valenzelektronen und die Elektronenpaare durch Symbole wiedergeben, so bedeutet:
– ein Punkt: ein (Valenz-)Elektron
– ein Strich (oder zwei Punkte): ein Elektronenpaar

$H^{\bullet}$ + $^{\bullet}H$ ⟶ H−H (oder H··H)

Auch die Halogen-Moleküle entstehen durch die Bildung einer Elektronenpaar-Bindung zwischen zwei Halogen-Atomen:

$$|\overline{F}^{\bullet} \;\; + \;\; ^{\bullet}\overline{F}| \;\; \longrightarrow \;\; |\overline{F}{-}\overline{F}|$$

$$|\overline{Cl}^{\bullet} \;\; + \;\; ^{\bullet}\overline{Cl}| \;\; \longrightarrow \;\; |\overline{Cl}{-}\overline{Cl}|$$

$$|\overline{Br}^{\bullet} \;\; + \;\; ^{\bullet}\overline{Br}| \;\; \longrightarrow \;\; |\overline{Br}{-}\overline{Br}|$$

$$|\overline{I}^{\bullet} \;\; + \;\; ^{\bullet}\overline{I}| \;\; \longrightarrow \;\; |\overline{I}{-}\overline{I}|$$

Abb. 5-5 veranschaulicht die Bildung eines Chlor-Moleküls aus zwei Chlor-Atomen. Dabei entsteht ein bindendes Elektronenpaar, das beiden Atomen angehört. Auf diese Weise ist jedes Chlor-Atom von acht Außenelektronen umgeben, das angestrebte Elektronen-Oktett ist erreicht.

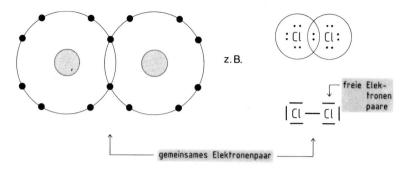

z. B.

freie Elektronenpaare

$|\overline{Cl} - \overline{Cl}|$

gemeinsames Elektronenpaar

Abb. 5-5. Das Elektronen-Oktett in Halogen-Molekülen.

Im Ethen-Molekül sind die Kohlenstoff-Atome durch zwei Elektronenpaare miteinander verknüpft. Man nennt eine solche Bindung eine **Doppelbindung**.

Zwischen zwei Stickstoff-Atomen ist zum Erreichen des Elektronen-Oktetts sogar eine **Dreifachbindung** (drei Bindungselektronenpaare) erforderlich.

$H_2C = CH_2$

$|\overset{.}{\underset{.}{N}}\cdot \ + \ \cdot\overset{.}{\underset{.}{N}}| \ \longrightarrow \ |N \equiv N|$

Um ein überschaubareres Formelbild zu erhalten, zeichnet man oft nur die Bindungselektronenpaare ein und läßt die anderen Außenelektronen weg, wie z. B. in folgender Tabelle.

Molekül-Zusammensetzung	Bindungs-Elektronenpaare	Struktur-Formel
H_2	1	$H-H$
F_2	1	$F-F$
Cl_2	1	$Cl-Cl$
Br_2	1	$Br-Br$
I_2	1	$I-I$
N_2	3	$N \equiv N$

5.3.2 Moleküle aus zwei verschiedenartigen Atomen

Auch aus verschiedenartigen Atomen können zweiatomige Moleküle entstehen. So werden aus den gasförmigen Elementen Wasserstoff (bestehend aus H_2-Molekülen) und Chlor (bestehend aus Cl_2-Molekülen) bei der sogenannten Chlorknallgas-Reaktion Chlorwasserstoff-Moleküle gebildet.

$H_2 + Cl_2 \longrightarrow 2\,HCl$

$\left.\begin{array}{l} H-H \\ Cl-Cl \end{array}\right\} \longrightarrow \left\{\begin{array}{l} H-Cl \\ H-Cl \end{array}\right.$

Die chemische Verbindung Chlorwasserstoff (Hydrogenchlorid) ist bei Raumtemperatur ebenfalls ein Gas.

$H-Cl \qquad$ oder $\qquad H-\overline{Cl}|$

Das Cl-Atom im HCl-Molekül zieht das Bindungselektronenpaar (und damit die negative Ladung) in stärkerem Maße zu sich hin als das H-Atom. Chlorwasserstoff-Moleküle sind daher **Dipol-Moleküle** mit einer negativen **Teilladung** am Chlor und einer positiven Teilladung am Wasserstoff. Diese für alle chemischen Reaktionen, an denen Chlorwasserstoff teilnimmt, wichtige Dipol-Eigenschaft kann man in der Molekül-Schreibweise durch

$\overset{\delta^+}{H} - \overset{\delta^-}{Cl} \quad$ oder $\quad H \blacktriangleleft Cl \quad$ oder $\quad H \blacktriangleleft \overline{Cl}|$

zum Ausdruck bringen. Die positive und negative Teilladung wird in der ersten Darstellung durch das entsprechende Vorzeichen und den griechischen Buchstaben δ bezeichnet. Besonders anschaulich ist die Wiedergabe des Bindungselektronenpaares durch einen Keil (2. Formelbild), dessen Lage sofort erkennen läßt, welches der beiden Atome das Bindungselektronenpaar zu sich hinzieht.

Derartige Elektronenpaar-Bindungen bezeichnet man als polarisiert. Beim Zusammentreffen von Molekülen, in denen **polarisierte kovalente Bindungen** vorliegen, mit Dipol-Molekülen anderer Verbindungen kann es leicht zum vollständigen „Aufbrechen" der bereits polarisierten Elektronenpaar-Bindung kommen, wobei Ionen entstehen.

Chemische Verbindungen mit polarisierten kovalenten Bindungen nehmen eine Zwischenstellung zwischen nicht polarisierten Verbindungen und Ionen-Verbindungen ein.

Auch die anderen Halogene reagieren mit Wasserstoff zu gasförmigen **Halogenwasserstoff**-Verbindungen, die als Fluorwasserstoff, Bromwasserstoff und Iodwasserstoff bezeichnet werden:

H − F   H − Br   H − I

5.3.3 Moleküle aus mehr als zwei Atomen

Die Verknüpfung von mehreren verschiedenartigen Atomen durch kovalente Bindungen führt zu einer großen Anzahl von Molekülen mit vielfältigen Strukturen. In den Molekülen der mehr als 4 Millionen organischen Verbindungen sind die Atome durch nicht-polarisierte und/oder polarisierte kovalente Bindungen miteinander verknüpft. Die überragende Bedeutung von Elektronenpaar-Bindungen für den Aufbau organischer Moleküle wird ab Kapitel 16 („Organische Chemie") dargestellt.

Wichtige anorganische Verbindungen sind aus mehratomigen Molekülen aufgebaut, so z. B. die Verbindungen aus Nichtmetallen und Wasserstoff und aus Nichtmetallen und Sauerstoff (Nichtmetalloxide).

Hierzu gehören die Verbindungen aus Wasserstoff und Sauerstoff, z. B. Wasser (H_2O), Wasserstoff und Schwefel, Schwefelwasserstoff (Hydrogensulfid, H_2S), Wasserstoff und Stickstoff, z. B. Ammoniak, NH_3.

In **Wasser**-Molekülen haben die Sauerstoff-Atome das angestrebte Elektronen-Oktett durch die Bindung von zwei Wasserstoff-Atomen erreicht. Das Sauerstoff-Atom ist mit den zwei Wasserstoffatomen durch je ein Bindungselektronenpaar verknüpft.

Darüber hinaus befinden sich am Sauerstoff-Atom zwei Elektronenpaare, die an der Bindung der beiden H-Atome nicht teilnehmen (**freie Elektronenpaare**).

Das Wassermolekül ist ein gewinkeltes Molekül die Atome H − O − H schließen einen Bindungswinkel von 104,5° ein.
Die H_2O-Strukturformel (A) und das Modell (B) des Wasser-Moleküls veranschaulichen diese Struktur.

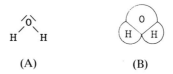

(A)   (B)

Die Bindungselektronen werden von Sauerstoff in stärkerem Maße angezogen als von Wasserstoff, daher befindet sich jedes Bindungselektronenpaar näher am Sauerstoff. Dies führt zu einer ungleichmäßigen Verteilung der Elektronen und zur Ausbildung einer negativen Teilladung δ^- am Sauerstoff. Die stärkere Anziehung der Bindungselektronen durch den Sauerstoff bedingt eine positive Teilladung δ^+ am Wasserstoff. Die Schwerpunkte der positiven und negativen Ladung fallen also beim Wasser-Molekül nicht zusammen: *Wasser besteht aus Dipol-Molekülen* der Strukturformel (C) bzw. (D)

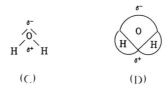

(C)   (D)

Die gasförmige Verbindung **Schwefelwasserstoff** besteht aus H_2S-Molekülen mit einem Bindungswinkel von mehr als 90° zwischen den Atomen H − S − H. Ihre Dipol-Eigenschaften sind erheblich schwächer ausgeprägt als die von Wasser.

Entsprechendes gilt für die Dipol-Eigenschaften von **Ammoniak**. Die Moleküle der gasförmigen Verbindung NH_3 bestehen aus je einem N-Atom und drei H-Atomen.

H
 \
  S
 /
H

Schwefelwasserstoff

H
 \
H − N|
 /
H

Ammoniak

Zu den Nichtmetall-Oxiden gehören die Verbindungen von Sauerstoff mit Halogenen, Schwefel, Stickstoff, Phosphor, Arsen und Kohlenstoff.

Die Wertigkeit dieser Nichtmetalle gegenüber Sauerstoff entspricht maximal der Zahl ihrer Außenelektronen. Schwefel und Sauerstoff bilden z. B. die Verbindung Schwefeltrioxid, SO_3, mit 6-wertigem Schwefel. Typisch für diese Nichtmetalle ist jedoch, daß sie mehrere unterschiedlich zusammengesetzte Oxide bilden, in denen sie auch in niedrigeren Wertigkeiten vorliegen. So geht aus der direkten Verbrennung von Schwefel die Verbindung Schwefeldioxid, SO_2, mit 4-wertigem Schwefel hervor.

Im Gegensatz zu den bisher besprochenen Dipol-Molekülen mit gewinkelter Struktur (H_2O, H_2S, NH_3, SO_2) liegen die Moleküle der Verbindung **Kohlenstoffdioxid** CO_2 (früher „Kohlendioxid") in gestreckter Form vor:

$$\langle O=C=O \rangle$$

Kohlenstoffdioxid

5.4 Elektronegativität

Die positiv geladenen Atomkerne üben auch in **Molekülen** Anziehungskräfte auf die Elektronen aus. So werden die Elektronen eines Bindungselektronenpaares zwischen gleichartigen Atomen (wie bei H_2, Cl_2, O_2) von diesen gleich stark angezogen, die Elektronen-Verteilung ist vollständig symmetrisch, die Elektronenpaar-Bindung ist in keiner Richtung polarisiert.

Die weitaus überwiegende Zahl chemischer Verbindungen besteht jedoch aus Molekülen, in denen **verschiedenartige** Atome durch kovalente Bindungen miteinander verknüpft sind. Verschiedenartige Atome haben in der Regel auch ein unterschiedlich starkes Bestreben, Bindungselektronen anzuziehen. Ein Maß für diese unterschiedliche Anziehung ist die **Elektronegativität** eines Elementes. Ihr Zahlenwert ist umso größer, je stärker die anziehende Wirkung auf die Bindungselektronen ist.

In der Skala der (auf den amerikanischen Chemiker Pauling zurückgehenden) Elektronegativitäts-Werte hat das am stärksten elektronegative Element Fluor den Wert 4,0 (dimensionslos) erhalten.

Die Elektronegativitäts-Werte für ausgewählte Elemente sind in folgender Aufstellung enthalten (Wasserstoff hat den Wert 2,1):

Li 1,0	Be 1,5	B 2,0	C 2,5	N 3,0	O 3,5	F 4,0
Na 0,9	Mg 1,2	Al 1,5	Si 1,8	P 2,1	S 2,5	Cl 3,0
K 0,8	Ca 1,0			As 2,0	Se 2,4	Br 2,8
Rb 0,8	Sr 1,0					I 2,4
Cs 0,7	Ba 0,9					

Wie die aufgeführten Elektronegativitäts-Werte zeigen, nimmt die Elektronegativität innerhalb einer Gruppe des Periodensystems von oben nach unten ab. Innerhalb einer Periode nimmt sie von links nach rechts zu.

Mit Hilfe der Elektronegativitäts-Werte kann man das Ausmaß und die Richtung der Polarisierung einer kovalenten Bindung abschätzen. Dazu bildet man die **Differenz der Elektronegativitäts-Werte** der beiden an der Bindung beteiligten Atome. Je größer die Differenz der Elektronegativitäts-Werte ist, um so stärker polarisiert ist die Bindung zwischen Atomen dieser Elemente. Bei geringer Differenz der Elektronegativitäts-Werte ist praktisch keine Polarisierung der betreffenden Elektronenpaar-Bindung vorhanden. Dieser Fall trifft z. B. auf Bindungen zwischen Kohlenstoff und Wasserstoff zu:
Elektronegativitäts-Wert von C: 2,5
Elektronegativitäts-Wert von H: 2,1
Die Differenz von 0,4 ist so gering, daß die $C-H$-Bindung praktisch nicht polarisiert ist.

Auch für die Stoffgruppe der Halogenwasserstoffe läßt sich die Polarisierung der Elektronenpaar-Bindung zwischen Wasserstoff- und Halogen-Atom vorhersagen. Sie wird bei Fluorwasserstoff am größten und bei Iodwasserstoff am geringsten sein, da die Elektronegativität in der Gruppe der Halogene von Fluor zu Iod hin abnimmt.

5.5 Koordinationsverbindungen (Komplex-Verbindungen)

Bei der Reaktion **zweier** Elemente miteinander entstehen chemische Verbindungen, indem entweder
– die Atome eines Elements Elektronen abgeben und die Atome des anderen Elements Elektronen aufnehmen oder

– die Valenzelektronen der beteiligten Atome gemeinsam Bindungselektronenpaare bilden.

Durch Elektronen-Übertragung entstehen Kationen und Anionen, die durch starke elektrostatische Anziehungskräfte in binären Ionen-Verbindungen (Salzen) zusammengehalten werden.

Durch den zweiten Vorgang entstehen Moleküle. Jedes Atom trägt ein Elektron zum gemeinsamen Bindungselektronenpaar bei. Sofern durch Ionenbindung oder durch kovalente Bindung für die beteiligten Atome Edelgas-Konfiguration erreicht wird, bezeichnet man die entstehenden Verbindungen als Verbindung erster Ordnung. In den kleinsten Teilchen solcher Verbindungen erster Ordnung sind Elektronenpaare vorhanden, die einem Atom allein zugeordnet sind, die **freien Elektronenpaare.** Das Vorliegen freier Elektronenpaare ist die Grundlage dafür, daß Verbindungen erster Ordnung zu **Verbindungen höherer Ordnung** weiterreagieren können. Dies geschieht durch Ausbildung kovalenter Bindungen zum Reaktionspartner. Die zu Verbindungen höherer Ordnung führenden Reaktionen finden zwischen Teilchen mit mindestens einem freien Elektronenpaar und Teilchen mit einer „Elektronenlücke" (einer noch nicht aufgefüllten Elektronenschale) statt. Nach der Reaktion sind diese Teilchen durch (mindestens) eine Elektronenpaar-Bindung verknüpft, die zwar auf andere Weise (nach dem Schema 2 + 0 Elektronen) zustande gekommen ist als die bisher besprochenen Elektronenpaar-Bindungen (nach dem Schema 1 + 1 Elektron), jedoch **nach** ihrer Entstehung nicht mehr von entsprechenden kovalenten Bindungen zu unterscheiden ist, die schon in einer Ausgangsverbindung vorhanden waren.

Ein Beispiel: **Ammoniak** ist eine Verbindung erster Ordnung mit drei kovalenten Bindungen zwischen Stickstoff und Wasserstoff und einem freien Elektronenpaar am Stickstoff. Wird auf ein Ammoniak-Molekül ein Proton ($H^{\oplus}$-Ion) übertragen (Kap. 11.2.2), so bindet das am Stickstoff befindliche Elektronenpaar das Proton. Hierbei entstehen als **Ammonium-Ionen** bezeichnete Teilchen, in denen alle vier Bindungen zwischen Stickstoff und Wasserstoff identisch sind.

$$\begin{array}{c} H \\ \diagdown \\ H-N| \; + \; H^{\oplus} \\ \diagup \\ H \end{array} \longrightarrow \begin{array}{c} H \\ | \; \oplus \\ H-N-H \\ | \\ H \end{array}$$

Diesen Typ einer chemischen Bindung bezeichnet man als **koordinative Bindung,** die so entstandenen Verbindungen höherer Ordnung als **Koordinationsverbindungen.**

Die Tabelle 5-1 gibt einen Überblick über die verschiedenen Bindungstypen.

Zu den wichtigsten Koordinationsverbindungen gehören die **Oxosäuren** (Sauerstoffhaltige Säuren) und deren Anionen (Säurerest-Ionen), in denen z. B. an Chlor, Brom, Iod oder Schwefel Sauerstoff-Atome koordinativ gebunden sind. Ein Chlorid-Ion kann koordinativ bis zu vier Sauerstoff-Atome binden: das Chlorid-Ion hat vier Elektronenpaare auf der Außenschale; jedem O-Atom fehlen zwei Elektronen zu einem Elektronen-Oktett.

Unabhängig davon, ob ein Bindungselektronpaar nach dem Schema
1 + 1 = 2 (kovalente Bindung) oder
2 + 0 = 2 (koordinative Bindung)

Tab. 5-1: Chemische Bindung

Ausgangsstoffe (kleinste Teilchen)		chemischer Vorgang	Reaktionsprodukte (kleinste Teilchen)	chemische Bindung
Metall-Atome	Nichtmetall-Atome	Elektronen-Übertragung	Kationen und Anionen (Ionen-Gitter)	Ionen-Bindung (heteropolare Bindung)
Nichtmetall-Atome	Nichtmetall-Atome	Verknüpfung durch gemeinsame Elektronenpaare ($1e^{\ominus} + 1e^{\ominus} \longrightarrow 2e^{\ominus}$)	Moleküle	Elektronenpaar-Bindung (kovalente, homöopolare Bindung)
Nichtmetall-Atome, Protonen oder Metall-Ionen mit Elektronen-Bedarf	Ionen oder Moleküle mit „freiem" Elektronenpaar	Verknüpfung durch gemeinsame Elektronenpaare (kein $e^{\ominus} + 2e^{\ominus} \longrightarrow 2e^{\ominus}$)	Ionen oder Komplex-Ionen	koordinative Bindung
Metall-Atome	Metall-Atome	Außenelektronen bilden „Elektronen-Gas"	Kationen und Elektronen-Gas (in Metallen und deren Legierungen)	metallische Bindung

entstanden ist, sind die beiden Bindungselektronen nunmehr zwischen den beiden Atomen angeordnet.

Durch die koordinative Bindung von Sauerstoffatomen an Chlorid-Ionen entstehen folgende Anionen und hierzu korrespondierende Säuren:

$|\overline{Cl}|^{\ominus}$ **Chlorid**-Ion (Teilchen einer Verbindung erster Ordnung)

Anion		Säure	
Formel	Name	Name	Formel
$\left[\begin{array}{c}|\overline{O}| \\ | \\ |Cl|\end{array}\right]^{\ominus}$	Hypochlorit	Unterchlorige Säure	HClO
$\left[\begin{array}{c}|\overline{O}| \\ | \\ |\underline{Cl}-\overline{O}|\end{array}\right]^{\ominus}$	Chlorit	Chlorige Säure	HClO$_2$
$\left[\begin{array}{c}|\overline{O}| \\ | \\ |\overline{O}-\underline{Cl}-\overline{O}|\end{array}\right]^{\ominus}$	Chlorat	Chlorsäure	HClO$_3$
$\left[\begin{array}{c}|\overline{O}| \\ | \\ |\overline{O}-\underline{Cl}-\overline{O}| \\ | \\ |\underline{O}|\end{array}\right]^{\ominus}$	Perchlorat	Perchlorsäure	HClO$_4$

Hierbei stellt das Chlorid-Ion nacheinander je eines seiner freien Elektronenpaare zur koordinativen Bindung an Sauerstoff (das Atom mit der Elektronenlücke) zur Verfügung.

Von den Sulfid-Ionen leiten sich zwei Oxosäuren und eine Thiosäure ab (die Bezeichnung „Thio" drückt aus, daß ein Schwefel-Atom an die Stelle eines Sauerstoff-Atoms getreten ist).

5.5.1 Komplex-Verbindungen

Als Grundlage für das Verständnis der Struktur des roten Blutfarbstoffs und der biologischen Wirkung von Spurenelementen interessieren uns besonders die Komplex-Verbindungen, die zu den Koordinationsverbindungen gehören. Für die

$|\overline{\underline{S}}|^{\ominus\ominus}$ **Sulfid**-Ion (Teilchen einer Verbindung erster Ordnung)

Anion		Säure	
Formel	Name	Name	Formel
$\left[\begin{array}{c}|\overline{O}| \\ | \\ |\underline{S}-\overline{O}| \\ | \\ |\underline{O}|\end{array}\right]^{\ominus\ominus}$	Sulfit	schweflige Säure	H$_2$SO$_3$
$\left[\begin{array}{c}|\overline{O}| \\ | \\ |\overline{O}-\underline{S}-\overline{O}| \\ | \\ |\underline{O}|\end{array}\right]^{\ominus\ominus}$	Sulfat	Schwefelsäure	H$_2$SO$_4$
$\left[\begin{array}{c}|\overline{O}| \\ | \\ |\overline{O}-\underline{S}-\overline{\underline{S}}| \\ | \\ |\underline{O}|\end{array}\right]^{\ominus\ominus}$	Thiosulfat	Thioschwefelsäure	H$_2$S$_2$O$_3$

Struktur der Komplex-Verbindungen ist charakteristisch:

Ein zentrales Teilchen mit nicht vollständig aufgefüllter Elektronenschale, ein Zentralatom oder **Zentralion**, ist durch koordinative Bindungen mit einer bestimmten Anzahl (Koordinationszahl) koordinierter Teilchen (**Liganden**) verknüpft.

Die Bildung von Komplexen ist für Ionen der Übergangsmetalle besonders charakteristisch. Zahlreiche Komplexe enthalten die Dipol-Moleküle Wasser oder Ammoniak als Liganden. Die koordinative Bindung zum Zentralion geht von einem freien Elektronenpaar am Sauerstoff des Wasser-Moleküls oder am Stickstoff des Ammoniak-Moleküls aus. So sind in der Verbindung Kupfersulfat-pentahydrat CuSO$_4$ · 5 H$_2$O vier Wasser-Moleküle koordinativ an das Cu$^{\oplus}$-Ion gebunden. Für Kupfer-Komplexe ist die **Koordinationszahl** 4 typisch. Das Vorliegen von Komplexionen wird durch eckige Klammern kenntlich gemacht:

$$\left[\begin{array}{c} H \quad\quad H \\ {}^{/}O \quad\quad O^{\backslash} \\ H \searrow \quad\quad \swarrow H \\ H\; Cu \;H \\ {}^{\backslash}O \quad\quad O^{/} \\ H \quad\quad H \end{array}\right]^{\oplus\oplus} \quad\text{oder}\quad [Cu(H_2O)_4]^{\oplus\oplus}$$

Die koordinative Bindung kann durch einen Strich als Symbol für das Bindungselektronenpaar oder durch einen Pfeil veranschaulicht werden. Der Pfeil geht von dem Atom aus, das ein Elektronenpaar zur Ausbildung der Bindung zur Verfügung gestellt hat.

Außer den Dipol-Molekülen Wasser und Ammoniak können zahlreiche Anionen als Liganden der verschiedenen Zentralionen auftreten. Einige Beispiele wichtiger Zentralionen und Liganden sollen genannt werden:

Zentralion	Koordinationszahl
$Ag^{\oplus}$	2
$Cu^{\oplus}$ und $Cu^{\oplus\oplus}$	4
$Mg^{\oplus\oplus}$	4
$Fe^{\oplus\oplus}$ und $Fe^{\oplus\oplus\oplus}$	6
$Co^{\oplus\oplus}$ und $Co^{\oplus\oplus\oplus}$	6
$Al^{\oplus\oplus\oplus}$	4 oder 6

Ligand (Auswahl)	Name des Liganden	Bezeichnung im Komplex
H_2O	Wasser	-aqua-
NH_3	Ammoniak	-ammin-
$F^{\ominus}$	Fluorid	-fluoro-
$Cl^{\ominus}$	Chlorid	-chloro-
$OH^{\ominus}$	Hydroxid	-hydroxo-
$CN^{\ominus}$	Cyanid	-cyano-
$S_2O_3^{\ominus\ominus}$	Thiosulfat	-thiosulfato-

Die elektrische Ladung von Komplexionen ergibt sich als Summe der Ladung des Zentralions und der Ladung der Liganden. Sind die Liganden Moleküle (Wasser, Ammoniak), so entspricht die Ladung des Komplexions der Ladung des Zentralions, z. B.

$$Cu^{\oplus\oplus} + 4\ NH_3 \rightleftharpoons [Cu(NH_3)_4]^{\oplus\oplus}$$

Sind die Liganden Anionen, so errechnet sich die Ladung des Komplexions aus ihrer Ladung, ihrer Anzahl und der Ladung des Zentralions, z. B.

$$Ag^{\oplus} + 2\ CN^{\ominus} \rightleftharpoons [Ag(CN)_2]^{\ominus}$$

Bei der Namengebung von Komplexen muß unterschieden werden, ob das Zentralion Bestandteil eines komplexen Kations oder eines komplexen Anions ist. Die Anzahl der Liganden wird durch Vorsilben bezeichnet

Anzahl	Vorsilbe	Anzahl	Vorsilbe
1	mono-	4	tetra-
2	di- (oder bis)	5	penta-
3	tri- (oder tris)	6	hexa-

Die Benennung **komplexer Kationen** entspricht im wesentlichen der Nomenklatur einfacher Salze, z. B.
wie: Kupfersulfat für $CuSO_4$
so: Tetraamminkupfer-sulfat für $[Cu(NH_3)_4]SO_4$
Hexaaquaaluminium-Ion für $[Al(H_2O)_6]^{\oplus\oplus\oplus}$
Die Benennung **komplexer Anionen** leitet sich von den lateinischen Namen der Zentralteilchen ab und wird am Schluß des Gesamtnamens der Komplex-Verbindung angegeben.

Zentralatom	Name	Name des komplexen Anions endet mit:
Ag	argentum	-argentat
Cu	cuprum	-cuprat
Fe	ferrum	-ferrat
Co	cobalt	-cobaltat
Al	aluminium	-aluminat

Bei Zentralteilchen, die in unterschiedlichen Oxidationsstufen auftreten können, ist die **Oxidationszahl** als römische Ziffer in Klammern hinzuzufügen. So erhält man z. B. die Namen folgender Komplex-Verbindungen (Benennung der Liganden s. linke Spalte):

$K[Ag(CN)_2]$	Kalium-dicyanoargentat
$Na_3[Ag(S_2O_3)_2]$	Natrium-bis(thiosulfato)argentat
$K_4[Fe(CN)_6]$	Kalium-hexacyanoferrat(II)
$K_3[Fe(CN)_6]$	Kalium-hexacyanoferrat(III)
$Na[Al(OH)_4]$	Natrium-tetrahydroxoaluminat

5.5.2 Stabilität und Anwendung von Komplex-Verbindungen

Komplexsalze unterscheiden sich in ihren chemischen Eigenschaften von den einfachen Salzen, wie folgende Beispiele zeigen:
Salz: Silberfluorid, AgF
Ionen in wäßriger Lösung: $Ag^{\oplus}$ und $F^{\ominus}$.
Im elektrischen Feld wandern die Silber-Kationen zur Kathode.

Komplexsalz: Kalium-dicyanoargentat, $K[Ag(CN)_2]$
Ionen in wäßriger Lösung: $K^{\oplus}$ und $[Ag(CN)_2]^{\ominus}$
Im elektrischen Feld wandert das Silber-Zentralion zusammen mit den Liganden zur Anode, weil es Bestandteil eines stabilen, komplexen Anions ist.

Nach dem Auflösen von Salzen aus nicht komplex gebundenen Ionen liegen also sämtliche bereits im Ionengitter vorhandenen Kationen und Anionen als bewegliche Ionen vor und können z. B. durch Fällungsreaktionen oder Farbreaktionen nachgewiesen werden.

Nach dem Auflösen von **Komplexsalzen** in Wasser liegen die Komplexionen und ihre Gegenionen als bewegliche Ionen vor. Da die Komplex-Ionen bei *stabilen* Komplexen praktisch nicht dissoziieren, und daher die Konzentration des freien Zentralions in der wäßrigen Lösung sehr gering ist, können die Zentralionen nicht − z. B. durch Fällungsreaktionen − nachgewiesen werden. Man spricht davon, daß bestimmte Metallionen nach der Komplex-Bildung **in maskierter Form** vorliegen, weil für sie charakteristische Reaktionen ausbleiben.

Auf Unterschieden in der Löslichkeit zwischen nicht komplex-gebundenen Metallionen einerseits und komplex-gebundenen Metallionen andererseits beruhen zahlreiche Anwendungen der Komplex-Chemie für technische und analytische Zwecke. Eine dieser Anwendungen ist der mit photographischem Material (Filme, Photopapiere) durchgeführte Vorgang des Fixierens. Hierbei wird das nach dem Belichten und Entwickeln in der photographischen Schicht noch vorhandene Silberbromid durch Komplex-Bildung herausgelöst: das schwerlösliche AgBr reagiert mit Natriumthiosulfat ($Na_2S_2O_3$)-Lösung zu wasserlöslichem Natrium-bis(thiosulfato)argentat. Läßt man die Gegenionen $Br^{\ominus}$ und $Na^{\oplus}$, die an der Entstehung des komplexen Anions nicht direkt beteiligt sind, unberücksichtigt, dann lautet die Ionen-Gleichung für den Fixier-Vorgang:

$$Ag^{\oplus} + 2\,S_2O_3^{\ominus\ominus} \longrightarrow [Ag(S_2O_3)_2]^{\ominus\ominus\ominus}$$

Auch untereinander unterscheiden sich die Komplexe sehr in ihrer Stabilität. So ist z. B. die Stabilität von Komplexen mit Wasser-Molekülen als Liganden (**Aqua-Komplexe,** früher „aquo-") meist gering. In wäßriger Lösung dissoziieren die Komplex-Ionen teilweise, so daß die freien Ionen (wie bei den einfachen Salzen) nachweisbar werden. Komplexe mit Ammoniak-Molekülen als Liganden, die **Ammin-Komplexe,** sind erheblich stabiler

als die Aqua-Komplexe: Gibt man konzentrierte wäßrige Ammoniak-Lösung zur Lösung eines Aqua-Komplexes, so wird der Ligand Wasser durch Ammoniak ersetzt.

$$[Cu(H_2O)_4]^{\oplus\oplus} + 4\,NH_3 \rightleftharpoons [Cu(NH_3)_4]^{\oplus\oplus} + 4\,H_2O$$
hellblau   tiefblau

Die Entstehung des Kupfer-Ammin-Komplexes macht sich durch eine Farbvertiefung bemerkbar. (Übrigens weisen viele Komplexe eine für sie charakteristische Färbung auf.) In der wäßrigen Lösung des Ammin-Komplexes ist die Konzentration an nicht komplex gebundenen $Cu^{\oplus}$-Ionen sehr gering. Folglich ist die Dissoziation des Komplexes in Zentralion und Liganden sehr gering, seine Stabilität ist dementsprechend groß:

$$[Cu(NH_3)_4]^{\oplus\oplus} \rightleftharpoons Cu^{\oplus\oplus} + 4\,NH_3$$

Die geringe Konzentration der freien $Cu^{\oplus\oplus}$-Ionen reicht nicht aus, um z. B. einen Nachweis durch Fällungsreaktionen zu ermöglichen.

Die an die Liganden koordinativ gebundenen Zentralionen in stabilen Komplexen sind fester Bestandteil des Komplexions. Stabile Komplexionen haben ein andersartiges chemisches Verhalten als nicht komplex gebundene Ionen.

Die Stabilität von Komplexionen kann auch davon abhängen, ob das Zentralion seine Valenzelektronenschale durch Einbeziehung der von den Liganden als Bindungselektronenpaare eingebrachten Elektronen zu einer Edelgas-Konfiguration auffüllen kann.

Als Beispiel betrachten wir die beiden Hexacyanoferrat-Ionen:

Komplex-Ion	Zentralion	Gesamtzahl an Elektronen
$[Fe(CN)_6]^{\ominus\ominus\ominus\ominus}$	$Fe^{\oplus\oplus}$	24 (26 − 2)
$[Fe(CN)_6]^{\ominus\ominus\ominus}$	$Fe^{\oplus\oplus\oplus}$	23 (26 − 3)

Da Eisen die Ordnungszahl 26 hat, enthalten Eisen-Atome 26 Elektronen. Eisen(II)-Ionen gehen aus ihnen durch Abgabe von zwei, Eisen(III)-Ionen durch Abgabe von drei Elektronen hervor. Jedes Cyanid-Ion bringt zwei Elektronen in die koordinative Bindung mit dem Zentralion ein. Damit stehen dem jeweiligen Zentralion insgesamt zur Verfügung:

Fe(II): $24 + 6 \cdot 2 = 36\,e^{\ominus}$
Fe(III): $23 + 6 \cdot 2 = 35\,e^{\ominus}$

Die Atome des Edelgases Krypton (Ordnungszahl 36) enthalten 36 Elektronen, Eisen erreicht also im Hexacyanoferrat(II)-Ion Edelgas-Konfiguration (Krypton-Konfiguration). Eisen in Hexacyanoferrat(III)-Ionen ist bestrebt, diese Konfiguration ebenfalls zu erlangen: bei Redoxreaktionen (Kap. 13) geht das Zentralion durch Aufnahme eines Elektrons zu der Oxidationszahl +II über:

$$[Fe\,(CN)_6]^{\ominus\ominus\ominus} + e^{\ominus} \longrightarrow [Fe\,(CN)_6]^{\ominus\ominus\ominus\ominus}$$

Mit dem von einem Reaktionspartner übertragenen Elektron wird also die Elektronenhülle bis zur Edelgas-Konfiguration aufgefüllt.

5.5.3 Chelat-Komplexe

Bei den bisher erwähnten Liganden ist nur ein freies Elektronenpaar zur koordinativen Bindung an das Zentralion befähigt. In zahlreichen Molekülen und Ionen sind jedoch mehrere freie Elektronenpaare vorhanden. Hier besteht die Möglichkeit, daß von einem Liganden mehrere koordinative Bindungen zu einem Zentralion ausgehen; es entstehen Komplexe mit Ringstrukturen, in denen das Zentralion wie von „Krebsscheren" festgehalten wird. Diese als **Chelat-Komplexe** bezeichneten Koordinations-Verbindungen zeichnen sich durch eine **sehr große Stabilität** aus (besonders stabile Ring-Strukturen enthalten je Ring-System fünf oder sechs Atome). Liganden, die Chelat-Komplexe bilden, nennt man mehrzähnige Liganden (Kap. 26.3).

6 Quantitative Angaben in der Chemie

6.1 Die Notwendigkeit quantitativer Angaben

Durch **qualitative Analyse** (Nachweis-Reaktionen) kann man einzelne Stoffe und die Bestandteile von Stoff-Gemischen identifizieren. Man kann z. B. feststellen

- welche Ionen in einer wäßrigen Lösung von Salzen vorhanden sind,
- ob ein Nahrungsmittel Traubenzucker oder Fruchtzucker enthält,
- welche Stoffe in einer „Multivitamin"-Tablette enthalten sind.

Oft stellt sich dann die Frage, wieviel des nachgewiesenen Stoffes vorhanden ist. Man benötigt z. B. Angaben über die Konzentration der Ionen in einer wäßrigen Lösung oder über den Anteil einzelner Stoffe an einem Stoff-Gemisch. An die qualitative Prüfung muß sich somit eine **quantitative Analyse** (Bestimmung) anschließen, bei der wir durch Messen (Wägen, Zählen) zu zahlenmäßig gesicherten und mit Einheiten-Angaben versehenen **Meßwerten** gelangen.

Quantitative Ergebnisse klinisch-chemischer Analysen sind eine Grundlage der medizinischen Diagnostik. Die qualitative Aussage, daß das Kapillarblut eines nüchternen Patienten Glucose enthält, ist unzureichend, erst die quantitative Bestimmung läßt erkennen, ob das Ergebnis innerhalb des Normalbereiches von 70 bis 100 mg/dL (3,89 bis 5,55 mmol/L) liegt oder ob ein erhöhter Blutzuckerspiegel vorliegt. Die qualitative Betrachtungsweise muß durch die quantitative Arbeitsweise (einschließlich der damit verbundenen Berechnungen) ergänzt werden, um ein vollständiges Bild zu erhalten.

Ein als **Stöchiometrie** bezeichnetes Fachgebiet der Chemie beschäftigt sich mit Masse-Berechnungen für chemische Verbindungen und bei chemischen Reaktionen. Die Grundlage für stöchiometrische Berechnungen sind die Atom-Massen (früher als „Atomgewichte" bezeichnet), die auch im Periodensystem der Elemente angegeben werden. Die dort zur Bezeichnung der chemischen Elemente verwendeten *Element-Symbole sind nicht nur als Abkürzungen der Element-Namen anzusehen,* sondern haben noch weitergehende Bedeutungen.

So kann z. B. das Element-Symbol S für Schwefel in dem entsprechenden Zusammenhang auch bedeuten:
- 1 Atom Schwefel
- 1 Mol Schwefel (Stoffmenge)
- $6,02 \cdot 10^{23}$ Schwefel-Atome (Teilchenanzahl).

Zusammen mit Element-Symbolen werden im Periodensystem, in chemischen Formeln und Reaktions-Gleichungen Ziffern angegeben, die folgende Bedeutung haben:

$_{11}Na$	Die Ziffer links unterhalb des Element-Symbols ist die Ordnungszahl (Kernladungszahl, Zahl der Protonen, Zahl der Elektronen).
^{23}Na	Die Ziffer links oberhalb des Element-Symbols ist die Nucleonenzahl (Summe der Protonen- und Neutronenzahl; früher als „Massenzahl" bezeichnet).
35,453 Cl	Dezimalbruch-Angaben bei dem Element-Symbol bezeichnen die relative Atommasse des natürlichen Isotopen-Gemisches.
2 Na	Diese Ziffer vor dem Element-Symbol bedeutet: 2 Na-Atome oder die Stoffmenge von 2 mol Natrium (s. Abschn. 6.4)

O_2
P_4
S_8

Die Ziffer rechts unterhalb des Element-Symbols besagt, daß der betreffende Stoff aus Molekülen besteht, die aus der angegebenen Zahl an Atomen aufgebaut sind.

$NaCl$
H_2O
NH_3
$CaBr_2$
Al_2O_3
CH_4
$HClO_4$
$C_6H_{12}O_6$

Bei chemischen Formeln geben die Ziffern rechts unterhalb des jeweiligen Element-Symbols (die „Eins" wird nicht geschrieben) an, wieviele Atome oder Ionen des betreffenden Elementes am Aufbau der Moleküle oder der Formeleinheit der Verbindung beteiligt sind.

$Ca(OH)_2$
$Al(OH)_3$

Die Ziffer rechts unterhalb der runden Klammer gibt an, daß die durch Verknüpfung von O und H entstandene Atomgruppe (hier: OH-Ionen) zweimal bzw. dreimal vorliegt.

$2\ NH_3$

Die Ziffer vor der Formel der Verbindung bezeichnet: 2 Moleküle NH_3 oder die Stoffmenge von 2 mol Ammoniak.

$Fe_3[Fe(CN)_6]_2$ Die eckige Klammer schließt eine zusammengehörende Struktur-Einheit ein, die hier zweimal vorliegt.

6.2   Relative Molekülmasse und Formelmasse

Die kleinsten Teilchen der meisten chemischen Verbindungen sind Moleküle. Die Masse von Molekülen beträgt ein bestimmtes Vielfaches der Masse von 1/12 eines Kohlenstoff-Atoms ^{12}C, sie wurde früher Molekulargewicht genannt und wird jetzt als relative Molekülmasse M_r bezeichnet. Bei Verbindungen, die nicht aus Molekülen, sondern aus Ionen bestehen (Salze, Metalloxide, Hydroxide) ist die Bezeichnung relative Formelmasse angebracht. Zur Berechnung von relativen Molekül- oder Formelmassen muß man von der Art und der Anzahl der Atome oder Ionen ausgehen, aus denen ein Molekül oder eine Formeleinheit besteht, und die betreffenden relativen Atommassen A_r entsprechend multiplizieren, wie am Beispiel Schwefelsäure (Formel: H_2SO_4) gezeigt wird:

Atom	A_r des Atoms	Anzahl der Atome	relative Masse
H	1,0079	2	2,0158
S	32,06	1	32,06
O	15,9994	4	63,9976

Für H_2SO_4 als Summe: 98,073

$M_r(H_2SO_4) = 98,07$

Die Unterscheidung zwischen Atommassen, Molekülmassen und Formelmassen von aus Ionen aufgebauten Verbindungen verliert an Bedeutung, seitdem man den in Abschn. 6.5 definierten übergeordneten Begriff **molare Masse** *(M)* zugrunde legt. *Die Bezeichnung molar bedeutet auf die Stoffmenge bezogen.*

6.3   Das Internationale Einheiten-System

In der Bundesrepublik sind durch das „Gesetz über Einheiten im Meßwesen" die im „Système International d'Unités" festgelegten **SI-Einheiten** vorgeschrieben. Die Grundlage des SI-Systems bilden sieben Basisgrößen, jeder Basisgröße ist eine Basiseinheit zugeordnet:

Basisgröße	Basiseinheit	
	Name	Zeichen
Länge	Meter	m
Masse	Kilogramm	kg
Zeit	Sekunde	s
elektrische Stromstärke	Ampere	A
thermodynamische Temperatur	Kelvin	K
Lichtstärke	Candela	cd
Stoffmenge	Mol	mol

Jeder Meßwert setzt sich aus einem Zahlenwert und einer SI-Einheit zusammen. So gehört zur Basisgröße „Masse" die Basiseinheit „Kilogramm". Wenn es zweckmäßig ist, kann man anstelle der Basiseinheit auch entsprechende dezimale Teile oder Vielfache angeben, z. B. statt ein Tausendstel Kilogramm $(10^{-3}$ kg) 1 g, und statt ein Millionstel Kilogramm $(10^{-6}$ kg) 1 mg.

Hierbei werden folgende Vorsilben verwendet:

Name und Abkürzung		Potenz	Vielfaches bzw. Teil
Tera	T	10^{12}	1 000 000 000 000
Giga	G	10^9	1 000 000 000
Mega	M	10^6	1 000 000
Kilo	k	10^3	1 000
Hekto	h	10^2	100
Deka	da	10^1	10
Dezi	d	10^{-1}	0.1
Zenti	c	10^{-2}	0.01
Milli	m	10^{-3}	0.001
Mikro	μ	10^{-6}	0.000001
Nano	n	10^{-9}	0.000000001
Piko	p	10^{-12}	0.000000000001

Ausgehend von den voneinander unabhängigen Basisgrößen (und den ihnen zugeordneten Basiseinheiten) legt das SI-System abgeleitete Größen (Produkte oder Quotienten der Basisgrößen) und Einheiten fest, z. B.:

Basisgröße	Basiseinheit
Elektrische Stromstärke	Ampere (A)

davon abgeleitete Größe	abgeleitete Einheit
Elektrische Ladung	Coulomb (C)
Elektrische Stromstärke·Zeit	$1 \text{ C} = 1 \text{ A} \cdot \text{s}$
	(1 Coulomb = 1 Ampere · Sekunde)

6.4 Das Mol – die Einheit der Stoffmenge

Im allgemeinen bezeichnet Menge eine bestimmte Quantität, die durch Abmessen oder Abzählen ermittelt werden kann. Die Begriffe Stoffportion und Stoffmenge müssen wegen ihrer unterschiedlichen Bedeutung streng auseinander gehalten werden.

Gemäß DIN 32629 ist die **Stoffportion** so definiert: „Eine Stoffportion ist ein abgegrenzter Materiebereich, der aus einem Stoff oder mehreren Stoffen oder definierten Bestandteilen von Stoffen bestehen kann."

Zur Kennzeichnung einer Stoffportion sind qualitative und quantitative Angaben erforderlich, man muß angeben:

– welche Stoffe oder Bestandteile von Stoff-Gemischen (z. B. Lösungen) vorliegen und
– in welcher Quantität diese Stoffe vorhanden sind. Angaben wie „ein Haufen Kupferspäne, ein Stück Zucker, die Luft in einem verschlossenen Kolben" bezeichnen zunächst nur den vorliegenden Stoff. In der chemischen und klinisch-chemischen Praxis arbeitet man mit **abgemessenen** (somit auch hinsichtlich ihrer Quantität bestimmten) **Stoffportionen**.

Zur Angabe der Quantität von Stoffportionen sind vorgesehen:

Größe	Einheit
Masse m	kg, g oder mg
Volumen V	L, cm^3 oder mL
Stoffmenge n	mol, mmol
Teilchenanzahl N	– (dimensionslos)

Bei Angaben der Stoffmenge n oder der Teilchenanzahl N ist außerdem die **Art der Teilchen** zu bezeichnen.

Das folgende Beispiel soll veranschaulichen, daß zwei in derselben Quantität in eine chemische Reaktion eingesetzte Ausgangsstoffe nicht dieselbe Quantität desselben Reaktions-Produktes (hier: Wasserstoff) ergeben: Unedle Metalle, wie Magnesium und Zink, lösen sich in verdünnten Säuren unter Entstehung von Wasserstoff (Gas-Entwicklung). Aus je 20 g Magnesium bzw. Zink entstehen (unter Normbedingungen) folgende Volumina Wasserstoff:

$$m \text{ (Mg)} = 20 \text{ g} \qquad V(H_2) = 18{,}466 \text{ L}$$
$$m \text{ (Zn)} = 20 \text{ g} \qquad V(H_2) = 6{,}857 \text{ L}$$

Will man bei beiden Reaktionen dieselbe Stoffportion Wasserstoff erhalten (z. B. 22,414 L), so muß man von verschiedenen Mg- und Zn-Stoffportionen ausgehen:

$$m \text{ (Mg)} = 24{,}305 \text{ g} \qquad V(H_2) = 22{,}414 \text{ L}$$
$$m \text{ (Zn)} = 65{,}38 \text{ g} \qquad V(H_2) = 22{,}414 \text{ L}$$

Diese Stoffportionen unterschiedlicher Masse enthalten (im Gegensatz zum ersten Beispiel) **dieselbe Teilchenanzahl**, d. h. ebenso viele Mg- wie Zn-Atome. *Chemische Reaktionen beruhen nämlich darauf, daß die kleinsten Teilchen (Atome, Moleküle, Ionen) der beteiligten Stoffe in ganz bestimmten Zahlenverhältnissen aufeinandertreffen.* Daher muß zur quantitativen Beschreibung chemischer Reaktionen eine Größe gefunden werden, die eine Stoffportion mit einer ganz bestimmten Teilchenanzahl angibt. Diese Größe ist die Stoffmenge n, ihre SI-Basiseinheit ist das Mol, ihr Einheitenzeichen mol.

Die in DIN 32625 übernommene Definition lautet:

„Das Mol ist die Stoffmenge eines Systems, das aus ebensoviel Einzelteilchen besteht, wie Atome in 0,012 kg des Kohlenstoffnuklids ^{12}C enthalten sind, sein Einheitenzeichen ist mol.

Bei Benutzung des Mol müssen die Einzelteilchen spezifiziert sein und können Atome, Moleküle, Ionen, Elektronen sowie andere Teilchen oder Gruppen solcher Teilchen genau angegebener Zusammensetzung sein.“

(Der Begriff „System" in dieser Definition hat die gleiche Bedeutung wie „Stoffportion".)

Neben den wirklich vorhandenen „Einzelteilchen", den Atomen, Molekülen, Ionen und Elektronen, gibt es auch „gedachte Teilchen", das sind Teilchen, die für sich allein nicht existieren. Ein Beispiel sind die Atomgruppen, die Teile von Molekülen sind. Vor allem Reaktionen organischer Verbindungen finden nur an bestimmten Atomgruppen statt, während der gesamte andere Molekülteil meist unverändert bleibt.

$$
\begin{array}{ccc}
\text{H} & \text{H} & \\
| & | & \\
\text{H-C-O-H} & \text{H-C-} & \text{-O-H} \\
| & | & \\
\text{H} & \text{H} & \\
\end{array}
$$

stabiles Molekül   Atomgruppe   Atomgruppe

Für Teilchen der Zusammensetzung X gilt folgende Beziehung zwischen der Stoffmenge $n(X)$ der Teilchen X und der Teilchenanzahl $N(X)$:

$$n(X) = \frac{1}{N_A} \cdot N(X)$$

In dieser Gleichung bedeutet N_A die **Avogadro-Konstante** (SI-Einheit: mol^{-1}):

$$N_A = 6{,}022045 \cdot 10^{23} \; mol^{-1}$$

(deren Zahlenwert i. a. mit $6{,}022 \cdot 10^{23}$ angegeben wird).

Die der Mol-Definition zugrunde liegende ^{12}C-Stoffportion enthält $6{,}022 \cdot 10^{23}$ ^{12}C-Atome. Bei allen anderen Stoffen ist 1 mol nun diejenige Stoffportion, die aus ebensovielen kleinsten Teilchen besteht, also aus $6{,}022 \cdot 10^{23}$ Atomen, Molekülen oder Ionen.

Wegen der geringen Größe der Teilchen und wegen ihrer unvorstellbar großen Anzahl kann man Stoffmengen (in mol) nicht unmittelbar abmessen, sondern muß sie durch Umrechnung aus einer der leicht zu bestimmenden Quantitäts-Größen Masse oder Volumen ermitteln.

6.4.1 Stoffmengen-Angaben

Stoffmengen werden vorzugsweise durch Größengleichungen angegeben. Dabei werden die Symbole der Teilchen (Atome, Moleküle, Ionen, Atomgruppen), die der Stoffmengen-Angabe zugrunde gelegt sind, in Klammern hinter die Größe n gesetzt, allgemein $n(X)$. Ein Beispiel:

Wenn es heißt: „Die Stoffmenge der Schwefel-Portion beträgt 3,5 mol S_8-Moleküle", so ist für „X" S_8 einzusetzen:

$$n(S_8) = 3{,}5 \; mol$$

gesprochen: Stoffmenge von S_8-Molekülen gleich 3,5 mol.

Jetzt wollen wir *dieselbe* Stoffportion Schwefel betrachten, aber davon ausgehen, daß die kleinsten Teilchen S-Atome (nicht S_8-Moleküle) sind. Aus jedem S_8-Teilchen entstehen 8 S_1-Teilchen (S-Atome; die tiefgestellte „1" läßt man üblicherweise weg). Somit ergibt sich: „Die Stoffmenge der Schwefel-Portion beträgt 28 mol S-Atome" und als Größengleichung für dieselbe Schwefel-Portion:

$$n(S) = 28 \; mol$$

gesprochen: Stoffmenge von S-Atomen gleich 28 mol.

Die Masse der Stoffportion beträgt in beiden Fällen 897,68 g. Dieses Beispiel zeigt deutlich, daß es bei jeder Stoffmengen-Angabe unbedingt erforderlich ist, die Art der Teilchen (hier: einmal S_8-Moleküle, zum anderen S-Atome) genau zu bezeichnen.

Bei ein und demselben Stoff werden immer dann gleiche Stoffportionen verschiedenen Stoffmengen entsprechen, wenn der Stoffmengen-Angabe verschiedenartige Teilchen zugrunde liegen.

Weitere Beispiel für Größengleichungen mit Stoffmengen-Angaben sind:

gesprochen: Stoffmenge von ...

$n(Ca^{\oplus\oplus}) = 2 \; mmol$ $Ca^{\oplus\oplus}$-Ionen gleich 2 millimol

$n(H_2SO_4)$ = 0,5 mol

$n(MnO_4^\ominus)$ = 40 mmol

$n(K_2Cr_2O_7)$ = 5 mmol

gesprochen: Stoff-
menge von ...

Schwefelsäure gleich
0,5 mol

$MnO_4^\ominus$-Ionen gleich
40 millimol

Kalium-dichromat
gleich 5 millimol

$M_r(H_2O)$ = 18,015

$m_M(H_2O)$ = 18,015 u

$M(H_2O)$ = 18,015 g/mol

$M_r(NaCl)$ = 58,443

$m_M(NaCl)$ = 58,443 u

$M(NaCl)$ = 58,443 g/mol

Die relativen Atommassen (Molekülmassen, Formelmassen) und die molaren Massen der jeweiligen Stoffe haben stets den gleichen Zahlenwert.

6.5 Molare Masse

Die auf die Stoffmenge $n(X)$ bezogene Masse bezeichnet man als molare Masse $M(X)$. *Wie stets bei stoffmengenbezogenen Angaben, müssen die betreffenden Teilchen X genau bezeichnet werden.* Mit Hilfe der folgenden Definitionsgleichung für die molare Masse kann man aus einer vorgegebenen Masse die entsprechende Stoffmenge berechnen (und umgekehrt).

Von einem aus den Teilchen X bestehenden Stoff können Stoffportionen unterschiedlicher Quantität vorliegen, deren Masse man als m_1, m_2, allgemein m_i bezeichnen kann. Die Definition der molaren Masse lautet:

Die molare Masse (Zeichen M) eines Stoffes, bezogen auf seine Teilchen X (Atome, Moleküle, Ionen, Äquivalentteilchen) ist der Quotient aus
– der Masse m_i einer Stoffportion aus diesen Teilchen X und
– der Stoffmenge $n_i(X)$ dieser Stoffportion:

$$M(X) = \frac{m_i}{n_i(X)}$$

Die in der Chemie gebräuchliche Einheit der molaren Masse ist g/mol. Bei Verwendung dieser Einheit sind die Zahlenwerte der relativen Atommassen (A_r), der in der atomaren Masseneinheit (u) angegebenen Atommassen (m_A) und der molaren Masse von Atomen identisch, wie das Beispiel Chlor-Atome zeigt:

$A_r(Cl)$ = 35,453

$m_A(Cl)$ = 35,453 u

$M(Cl)$ = 35,453 g/mol

Dies gilt auch für relative Molekülmassen (M_r) und auf Ionen oder Äquivalentteilchen basierende relative Massen:

Es soll hervorgehoben werden, daß die Begriffe Mol und molare Masse keineswegs beinhalten, daß die betrachteten Stoffe aus Molekülen als kleinsten Teilchen aufgebaut sind. Die Begriffe Mol und molare Masse haben eine über Molekül weit hinausreichende, der SI-Basiseinheit Stoffmenge zugeordnete Bedeutung.

In den folgenden Beispielen ist die molare Masse von Atomen (H), Molekülen (H_2), Ionen-Verbindungen ($KMnO_4$ und Kupfersulfat-pentahydrat), Äquivalentteilchen (1/5 $KMnO_4$) und Atomgruppen (eine Atomgruppe ist z.B. die in Essigsäure und anderen organischen Säuren enthaltene Gruppe $-COOH$) angegeben:

$M(H)$ = 1,008 g/mol

$M(H_2)$ = 2,016 g/mol

$M(KMnO_4)$ = 158,04 g/mol

$M(1/5\ KMnO_4)$ = 31,608 g/mol

$M(CuSO_4 \cdot 5\ H_2O)$ = 249,68 g/mol

$M(-COOH)$ = 45,018 g/mol

In Worten ausgedrückt:

Die molare Masse der Wasserstoff-Atome beträgt 1,008 g/mol.
Die molare Masse der Wasserstoff-Moleküle beträgt 2,016 g/mol.
Die molare Masse der Kaliumpermanganat-Teilchen beträgt 158,04 g/mol.
Die molare Masse der Äquivalente 1/5 $KMnO_4$ beträgt 31,608 g/mol.
Die molare Masse der Kupfersulfat-5-Hydrat-Teilchen beträgt 249,68 g/mol.
Die molare Masse der Carboxy-Gruppe beträgt 45,018 g/mol.

Die Zahlenwerte der molaren Massen der Atome kann man dem Periodensystem der Elemente entnehmen. Alle übrigen Zahlenwerte sind aus der chemischen Formel der Teilchen zu berechnen, indem man die Art und die Anzahl der in zusammengesetzten Teilchen enthaltenen Atome zugrunde legt (siehe: Berechnung der relativen Molekülmasse).

Für die Durchführung **stöchiometrischer Berechnungen** ist es nun von großer Bedeutung,
– die Masse einer Stoffportion in deren Stoffmenge,
– die Stoffmenge einer Stoffportion in deren Masse

umzurechnen. Hierbei gehen wir von der Definitionsgleichung aus:

$$\text{molare Masse} = \frac{\text{Masse}}{\text{Stoffmenge}} \qquad M = \frac{m}{n}$$

Dazu zwei Beispiele: Gegeben sei die Masse einer Eisen-Portion:

$$m\,(\text{Fe}) = 80\ \text{g}$$

Die molare Masse von Eisen-Atomen ist:

$$M\,(\text{Fe}) = 55{,}847\ \text{g/mol}$$

Wie groß ist die dem entsprechende Stoffmenge?

Zunächst formen wir die Definitionsgleichung um, da „n" gesucht ist:

$$n = \frac{m}{M}$$

Einsetzen der Masse der Eisen-Stoffportion und der molaren Masse von Eisen in die umgeformte Gleichung ergibt:

$$n\,(\text{Fe}) = \frac{m\,(\text{Fe})}{M\,(\text{Fe})} = \frac{80\ \text{g}}{55{,}847\ \text{g/mol}} = 1{,}432\ \text{mol}$$

Die Stoffmenge einer Eisen-Portion mit der Masse von 80 g beträgt 1,432 mol.

Zweites Beispiel: Die Stoffmenge einer Traubenzucker-Portion sei gegeben (Glucose, Moleküle der Formel $C_6H_{12}O_6$):

$$n\,(C_6H_{12}O_6) = 0{,}35\ \text{mol}$$

Gesucht ist die Masse dieser Stoffportion.

Diesmal formen wir die Definitionsgleichung so um, daß sich die Masse berechnen läßt:

$$m = M \cdot n$$

In einer vorausgehenden Rechnung muß zunächst die molare Masse von Glucose berechnet werden, ausgehend von der chemischen Formel $C_6H_{12}O_6$:

$$
\begin{aligned}
M(\text{C}) &= 12{,}011 \ \text{g/mol} & M(6\,\text{C}) &= 72{,}066 \ \text{g/mol} \\
M(\text{H}) &= 1{,}0079 \ \text{g/mol} & M(12\,\text{H}) &= 12{,}0948 \ \text{g/mol} \\
M(\text{O}) &= 15{,}9994 \ \text{g/mol} & M(6\,\text{O}) &= \underline{95{,}9964 \ \text{g/mol}} \\
& & M(C_6H_{12}O_6) &= 180{,}16 \ \ \text{g/mol}
\end{aligned}
$$

Durch Einsetzen der Zahlenwerte ergibt sich:

$$m(C_6H_{12}O_6) = 180{,}16 \ \text{g/mol} \cdot 0{,}35 \ \text{mol}$$
$$m(C_6H_{12}O_6) = 63{,}06 \ \text{g}$$

Die Masse einer Stoffmenge von 0,35 mol Glucose beträgt 63,06 g.

6.6   Das Dalton als Masseneinheit

Das Dalton (Da) ist eine nach dem englischen Naturforscher John Dalton benannte Masseneinheit, die insbesondere in der Biochemie gebräuchlich ist ($1\ \text{Da} = 1{,}66 \cdot 10^{-24}\ \text{g}$).

Zur Bestimmung der Molekülmasse von Proteinen mittels SDS-Polyacrylamid-Gelelektrophorese (Kap. 27.7) werden im Handel erhältliche Referenz-Gemische aus Proteinen bekannter Molekülmasse neben dem zu kennzeichnenden Protein aufgetragen.

Protein	Molekülmasse
Carboanhydrase	29000 Da
Ei-Albumin	45000 Da
Rinderserum-Albumine	67000 Da
Phosphorylase B	92500 Da

7 Gase

7.1 Die verschiedenen Aggregatzustände

Sowohl reine Stoffe als auch Stoff-Gemische können, je nach Temperatur und Druck, in den Zustandsformen gasförmig, flüssig oder fest vorliegen. Diese Zustandsformen unterscheiden sich durch den Grad der Ordnung, die zwischen den kleinsten Teilchen der Stoffe herrscht.

Im gasförmigen Aggregatzustand ist der Ordnungsgrad am geringsten. Die kleinsten Teilchen der Gase (Atome oder Moleküle) bewegen sich im Raum regellos und praktisch unabhängig voneinander mit hoher Geschwindigkeit. **Gase** haben keine eigene Form und kein bestimmtes Volumen, sie breiten sich in jedem ihnen zur Verfügung stehenden Raum (Behälter, Gefäß) aus. Diese Ausbreitung ist nur durch die Gefäßwand begrenzt.

Bei **Flüssigkeiten** ist der Abstand zwischen den kleinsten Teilchen erheblich geringer. Die Teilchen sind zwar innerhalb der Flüssigkeit auch frei beweglich, jedoch nur bis zur Grenze der flüssigen Phase, da zwischen ihnen stärkere Anziehungskräfte wirksam sind. Flüssigkeiten haben zwar keine eigene Form (was beim Umgießen einer Flüssigkeit in unterschiedlich geformte Gefäße deutlich wird), aber sie haben ein bestimmtes Volumen, das durch die Flüssigkeits-Oberfläche begrenzt wird.

In **Feststoffen** sind die kleinsten Teilchen (Atome, Ionen, Moleküle) praktisch nicht mehr beweglich. Feststoffe haben eine eigene Form und nehmen ein bestimmtes Volumen ein. Der hier vorliegende höchste Ordnungsgrad wird vor allem bei salzartigen Verbindungen, in denen sich die Teilchen in einem Ionen-Gitter an ganz bestimmten Plätzen befinden, in der Kristallform deutlich.

7.2 Physikalische Eigenschaften von Gasen

Bei den Temperatur- und Druck-Bedingungen, die als **Normzustand** definiert sind (273 K $\triangleq$ 0 °C, 1,013 bar), liegen bestimmte chemische Elemente (Wasserstoff, Stickstoff, Sauerstoff, Fluor, Chlor und die Edelgase) und Verbindungen (z. B. die Oxide des Kohlenstoffs und Stickstoffs) als Gase vor.

Alle Gase zeigen ein übereinstimmendes physikalisches Verhalten, das von der chemischen Zusammensetzung des Gases und der Art seiner kleinsten Teilchen (Atome bei den Edelgasen, Moleküle bei den anderen Gasen) weitgehend unabhängig ist. Der Zustand eines Gases wird durch die **Zustandsgrößen Druck, Volumen** und **Temperatur** beschrieben.

Die Gasgesetze, die anschließend besprochen werden, gelten nur für **ideale Gase** mit folgenden Eigenschaften:
- Die kleinsten Teilchen der Gase üben keine Anziehungskräfte aufeinander aus.
- Sie bewegen sich in dem ihnen zur Verfügung stehenden Raum regellos, mit hoher Geschwindigkeit und sind weit voneinander entfernt.
- Bei Zusammenstößen miteinander und beim Aufprall auf Gefäßwände verhalten sich die kleinsten Teilchen wie elastische Kugeln, deren Eigenvolumen als Null angesehen werden kann.

Bei niedrigen Drücken und Temperaturen deutlich oberhalb der Kondensations-Temperatur des Gases (Übergang in den flüssigen Zustand) verhalten sich alle Gase als ideale Gase.

7.2.1 Druck-Volumen-Abhängigkeit bei konstanter Temperatur

Eine Stoffportion eines idealen Gases befindet sich in einem zylindrischen Gefäß, das durch eine bewegliche Wand (Abb. 7-1) von der Umgebung abgeschlossen ist. Bei gegebener Temperatur lastet auf der beweglichen Wand ein äußerer Druck p, das Gas im Behälter nimmt das Volumen V ein. *Bei Druck-Erhöhung verringert sich das Gas-Volumen und umgekehrt:* Wird der Druck p auf den 5fachen Wert erhöht, so verringert sich das Gas-Volumen auf 1/5 des Anfangsvolumens, wird andererseits der Druck p auf die Hälfte verringert, so dehnt sich das Gas auf das Doppelte des Anfangsvolumens aus. Bei konstanter Temperatur hat das Produkt aus Druck und Volumen einen konstanten Wert:

$$p_1 \cdot V_1 = p_2 \cdot V_2 = p_3 \cdot V_3 \ldots$$

oder: $p \cdot V = $ konstant .

Bei konstanter Temperatur sind Druck und Volumen eines Gases einander umgekehrt proportional (**Gasgesetz von Boyle-Mariotte**). (Volumen-

Angaben können in L, mL oder cm^3 erfolgen. Druck-Angaben sind nach dem SI-System in Pascal oder bar (mbar) zu machen.)

7.2.2 Volumen-Änderung und Druck-Änderung in Abhängigkeit von der Temperatur

Bei konstantem Druck ist das Gas-Volumen von der Temperatur abhängig. Wird ein Gas um 1 °C erwärmt, so beträgt die Volumen-Zunahme $\dfrac{1}{273,15}$ des (unter demselben Druck) bei 0 °C eingenommenen Volumens V_0. Das Volumen V_t bei der Temperatur t errechnet sich aus der Gleichung (**Gasgesetz von Gay-Lussac**):

$$V_t = V_0 \left(1 + \frac{1}{273,15} t \right)$$

Bei konstantem Volumen ist der Gas-Druck von der Temperatur abhängig. Wenn das Gas sich nicht ausdehnen kann (konstantes Volumen), führt eine

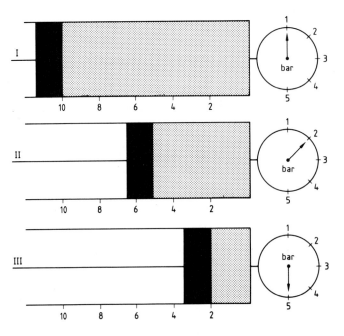

Abb. 7-1. Bei konstanter Temperatur sind die Zustandsgrößen Druck und Volumen eines Gases einander umgekehrt proportional. Das Produkt $p \cdot V$ hat für die Zustände I, II und III denselben konstanten Wert (nach: H. Grabow).

Temperatur-Erhöhung zu einer Zunahme des Druckes **(Gasgesetz von Charles)**

$$p_t = p_0 \left(1 + \frac{1}{273,15} t \right)$$

(p_0 ist der in dem gegebenen Gas-Volumen bei 0°C herrschende Druck.)

7.2.3 Die absolute Temperatur-Skala

Aus der Gleichung für die Abhängigkeit des Gas-Volumens von der Temperatur (bei konstantem Druck) kann man $-273,15$°C als tiefste Temperatur **(absoluter Nullpunkt)** ableiten. Diese Temperatur wurde zum Nullpunkt einer absoluten Temperatur-Skala. Zwischen der absoluten Temperatur T (thermodynamische Temperatur gemäß SI-System) in Kelvin (K) und der Temperatur t in °C besteht die Beziehung:

$$T(\text{K}) = t\,(°\text{C}) + 273,15\,\text{K}$$

Beim Abkühlen auf $-273,15$°C müßten Gase das Volumen null einnehmen. Dieser theoretische Wert wird jedoch nicht erreicht, weil die Kondensation Gas $\longrightarrow$ Flüssigkeit bei Temperaturen eintritt, die bei den meisten Gasen weit oberhalb des absoluten Nullpunkts liegen. Lediglich die leichtesten Gase Wasserstoff und Helium liegen bei extrem tiefen Temperaturen (in der Nähe des absoluten Nullpunktes) noch gasförmig vor.

Bei tiefen Temperaturen und bei hohen Drücken können die für ideale Gase gemachten Annahmen nicht mehr auf real existierende Gase angewandt werden.

7.2.4 Allgemeine Zustandsgleichung idealer Gase

Die bisher wiedergegebenen Gas-Gesetze gelten für folgende Zustands-Änderungen idealer Gase:
- bei konstanter Temperatur:
  Volumen-Abnahme bei Druck-Erhöhung
  Volumen-Zunahme bei Druck-Erniedrigung
- bei konstantem Druck:
  Volumen-Zunahme bei Temperatur-Erhöhung
  Volumen-Abnahme bei Temperatur-Erniedrigung
- bei konstantem Volumen:
  Druck-Zunahme bei Temperatur-Erhöhung
  Druck-Abnahme bei Temperatur-Erniedrigung
Als Zusammenfassung dieser Gesetzmäßigkeiten läßt sich die **allgemeine Zustandsgleichung idealer Gase** ableiten

$$p \cdot V = n \cdot R \cdot T$$

Darin bedeutet:

p: Druck (in bar)
V: Volumen (in L)
n: Stoffmenge (in mol; für 1 mol ist n = 1)
T: abs. Temperatur (in K)

R ist die universelle Gaskonstante, für die sich ergibt:

$$R = 0,083\,144\ \text{L} \cdot \text{bar/K} \cdot \text{mol}$$

Diese Zustandsgleichung ist die Grundlage für vielfältige Berechnungen mit Zustandgrößen von Gasen.

Auf Gase, die von dem idealen Verhalten abweichen **(reale Gase)**, ist die allgemeine Zustandsgleichung nur mit Korrekturfaktoren anwendbar.

7.2.5 Das molare Volumen idealer Gase

Nach Avogadro nimmt die gleiche Anzahl von Teilchen verschiedener Gase bei gleicher Temperatur und gleichem Druck das gleiche Volumen ein. Das von einem Mol eines Gases bei Normdruck (1,013 bar) und Normtemperatur (0°C) eingenommene Volumen bezeichnet man als **molares Volumen**.

Ein Mol eines beliebigen Gases enthält $6,022 \cdot 10^{23}$ kleinste Teilchen (Moleküle; bei Edelgasen Atome). *Für ideale Gase beträgt das molare Volumen im Normzustand:*

$$V_m = 22,414\ \text{L/mol}$$

Für reale Gase wurden hiervon mehr oder weniger stark abweichende Werte bestimmt. Das molare Volumen $V_m(X)$ eines Gases X, seine Dichte ϱ und seine molare Masse $M(X)$ sind durch die Gleichung verknüpft:

$$V_m(X) = \frac{M(X)}{\varrho}$$

Die folgende Tabelle zeigt für ausgewählte Gase (im Normzustand) die Abweichung des molaren Volumens von dem eines idealen Gases:

Gas	Dichte ϱ in g/L	Molares Volumen V_m in L/mol
Wasserstoff H_2	0,0899	22,442
Helium He	0,178	22,43
Ammoniak NH_3	0,771	22,078
Stickstoff N_2	1,250	22,402
Luft (Stoff-Gemisch)	1,293	22,468
Sauerstoff O_2	1,429	22,393
Kohlendioxid	1,977	22,263
Chlor Cl_2	3,220	22,037

7.2.6 Gas-Gemische

Der **Gesamtdruck** p eines Gemisches von Gasen (die nicht miteinander reagieren) ist die **Summe der Partialdrücke** $p_1, p_2, p_3 \ldots$ seiner Bestandteile (Dalton, 1801).

$$p = p_1 + p_2 + p_3 \ldots$$

Der Partialdruck eines in einem Gas-Gemisch enthaltenen Gases entspricht dem Druck, den dieses Gas ausüben würde, wenn es in dem gegebenen Volumen allein vorhanden wäre.

Das wichtigste Gas-Gemisch ist Luft. Luft enthält außer Sauerstoff und Stickstoff die Edelgase und Kohlendioxid sowie wechselnde Anteile Wasserdampf, Ozon, Wasserstoff, Industrie-Abgase (Schwefeldioxid, Kohlenmonoxid, „Stickoxide"). Die **Zusammensetzung trockener, reiner Luft** entspricht folgenden Volumen-Anteilen und Partialdrücken (bezogen auf 1,013 bar):

Bestandteil	Volumen-Anteil (in %)	Partialdruck (in bar)
Stickstoff N_2	78,09	0,792
Sauerstoff O_2	20,95	0,2113
Edelgase (vorwiegend Argon Ar)	0,93	0,0093
Kohlendioxid CO_2	0,03	0,0003

In die obige Gleichung eingesetzt, ergibt sich der Gesamtdruck von Luft als Summe der Partialdrücke:

$$p(\text{Luft}) = p(N_2) + p(O_2) + p(Ar) + p(CO_2)$$

8 Gesetzmäßigkeiten chemischer Reaktionen

8.1 Übersicht

Chemische Vorgänge: werden durch Reaktions-Gleichungen beschrieben:
- Stoffe, die man in eine Reaktion einsetzt, bezeichnet man als **Ausgangsstoffe.**
- Die durch eine chemische Reaktion aus den Ausgangsstoffen entstehenden Stoffe sind die **Reaktions-Produkte.**
- Die Ausgangsstoffe werden auf der linken Seite der Reaktions-Gleichung aufgeführt. Durch einen Pfeil mit nach rechts gerichteter Spitze wird kenntlich gemacht, welche Reaktions-Produkte aus ihnen entstehen.
- Anstelle der Namen von Ausgangsstoffen und Reaktions-Produkten gibt man in Reaktions-Gleichungen meist deren Symbole oder chemischen Formeln an.

Chemische Reaktionen (Umsetzungen) beruhen auf Zusammenstößen der kleinsten Teilchen der Reaktions-Partner. Im molekularen Bereich, d. h. im Bereich der kleinsten Teilchen (Atome, Ionen, Moleküle) stößt jeweils ein Teilchen eines Reaktions-Partners mit einem oder mehreren Teilchen des anderen Reaktions-Partners zusammen. Die kleinsten Teilchen der Reaktions-Partner reagieren nur in **ganz bestimmten Zahlen-Verhältnissen** miteinander. Diese Zahlen-Verhältnisse müssen sich in der Reaktions-Gleichung widerspiegeln.

Aus der chemischen Gleichung

$$N_2 + 3\ H_2 \longrightarrow 2\ NH_3$$

läßt sich herauslesen:
- Beide Ausgangsstoffe liegen als Moleküle vor, von denen jedes aus 2 Atomen besteht. Dies geht aus dem Index 2 rechts unterhalb des Element-Symbols hervor (N_2, H_2).
- Ein Molekül N_2 reagiert mit 3 Molekülen H_2. Dies geht aus dem Faktor 3 vor H_2 hervor. (Der Faktor 1 vor N_2 wird nicht geschrieben).
- Bei der Reaktion entstehen 2 Moleküle NH_3.
- Jedes Molekül des Reaktions-Produktes Ammoniak (NH_3) enthält die Atome der Elemente Stickstoff und Wasserstoff im Zahlen-Verhältnis 1:3.

Zur genauen Beschreibung chemischer Reaktionen sind Angaben über die **Reaktions-Bedingungen** erforderlich:
- Die **Temperatur**
  Der übliche Bereich der Reaktionstemperaturen erstreckt sich von $-70\,°C$ bis zu mehreren Hundert °C.
  Viele chemische Reaktionen werden bei Raumtemperatur ($20-25\,°C$) durchgeführt; im menschlichen Organismus finden die Stoffwechsel-Reaktionen bei Körpertemperatur ($37\,°C$) statt.
- Der **Druck**
  Im allgemeinen werden chemische Reaktionen bei dem jeweiligen Luftdruck durchgeführt. In der chemischen Technologie werden zahlreiche Umsetzungen unter erhöhtem Druck (Hochdruck-Synthesen) durchgeführt.
- Die **Konzentration** der Reaktions-Teilnehmer
  Die Stoffmengen-Konzentration ist ein Maß für die Anzahl der kleinsten Teilchen der Reaktions-Teilnehmer in einem bestimmten Volumen. Je größer die Teilchenanzahl in einer Volumen-Einheit (z. B. in einem Liter) ist, um so häufiger kommt es zu Zusammenstößen der Teilchen.
  Chemische Reaktionen sind mit einer Änderung der Konzentrationen der Reaktions-Teilnehmer verbunden. Die Konzentration der Ausgangsstoffe vor der Reaktion wird Anfangskonzentration genannt. In dem Maße, wie zwei Ausgangsstoffe A und B miteinander reagieren, nimmt ihre Konzentration ab, weil sie durch die fortschreitende Reaktion „verbraucht" werden.
  Aus ihnen entstehen z. B. die beiden Reaktions-Produkte C und D, deren Konzentration mit fortschreitender Reaktion zunimmt, und zwar in dem Maße, wie sie aus den Ausgangsstoffen A und B „gebildet" werden.

– Das **Lösungsmittel**, in dem die Reaktion stattfindet

Die Grundvoraussetzung für das zu einer chemischen Umsetzung führende Zusammenstoßen von Teilchen der Ausgangsstoffe ist, daß diese Teilchen beweglich sind. In festem Zustand sind die Teilchen an bestimmte Aufenthaltsorte (z. B. in einem Kristallgitter) gebunden und folglich nicht beweglich. Daher finden Reaktionen zwischen festen Stoffen praktisch nicht statt.

Löst man Feststoffe in einer Flüssigkeit (Lösungsmittel, auch Lösemittel genannt) auf, so werden die Teilchen (Ionen, Moleküle) beweglich und können miteinander reagieren. Reaktionen in Lösung sind von großer Bedeutung. Die Eigenschaften des Lösungsmittels können auf den Verlauf solcher Reaktionen erheblichen Einfluß haben. Als Lösungsmittel dienen Wasser und flüssige organische Verbindungen wie z. B. Alkohol, Ether, Chloroform und viele andere. *Das wichtigste Lösungsmittel ist Wasser.* Alle Stoffwechsel-Reaktionen im lebenden Organismus laufen in wäßriger Lösung ab.

– Die Verwendung von **Katalysatoren**

Viele chemische Reaktionen laufen schneller ab, wenn man der Reaktions-Mischung einen „Katalysator" zugibt (Abschn. 8.5).

8.2 Masse und Volumen bei chemischen Reaktionen

8.2.1 Gesetz von der Erhaltung der Masse (Lavoisier, 1785)

Bei allen chemischen Reaktionen bleibt die Gesamtmasse der Reaktions-Partner erhalten.

So verringert sich z. B. beim Erhitzen von Calciumcarbonat die Masse der festen Reaktionsteilnehmer, die Gesamtmasse bleibt jedoch erhalten, weil die Masse des gasförmigen Reaktions-Produktes Kohlendioxid hinzukommt.

$$CaCO_3 \longrightarrow CaO + CO_2$$

Im Verlauf einer Reaktion werden chemische Bindungen geknüpft oder gelöst, was zu einer „Umgruppierung" der beteiligten Teilchen führt, bei der sich aber ihre Gesamtmasse nicht ändert, es geht keine Masse verloren.

Dies kommt auch in der Reaktions-Gleichung zum Ausdruck:

Die Anzahl der Atome eines bestimmten Elements ist bei den Ausgangsstoffen (auf der linken Seite der Gleichung) ebenso groß wie bei den Reaktions-Produkten. Die Gleichung für die Verbrennung von Propan zeigt dies:

$$C_3H_8 + 5\ O_2 \longrightarrow 3\ CO_2 + 4\ H_2O$$

$1 \cdot 3$ C-Atome in einem Propan-Molekül $\longrightarrow$
$\quad 3 \cdot 1$ C-Atom in drei Kohlendioxid-Molekülen,
$1 \cdot 8$ H-Atome in einem Propan-Molekül $\longrightarrow$
$\quad 4 \cdot 2$ H-Atome in vier Wasser-Molekülen,
$5 \cdot 2$ O-Atome in fünf Sauerstoff-Molekülen $\longrightarrow$
$\quad 3 \cdot 2 + 4 \cdot 1$ O-Atome in drei Kohlendioxid- und vier Wasser-Molekülen

8.2.2 Gesetz von den konstanten Proportionen (Proust, 1799)

Die am Aufbau einer chemischen Verbindung beteiligten Elemente liegen in einem konstanten Massen-Verhältnis vor.

Die Gültigkeit dieses Gesetzes erweist sich bei der Zerlegung (Analyse) von Verbindungen in die Elemente **ebenso wie** bei der Herstellung (Synthese) von Verbindungen aus den Elementen. So ergibt die Zerlegung von Wasser durch Einwirkung elektrischer Energie die Elemente Wasserstoff und Sauerstoff im Massen-Verhältnis $1:7,936$. Bei der Synthese von Wasser vereinigen sich die Elemente Wasserstoff und Sauerstoff in demselben Massen-Verhältnis $1:7,936$ (selbst dann, wenn sie vor der Reaktion in anderen Massen-Verhältnissen miteinander gemischt worden sind).

Verbindungen haben eine konstante chemische Zusammensetzung, unabhängig von den zu ihrer Herstellung oder zu ihrer Gewinnung aus natürlichen Vorkommen angewendeten Verfahren. So hat z. B. die Verbindung Chlorwasserstoff (HCl), hergestellt aus den Elementen Wasserstoff und Chlor:

$$H_2 + Cl_2 \longrightarrow 2\ HCl$$

dieselbe Zusammensetzung wie HCl, hergestellt aus Natriumchlorid und konzentrierter Schwefelsäure:

$$NaCl + H_2SO_4 \longrightarrow HCl + NaHSO_4$$

Die Massen-Verhältnisse in einigen Verbindungen sind nachstehend zusammengestellt:

Verbindung	Massen-Verhältnis
Chlorwasserstoff	Wasserstoff: Chlor = 1 : 35,175
Wasser	Wasserstoff: Sauerstoff = 1 : 7,937
Ammoniak	Wasserstoff: Stickstoff = 1 : 4,632

8.2.3 Gesetz von den multiplen Proportionen (Dalton, 1808)

Bestimmte chemische Elemente können mehrere Verbindungen miteinander bilden:

Elemente	Verbindungen
Wasserstoff und Sauerstoff	H_2O, H_2O_2
Stickstoff und Sauerstoff	N_2O, NO, N_2O_3, NO_2, N_2O_5
Kupfer und Sauerstoff	Cu_2O, CuO
Quecksilber und Chlor	Hg_2Cl_2, $HgCl_2$

Für diese und zahlreiche andere Verbindungen gilt das **Gesetz der multiplen Proportionen:**
Bilden zwei Elemente mehrere Verbindungen miteinander, so stehen die Massen eines Elementes, die sich mit einer gegebenen Masse des anderen Elementes verbinden, im Verhältnis einfacher ganzer Zahlen.

So stehen z. B. bei den Verbindungen H_2O und H_2O_2 die Massen an Sauerstoff, der sich mit einer gegebenen Masse Wasserstoff verbunden hat, im Verhältnis 1 : 2.

8.2.4 Volumen-Gesetz von Gay-Lussac (1808)

Durch Bestimmung der Volumina bei Reaktionen gasförmiger Elemente zu gasförmigen (oder dampfförmigen) Verbindungen gelangt man zu dem von Gay-Lussac formulierten Volumen-Gesetz:

Gase reagieren bei konstanter Temperatur und konstantem Druck stets in ganzzahligen Volumen-Verhältnissen miteinander.

Reaktionsprodukt	Volumen-Verhältnis der Ausgangsgase
Chlorwasserstoff	Wasserstoff : Chlor = 1 : 1
Wasser (Dampf)	Wasserstoff : Sauerstoff = 2 : 1
Ammoniak	Wasserstoff : Stickstoff = 3 : 1

8.2.5 Avogadrosche Hypothese (1811)

Von großer Bedeutung für die weitere Entwicklung der Chemie und Physik war die Hypothese, die Avogadro zur **Deutung** des für Reaktionen zwischen Gasen geltenden Gay-Lussacschen Volumen-Gesetzes aufstellte. Nach seinen Annahmen läßt sich z. B. die Reaktion:

Wasserstoff + Chlor $\longrightarrow$ Chlorwasserstoff
1 Vol + 1 Vol $\longrightarrow$ 2 Vol
(Vol sind Volumenteile, z. B. 1 L) auf folgender Grundlage deuten:
- *Gleiche Gas-Volumina enthalten bei gleichem Druck und gleicher Temperatur die gleiche Anzahl kleinster Teilchen.*
- Diese gasförmigen Elemente liegen als aus mehreren Atomen bestehende **Moleküle** vor. Wasserstoff- und Chlor-Moleküle, wie auch Stickstoff- und Sauerstoff-Moleküle, erwiesen sich als **zweiatomig** (H_2, Cl_2, N_2, O_2).

8.3 Chemische Gleichgewichte und Massenwirkungsgesetz

Chemische Umsetzungen lassen sich durch das Verhalten der kleinsten Teilchen der miteinander reagierenden Stoffe erklären. Zwischen Teilchen, die mit ausreichend hoher kinetischer Energie und in bestimmter geometrischer Anordnung aufeinanderprallen, finden chemische Reaktionen statt. Da eine **Temperatur-Erhöhung** die kinetische Energie der Teilchen erhöht, wächst die Zahl der „erfolgreichen" Zusammenstöße, die Reaktions-Geschwindigkeit steigt. So bewirkt (nach einer

Faustregel) eine Temperatur-Erhöhung um 10 °C eine **Erhöhung der Reaktions-Geschwindigkeit** auf das 2- bis 3fache. Umgekehrt verringert eine Temperatur-Erniedrigung die Reaktions-Geschwindigkeit.

Die Ausgangsstoffe reagieren, wie vorangehend erläutert, in ganz bestimmten Massen-Verhältnissen miteinander. Zur Durchführung einer Reaktion kann man

- die Ausgangsstoffe im stöchiometrischen Zahlenverhältnis (das aus der Reaktions-Gleichung hervorgeht) einsetzen, oder
- von einem Ausgangsstoff (z. B. dem billigeren) eine größere Stoffportion, als die Reaktions-Gleichung erfordert (einen „Überschuß"), zugeben. In diesem Fall wird der im Überschuß zugegebene Reaktions-Partner nicht vollständig umgesetzt.

Unabhängig von den eingesetzten Stoffportionen können chemische Reaktionen ganz verschieden ablaufen:

- Bestimmte Reaktionen verlaufen (unter gegebenen Reaktions-Bedingungen) nur in eine Richtung, sie sind nicht umkehrbar (**irreversibel**, nicht reversibel). Zu diesen Reaktionstypen gehören z. B. Verbrennungsvorgänge, explosionsartig ablaufende chemische Reaktionen und die vollständige Dissoziation beim Lösen sehr starker Säuren in Wasser (z. B. $HClO_4 \longrightarrow H^{\oplus} + ClO_4^{\ominus}$).
- Die meisten chemischen Reaktionen sind **reversibel** (umkehrbar). In einem **geschlossenen System** reagieren die Ausgangsstoffe zu den Reaktions-Produkten, aus denen unter denselben Reaktions-Bedingungen wieder die Ausgangsstoffe entstehen. Bei reversiblen Reaktionen stellt sich zwischen Ausgangsstoffen und Reaktions-Produkten ein **chemisches Gleichgewicht** ein. In Reaktions-Gleichungen macht man dies durch zwei Pfeile kenntlich:

z. B. $A + B \rightleftharpoons C + D$
oder $A + B \rightleftharpoons C$

Ein Beispiel für die Einstellung eines chemischen Gleichgewichts zwischen den Reaktions-Teilnehmern soll näher erläutert werden. Wir betrachten die beiden Teilreaktionen:
1. Die **Synthese** der Verbindung Iodwasserstoff aus den Elementen Wasserstoff und Iod.
2. Den **Zerfall** der Verbindung Iodwasserstoff in die Elemente Wasserstoff und Iod.

Wasserstoff und Iodwasserstoff sind Gase, der Feststoff Iod (tiefviolette Kristalle) geht beim Er-

hitzen direkt in den gasförmigen Zustand über (Sublimation).

Damit sich ein chemisches Gleichgewicht einstellen kann, müssen die Umsetzungen in einem geschlossenen System durchgeführt werden, z. B. in einem nach dem Einfüllen der Ausgangsstoffe zugeschmolzenen Glasrohr. Um die Einstellung des Gleichgewichts verfolgen zu können, muß man
- die Konzentrationen der Ausgangsstoffe vor der Reaktion kennen, und
- die Reaktionstemperatur festlegen und während der Reaktion beibehalten (z. B. 425 °C).

Die beiden Reaktionen verlaufen gemäß den folgenden Reaktions-Gleichungen:

1. $H_2 + I_2 \longrightarrow HI + HI$ und
2. $HI + HI \longrightarrow H_2 + I_2$

Beim Zusammenstoß von einem H_2-Molekül und einem I_2-Molekül entstehen zwei HI-Moleküle. Dabei werden die ursprünglichen Bindungen (H–H bzw. I–I) gelöst und neue Bindungen zwischen Wasserstoff- und Iod-Atomen geknüpft (2 H–I), es erfolgt eine **Umorientierung der Bindungselektronen**. Viele Molekül-Zusammenstöße dieser Art führen zunächst zu einer ständigen Abnahme der H_2- und I_2-Konzentration und zu einer Zunahme der HI-Konzentration. Wenn nach einer gewissen Zeit die Iodwasserstoff-Konzentration so hoch ist, daß HI-Moleküle miteinander zusammenstoßen, dann setzt die Rückreaktion ein: aus je zwei HI-Molekülen entstehen ein H_2-Molekül und ein I_2-Molekül. Schließlich wird ein Zustand erreicht, bei dem in der **Hinreaktion** genau soviel Iodwasserstoff entsteht, wie in der **Rückreaktion** zerfällt. *Die beiden Reaktionen laufen mit derselben Reaktions-Geschwindigkeit ab, ein dynamischer Gleichgewichts-Zustand hat sich eingestellt,* in dem sich die Konzentrationen der Ausgangsstoffe und der Reaktions-Produkte nicht mehr ändern. (Das bedeutet nicht, daß sich das System „in Ruhe" befindet, denn Molekül-Zusammenstöße finden ja weiterhin statt.)

Bemerkenswert ist, daß sich unter gleichen Reaktions-Bedingungen dasselbe Gleichgewicht einstellt, unabhängig davon, ob man von H_2 und I_2 (Reaktion 1), oder von Iodwasserstoff (Reaktion 2) ausgeht.

Ein System befindet sich dann im chemischen Gleichgewicht, wenn sich die Konzentrationen der Ausgangsstoffe und der Reaktions-Produkte mit fortschreitender Reaktionszeit nicht mehr ändern.

Die Reaktions-Geschwindigkeit R_{Hin} für die Entstehung von Iodwasserstoff ist der Konzentration der Ausgansstoffe ($c(H_2)$ und $c(I_2)$) proportional, Proportionalitätsfaktor ist die Geschwindigkeits-Konstante k_{Hin}:

$$R_{Hin} = k_{Hin} \cdot c(H_2) \cdot c(I_2)$$

Für den Zerfall von Iodwasserstoff gilt entsprechend:

$$R_{Rück} = k_{Rück} \cdot c(HI) \cdot c(HI) = k_{Rück} \cdot c^2(HI)$$

Im Gleichgewichts-Zustand ist die Reaktions-Geschwindigkeit der Hinreaktion ebenso groß wie die der Rückreaktion:

$$R_{Hin} = R_{Rück}$$

oder

$$k_{Hin} \cdot c(H_2) \cdot c(I_2) = k_{Rück} \cdot c^2(HI)$$

Zur Ableitung des Massenwirkungsgesetzes wird diese Gleichung für das System

$$H_2 + I_2 \rightleftharpoons 2\,HI$$

so umgeformt, daß die jeweils miteinander zu multiplizierenden Konzentrationen der **Reaktions-Produkte** im **Zähler**, der **Ausgangsstoffe** im **Nenner** eines Bruches stehen. Auf der anderen Seite des Gleichheitszeichens steht der Quotient aus den beiden Geschwindigkeits-Konstanten k_{Hin} und $k_{Rück}$, den man als **Gleichgewichts-Konstante K** bezeichnet:

$$\frac{c^2(HI)}{c(H_2) \cdot c(I_2)} = \frac{k_{Hin}}{k_{Rück}} = K$$

Für jede Temperatur kann man die Gleichgewichts-Konstante für die Reaktion

$$H_2 + I_2 \rightleftharpoons HI + HI$$

berechnen, indem man die Konzentration aller Reaktions-Teilnehmer im chemischen Gleichgewicht ermittelt und in die (umgeformte) Gleichung einsetzt:

$$\frac{c(HI) \cdot c(HI)}{c(H_2) \cdot c(I_2)} = \frac{c^2(HI)}{c(H_2) \cdot c(I_2)} = K$$

Für die Bildung von Iodwasserstoff ergibt sich bei 425 °C eine Gleichgewichts-Konstante von 54,4. Bei anderen Temperaturen ergaben sich andere Zahlenwerte, da *die Gleichgewichts-Konstante von der Temperatur abhängt.*

Was hier für die Bildung und den Zerfall von Iodwasserstoff abgeleitet wurde, gilt für jedes im Gleichgewicht befindliche System. Verallgemeinert kann man die Teilreaktionen so formulieren:

1. A + B $\longrightarrow$ C + D (Hinreaktion)
2. A + B $\longleftarrow$ C + D (Rückreaktion)

Im Gleichgewichts-Zustand laufen beide Reaktionen mit gleicher Geschwindigkeit ab:

1. + 2. A + B $\rightleftharpoons$ C + D

Derartige Umsetzungen werden durch das **Massenwirkungsgesetz** beschrieben:
Bei Gleichgewichts-Reaktionen hat das Produkt aus den Stoffmengen-Konzentrationen der Reaktions-Produkte, dividiert durch das Produkt aus den Stoffmengen-Konzentrationen der Ausgangsstoffe, einen (bei gegebenen Druck- und Temperatur-Bedingungen) konstanten Wert. Dieser Wert wird als **Gleichgewichts-Konstante K** bezeichnet. Das Massenwirkungsgesetz lautet für die obengenannte Reaktion:

$$\frac{c(C) \cdot c(D)}{c(A) \cdot c(B)} = K$$

(Die im Gleichgewichts-Zustand vorliegenden Stoffmengen-Konzentrationen werden in mol/L angegeben.) Diese Gleichung gilt allerdings nur für Reaktionen, bei denen aus je 1 mol A und B je 1 mol C und D entstehen. Eine allgemeine Formulierung des Massenwirkungsgesetzes bezieht auch Reaktionen ein, bei denen n mol A mit m mol B zu p mol C und q mol D reagieren:

$$nA + mB \rightleftharpoons pC + qD$$

Die **stöchiometrischen Faktoren** sind hier als n, m, p und q bezeichnet worden; die Konzentrationen der Reaktions-Teilnehmer müssen entsprechend potenziert werden. Man erhält die **allgemeine Form des Massenwirkungsgesetzes**:

$$\frac{c^p(C) \cdot c^q(D)}{c^n(A) \cdot c^m(B)} = K$$

8.4 Prinzip des kleinsten Zwanges

Vor ca. 100 Jahren untersuchte der französische Chemiker Le Chatelier, welche Auswirkung es hat, wenn man *ein im chemischen Gleichgewicht befindliches System* durch Veränderung der Reaktions-Bedingungen (Änderung der Temperatur, des Drucks oder der Konzentration eines Ausgangsstoffes) „stört".

Mit solchen Änderungen übt man auf das im Gleichgewicht befindliche System einen Zwang aus. Die Reaktions-Teilnehmer reagieren dann so, daß der Zwang möglichst klein gehalten wird, ein neues chemisches Gleichgewicht stellt sich ein. Die Richtung, in die das im Gleichgewicht befindliche System bei bestimmten Störungen ausweichen wird, läßt sich nach dem Prinzip von Le Chatelier vorhersagen.

Einige Beispiele:

In einer exotherm verlaufenden Reaktion stellt sich ein chemisches Gleichgewicht zwischen den Ausgangsstoffen A und B und dem Reaktions-Produkt C ein:

$$A + B \rightleftharpoons C + \text{Wärme-Energie (exotherm)}.$$

- Auf dieses System üben wir durch **Temperatur-Erhöhung** (Wärme-Zufuhr) einen Zwang aus. Um diesem Zwang auszuweichen, läuft derjenige Vorgang ab, bei dem Wärme verbraucht wird, d. h. der Zerfall von C zu A und B. Dies geschieht so lange, bis sich wiederum ein chemisches Gleichgewicht eingestellt hat, in dem jedoch jetzt ein geringerer Anteil des Stoffes C (und folglich ein höherer Anteil der Stoffe A und B) vorhanden ist.

- In einem weiteren Versuch üben wir auf dasselbe System

$$A + B \rightleftharpoons C + \text{Wärme-Energie (exotherm)}$$

einen Zwang durch Abkühlen (**Temperatur-Erniedrigung**, Wärme-Entzug) aus. Diesem andersartigen Zwang weicht das System in die entgegengesetzte Richtung aus: die Reaktion von A mit B zu C wird gefördert, weil nur durch diese Reaktion die dem System durch Abkühlen entzogene Wärme „nachgeliefert" wird.

Auch diesmal stellt sich ein Gleichgewichts-Zustand ein, in dem aber der Anteil des Stoffes C

(die Ausbeute an C) größer ist im Vergleich mit dem Gleichgewichts-Zustand, von dem wir ausgegangen sind.

Von großer Bedeutung sind auch die Auswirkungen von **Konzentrations-Änderungen** auf die Lage chemischer Gleichgewichte. Durch Erhöhung der Konzentration eines der Ausgangsstoffe A oder B in der Gleichgewichts-Reaktion

$$A + B \rightleftharpoons C + D$$

bewirkt man eine **Verschiebung des Gleichgewichts** auf die Seite der Reaktions-Produkte und dadurch eine Erhöhung der Ausbeute an den Stoffen C und D.

8.5 Energie bei chemischen Reaktionen

Bei chemischen Reaktionen finden stoffliche Veränderungen sowie Änderungen des Energie-Inhalts gleichzeitig statt. Aus Ausgangsstoffen entstehen Reaktions-Produkte mit anderen Stoff-Eigenschaften und einem anderen (niedrigeren oder höheren) **Energie-Inhalt**.

Bestehende Bindungen werden gelöst und neue Bindungen geknüpft. Die dabei abgegebene oder aufgenommene Energie kann in Form von Wärme-, Licht- oder elektrischer Energie auftreten.

Das Fachgebiet **Thermodynamik** beschäftigt sich damit, die bei chemischen Reaktionen auftretenden Energie-Beträge zu messen und zu berechnen.

Die **Energie-Änderung** bei chemischen Reaktionen kann man in einem für thermodynamische Untersuchungen gebauten Reaktions-Gefäß genau messen. Dabei muß man die absolute Größe der Energie-Inhalte von Ausgangsstoffen und Reaktions-Produkten nicht kennen, es genügt die Bestimmung der unter festgelegten Reaktions-Bedingungen abgegebenen oder aufgenommenen Energie.

Eine grundlegende Erkenntnis der Thermodynamik ist das **Gesetz von der Erhaltung der Energie.** Es besagt, daß die Energie eines Systems insgesamt erhalten bleibt. Energie kann also weder aus dem Nichts gewonnen noch vernichtet werden, sondern es werden lediglich unterschiedliche Energie-Formen (z. B. Wärme-Energie, elektrische Energie, Licht-Energie, mechanische Energie) ineinander umgewandelt.

Eine Vielzahl chemischer Reaktionen verläuft so, daß dabei Wärme-Energie frei wird. Dagegen muß, um andere chemische Umsetzungen herbeizuführen, Wärme-Energie zugeführt werden. Man unterscheidet daher:

- **Exotherme Reaktionen:** unter Abgabe von Wärme-Energie verlaufende Reaktionen und
- **Endotherme Reaktionen:** unter Zufuhr (Verbrauch) von Wärme-Energie verlaufende Reaktionen.

Die Wärme-Menge wird in Joule (J) oder Kilojoule (kJ) angegeben. (Vor Einführung der SI-Einheiten erfolgten die Angaben in Kalorien, der Umrechnungsfaktor von Kalorie in Joule beträgt 4,186.) Die bei chemischen Reaktionen freiwerdende oder zuzuführende Wärme-Menge hängt von der Stoffmenge ab, so daß sich Angaben wie kJ/mol oder $kJ \cdot mol^{-1}$ (Kilojoule durch Mol) ergeben.

Die meisten chemischen Reaktionen laufen **bei konstantem Druck** ab. Bringen wir die Ausgangsstoffe im Reagenzglas, Becherglas, Erlenmeyer-Kolben oder einem anderen zur Atmosphäre hin offenen Reaktions-Gefäß miteinander zur Reaktion, so reagieren sie unter dem jeweils herrschenden atmosphärischen Druck (z. B. 1,013 bar), und die Endprodukte entstehen bei diesem Druck.

Anstelle der allgemein geltenden Begriffe Energie/Energie-Inhalt/Energie-Änderung wendet man auf **bei konstantem Druck** verlaufende Reaktionen die Begriffe Wärme/Wärme-Inhalt (**Enthalpie**)/Enthalpie-Änderung (ΔH, Änderung des Wärme-Inhalts) an. Dabei bezeichnet der griechische Buchstabe Δ eine Änderung (Differenz), der Begriff „Enthalpie" leitet sich von dem griechischen Wort „enthalpein" (heizen), sein Symbol „H" von dem englischen Wort „heat" (Wärme) ab. Die Enthalpie-Änderung ist somit:

ΔH = Enthalpie der Reaktions-Produkte minus Enthalpie der Ausgangsstoffe.

Das Vorzeichen der Enthalpie-Änderung ergibt sich so:
1. Die Summe der Wärme-Inhalte der Ausgangsstoffe ist größer als die Summe der Wärme-Inhalte der Reaktions-Produkte; für die Enthalpie-Änderung ergibt sich ein negatives Vorzeichen. Dies bedeutet: *Das reagierende System*

gibt Wärme an seine Umgebung ab (**exotherme** Reaktion).
2. Die Summe der Wärme-Inhalte der Ausgangsstoffe ist kleiner als die Summe der Wärme-Inhalte der Reaktions-Produkte; für die Enthalpie-Änderung ergibt sich ein positives Vorzeichen. Dies bedeutet: *Den Ausgangsstoffen muß Wärme zugeführt werden* (**endotherme** Reaktion).

Um sicherzustellen, daß in Tabellen mit thermodynamischen Daten nur genau definierte Angaben aufgenommen werden, wurde vereinbart:
- Die ΔH-Werte, die unter den jeweiligen Reaktions-Bedingungen ermittelt wurden, müssen auf Standard-Bedingungen umgerechnet werden: Eine Temperatur von 25 °C, entsprechend 198 K, und einen Druck von 1,013 bar.
- ΔH-Werte sind für definierte Stoffmengen angegeben.
- Wenn mehrere Reaktions-Produkte entstehen, gibt man die vollständige Reaktions-Gleichung für die betrachtete chemische Reaktion an, mit Formeln und ganzzahligen stöchiometrischen Faktoren für alle Reaktions-Teilnehmer. Die sich so ergebende Enthalpie-Änderung ist die **Reaktions-Enthalpie ΔH** (in kJ).
- Man kann die Reaktions-Gleichung auch darauf abstellen, daß 1 mol eines Reaktions-Produktes entsteht. Die sich so ergebende Enthalpie-Änderung ist die **Bildungs-Enthalpie ΔH** (in kJ/mol) dieses Stoffes.

Schließlich muß der Aggregatzustand der Reaktions-Teilnehmer mit angegeben werden. Dies geschieht durch eine der folgenden Abkürzungen in Klammern rechts unterhalb der Formel jedes Reaktions-Teilnehmers: f = fest, fl = flüssig, g = gasförmig, aq = in wäßriger Lösung (lat. aqua = Wasser).

Zunächst wird die Umsetzung zwischen den beteiligten Stoffen angegeben, dann folgt die Enthalpie-Änderung als eigene Angabe. Dazu einige Beispiele:

Angabe der Reaktions-Enthalpie:

$$2 H_{2(g)} + O_{2(g)} \longrightarrow 2 H_2O_{(fl)} \quad \Delta H = -572 \text{ kJ}$$

Angabe der Bildungs-Enthalpie:

$$H_{2(g)} + 1/2 O_{2(g)} \longrightarrow H_2O_{(fl)} \quad \Delta H = -286 \text{ kJ/mol}$$

Bei der Bildung von 1 mol Wasser (im Aggregatzustand „flüssig", in dem Wasser bei 25 °C vorliegt) aus den Elementen wird die Wärme-Menge

286 kJ an die Umgebung abgegeben. Dieselbe Wärme-Menge muß aufgewendet werden, um den Zerfall von 1 mol Wasser (flüssig) in die gasförmigen Elemente Wasserstoff und Sauerstoff herbeizuführen. Die Zerlegung von 1 mol Wasser erfordert Energie, als Wärme-Energie formuliert die Wärme-Menge von 286 kJ. Dies drückt sich im Vorzeichen aus:

$$H_2O_{(fl)} \longrightarrow H_{2(g)} + 1/2 O_{2(g)} \quad \Delta H = +286 \text{ kJ/mol}$$

8.5.1 Aktivierungs-Energie und Katalyse

Häufig ist es notwendig, eine exotherm verlaufende Reaktion erst einmal „in Gang zu bringen". Obwohl die Reaktion, nachdem sie eingesetzt hat, unter Abgabe von Wärme-Energie verläuft, muß zunächst ein bestimmter Energie-Betrag als **Aktivierungs-Energie** aufgewendet werden. Dadurch werden die kleinsten Teilchen der Ausgangsstoffe in einen aktivierten und somit reaktionsbereiten Zustand übergeführt, in dem sie dann miteinander reagieren.

Aktivierungs-Energie wird meist durch Erhitzen des Reaktions-Gemisches zugeführt. Auch durch Bestrahlung mit Sonnenlicht oder der Strahlung einer Ultraviolett-Lampe kann Aktivierungs-Energie zugeführt werden.

Bei der Energie-Bilanz für die betreffende chemische Reaktion ist die aufgewendete Aktivierungs-Energie rechnerisch zu berücksichtigen. In den Abb. 8-1 und 8-2 ist der Ablauf einer exothermen und einer endothermen Reaktion schematisch dargestellt. Als Ordinate ist Energie angegeben. Der auf der Abszisse dargestellte Reaktions-Verlauf führt von den Ausgangsstoffen über den aktivierten Zustand zu den Reaktions-Produkten.

Die unterschiedliche Energie-Bilanz bei exothermen und endothermen Reaktionen ist aus dem typischen Kurvenverlauf ersichtlich:

Exotherme Reaktion: Der Energie-Inhalt der Reaktions-Produkte ist geringer als der Energie-Inhalt der Ausgangsstoffe (Abb. 8-1). Auch bei Berücksichtigung der zunächst zugeführten Aktivierungs-Energie bleibt ein Energie-Betrag, der an die Umgebung abgegeben wird.

Endotherme Reaktion: Der Energie-Inhalt der Reaktions-Produkte ist größer als der Energie-Inhalt der Ausgangsstoffe (Abb. 8-2), eine Energie-Zufuhr ist erforderlich.

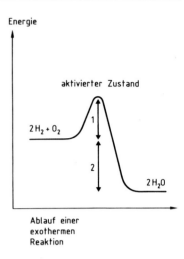

Abb. 8-1. Ein Energieberg verhindert das spontane Ablaufen der Reaktion: $2 H_2 + O_2 \longrightarrow 2 H_2O$ + Energie. Erst nach Zuführung der erforderlichen Aktivierungsenergie 1↕ können die Ausgangsstoffe $H_2 + O_2$ zu dem energieärmeren Reaktionsprodukt H_2O in exothermer Reaktion unter Abgabe von Energie 2↕ reagieren (nach: H. Freyschlag).

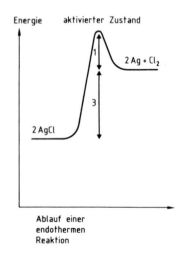

Abb. 8-2. Bei der Zersetzung von Silberchlorid, $2 AgCl$ + Energie $\longrightarrow 2 Ag + Cl_2$, muß dem Ausgangsstoff außer der Energie 1↕ zur Überwindung des Energiebergs noch zusätzlich die Energie 3↕ zugeführt werden, die erforderlich ist, um aus AgCl die beiden energiereichen Reaktionsprodukte Ag und Cl_2 zu erhalten (nach: H. Freyschlag).

Die **Höhe der Aktivierungs-Energie** läßt Rückschlüsse auf die Reaktions-Geschwindigkeit unter bestimmten Reaktions-Bedingungen zu. Es gibt Reaktionen, die außerordentlich rasch ablaufen, z. B. Protonen-Übertragungsreaktionen (Säure-

Base-Reaktionen) und Reaktionen zwischen Ionen (Entstehung schwerlöslicher Salze bei Fällungs-Reaktionen). Dagegen verlaufen Reaktionen, die eine hohe Aktivierungs-Energie erfordern, so langsam, daß man auch bei längerer Beobachtung kaum eine Veränderung wahrnimmt. Aussagen über Reaktions-Geschwindigkeiten lassen sich durch **Messung von Konzentrations-Änderungen** in bestimmten Zeit-Abständen machen.

Die Geschwindigkeiten vieler Reaktionen lassen sich dadurch erhöhen, daß man zu den in stöchiometrischen Stoffportionen eingesetzten Ausgangsstoffen eine demgegenüber sehr geringe Quantität eines **Katalysators** zugibt. *Katalysatoren beschleunigen den Ablauf bestimmter Reaktionen, indem sie die Aktivierungs-Energie herabsetzen.*

Sollen z. B. zwei Stoffe A und B miteinander reagieren, so müssen ihre kleinsten Teilchen durch Zuführen von Aktivierungs-Energie erst in einen aktivierten Zustand („Übergangszustand") gebracht werden, aus dem heraus die Teilchen dann zu den Reaktions-Produkten reagieren. Ein Katalysator setzt die Aktivierungs-Energie der Reaktion herab (Abb. 8-3), indem er mit einem der Ausgangsstoffe ein reaktionsfähiges Zwischenprodukt bildet, das rasch mit dem Reaktions-Partner zum Endprodukt weiterreagiert. Der Katalysator wird nach der Reaktion unverändert zurückerhalten.

Von größter Bedeutung für den Ablauf nahezu aller Stoffwechsel-Reaktionen und damit für die Lebensvorgänge sind bestimmte, als **Enzyme** (früher: Fermente) bezeichnete Proteine (Eiweißstoffe). Diese Biokatalysatoren zeichnen sich durch sehr hohe Spezifität aus: Sie katalysieren jeweils nur die Umsetzung ganz bestimmter Stoffwechsel-Produkte, die sie als ihr **Substrat** in einem **Enzym-Substrat-Komplex** binden. Hieraus entsteht das

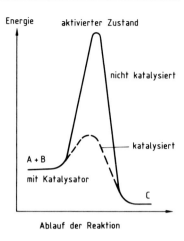

Abb. 8-3. Die Herabsetzung der Aktivierungsenergie für die Reaktion der Ausgangsstoffe A und B zu dem Reaktionsprodukt C durch einen Katalysator führt zu einer Erhöhung der Reaktions-Geschwindigkeit (im Vergleich mit der nicht katalysierten Reaktion).

Reaktions-Produkt, der Biokatalysator ist für die folgende Umsetzung wieder verfügbar (Enzym-Katalyse):

Enzym (E) + Substrat (S) $\longrightarrow$
    Enzym-Substrat-Komplex

(E)-(S)-Komplex $\longrightarrow$ Enzym (E) + Produkt (P)

Allgemein gilt, daß Katalysatoren die Geschwindigkeit der Hinreaktion und die der Rückreaktion erhöhen. Damit beschleunigen sie die Einstellung chemischer Gleichgewichte unter vorgegebenen Bedingungen. Dagegen können Katalysatoren die Lage chemischer Gleichgewichte nicht verändern.

9 Wasser

9.1 Wasser als Grundlage der Lebensvorgänge

Ohne Wasser und seine vielseitigen Eigenschaften, die es befähigen, als **Milieu der lebenden Zelle**, als **Transport-System** und als **wichtigstes Lösungsmittel** zu dienen, wäre Leben auf der Erde nicht möglich.

So weist z. B. das menschliche Blutplasma einen Wasser-Gehalt von 90–91 Masse-Anteilen auf. Bezogen auf ein Körpergewicht von 70 kg ergeben sich für die drei großen Flüssigkeitsräume des menschlichen Körpers folgende Volumina (abgerundet):

3,5 L Blutplasma
10 L Interstitielle Flüssigkeit (im Zwischenzellraum)
30 L Intrazelluläre Flüssigkeit.

Durch Stoffwechselvorgänge auf der Basis der Nahrungsbestandteile Kohlenhydrate, Fette und Proteine entstehen beim Erwachsenen täglich ca. 300 mL Wasser. Die „Verbrennung" des von organischen Verbindungen bereitgestellten Wasserstoffs mit dem aus der Atemluft aufgenommenen Sauerstoff erfolgt in der Atmungskette und ist als energieliefernder Vorgang von großer Bedeutung.

ser verwendete Leitungs- oder Quellwasser enthält solche gelösten Stoffe.

Durch Verdampfen dieses Wassers und Kondensieren des Wasserdampfes in Destillations-Apparaturen kann man destilliertes Wasser (aqua destillata) herstellen.

Reines Wasser ist eine chemische Verbindung der Summenformel H_2O. Wie jede chemische Verbindung läßt sich auch Wasser in chemische Elemente zerlegen. Durch Einwirkung des elektrischen Stromes entstehen aus Wasser die gasförmigen Elemente Wasserstoff und Sauerstoff im Volumen-Verhältnis 2:1.

$$2 H_2O + \text{Energie} \longrightarrow 2 H_2 + O_2$$

Mischt man Wasserstoff und Sauerstoff im Volumen-Verhältnis 2:1, so erhält man eine als Knallgas bezeichnete Gas-Mischung, die bei Zündung explosionsartig zu Wasser reagiert. Bei dieser **Knallgas-Reaktion** wird ein erheblicher Energie-Betrag frei.

$$2 H_{2(g)} + O_{2(g)} \longrightarrow 2 H_2O_{(g)} + \text{Energie} .$$

(Die Angabe „g" in Klammern hinter den Formeln der Reaktions-Teilnehmer bedeutet, daß alle Stoffe hierbei gasförmig vorliegen.)

9.2 Chemische Zusammensetzung

Bei dem in der Natur vorkommenden Wasser (Regenwasser, Grundwasser, Oberflächenwasser, Meerwasser) handelt es sich um Stoff-Gemische. In der Flüssigkeit Wasser sind verschiedene Gase (Regenwasser) und zahlreiche Salze (Meerwasser) in gelöster Form enthalten. Auch das als Trinkwas-

9.3 Wasserstoffbrücken-Bindungen zwischen Wasser-Molekülen

Die Strukturen von Eis und von flüssigem Wasser zeigen eine bemerkenswerte Ordnung. Diese Ordnung entsteht dadurch, daß jeweils mehrere Wasser-Moleküle **Wasserstoffbrücken-Bindungen** untereinander ausbilden und so zu Molekül-Verbänden (Schwärmen, Aggregaten, Clustern) miteinander verknüpft werden. Im festen Aggregatzustand (Eis) kann ein Wasser-Molekül Wasserstoff-Brücken zu insgesamt vier Nachbar-Wasser-Molekülen ausbilden:

- Jedes der beiden **freien** Elektronenpaare am O-Atom des zentralen Wasser-Moleküls geht eine **lockere** Wasserstoffbrücken-Bindung zu je einem Nachbar-Wasser-Molekül ein.
- Zu jedem der an das O-Atom durch eine **feste** Elektronenpaar-Bindung gebundenen H-Atome werden von je einem freien Elektronenpaar von Nachbar-Wasser-Molekülen Wasserstoff-Brücken gebildet.

Wie aus Abb. 9-1 hervorgeht, sind auf diese Weise zunächst 1 + 2 + 2, somit 5 Wasser-Moleküle miteinander verknüpft. Die Wasserstoff-brücken-Bindungen sind im Modell durch gestrichelte, relativ lange Linien wiedergegeben. Abb. 9-1 muß man sich nun nach allen angegebenen Richtungen durch weitere Wasserstoff-brücken-Bindungen ergänzt denken. Auf diese Weise ergibt sich die Eis-Struktur.

Um Eis zum Schmelzen zu bringen, ist nur ein verhältnismäßig geringer Energie-Betrag aufzuwenden, da die Wasserstoffbrücken-Bindungen auch im flüssigen Zustand erhalten bleiben. Erst dann, wenn Wasser verdampfen soll, muß der durch die Wasserstoffbrücken-Bindungen bedingte Zusammenhalt „aufgebrochen" werden, was erhebliche Energie-Beträge erfordert.

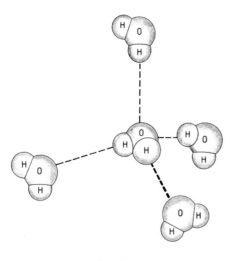

Abb. 9-1. Wasserstoffbrücken-Bindungen zwischen Wasser-Molekülen im festen Aggregatzustand (Eis).

9.4   Wasser als Lösungsmittel

Wasser ist das wichtigste Lösungsmittel überhaupt. Das aus **Dipol-Molekülen**

$$\overset{\delta^-}{O} \quad \underset{H \quad \overset{\delta^+}{} \quad H}{}$$

bestehende Wasser besitzt ein sehr gutes Lösungsvermögen für viele Stoffe,

- die selbst auch Dipol-Eigenschaften haben, wie z. B. die Gase Ammoniak und Chlorwasserstoff, oder
- die aus positiv und negativ elektrisch geladenen Teilchen (Ionen) aufgebaut sind, wie eine Vielzahl an anorganischen und organischen Salzen, oder
- die durch chemische Reaktion mit den Wasser-Molekülen in elektrisch geladene Teilchen zerfallen (dissoziieren), wie Essigsäure, oder
- deren Moleküle den Wasser-Molekülen insoweit ähnlich sind, als sie ein gemeinsames Struktur-Merkmal in Form der O−H-Gruppe enthalten, wie Alkohole und Zucker. Schließlich sind in Wasser auch
- Biopolymere löslich, die eine ausreichende Zahl an polaren Gruppen enthalten, z. B. Albumine und Globuline.

In Wasser gut lösliche Stoffe bezeichnet man als **hydrophil**. Stoffe mit Wasser abweisenden Eigenschaften, z. B. die Fette, bezeichnet man als **hydrophob**.

Das gute Lösungsvermögen von Wasser macht man sich auch bei der Herstellung von Extrakten (wäßrigen Lösungen) aus pflanzlichen und tierischen Materialien zunutze. Viele Pflanzen-Inhaltsstoffe sind in Wasser gut löslich und werden als wäßrige Extrakte direkt verwendet oder zu Arzneistoffen weiterverarbeitet.

9.5   Ionenprodukt des Wassers

Reines Wasser, das weder Salze noch Gase in gelöster Form enthält, weist eine − allerdings nur geringe − **elektrische Leitfähigkeit** auf. Selbst in reinem Wasser müssen also Kationen und Anionen als Träger elektrischer Ladungen vorliegen, es können nicht ausschließlich Wasser-Moleküle vorhanden sein. Die Konzentration dieser Ionen ist jedoch sehr niedrig.

Die Ionen entstehen durch Übertragung eines Protons zwischen jeweils zwei Wasser-Molekülen: In einem Wasser-Molekül löst sich eine $O-H$-Bindung in der Weise, daß das Elektronenpaar am Sauerstoff verbleibt, der hierdurch Träger einer negativen Ladung wird; das resultierende, positiv geladene Wasserstoffion (Proton) wird auf das andere Wasser-Molekül übertragen und durch ein (bis dahin) freies Elektronenpaar gebunden. Hierdurch ergibt sich eine positive Ladung am Sauerstoff (s. auch Abb. 9-2).

$$H_2O + H_2O \rightleftharpoons H_3O^{\oplus} + OH^{\ominus}$$

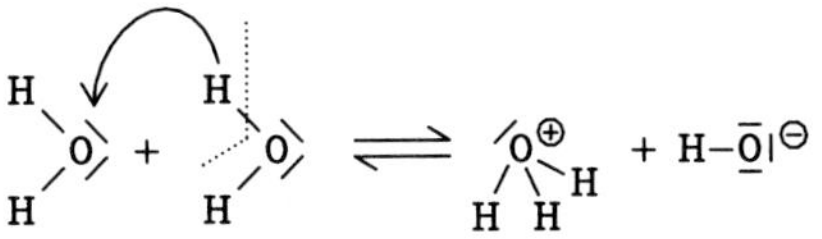

Protonen-abgebende Stoffe nennt man Protonen-Donatoren, Protonen-aufnehmende Stoffe Protonen-Acceptoren. Wasser kann sowohl als Protonen-Donator als auch als Protonen-Acceptor reagieren: Es verhält sich **amphoter**. Die Protonen-Übertragung bezeichnet man als Protolyse; da an der beschriebenen Protolyse ausschließlich Wasser-Moleküle beteiligt sind, spricht man von **Autoprotolyse** des Wassers. Die dabei entstehenden Ionen heißen:

Oxonium-Ionen, $H_3O^{\oplus}$

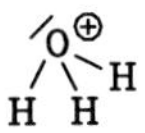

Hydroxid-Ionen, $OH^{\ominus}$

Die Namen dieser Ionen ergeben sich aus: Oxygenium für Sauerstoff, Hydrogenium für Wasserstoff, der Endung -onium, die eine positive Ladung bezeichnet (Oxonium-Ionen, $H_3O^{\oplus}$), und der für Anionen typischen Endung -id (Hydroxid-Ionen, $OH^{\ominus}$).

Das Vorhandensein von Oxonium-Ionen und Hydroxid-Ionen in reinem Wasser ist die Ursache für dessen elektrische Leitfähigkeit. Von jedem H-Atom eines Oxonium-Ions kann eine Wasserstoffbrücken-Bindung zu einem Wasser-Molekül gebildet werden, was zu **Hydronium-Ionen** führt, das sind mit Wasser-Molekülen durch Wasserstoffbrücken-Bindungen verknüpfte Oxonium-Ionen. Wird von jedem der drei untereinander vollkommen gleichartigen H-Atome des Oxonium-Ions je eine Wasserstoffbrücken-Bindung zu einem Wasser-Molekül ausgebildet, so entstehen $H_9O_4^{\oplus}$-Ionen:

$$H_3O^{\oplus} + 3\,H_2O \rightleftharpoons H_9O_4^{\oplus}$$

Der räumliche Aufbau dieser Ionen ist in Abb. 9-3 wiedergegeben.

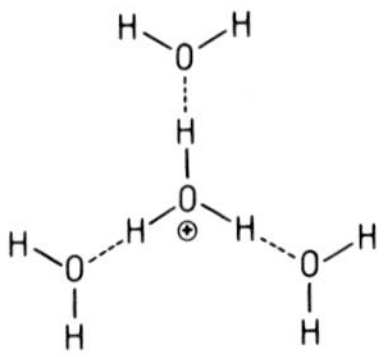

Abb. 9-3. Durch Wasserstoffbrücken-Bindungen zu drei Wasser-Molekülen entstehen aus Oxonium-Ionen $H_3O^{\oplus}$ die Ionen $H_9O_4^{\oplus}$.

Vereinfachend bezeichnet man die in Wasser neben den Hydroxid-Ionen vorliegenden Kationen oft als **Wasserstoffionen** (Protonen, $H^{\oplus}$-Ionen). Dabei muß man sich aber der Tatsache bewußt sein, daß in Wirklichkeit in Wasser keine freien Protonen (Wasserstoff-Kerne) vorhanden sind! Ebenso vereinfachend kann man die Reaktions-Gleichung für die Autoprotolyse des Wassers:

$$H_2O + H_2O \rightleftharpoons H_3O^{\oplus} + OH^{\ominus}$$

auch so schreiben:

$$H_2O \rightleftharpoons H^{\oplus} + OH^{\ominus}$$

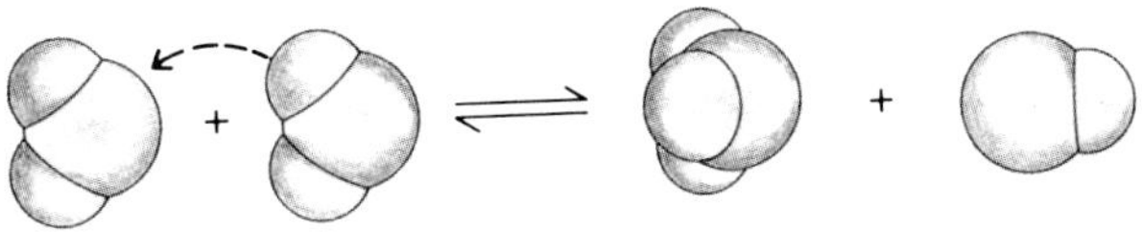

Abb. 9-2. Protonen-Übertragungsreaktion zwischen zwei Wasser-Molekülen (Kalotten-Modelle).

Jede dieser beiden Gleichungen zeigt, daß in **reinem** Wasser stets ebensoviele Oxonium-Ionen bzw. Wasserstoffionen wie Hydroxid-Ionen vorhanden sind. Für reines Wasser und für alle neutralen wäßrigen Lösungen gilt: Die Teilchenanzahl an $H_3O^{\oplus}$-Ionen bzw. an $H^{\oplus}$-Ionen ist gleich der Teilchenanzahl an $OH^{\ominus}$-Ionen. Durch die Stoffmengen-Konzentration (mol/L) ausgedrückt, ergibt sich als **Neutralitätsbedingung**:

$$c(H_3O^{\oplus}) = c(OH^{\ominus})$$

bzw.

$$c(H^{\oplus}) = c(OH^{\ominus})$$

Betrachtet man die **Dissoziation von Wasser**

$$H_2O \rightleftharpoons H^{\oplus} + OH^{\ominus}$$

unter Anwendung des Massenwirkungsgesetzes

$$K = \frac{c(H^{\oplus}) \cdot c(OH^{\ominus})}{c(H_2O)}$$

quantitativ, so ergeben sich zwei Fragen:
1. Wie groß ist die Stoffmengen-Konzentration an Wasser in einem Volumen von 1 L bei 25 °C?
2. Wie ändert sich diese Konzentration durch die Dissoziation von Wasser-Molekülen in $H^{\oplus}$- und $OH^{\ominus}$-Ionen?

Aus dem Volumen des Wassers $V(H_2O) = 1$ L kann man die Stoffmenge und die Konzentration berechnen:

Wasser-Volumen:	$V(H_2O) = 1000$ mL
Dichte von Wasser bei 25 °C:	$\varrho(H_2O) = 0{,}99704$ g/mL
daraus ergibt sich die Masse von 1000 mL Wasser:	$m(H_2O) = 997{,}04$ g
Molare Masse von Wasser:	$M(H_2O) = 18{,}015$ g/mol
daraus ergibt sich die Stoffmenge des Wassers:	$n(H_2O) = 55{,}34$ mol
und die Stoffmengen-Konzentration:	$c(H_2O) = 55{,}34$ mol/L

Die Konzentration an Wasserstoffionen und Hydroxid-Ionen bei einer gegebenen Temperatur (hier: 25 °C) kann man durch **Messung der elektrischen Leitfähigkeit** experimentell ermitteln, sie ist sehr niedrig und liegt in der Größenordnung von jeweils 10^{-7} mol/L. Da nur sehr wenig Wasser dissoziiert, verringert sich die H_2O-Konzentration praktisch nicht; man kann sie als konstant ansehen und durch Umformen der Gleichung

$$K = \frac{c(H^{\oplus}) \cdot c(OH^{\ominus})}{c(H_2O)}$$

in

$$K \cdot c(H_2O) = c(H^{\oplus}) \cdot c(OH^{\ominus})$$

mit der Gleichgewichts-Konstante K (durch Multiplikation) zu einer weiteren Konstante K_W zusammenfassen, die man als **Ionenprodukt des Wassers** („W" als Abkürzung für Wasser) bezeichnet. So ergibt sich die Gleichung:

$$K \cdot c(H_2O) = K_W = c(H^{\oplus}) \cdot c(OH^{\ominus})$$

Die Dissoziation des Wassers ist ein von der Temperatur abhängiges chemisches Gleichgewicht, daher ist auch die Größe des Ionenprodukts temperaturabhängig. Einige Zahlenwerte für das Ionenprodukt des Wassers bei verschiedenen Temperaturen und die entsprechenden pH-Werte sind in folgender Tabelle angegeben:

Temperatur in °C	Ionenprodukt des Wassers K_W in mol²/L²	pH-Wert
10	$0{,}292 \cdot 10^{-14}$	7,267
20	$0{,}681 \cdot 10^{-14}$	7,084
22	$\mathbf{1{,}000 \cdot 10^{-14}}$	**7,000**
25	$1{,}008 \cdot 10^{-14}$	6,998
37	$2{,}398 \cdot 10^{-14}$	6,810
40	$2{,}919 \cdot 10^{-14}$	6,767

Die K_W-Werte sind um so größer, je höher die Temperatur ist. Dies zeigt, daß die *Dissoziation des Wassers in Ionen und demzufolge auch das Ionenprodukt mit steigender Temperatur zunimmt.* Bei 25 °C, der Temperatur, die den Angaben über die Dissoziation von Säuren in Tabellenwerken meist zugrundeliegt, hat das Ionenprodukt des Wassers abgerundet folgenden Wert:

$$K_W = 1{,}00 \cdot 10^{-14} \text{ mol}^2/\text{L}^2$$

Aus diesem Wert kann man die Wasserstoffionen-Konzentration und die genau gleich große Hydroxid-Ionen-Konzentration berechnen.

Bei 25° gilt:

$$1,00 \cdot 10^{-14} = c(H^\oplus) \cdot c(OH^\ominus)$$

sowie

$$c(H^\oplus) = c(OH^\ominus)$$

Wenn man für die **$H^\oplus$-Ionen-Konzentration** x mol/L einsetzt, dann ergibt sich aufgrund der gleich großen $OH^\ominus$-Ionen-Konzentration

$$x \cdot x = x^2 = 1,00 \cdot 10^{-14} \; mol^2/L^2$$

$$x = \sqrt{K_W} = \sqrt{1,00} \cdot \sqrt{10^{-14}} = 1,0 \cdot 10^{-7} \; mol/L$$

Bei 25° ist demnach in reinem Wasser:

$$c(H^\oplus) = c(OH^\ominus) = 1,0 \cdot 10^{-7} \; mol/L$$

Somit beträgt die Wasserstoffionen-Konzentration und die Hydroxid-Ionen-Konzentration ein Zehnmillionstel mol/L

$$c(H^\oplus) = c(OH^\ominus) = 10^{-7} \; mol/L =$$

$$= \frac{1}{10\,000\,000} \; mol/L$$

Bei **37°C** ergibt sich aus dem größeren Ionenprodukt in reinem Wasser:

$$x^2 = 2,398 \cdot 10^{-14} \; mol^2/L^2$$

$$x = \sqrt{2,398 \cdot 10^{-14}} \; mol/L$$

$$c(H^\oplus) = c(OH^\ominus) = 1,55 \cdot 10^{-7} \; mol/L$$

$$c(H^\oplus) = \frac{1,55}{10\,000\,000} \; mol/L$$

Da derartige Angaben (Potenzen mit negativem Exponenten) wenig übersichtlich sind, hat man den **pH-Wert** definiert:

Der pH-Wert ist der negative dekadische Logarithmus der Wasserstoffionen-Konzentration (die Einheit mol/L läßt man dabei weg).

$$pH = - \lg c(H^\oplus)$$

In reinem Wasser und in neutral reagierenden wäßrigen Lösungen gilt stets:

$$c(H^\oplus) = c(OH^\ominus)$$

$$c(H^\oplus) \cdot c(OH^\ominus) = K_W$$

Nur bei 25°C (genauer bei 22°C) haben reines Wasser und neutral reagierende wäßrige Lösungen den pH-Wert 7,0. Für andere Temperaturen ergeben sich dagegen andere pH-Werte:

Temperatur in °C	$c(H^\oplus)$ in mol/L	pH-Wert
10	$0,54 \cdot 10^{-7}$	7,27
25	$1,0 \cdot 10^{-7}$	7,00
37	$1,55 \cdot 10^{-7}$	6,81

Entsprechend wie den pH-Wert kann man auch einen pOH-Wert definieren:

$$pOH = - \lg c(OH^\ominus)$$

Auch der Zahlenwert des Ionenproduktes des Wassers kann als negativer dekadischer Logarithmus dargestellt werden

$$pK_W = - \lg K_W$$

Für Wasser und alle wäßrigen Lösungen gilt die Beziehung

$$pH + pOH = pK_W$$

Bei 25° ist $pK_W = 14$, so daß jede pH-Angabe leicht in die entsprechende pOH-Angabe umgerechnet werden kann nach der Gleichung:

$$pH + pOH = 14$$

9.6 Die Härte des Wassers

Wasser enthält je nach Herkunft, z.B. bedingt durch die regional verschiedenartige Beschaffenheit der Bodenschichten, unterschiedliche Anteile an gelösten Salzen. Den Gehalt an Calcium- und Magnesium-Ionen bezeichnet man als **Gesamthärte** des Wassers. International wird die Gesamthärte des Wassers in Millimol pro Liter (mmol/L) angegeben. In Deutschland ist es noch gebräuchlich, die Wasser-Härte in Deutschen Härtegraden (°d) anzugeben. Ein Deutscher Grad (1°d) entspricht einem Gehalt an 10 mg Calciumoxid in einem Liter Wasser. (CaO liegt in wäßriger Lösung nicht vor; es war nur üblich, das Ergebnis der Härte-Bestimmung in dieser Form auszudrücken.)

Da 10 mg Calciumoxid aufgerundet 0,18 mmol CaO entsprechen, ergeben sich für die Konzentration an Ca- und Mg-Ionen in mmol/L (Gesamthärte) folgende Entsprechungen:

0,18 mmol/L ≙ 1°d
1   mmol/L ≙ 5,6°d

Nach dem Waschmittelgesetz werden folgende Härtebereiche unterschieden:

Härtebereich	$c(Ca^{\oplus\oplus}$ und $Mg^{\oplus\oplus})$ mmol/L	°d
1 (weich)	bis 1,3	bis 7
2 (mittelhart)	1,3–2,5	7–14
3 (hart)	2,5–3,8	14–21
4 (sehr hart)	>3,8	>21

Die Härte des Wassers wird überwiegend durch den Gehalt an Calcium-hydrogencarbonat bestimmt. Für die Unterteilung in temporäre und permanente Härte ist der Gehalt an Ca- und Mg-Hydrogencarbonat bzw. an Ca- und Mg-Sulfat maßgebend.

Durch Erhitzen von hartem Wasser wird das Gleichgewicht zwischen Hydrogencarbonat- und Carbonat-Ionen zur rechten Seite hin verschoben, weil gasförmiges CO_2 entweicht:

$$2\,HCO_3^{\ominus} \rightleftharpoons CO_3^{\ominus\ominus} + H_2O + CO_2\uparrow$$

Infolgedessen fallen die schwerlöslichen Carbonate $CaCO_3$ und $MgCO_3$ (als Kesselstein) aus.

Beim Waschen mit Seifen in hartem Wasser fallen die Calcium- und Magnesium-Salze der langkettigen Fettsäuren (z.B. Calcium-stearat) aus.

Es werden verschiedene Verfahren zur Herabsetzung der Wasser-Härte angewendet, die entweder darauf beruhen, Ca- und Mg-Ionen an Ionenaustauscher zu binden oder durch Zusatz von Komplexbildnern wie Pentanatrium-triphosphat oder Trinatrium-nitrilotriacetat $[N(CH_2-COO^{\ominus}Na^{\oplus})_3]$ in Lösung zu halten.

10 Lösungen

10.1 Übersicht

Im lebenden Organismus werden zahlreiche Stoffe in gelöster Form mit den Körperflüssigkeiten transportiert, und die Stoffwechsel-Vorgänge finden in wäßriger Lösung statt. Im chemischen Labor und in der Technik werden außerdem auch organische Lösungsmittel (flüssige organische Verbindungen) verwendet. Eine **Lösung** ist stets eine Stoff-Mischung (Stoff-Gemisch), bestehend aus:
- einem in der Regel mengenmäßig überwiegenden flüssigen Stoff, dem **Lösungsmittel** (Solvens, Lösemittel), und
- dem oder den darin **gelösten Stoff(en)**.

Der gelöste Stoff liegt vor dem Auflösen in einem der drei Aggregatzustände (fest, flüssig oder gasförmig) vor. Nach dem Auflösen sind seine kleinsten Teilchen durch Diffusion in dem Lösungsmittel fein verteilt. Bei gelösten Feststoffen unterscheidet man in Abhängigkeit von der Teilchengröße des gelösten Stoffes in Wasser zwischen
- echten Lösungen (Teilchengröße kleiner als 10^{-7} cm) und
- kolloidalen Dispersionen (Teilchengröße von 10^{-5} bis 10^{-7} cm).

Kolloidale Dispersionen entstehen durch Auflösen makromolekularer Stoffe, deren Teilchen Moleküle mit sehr großer molarer Masse sind (z. B. wasserlösliche Proteine, Polysaccharide, Nucleinsäuren). Echte Lösungen kann man durch Betrachten nicht von dem reinen Lösungsmittel unterscheiden (es sei denn, der gelöste Stoff ist farbig). Sie bilden ein homogenes Mehrkomponenten-System, eine homogene Mischphase. Dagegen ist es eine Besonderheit der in **kolloidalen Dispersionen** vorliegenden Teilchen, seitlich eingestrahltes Licht zu streuen (Tyndall-Effekt).

Zur Herstellung von Lösungen muß man die Eigenschaften der zu lösenden Stoffe und der Lösungsmittel kennen. Die zu lösenden Stoffe kann man unterteilen in:

- Polare Stoffe, aufgebaut aus Ionen oder Molekülen mit stark polarisierten Elektronenpaar-Bindungen (Molekülen mit hydrophilen Atomgruppen).
- Unpolare (nicht polare, schwach polare) Stoffe, aufgebaut aus Molekülen mit nicht oder nur in geringem Maße polarisierten kovalenten Bindungen.

Polare Stoffe (hydrophil)	Unpolare Stoffe (hydrophob, lipophil)
Salze, Oxide, Hydroxide anorganische Säuren	Kohlenwasserstoffe (z. B. Paraffine)
Carbonsäuren, Sulfonsäuren anorganische Basen	Ester und Wachse Fette
Amine	Cholesterin
bestimmte Aminocarbonsäuren	Aminocarbonsäuren
Alkohole und Zucker	langkettige Alkohole
Wasserlösliche Vitamine	Fettlösliche Vitamine

Auch die Lösungsmittel lassen sich in polare und unpolare Solventien einteilen. Nach der Regel:

„Ähnliches löst sich in Ähnlichem"

lösen sich polare Stoffe in polaren Lösungsmitteln, unpolare Stoffe in unpolaren Lösungsmitteln.

Polare Lösungsmittel	Sdp. in °C
Wasser	100
Alkohole	
Methanol	65
Ethanol	78
n-Propanol	97
Isopropanol	82
tert.-Butanol	82
Ketone	
Aceton	56
Carbonsäuren	
Essigsäure	118

Wenn ein (fester)Stoff in Lösung geht, so werden seine kleinsten Teilchen (Ionen oder Moleküle) von den Lösungsmittel-Molekülen umgeben. Um die gelösten Teilchen herum bildet sich eine Lösungsmittel-Hülle. Zur Beschreibung dieses Vorgangs verwendet man folgende Begriffe:

allgemein:	für Wasser als Lösungsmittel
Solvat-Hülle	Hydrat-Hülle
Solvatation	Hydratation
Solvat(e)	Hydrat(e)
solvatisieren	hydratisieren

Die überragende Bedeutung von Wasser als Lösungsmittel rechtfertigt eigene Begriffe (s. o.).

Es geschieht häufig, daß ein fester Stoff beim Kristallisieren aus einer Lösung Lösungsmittel-Moleküle in sein Kristallgitter „einbaut". Er kristallisiert dann als Solvat, aus wäßriger Lösung als Hydrat.

10.2   Wäßrige Lösungen

Da die Lebensvorgänge in wäßrigen Lösungen ablaufen, werden wir uns nun ausschließlich mit Lösungen fester, flüssiger und gasförmiger Stoffe in Wasser beschäftigen.

In dem polaren, aus Dipol-Molekülen bestehenden Lösungsmittel Wasser lösen sich zahlreiche polare Stoffe:
- **Salze,** die sich von anorganischen und organischen Säuren und Basen ableiten und die bereits in festem Zustand aus Ionen aufgebaut sind.
- **Potentielle Elektrolyte,** das sind Verbindungen (Säuren und Basen), die aus Molekülen aufgebaut sind, beim Auflösen in Wasser aber zu Ionen dissoziieren.
- **Hydrophile Stoffe,** die aus Molekülen mit hydrophilen Atomgruppen (-OH, -NH$_2$) aufgebaut sind, wie Alkohole, Zucker (Monosaccharide) und Aminosäuren.

Polysaccharide (Stärke) und Eiweißstoffe müssen durch Verdauungsvorgänge bis zu ihren kleinsten wasserlöslichen Bausteinen abgebaut werden, da nur diese Moleküle resorbiert und in wäßriger Lösung transportiert werden. Auch Verbindungen,

die der Organismus mit dem Harn ausscheidet, sind wasserlöslich, z. B. Harnstoff.

Das unterschiedliche Verhalten der zu lösenden Stoffe gegenüber Wasser drückt sich in ihrer **Löslichkeit** aus. *Die Löslichkeit gibt an, wieviel Gramm reiner Stoff von 100 g Lösungsmittel (z. B. Wasser) bei einer bestimmten Temperatur maximal gelöst werden.*

$$\text{Löslichkeit} = \frac{\text{Masse reiner Stoff in g}}{100 \text{ g Lösungsmittel}}$$

In der Regel nimmt die Löslichkeit eines festen Stoffes in Wasser mit der Temperatur erheblich zu. Ausnahmen von dieser Regel sind Salze wie Natriumchlorid, deren Löslichkeit bei Temperatur-Erhöhung nur in geringem Maße zunimmt, oder Natriumsulfat und Lithiumcarbonat, deren Löslichkeit bei Temperatur-Erhöhung sogar abnimmt. In der folgenden Zusammenstellung sind Löslichkeits-Angaben für einige anorganische Salze bei unterschiedlichen Temperaturen aufgeführt.

	Löslichkeit in g/100 g Wasser			
Gelöster Stoff bei 10 °C		20 °C	40 °C	80 °C
AgNO$_3$	159,4	215,5	334,8	651,9
BaCl$_2$	33,3	35,1	40,8	52,0
Ba(OH)$_2$	2,56	4,06	8,58	115,0
CuSO$_4$	16,8	20,3	28,5	56,0
K$_2$Cr$_2$O$_7$	7,87	12,4	26,6	72,4
KNO$_3$	21,2	31,6	64,7	166,7
PbCl$_2$	0,75	0,98	1,44	2,62
NaCl	35,8	36,05	36,6	37,9
Li$_2$CO$_3$	1,435	1,34	1,16	0,847

Abbildung 10–1 zeigt die Abhängigkeit der Löslichkeit von der Temperatur: Je steiler der Kurven-Verlauf ist, umso stärker nimmt die Löslichkeit des betreffenden Salzes mit der Temperatur zu.

Bei der Zusammenstellung der Löslichkeits-Angaben wurden bis auf Bleichlorid, Lithiumcarbonat und Bariumhydroxid, gut wasserlösliche Salze ausgewählt. Es gibt bei Salzen, Oxiden, Hydroxiden und Sulfiden jedoch sehr erhebliche **Löslichkeits-Unterschiede.** Zu den wenig wasserlöslichen Salzen gehört Kaliumperchlorat KClO$_4$, zu den praktisch unlöslichen Bariumsulfat, BaSO$_4$. In der Analytischen Chemie sind unslösliche Salze, oft von Bedeutung, weil man bestimmte Ionen im Rahmen eines „Trennungsganges" in Form ihrer unlöslichen Salze aus der wäßrigen Lösung ausfallen kann.

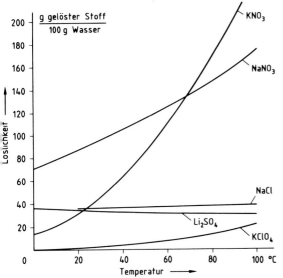

Abb. 10-1. Salze weisen große Unterschiede in ihrer Wasser-Löslichkeit auf. Die Löslichkeits-Kurve zeigt die Abhängigkeit der Löslichkeit eines reinen wasserfreien Salzes von der Temperatur (nach: F. Merten: *Der Chemielaborant,* Teil 1. Schroedel Verlag, Hannover, 8. Aufl. 1978).

Die Löslichkeits-Angaben sind nur eine von mehreren Möglichkeiten, den Gehalt an gelöstem Stoff in einer Lösung quantitativ anzugeben. Häufig wählt man die Stoffmengen-Konzentration mol/L (mol gelöster Stoff in 1 L Lösung), um den Gehalt einer wäßrigen Lösung an einem gelösten Stoff auszudrücken.

Folgende Einteilung der in Wasser zu lösenden Stoffe hat sich (trotz der Ausnahmen von den Regeln) als nützliche **Orientierung** erwiesen:

löslich	mindestens 10 g/L
mäßig löslich	1 g/L bis 10 g/L
unlöslich	weniger als 1 g/L

Wasser-**löslich** sind:

Nitrate	$NO_3^{\ominus}$
Nitrite	$NO_2^{\ominus}$
Chlorate	$ClO_3^{\ominus}$
Acetate	$H_3C\text{-}COO^{\ominus}$
Chloride	$Cl^{\ominus}$
Bromide	$Br^{\ominus}$
Iodide	$I^{\ominus}$
Thiocyanate (Rhodanide)	$SCN^{\ominus}$
Sulfate	$SO_4^{\ominus\ominus}$

Ausnahmen sind die folgenden **unlöslichen** oder nur **mäßig löslichen** Silber-, Kupfer(I)-, Quecksilber(I)- und Bleisalze:

$$AgCl,\ AgBr,\ AgI,\ AgSCN,\ CuCl,\ CuBr,\ CuI,$$
$$Hg_2Cl_2,\ Hg_2Br_2,\ Hg_2I_2$$
$$PbCl_2,\ PbBr_2,\ PbI_2,\ Pb(SCN)_2$$

und die Sulfate:

$$SrSO_4,\ BaSO_4,\ PbSO_4\ \text{(unlöslich)}$$
$$CaSO_4,\ Ag_2SO_4\ \text{(mäßig löslich)}.$$

Den wasser-löslichen Salzen stehen zahlreiche wasser-unlösliche Ionen-Verbindungen gegenüber. Wasser-unlöslich sind (mit Ausnahme der entsprechenden Alkalimetall- und Ammonium-Verbindungen, die wasser-löslich sind):

Sulfide	$S^{\ominus\ominus}$
Sulfite	$SO_3^{\ominus\ominus}$
Carbonate	$CO_3^{\ominus\ominus}$
Oxalate	$^{\ominus}OOC\text{-}COO^{\ominus}$
Phosphate	$PO_4^{\ominus}$
Hydroxide	$OH^{\ominus}$

Ca-, Sr- und Ba-Hydroxid sind mäßig löslich.

Der Vorgang des Auflösens („in-Lösung-Gehens") von Ionen-Verbindungen in Wasser läßt sich anschaulich beschreiben. In einem aus Ionen bestehenden Kristall sind die Ionen an feste Plätze gebunden. Auf im Inneren des Ionen-Gitters befindliche Kationen wirken allseitig Anziehungskräfte der räumlich benachbarten Anionen und umgekehrt. Dagegen sind die Anziehungskräfte auf die an den Außenflächen des Kristalls befindlichen Ionen nicht so stark. Hier setzt beim Auflösen von Ionen-Verbindungen in Wasser die Hydratation ein: Die Ionen treten aus dem Kristallgitter in das Lösungsmittel Wasser über. Es entsteht eine wäßrige, bewegliche Ionen enthaltende Lösung. Die Ionen werden von den Dipol-Molekülen des Lösungsmittels Wasser umgeben (Hydrat-Hülle).

Abb. 10-2 zeigt in wäßriger Lösung vorliegende **hydratisierte Kationen und Anionen**.

Metall-Kationen sind in wäßriger Lösung meist von einer ganz bestimmten Anzahl Wasser-Moleküle (meist sechs oder vier) umgeben. Die Bindung der Wasser-Moleküle an die Ionen kann so stark sein, daß Wasser-Moleküle mit in das Ionen-Gitter eingebaut werden, wenn Salze aus wäßrigen Lösungen kristallisieren. So kommt es, daß zahl-

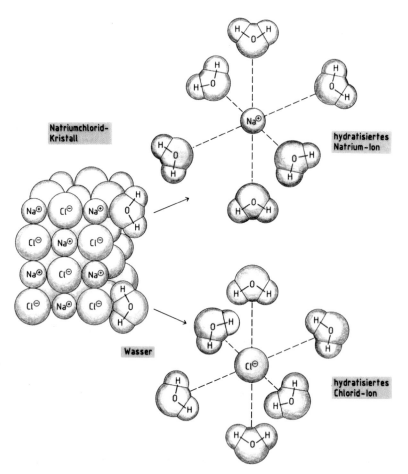

Natriumchlorid-Kristall

hydratisiertes Natrium-Ion

Wasser

hydratisiertes Chlorid-Ion

Abb. 10-2. Am Beispiel Natriumchlorid wird das Auflösen von Kristallen einer Ionen-Verbindung in Wasser gezeigt. Die an den Kanten des Kristalls befindlichen Ionen werden zuerst aus der Oberfläche des Ionen-Gitters herausgelöst und von Wasser-Molekülen umhüllt (hydratisiert) (nach: J. R. Holum).

reiche Verbindungen aus wäßrigen Lösungen mit einem **Kristallwasser**-Gehalt kristallisieren, der gesondert angegeben wird, z. B.

Oxalsäure-dihydrat, $H_2C_2O_4 \cdot 2\ H_2O$
Kupfersulfat-pentahydrat, $CuSO_4 \cdot 5\ H_2O$
Zinksulfat-heptahydrat, $ZnSO_4 \cdot 7\ H_2O$.

10.3 Gehalts-Angaben von Lösungen

Lösungen sind Mischphasen, die aus dem Lösungsmittel und, im einfachsten Fall, einem gelösten Stoff bestehen. Zur vollständigen Beschreibung einer Lösung müssen qualitative Angaben über die Art des Lösungsmittels (Wasser) und des gelösten Stoffes (z. B. NaCl) durch quantitative Angaben über den „Gehalt" der Lösung an gelöstem Stoff ergänzt werden.

Gemäß DIN 1310 vom Februar 1984 ist **Gehalt** ein Oberbegriff, der alle Angaben über die Zusammensetzung von Lösungen (Mischphasen) einschließt.

Der Gehalt von Mischphasen an gelösten Stoffen und Lösungsmittel kann auf unterschiedliche Weise quantitativ ausgedrückt werden. Für jeden einzelnen Stoff kann man Masse, Volumen oder Stoffmenge angeben. Jede dieser Angaben kann man in Beziehung setzen zur Masse, dem Volumen oder der Stoffmenge der Lösung **insgesamt**. Hieraus ergeben sich Quotienten (Brüche), die man entweder als **Anteil** oder als **Konzentration** bezeichnet. *Anteile sind stets Quotienten aus gleichen Größen,* so daß anstelle einer Dimensions-Angabe (wie g/g) auch Angaben in %, Promille (‰) oder Teile pro Millionen (ppm) üblich sind. *Konzentrationen sind stets auf ein bestimmtes Volumen bezogene Größen.* Die Teilchen des gelösten Stoffes bezeichnet man mit X. Sie müssen genau angegeben werden und können Ionen, Äquivalentteilchen oder Moleküle sein.

Die wichtigsten Gehalts-Angaben sind:

Gehalts-Angabe	Symbol	Alte Bezeichnung
Stoffmengen-Konzentration	c	(Molarität, M) molar
Äquivalent-Konzentration	$c(eq)$	(Normalität, normal, N)
Molalität	b	
Massen-Anteil	w	(Massen-Prozent)
Massen-Konzentration	β	
Volumen-Konzentration	σ	(Volumen-Prozent)

10.3.1   Stoffmengen-Konzentration

Symbol c Übliche Einheit: mol/L

Die **Stoffmengen-Konzentration** (DIN 32625) eines gelösten Stoffes mit den Teilchen X, Formelzeichen $c(X)$, ist der Quotient aus der Stoffmenge $n(X)$ der gelösten Stoffportion und dem Volumen V der Lösung:

$$c(X) = \frac{n(X)}{V}$$

Die Stoffmengen-Konzentration c gibt somit an, wieviel mol eines gelösten Stoffes in 1 L Lösung enthalten sind. Sie wird häufig kurz als Konzentra-

tion bezeichnet und ist die Grundlage für Berechnungen von Gleichgewichts-Konstanten bei chemischen Gleichgewichten und von pH-Werten. Zu beachten ist, daß sich die Stoffmengen-Konzentration auf das Volumen der Lösung (gelöster Stoff + Lösungsmittel) insgesamt und nicht auf das Volumen des Lösungsmittels allein bezieht.

Die *Herstellung von Lösungen mit einer bestimmten Stoffmengen-Konzentration* wollen wir uns am Beispiel der Herstellung einer wäßrigen Lösung von Kaliumhydrogencarbonat (Urtitersubstanz) verdeutlichen. Die Stoffmengen-Konzentration soll 0,1 mol/L betragen:

$$c(KHCO_3) = 0{,}1 \text{ mol/L}$$

Die **molare Masse** von $KHCO_3$ entnehmen wir z. B. einer der im Literaturverzeichnis aufgeführten Tabellen:

$$M(KHCO_3) = 100{,}1 \text{ g/mol}$$

Aus der vorgegebenen Stoffmenge läßt sich mit Hilfe folgender Gleichung die abzuwiegende Masse berechnen:

$$\text{Molare Masse} = \frac{\text{Masse}}{\text{Stoffmenge}} \qquad M(X) = \frac{m(X)}{n(X)}$$

umgeformt:

$$\text{Masse} = \text{molare Masse} \cdot \text{Stoffmenge}$$

$$m(X) = M(X) \cdot n(X)$$

$$= 100{,}1 \text{ g/mol} \cdot 0{,}1 \text{ mol} = 10{,}01 \text{ g}$$

Die Einwaage an $KHCO_3$ beträgt 10,01 g

Diese Stoffportion wird in einen **geeichten Meßkolben** gegeben und mit reinem Wasser bis zur Eichmarke aufgefüllt.

Die übliche Einheit der Stoffmengen-Konzentration ist mol/L. Da die Stoffmenge $n(X)$ auch in

millimol   mmol (ein Tausendstel mol)
mikromol   µmol (ein Millionstel mol)
nanomol   nmol (ein Milliardstel mol)

und das Volumen auch in mL oder µL angegeben werden kann, ergeben sich Einheiten wie mmol/L oder mmol/mL.

In der **Klinischen Chemie** sind SI-Einheiten für folgende Bestandteile von Körperflüssigkeiten eingeführt worden:

mmol/L	μmol/L
Natrium	Eisen
Kalium	Kupfer
Calcium	Pyruvat
Magnesium	Freie Fettsäuren
Chlorid	Creatin
Phosphor, anorganisch	Creatinin
Harnstoff	Harnsäure
Cholesterin	Albumin
Glucose	Bilirubin
Triglyceride (Neutralfett)	Myoglobin

Der Gebrauch der früher üblichen Angabe „Molarität" wird nicht mehr empfohlen, an ihre Stelle tritt die Konzentrations-Angabe mol/L. So sollen bisherige Angaben wie „0,05 molare Schwefelsäure" oder „Schwefelsäure 0,05M" ersetzt werden durch:

Schwefelsäure, $c(H_2SO_4) = 0,05$ mol/L

oder durch die Kurzbezeichnung

H_2SO_4, 0,05 mol/L

Ein weiteres Beispiel:

Natronlauge, $c(NaOH) = 0,2$ mol/L

Die Stoffmengen-Konzentration an NaOH beträgt 0,2 mol/L.

10.3.2 Äquivalent-Konzentration

Aus der Stoffmengen-Konzentration $c(X)$ ergibt sich die **Äquivalent-Konzentration** $c(eq)$ mit denselben Einheiten mol/L, mmol/L oder mmol/mL, wenn anstelle der Teilchen X die betreffenden **Äquivalentteilchen** eingesetzt werden, z. B. anstelle von $KMnO_4$ die Äquivalentteilchen 1/5 $KMnO_4$ (s. Kap. 13). „Äquivalent" bedeutet: einem ganz bestimmten Reaktions-Typ angemessen, hier der Verwendung von Kaliumpermanganat als Oxidationsmittel in saurer Lösung. Dabei werden pro mol Permanganat 5 Elektronen aufgenommen. Die Äquivalent-Zahl z^* ist 5. Aus den Gleichungen für die Äquivalent-Stoffmenge

$n(eq) = n(1/z^* X)$

und die Stoffmengen-Konzentration

$$c(X) = \frac{n(X)}{V}$$

ergibt sich als Äquivalent-Konzentration

$$c(eq) = \frac{n(1/z^* X)}{V}$$

Die Äquivalent-Konzentration $c(eq)$ eines gelösten Stoffes X ist demnach der Quotient aus seiner Äquivalent-Stoffmenge $n(1/z^* X)$ und dem Volumen V der Lösung. Die Bezeichnung **Maßlösung** tritt an die Stelle der nicht mehr zu verwendenden Bezeichnung Normallösung.

Dazu ein Beispiel: Kaliumpermanganat-Lösung, $c(1/5\ KMnO_4) = 0,1$ mol/L.

Die Äquivalent-Konzentration der Kaliumpermanganat-Lösung beträgt 0,1 mol/L, wenn 1/5 $KMnO_4$ zugrunde gelegt wird. Dem entspricht die Stoffmengen-Konzentration $c(KMnO_4) = 0,02$ mol/L.

Das Beispiel $c(H_2SO_4) = 0,05$ mol/L soll den Zusammenhang zwischen Stoffmengen-Konzentration und Äquivalent-Konzentration verdeutlichen. Bei der Neutralisation gibt jedes H_2SO_4-Teilchen $2\,H^{\oplus}$ ab. Somit beträgt die Äquivalent-Konzentration:

$c(1/2\ H_2SO_4) = 0,1$ mol/L

10.3.3 Molalität

Symbol b Übliche Einheit mol/kg

Für Untersuchungen der osmotischen Eigenschaften von Lösungen ist es zweckmäßig, Lösungen bestimmter **Molalität** zu verwenden. Die Molalität b ergibt sich als Quotient aus

der Stoffmenge $n(X)$ des gelösten Stoffes X

und der Masse m des Lösungsmittels:

$$b(X) = \frac{n(X)}{m(\text{Lösungsmittel})}$$

Während bei der Stoffmengen-Konzentration $c(X)$ im Nenner des Bruches üblicherweise „Liter" als Volumen der Lösung insgesamt angegeben wird, *ist zur Berechnung der Molalität $b(X)$ nur die Masse des Lösungsmittels in kg einzusetzen.*

Bei der Molalität ist also das Endvolumen der erhaltenen Lösung unerheblich. *Lösungen mit gleicher Molalität können unterschiedliche Endvolumina haben,* in Abhängigkeit davon, wieviel Volumen der gelöste Stoff zum Gesamtvolumen der Lösung beiträgt. Eine Abhängigkeit von der Temperatur besteht im Gegensatz zur Stoffmengen-Konzentration hier nicht, weil molale Lösungen (mol/kg) ausschließlich auf Basis der Masse von gelöstem Stoff und Lösungsmittel hergestellt werden.

10.3.4 Massen-Anteil

Symbol w Übliche Einheiten g/g oder g/100 g ≙ %

Der **Massen-Anteil** w eines Stoffes X in einer Mischung ist der Quotient aus der Masse $m(X)$ des Stoffes X und der Masse m der Mischung:

$$w(X) = \frac{m(X)}{m}$$

In den folgenden Beispielen wird der Gehalt wäßriger Lösungen als Massen-Anteil angegeben (die bisherige Schreibweise ist in Klammern aufgeführt):

Natronlauge $w(NaOH) = 0,32$
In Worten: Der Massen-Anteil an NaOH beträgt 0,32. (Natronlauge 32%)

Schwefelsäure $w(H_2SO_4) = 0,96$
Der Massen-Anteil an H_2SO_4 beträgt 0,96. (Schwefelsäure, konz.)

Ammoniak-Lösung $w(NH_3) = 0,10$ oder
$w(NH_3)$ in % $= 10$
Der Massen-Anteil an NH_3 beträgt 0,10 oder der Massen-Anteil an NH_3 in Prozent beträgt 10. (Ammoniak-Lösung 10%)

10.3.5 Massen-Konzentration

Symbol β Übliche Einheiten: g/L oder mg/mL

Die **Massen-Konzentration** β eines Stoffes X in einer Lösung ist der Quotient aus der Masse $m(X)$ der gelösten Stoffportion und dem Volumen V der Lösung:

$$\beta(X) = \frac{m(X)}{V}$$

Die Massen-Konzentration β soll in Form einer Größengleichung angegeben werden, z. B.:

Natriumchlorid-Lösung $\beta(NaCl) = 9,0$ g/L
In Worten: Die Massen-Konzentration an NaCl beträgt 9,0 g/L.

Eisen(II)-sulfat-Lösung $\beta(Fe^{\oplus\oplus}) = 4,83$ mg/mL
Die Massen-Konzentration an $Fe^{\oplus\oplus}$-Ionen beträgt 4,83 mg/mL.

In der Klinischen Chemie wird der Gehalt an folgenden Stoffen in g/L angegeben:
Gesamt-Eiweiß (Protein), Hämoglobin, Transferrin, Fibrinogen, Lipide, total, Lipoprotein.

10.3.6 Volumen-Konzentration

Symbol σ Übliche Einheiten: L/L oder mL/mL

Wasser ist mit bestimmten Alkoholen, wie Methanol und Ethanol (Ethylalkohol) in jedem Verhältnis mischbar. Wäßriger Alkohol wird häufig als Lösungsmittel verwendet. Beide Mischungs-Bestandteile, Wasser und Alkohol, sind der Volumen-Messung leicht zugängliche Flüssigkeiten. Für solche Mischungen bietet es sich an, Konzentrations-Angaben auf der Grundlage der Volumina zu machen.

Die **Volumen-Konzentration** σ eines Stoffes X in einer Mischung ist der Quotient aus dem Volumen $V(X)$ dieses Stoffes und dem Volumen V der Mischung:

$$\sigma(X) = \frac{V(X)}{V}$$

Als Beispiel betrachten wir wäßriges Ethanol:

$$\sigma\,(C_2H_5OH) = 0,85$$

Die Volumen-Konzentration an C_2H_5OH beträgt 0,85. (Die bisherige Schreibweise war: Äthanol-Lösung 85 Vol-%.)

10.3.7 Formel-Übersicht

Die Mol-Definition erfordert, daß bei allen die Stoffmenge betreffenden Angaben die Art der Teilchen, aus denen der gelöste Stoff X besteht, anzugeben ist. In Tab. 10-1 sind die besprochenen Größen, die Größengleichungen (Formeln) und die üblichen Einheiten aufgeführt:

Tab. 10-1: Formel-Übersicht

Gehalts-Angabe	Symbol	Einheit	Größengleichung
Stoffmengen-Konzentration	c	mol/L mmol/L µmol/L	$c(X) = \dfrac{n(X)}{V}$
Äquivalent-Konzentration	$c(eq)$	mol/L	$c(eq) = \dfrac{n(1/z^{*}X)}{V}$
Molalität	b	mol/kg	$b(X) = \dfrac{n(X)}{m(\text{Lösungsmittel})}$
Massen-Anteil	w	g/g g/100 g ($\triangleq$ %)	$w(X) = \dfrac{m(X)}{m}$
Massen-Konzentration	β	g/L mg/mL	$\beta(X) = \dfrac{m(X)}{V}$
Volumen-Konzentration	σ	L/L mL/mL	$\sigma(X) = \dfrac{V(X)}{V}$

10.4   Von der Teilchenanzahl abhängige Lösungs-Eigenschaften

Lösungen nichtflüchtiger Stoffe haben einen niedrigeren Dampfdruck, eine höhere Siedetemperatur und eine tiefere Gefriertemperatur als das jeweilige reine Lösungsmittel, d. h. man beobachtet bei den Lösungen eine **Dampfdruck-Erniedrigung**, eine **Siedetemperatur-Erhöhung**, eine **Gefriertemperatur-Erniedrigung** und außerdem einen **osmotischen Druck**. Diese physikalischen Eigenschaften von Lösungen lassen sich in gesetzmäßiger Weise durch mathematische Gleichungen beschreiben; *sie sind allein von der Anzahl, aber nicht von der Art der in Lösung vorliegenden Teilchen abhängig.*

Nach dem Auflösen von Nicht-Elektrolyten, z. B. von Rohrzucker oder von Harnstoff, in Wasser liegen Moleküle als gelöste Teilchen vor. Die Teilchenanzahl entspricht genau der in Lösung gebrachten Stoffmenge, weil beim Auflösen keine Dissoziation erfolgt. Wäßrige Lösungen von Rohrzucker und Harnstoff derselben Molalität (z. B. 1 mol/kg) enthalten also dieselbe Anzahl gelöster Teilchen, sie haben daher trotz der verschiedenen chemischen Zusammensetzung von Rohrzucker-Molekülen und Harnstoff-Molekülen auch denselben osmotischen Druck und zeigen z. B. dieselbe Gefriertemperatur-Erniedrigung.

Nach dem Auflösen von **Ionen-Verbindungen** (z. B. Salzen) oder von **potentiellen Elektrolyten** (z. B. Citronensäure) in Wasser ist durch die Dissoziation in Kationen und Anionen in der wäßrigen Lösung eine **größere Teilchenanzahl** vorhanden als der Stoffmenge des in Lösung gebrachten Stoffes entspricht.

Folgende Aufstellung zeigt an einigen Beispielen, wieviel mol Ionen aus 1 mol einer Ionen-Verbindung entstehen:

Formeleinheit 1 mol	Ionen in wäßriger Lösung	
NaCl	$Na^\oplus + Cl^\ominus$	2 mol
$MgBr_2$	$Mg^{\oplus\oplus} + 2\ Br^\ominus$	3 mol
K_2SO_4	$2\ K^\oplus + SO_4^{\ominus\ominus}$	3 mol
AlF_3	$Al^{\oplus\oplus\oplus} + 3\ F^\ominus$	4 mol
$K_4[Fe(CN)_6]$	$4\ K^\oplus + [Fe(CN)_6]^{4\ominus}$	5 mol

Lösungen aus gleichen Stoffmengen verschiedener Ionen-Verbindungen können daher beispielsweise unterschiedlich großen osmotischen Druck haben.

Diese Lösungs-Eigenschaften sollen nun näher betrachtet werden: Beim Verdampfen von Wasser oder eines organischen Lösungsmittels treten die Moleküle von der Flüssigkeits-Oberfläche in den darüber befindlichen Gasraum über und üben dort einen Druck, den Dampfdruck, aus, der mit steigender Temperatur ansteigt.

An der Oberfläche einer Lösung befinden sich nicht nur flüchtige Lösungsmittel-Moleküle, sondern auch Teilchen des gelösten nichtflüchtigen Stoffes, daher ist der Dampfdruck einer Lösung bei einer bestimmten Temperatur kleiner als der des reinen Lösungsmittels. Diese **Dampfdruck-Erniedrigung** bei Lösungen hat eine **Siedetemperatur-Erhöhung** sowie eine **Gefriertemperatur-Erniedrigung** zur Folge. *Die Größe der Siedetemperatur-Erhöhung, der Gefriertemperatur-Erniedrigung und auch des osmotischen Druckes ist in verdünnten Lösungen direkt proportional der Gesamtzahl der in der jeweiligen Lösung vorliegenden gelösten Teilchen* (Moleküle und/oder Ionen).

Wenn z.B. in 1 kg Wasser 1 mol gelöste Teilchen vorhanden sind, ist die Siedetemperatur gegenüber reinem Wasser um 0,512 °C erhöht, die Gefriertemperatur um 1,86 °C erniedrigt.

In der Praxis wird vor allem die Gefriertemperatur-Erniedrigung gemessen und auf diese Weise die Molalität von wäßrigen Lösungen bestimmt. So kann man im klinisch-chemischen Labor mit einem Kryoskop die Gefriertemperatur-Erniedrigung von Blutplasma oder Serum bestimmen, die normalerweise 0,56 °C beträgt (dies entspricht der Molalität $b \approx 0,33$ mol/kg H_2O). Die Gefrier-

temperatur-Erniedrigung wird durch die in den Körperflüssigkeiten vorliegenden gelösten Teilchen insgesamt hervorgerufen, so z.B. durch sämtliche anorganischen Serum-Elektrolyte, die Anionen von Proteinen und organischen Säuren und durch Nicht-Elektrolyte, wie Glucose und Harnstoff. Abweichungen von dem Normal-Wert der Gefriertemperatur-Erniedrigung zeigen Störungen im Elektrolyt-Haushalt an.

Bei konzentrierten Lösungen, vor allem bei starken Elektrolyten (Ionen-Verbindungen), treten erhebliche Abweichungen zwischen gemessenen und aus der eingesetzten Stoffmenge berechneten Werten für die Gefrierpunkts-Erniedrigung auf.

Vergleicht man Lösungen einer bestimmten Molalität, z.B. $b(X) = 0,1$ mol/kg, von Glucose, Harnstoff, Natriumchlorid und Kaliumsulfat, so erwartet man in der **Ionen** enthaltenden NaCl-Lösung das Doppelte, in der K_2SO_4-Lösung das Dreifache der sich für die **Moleküle** enthaltende Glucose-Lösung und Harnstoff-Lösung ergebenden Gefriertemperatur-Erniedrigung.

Gelöster Stoff	Teilchen in der Lösung	Teilchen-anzahl $6,02 \cdot 10^{23}$	Gefriertemp.-Erniedrigung um
Glucose	Moleküle	0,1mal	0,186 °C
Harnstoff	Moleküle	0,1mal	0,186 °C
NaCl	Ionen		
	$Na^\oplus\ Cl^\ominus$	0,2mal	0,372 °C
K_2SO_4	Ionen		
	$2K^\oplus\ SO_4^{\ominus\ominus}$	0,3mal	0,558 °C

Die gemessenen Werte liegen aber bei Lösungen von Salzen dieser (und höherer) Molalität unterhalb der berechneten Werte und betragen z.B. für eine NaCl-Lösung nicht das zweifache, sondern nur das 1,85fache des Wertes, der für Lösungen von Nicht-Elektrolyten gleicher Molalität erhalten wird. Die Abweichungen zwischen den berechneten und den gemessenen Werten sind umso größer, je **konzentrierter** die Salz-Lösungen sind. Mit zunehmender räumlicher Nähe der Ionen führen die elektrostatischen Anziehungskräfte zur Bildung von Ionen-Schwärmen, was zu einer scheinbaren Verringerung der Teilchenanzahl in der Salzlösung führt. Die Eigenschaften konzentrierter Lösungen starker Elektrolyte ergeben sich daher nicht hinreichend genau aus der erwarteten Ionen-Konzentration, man geht hier besser von der **Aktivität** der Ionen aus, die man aus der Konzentration durch Multiplizieren mit einem Aktivitäts-Koeffizienten (einer Zahl kleiner als eins) berechnen kann.

Beim Arbeiten mit verdünnten Lösungen tritt diese Problematik nicht auf. Die Teilchen des gelösten Stoffes sind in einem so großen Lösungsmittel-Volumen verteilt, daß sich Wechselwirkungskräfte hierbei praktisch nicht auswirken.

Unter den von der Teilchenanzahl abhängigen Eigenschaften von Lösungen kommt dem **osmotischen Druck** von Körperflüssigkeiten der Tiere und Zellsäften der Pflanzen die größte Bedeutung zu. Die Abb. 10-3 zeigt eine Versuchsanordnung zur Veranschaulichung des osmotischen Druckes von Lösungen:

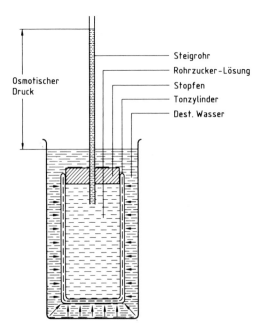

Abb. 10-3. Osmose Wasser/Rohrzucker-Lösung: Als semipermeable Membran dient hier die Wandung eines Tonzylinders, in dem sich eine Lösung von Rohrzucker in Wasser befindet (nach: F. Merten).

In einem äußeren Gefäß befindet sich das reine Lösungsmittel (z. B. Wasser), in einem inneren Gefäß (mit Steigrohr) eine Lösung (z. B. wäßrige Rohrzucker-Lösung). Die beiden Gefäße sind durch eine Membran voneinander getrennt, deren Poren gerade so groß sind, daß nur Wasser-Moleküle, nicht aber die Teilchen des gelösten Stoffes hindurchgelangen können **(semipermeable Membran)**. Ebenso wie die kleinsten Teilchen anderer Stoffe haben auch Wasser-Moleküle das Bestreben, sich durch Diffusion gleichmäßig in einem verfügbaren Raum zu verteilen. Bei der gezeigten

Versuchsanordnung dringen daher Wasser-Moleküle durch die Membran in die Rohrzucker-Lösung ein. Die Lösung verdünnt sich, ihr Volumen vergrößert sich, der Flüssigkeitsspiegel im Steigrohr steigt an. Je größer aber der hydrostatische Druck im Steigrohr wird, um so mehr Wasser-Moleküle passieren die Membran nun auch in der umgekehrten Richtung. Schließlich wird sich ein Gleichgewichts-Zustand einstellen, in dem ebenso viele Wasser-Moleküle aus dem reinen Lösungsmittel in die Lösung übergehen wie umgekehrt. Der in diesem Gleichgewichts-Zustand meßbare hydrostatische Druck ist gleich dem osmotischen Druck der wäßrigen Lösung. Je größer die Teilchenanzahl des gelösten Stoffes in einer wäßrigen Lösung ist, umso höher ist der osmotische Druck. Man kann die beschriebene Versuchsanordnung auch abwandeln, daß eine verdünnte Lösung und eine konzentrierte Lösung (Lösungen unterschiedlicher Molalität) durch die semipermeable Membran voneinander getrennt sind. In diesem Fall diffundieren Wasser-Moleküle aus der verdünnten Lösung in die konzentrierte Lösung, bis der **Konzentrations-Ausgleich** hergestellt ist. Auf dem Verdünnungsbestreben der konzentrierteren Lösungen beruhen die osmotischen Vorgänge in lebenden Organismen, wobei zu beachten ist, daß die Plasma-Membranen der tierischen und pflanzlichen Zellen nicht nur für Wasser-Moleküle durchlässig sind, sondern auch für bestimmte gelöste Teilchen.

Die Gesamtzahl der Teilchen der in menschlichem Blut und in den anderen Körperflüssigkeiten gelösten Stoffe (Elektrolyte, niedermolekulare organische Verbindungen, Proteine) bewirkt einen osmotischen Druck von ca. 7,5 bar (bei 37 °C).

Dem entspricht eine *Konzentration an osmotisch wirksamen Teilchen* von **insgesamt** ca. 0,3 mol/L.

Je größer die molare Masse der gelösten Teilchen ist, um so geringer ist — bei gleicher Stoffmenge — die Teilchenanzahl und dementsprechend der osmotische Druck. Lösungen von Makromolekülen (z. B. von Proteinen) haben daher nur einen geringen osmotischen Druck. Vergleicht man den für wäßrige Lösungen von globulären Proteinen zu erwartenden osmotischen Druck mit den experimentell bestimmten Werten, so stellt man fest, daß diese etwa doppelt so hoch wie berechnet sein können (z. B. bei Lösungen von Albuminen). Der Grund hierfür ist, daß zu dem Verdünnungsbestreben solcher Protein-Lösungen noch der Wasser-Anteil hinzukommt, den die zahlreiche hydrophile Atomgruppen enthaltenden Proteine an sich binden (hydratisierte Proteine). Der bei Proteinen auftretende osmotische Druck wird als kolloidosmotischer Druck bezeichnet; von dem osmotischen Druck des Blutes (7,5 bar) entfallen 33–40 mbar auf den kolloidosmotischen Druck der Plasmaproteine.

Die Begriffe isotonisch, hypotonisch und hypertonisch dienen zur Kennzeichnung von Lösungen, deren osmotischer Druck ebenso groß (iso), kleiner als (hypo) oder größer als (hyper) der osmotische Druck einer Bezugslösung ist. Isotonisch im Vergleich zu menschlichem Blut sind z.B. eine Glucose-Lösung mit $c(C_6H_{12}O_6) = 0,3$ mol/L und eine Kochsalz-Lösung mit $c(Na^\oplus) = c(Cl^\ominus) = 0,15$ mol/L, deren Massen-Anteil an NaCl 0,9% beträgt (**physiologische Kochsalz-Lösung**).

Im Innern lebender Zellen, die durch die semipermeable Zellmembran von ihrer Umgebung getrennt sind, herrscht ein in bestimmten Grenzen geregelter osmotischer Druck. Da Wasser-Moleküle von jeder Seite durch die Zellmembran hindurchdiffundieren können, kommt es zu einer Veränderung des osmotischen Druckes der Zellen, sobald diese in hypotonische (im Extremfall in reines Wasser) oder in hypertonische Lösungen gebracht werden. Auf lebende Zellen, wie Erythrocyten, hat dies folgende Auswirkungen:

Umgebende Lösung	Auswirkung
hypotonisch (z.B. reines Wasser)	Eindringen von Wasser in die Zelle, Anschwellen, u.U. bis zum Platzen (**Hämolyse**, Plasmolyse)
hypertonisch	Austreten von Wasser aus der Zelle, Zusammenschrumpfen
isotonisch	gleichbleibender osmotischer Druck

10.5 Lösungen von Gasen in Wasser

Sowohl reine Gase (wie Sauerstoff) als auch Gas-Gemische (wie Luft) lösen sich in Wasser. Bei gegebener Temperatur hängt die Löslichkeit von reinen Gasen von ihrem Druck ab. Liegt ein Gas lediglich als Bestandteil eines Gas-Gemisches vor, so hängt seine Löslichkeit in Wasser von seinem **Partial-**

druck, dem anteiligen Druck dieses Gases am Gesamtdruck des Gemisches, ab. Für verdünnte Lösungen von Gasen (und nicht zu hohe Drucke) gilt das **Henrysche Gesetz**:

Die Quantität eines Gases, die sich in einem gegebenen Flüssigkeits-Volumen bei konstanter Temperatur löst, ist direkt proportional dem Partialdruck des über der Flüssigkeit befindlichen Gases.

Erhöht man den Druck des betreffenden Gases, so löst sich eine größere Gasmenge. Dagegen nimmt die Löslichkeit von Gasen in Wasser mit steigender Temperatur ab.

So führt z.B. das Erwärmen einer Lösung von CO_2 in Wasser dazu, daß CO_2 in Form von Gas-Blasen entweicht.

Wenn sich Gase sehr gut in Wasser lösen, ist dies vielfach nicht durch ihre physikalische Löslichkeit bedingt, sondern durch eine chemische Reaktion zwischen dem gelösten Gas und dem Lösungsmittel Wasser. So reagiert CO_2 mit Wasser unter Entstehung von Kohlensäure und Hydrogencarbonat (Bicarbonat)-Ionen:

$$H_2O + CO_2 \rightleftharpoons (H_2CO_3) \rightleftharpoons H^\oplus + HCO_3^\ominus$$

Auch beim Einleiten von Chlorwasserstoff-Gas und von Ammoniak-Gas in Wasser finden chemische Reaktionen statt, die die Ursache für die hohe Löslichkeit dieser Gase in Wasser sind.

Aus Chlorwasserstoff entsteht Salzsäure:

$$HCl + H_2O \longrightarrow H_3O^\oplus + Cl^\ominus$$

Aus gasförmigem Ammoniak entsteht die alkalisch reagierende Lösung „wäßriges Ammoniak":

$$NH_3 + H_2O \rightleftharpoons NH_4^\oplus + OH^\ominus$$

Das Gas Schwefeldioxid ergibt eine als „schweflige Säure" bezeichnete wäßrige Lösung:

$$H_2O + SO_2 \rightleftharpoons (H_2SO_3) \rightleftharpoons H^\oplus + HSO_3^\ominus$$

Der bedeutsamste Unterschied zwischen physikalischer Löslichkeit und chemischer Bindung wird aus folgenden Zahlenwerten deutlich:

Blutplasma allein (ohne Erythrocyten) vermag nur ca. 0,3 mL Sauerstoff pro 100 mL physikalisch zu lösen. Dagegen kann Blut, wenn das in den Erythrocyten vorliegende **Hämoglobin** vollständig mit Sauerstoff beladen (oxygeniert) ist, ca. 21 mL Sauerstoff pro 100 mL transportieren.

11 Säure-Base-Reaktionen

11.1 Übersicht

Eine charakteristische Eigenschaft des Zell-Milieus und der Körperflüssigkeiten ist ihre **Wasserstoffionen-Konzentration** bzw. ihr **pH-Wert**. Veränderungen der Wasserstoffionen-Konzentration von Körperflüssigkeiten und Zellsäften haben erhebliche Auswirkungen auf die Lebensvorgänge.

Wäßrige Lösungen reagieren entweder neutral, sauer oder alkalisch. *Wäßrige Lösungen reagieren dann* **neutral**, *wenn die Wasserstoffionen-Konzentration* **gleich** *der Hydroxid-Ionen-Konzentration ist*, d. h. wenn die Bedingung

$$c(H^\oplus) = c(OH^\ominus)$$

erfüllt ist. In reinem Wasser bei 25 °C beträgt jede dieser Konzentrationen 10^{-7} mol/L.

$$c(H^\oplus) = c(OH^\ominus) = 10^{-7} \text{ mol/L}$$

Alle neutralen wäßrigen Lösungen haben daher bei 25 °C den pH-Wert 7:

$$c(H^\oplus) = 10^{-7} \text{ mol/L}$$
$$pH = -\lg c(H^\oplus)$$
$$pH = -\lg (10^{-7}) = 7$$

Wäßrige Lösungen reagieren dann **sauer**, wenn die Wasserstoffionen-Konzentration **größer als** die Hydroxid-Ionen-Konzentration ist:

$$c(H^\oplus) > c(OH^\ominus)$$

So können in einer wäßrigen Lösung z. B. vorliegen:

$$c(H^\oplus) = 10^{-5} = \frac{1}{100\,000} \text{ mol/L}$$

$$c(OH^\ominus) = 10^{-9} = \frac{1}{1\,000\,000\,000} \text{ mol/L}$$

Die Schreibweise dieser Konzentrations-Angaben als Bruch zeigt deutlich, daß 10^{-5} größer als 10^{-9} ist. Damit ist die Bedingung

$$c(H^\oplus) > c(OH^\ominus)$$

erfüllt. Für dieses Beispiel ergibt sich der pH-Wert 5, somit ein Wert, der kleiner als 7 ist. Ist die Wasserstoffionen-Konzentration größer als die Hydroxid-Ionen-Konzentration, so entspricht dies einem pH-Wert unterhalb 7.

Das Beispiel läßt sich wie folgt zusammenfassen:

$$c(H^\oplus) = 10^{-5} \text{ mol/L} \qquad c(OH^\ominus) = 10^{-9} \text{ mol/L}$$

Ionenprodukt des Wassers bei 25 °C:

$$K_W = c(H^\oplus) \cdot c(OH^\ominus) = 10^{-5} \cdot 10^{-9}$$

$$= 10^{-14} \text{ mol}^2/\text{L}^2$$

$$pH = 5 \qquad pOH = 9$$

$$pH + pOH = 14$$

Schließlich können wäßrige Lösungen vorliegen, in denen die Wasserstoffionen-Konzentration **kleiner als** die Hydroxid-Ionen-Konzentration ist:

$$c(H^\oplus) < c(OH^\ominus)$$

Diese Lösungen reagieren **basisch** (alkalisch). Die pH-Werte solcher Lösungen sind größer als 7.

Zunehmenden $H^\oplus$-Ionen-Konzentrationen entsprechen abnehmende pH-Werte:

$$c(H^\oplus) \quad 10^{-7} \longrightarrow \quad 10^{-4} \longrightarrow \quad 10^{-1} \text{ (zunehmend)}$$

$$pH \quad 7 \longrightarrow \quad 4 \longrightarrow \quad 1 \text{ (abnehmend)}.$$

Je kleiner der pH-Wert einer wäßrigen Lösung ist, um so größer ist also ihre $H^\oplus$-Ionen-Konzentration (um so „stärker sauer" ist sie).

Es ist zweckmäßig, sich die pH-Skala einzuprägen, damit man pH-Werte jederzeit richtig zuordnen kann:

pH 0 ---- 3 ------ 7 ------ 9 ------ 14
  stark schwach neutral schwach stark
  sauer sauer   alkalisch alkalisch.

Da der pH-Wert als negativer dekadischer **Logarithmus** der Wasserstoffionen-Konzentration definiert ist, muß beim Vergleich von pH-Werten stets die **Größenordnung** beachtet werden. Wenn eine saure Lösung den pH-Wert 2, eine andere den pH-Wert 5 hat, so unterscheiden sich ihre Wasserstoffionen-Konzentrationen um den Faktor 1000.

pH = 2 (stark sauer)

$$c(H^\oplus) \ = \ 10^{-2} \ = \ \frac{1}{100} \ mol/L$$

pH = 5 (schwach sauer)

$$c(H^\oplus) \ = \ 10^{-5} \ = \ \frac{1}{100\,000} \ mol/L$$

In der folgenden Tabelle sind die pH-Bereiche von Körperflüssigkeiten angegeben:

Körperflüssigkeit	pH-Bereich
Magensaft	1,0–2,0
Speichel	5,0–6,8
Galle	5,8–8,5
Darmsaft	6,2–7,5
Liquor cerebrospinalis	7,35 ± 0,10
Erythrocyten	7,36 ± 0,05
Blutplasma	7,39 ± 0,05
Pankreassaft	7,5–8,3
Harn	5,0–8,0

Die Tabelle zeigt, daß der pH-Wert von Blutplasma und Erythrocyten nur **innerhalb sehr enger Grenzen** variieren kann. Physiologische pH-Werte werden durch Regel-Vorgänge unter Mitwirkung von Puffer-Systemen konstant gehalten (s. Kap. 12.6). Die Aufrechterhaltung der angegebenen pH-Bereiche ist für den Organismus lebensnotwendig, weil die physiologische Wirksamkeit von Proteinen von der Wasserstoffionen-Konzentration abhängt. So sind z. B. die an nahezu allen Stoffwechsel-Vor-

gängen beteiligten Enzyme (als Biokatalysatoren wirksame Proteine) nur bei bestimmten pH-Werten optimal wirksam (**pH-Optimum von Enzymen**). Aus diesem Grund werden in der Klinischen Chemie bei Bestimmungen der Aktivität von Enzymen und bei den enzymatischen Methoden zur Bestimmung des Gehaltes von Körperflüssigkeiten an bestimmten Stoffwechsel-Produkten (z. B. Glucose, Harnsäure) stets Puffer-Systeme verwendet (s. Kap. 12), um damit das pH-Optimum der beteiligten Enzyme einzustellen und aufrechtzuerhalten.

Der weite pH-Bereich von Harn ergibt sich aus der unterschiedlichen Zusammensetzung der Nahrung. Mit der Nahrung in größerer Menge aufgenommene Säuren pflanzlicher Herkunft werden mit dem Harn ausgeschieden.

11.2 Protonen-Übertragungsreaktionen (Protolysen)

11.2.1 Protolyse von Säuren

Bei allen Reaktionen zwischen Säuren und Basen werden Protonen übertragen.
Nach der Definition von Brønsted und Lowry gilt:

Säuren sind Protonen-Donatoren,
Basen sind Protonen-Acceptoren.

Der als Protonen-Donator (Säure) bezeichnete Reaktions-Partner gibt Protonen ab, der als Protonen-Acceptor (Base) bezeichnete Reaktions-Partner nimmt Protonen auf. Die beiden Vorgänge, die Abgabe von Protonen durch die Säure und die Aufnahme von Protonen durch die Base, müssen zwangsläufig **gekoppelt miteinander** ablaufen, denn Protonen können nur abgegeben werden, wenn der Reaktions-Partner diese Protonen aufnimmt und umgekehrt.

Bestimmte Verbindungen haben sowohl Säure- als auch Base-Eigenschaften. Sie verhalten sich als amphotere Stoffe. Der wichtigste amphotere Stoff ist Wasser, dessen Moleküle Protonen aufnehmen oder Protonen abgeben können.

Durch die chemische Zusammensetzung der Säuren ist vorgegeben, wie viele Protonen von jedem Säure-Teilchen maximal abgegeben werden können: Es gibt **einprotonige** („einbasige") und **mehrprotonige** („mehrbasige") Säuren. Einige Beispiele:
Einprotonige (einbasige) Säuren:
Salzsäure, Salpetersäure, Essigsäure
Zweiprotonige (zweibasige) Säuren:
Schwefelsäure, Kohlensäure, Oxalsäure
Dreiprotonige (dreibasige) Säuren:
Phosphorsäure, Borsäure, Citronensäure.
Einprotonige Säuren sind die in Tab. 11-1 genannten anorganischen Säuren sowie alle Monocarbonsäuren (z. B. Ameisensäure, Essigsäure, Milchsäure, Brenztraubensäure, Benzoesäure und die Fettsäuren Palmitinsäure, Stearinsäure, Ölsäure). Eine wichtige Gruppe einprotoniger Säuren sind die Halogenwasserstoffsäuren, die Lösungen der Gase HF, HCl, HBr und HI in Wasser.

Tab. 11-1: Einprotonige Säuren

Säure	Name	Anion	Name
HF	Fluorwasserstoffsäure (Flußsäure)	$F^\ominus$	Fluorid
HCl	Chlorwasserstoffsäure (Salzsäure)	$Cl^\ominus$	Chlorid
HBr	Bromwasserstoffsäure	$Br^\ominus$	Bromid
HI	Iodwasserstoffsäure	$I^\ominus$	Iodid
HClO	hypochlorige Säure	$ClO^\ominus$	**Hypochlorit**
$HClO_2$	chlorige Säure	$ClO_2^\ominus$	Chlorit
$HClO_3$	Chlorsäure	$ClO_3^\ominus$	Chlorat
$HClO_4$	Perchlorsäure	$ClO_4^\ominus$	**Perchlorat**
$HBrO_3$	Bromsäure	$BrO_3^\ominus$	Bromat
HIO_3	Iodsäure	$IO_3^\ominus$	Iodat
HNO_2	salpetrige Säure	$NO_2^\ominus$	Nitrit
HNO_3	Salpetersäure	$NO_3^\ominus$	Nitrat
HCN	Cyanwasserstoffsäure (Blausäure)	$CN^\ominus$	Cyanid
HSCN	Rhodanwasserstoffsäure	$SCN^\ominus$	Rhodanid

Die Anionen zahlreicher einprotoniger Säuren enthalten Sauerstoff; derartige Säuren kann man als **Oxosäuren** bezeichnen. Die aus jeder Säure durch Übertragung des Protons hervorgehenden **Anionen** haben eigene Namen, die man sich zusammen mit dem Namen der Säure einprägen sollte (Benennung von Salzen!).

Die umfassende Bedeutung von Säure-Base-Reaktionen erfordert ihre Darstellung in allgemein gültiger Form. Dazu gehen wir von einer beliebigen Säure aus, die als HA bezeichnet wird. Die Protolyse mit Wasser-Molekülen als Protonen-Acceptor verläuft gemäß:

$$H_2O + HA \rightleftharpoons H_3O^\oplus + A^\ominus$$

Die aus der Säure HA entstehenden Anionen $A^\ominus$ sind die Säurerest-Ionen. Betrachten wir zunächst die Salzsäure, eine Lösung des Gases Chlorwasserstoff (Hydrogenchlorid, HCl) in Wasser. Die kleinsten Teilchen des gasförmigen HCl sind Dipol-Moleküle, die Bindung zwischen H und Cl ist polarisiert, so daß der Wasserstoff als Proton leicht auf Wasser-Moleküle übertragen werden kann.
Die Reaktionsgleichung lautet:

$$H_2O + HCl \rightleftharpoons H_3O^\oplus + Cl^\ominus$$

Chlorwasserstoff gehört zur Grupe der **potentiellen Elektrolyte**, das sind Verbindungen, die zwar − im Gegensatz zu den aus Ionen bestehenden primären Elektrolyten: Salzen, Metall-Hydroxiden, Metall-Oxiden − aus Molekülen aufgebaut

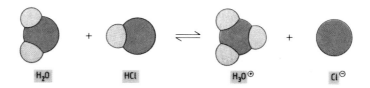

Abb. 11-1. Protonen-Übergang zwischen Chlorwasserstoff und Wasser (Kalotten-Modelle).

sind, in wäßriger Lösung aber **in Ionen dissoziieren.** Dabei wird eine stark polarisierte kovalente Bindung gelöst:

$$H \text{---} \overline{Cl}| \longrightarrow H^{\oplus} + |\overline{Cl}|^{\ominus}$$

Die Entstehung elektrisch geladener Teilchen hat zur Folge, daß solche wäßrigen Lösungen den elektrischen Strom leiten. Es gibt Tausende von potentiellen Elektrolyten, die als Säuren oder Basen mit Wasser unter Entstehung von Ionen reagieren. Das Ausmaß der Dissoziation kann sehr verschieden sein. Bei starken Säuren verläuft die Protolyse so weitgehend, daß in der wäßrigen Lösung praktisch keine Säure-Moleküle mehr vorliegen: **Starke Säuren** sind (nahezu) vollständig dissoziiert. Bei schwachen Säuren verläuft die Protolyse in so geringem Ausmaß, daß selbst in der wäßrigen Lösung eine große Zahl an Säure-Molekülen einer kleinen Zahl an Ionen gegenüber steht: **Schwache Säuren** sind nur zu einem geringen Anteil dissoziiert.

Die Stärke von Säuren kann durch Zahlenwerte genau angegeben werden. Wie man diese Werte erhält, soll nun erläutert werden.

Protonen-Übertragungsreaktionen sind Gleichgewichts-Reaktionen. Bei Zusammenstößen zwischen Protonen-Donator-Teilchen und Wasser-Molekülen entstehen $H_3O^{\oplus}$-Ionen und Säurerest-Ionen (Hinreaktion):

$$HA + H_2O \longrightarrow H_3O^{\oplus} + A^{\ominus}$$

Die entstandenen Ionen können miteinander zusammenstoßen. Derartige Zusammenstöße führen zurück zu HA und Wasser-Molekülen (Rückreaktion):

$$HA + H_2O \longleftarrow H_3O^{\oplus} + A^{\ominus}$$

Als Zusammenfassung beider Reaktionen ergibt sich das chemische Gleichgewicht:

$$HA + H_2O \rightleftharpoons H_3O^{\oplus} + A^{\ominus}$$

Für Gleichgewichts-Reaktionen gilt das Massenwirkungsgesetz, wobei der Zahlenwert der Gleichgewichts-Konstante (bei gegebener Temperatur) erkennen läßt, in welche Richtung die Umsetzung vorwiegend verläuft. Für Protonen-Übertragungsreaktionen ergibt sich:

$$\frac{c(H_3O^{\oplus}) \cdot c(A^{\ominus})}{c(HA) \cdot c(H_2O)} = K$$

(c ist die Stoffmengen-Konzentration (in mol/L) des jeweiligen Reaktions-Teilnehmers).

In **verdünnten** wäßrigen Lösungen beträgt die Wasser-Konzentration (aufgerundet): $c(H_2O) = 55$ mol/L (s. Kap. 9.5). Bei der Protonen-Übertragung bleibt die Konzentration des in so großem Überschuß vorhandenen Wassers praktisch konstant. Daher wird die Wasser-Konzentration durch Multiplikation in die Gleichgewichtskonstante einbezogen, man erhält die **Säurekonstante** K_S (das tiefgestellte „S" steht für „Säure"). Die Gleichung nimmt folgende Form an:

$$\frac{c(H_3O^{\oplus}) \cdot c(A^{\ominus})}{c(HA)} = K_S$$

Die K_S-Werte zahlreicher Säuren sind in Tabellen-Werken zusammengestellt. Wir betrachten zunächst nur einprotonige Säuren:

Säure	Formel	K_S (Säurekonstante)
Perchlorsäure	$HClO_4$	10^9
Chlorwasserstoffsäure	HCl	10^6
Iodsäure	HIO_3	$1{,}69 \cdot 10^{-1}$
Fluorwasserstoffsäure	HF	$3{,}53 \cdot 10^{-4}$
Essigsäure	$H_3C\text{-}COOH$	$1{,}76 \cdot 10^{-5}$
Cyanwasserstoffsäure	HCN	$4{,}93 \cdot 10^{-10}$

In dieser Aufstellung sind die *Säuren nach abnehmender Säurestärke* geordnet. Für Perchlorsäure (die stärkste Säure) ist:

$$K_S = \frac{c(H_3O^{\oplus}) \cdot c(ClO_4^{\ominus})}{(HClO_4)} = 10^9$$

Große Zahlenwerte von K_S bedeuten, daß das im Zähler des Bruches stehende Produkt aus den Konzentrationen der Ionen viel größer ist als die im Nenner des Bruches stehende Konzentration an undissoziierter Säure. Die hohe Säurekonstante von Perchlorsäure zeigt, daß die Protolyse dieser Säure vollständig abläuft.

$$HClO_4 + H_2O \longrightarrow H_3O^{\oplus} + ClO_4^{\ominus}$$

Das andere Extrem in dieser Aufstellung ist Cyanwasserstoffsäure (Blausäure), die nur zu einem äußerst geringen Anteil dissoziiert und daher eine sehr schwache Säure ist. Für Säuren, bei denen die Konzentration an undissoziierter Säure viel höher ist als das Produkt der Ionen-Konzentrationen, ergeben sich für K_S sehr kleine Zahlenwerte, die als Potenzen mit negativem Exponenten geschrieben werden. Für Blausäure gilt:

$$K_S = \frac{c(H_3O^\oplus) \cdot c(CN^\ominus)}{c(HCN)} = \frac{4,93}{10\,000\,000\,000}$$

Das Protolyse-Gleichgewicht liegt also nahezu vollständig auf der linken Seite:

$$HCN + H_2O \rightleftharpoons H_3O^\oplus + CN^\ominus$$

Da sehr kleine K_S-Werte, geschrieben als Potenzen mit negativem Exponenten, schlecht überschaubar sind, definiert man, ähnlich dem pH-Wert, einen pK_S-Wert:

$$pK_S = -\lg K_S$$

Je größer der pK_S-Wert einer Säure ist, desto geringer ist ihre Dissoziation, desto schwächer ist die Säure.

Die Säurestärke kann also entweder durch die Säurekonstante K_S oder durch den pK_S-Wert quantitativ wiedergegeben werden. In unserer Aufstellung behalten wir die Reihenfolge **abnehmender** Säurestärke bei:

Säure	K_S (Säurekonstante)	pK_S-Wert
HClO$_4$	10^9	-9
HCl	10^6	-6
HIO$_3$	$1,69 \cdot 10^{-1}$	$0,77$
HF	$3,53 \cdot 10^{-4}$	$3,45$
H$_3$C-COOH	$1,76 \cdot 10^{-5}$	$4,75$
HCN	$4,93 \cdot 10^{-10}$	$9,31$

Ein Beispiel soll die Umrechnung eines K_S-Wertes in den pK_S-Wert zeigen:

Für Essigsäure ist $K_S = 1,76 \cdot 10^{-5}$.

Zur Berechnung des entsprechenden pK_S-Wertes werden in den Taschenrechner eingegeben:

1,76 ... (der vor der Potenz angegebene Faktor),
EXP ... (zur Vorbereitung der Eingabe des Exponenten),
5 ..., dann Umkehrung des Vorzeichens (da ein Exponent mit negativem Vorzeichen gegeben ist),
Log ... (da die Definitions-Gleichung für pK_S „Logarithmieren" erfordert)

Umkehrung des Vorzeichens ... (da pK_S als „negativer" Logarithmus von K_S definiert ist).

Ablesen des Zahlenwertes und Auf- oder Abrunden auf zwei Stellen hinter dem Komma ergibt für das Beispiel Essigsäure: $pK_S = 4,75$.

Die Umrechnung von K_S-Werten in pK_S-Werte ist von erheblicher Bedeutung für die Beschreibung der Eigenschaften von Puffer-Mischungen (s. Kap. 12.3).

Jedem Protolyse-Gleichgewicht liegen Hinreaktion und Rückreaktion zugrunde. Bei der Hinreaktion werden Protonen von der Säure, dem Protonen-Donator, auf Wasser-Moleküle übertragen.

$$HA + H_2O \longrightarrow H_3O^\oplus + A^\ominus$$

Bei der Rückreaktion sind die Oxonium-Ionen Protonen-Donator und die aus der Säure HA entstandenen Anionen $A^\ominus$ Protonen-Acceptor.

$$HA + H_2O \longleftarrow H_3O^\oplus + A^\ominus$$

Die Anionen verhalten sich somit als Base. Eine Säure und die durch Übertragung eines Protons aus ihr hervorgehende Base, z.B. Salzsäure und Chlorid-Ionen, werden als **korrespondierendes Säure-Base-Paar** bezeichnet.

Bei Protonen-Acceptoren wird zwischen starken und schwachen Basen unterschieden. Für jedes korrespondierende Säure-Base-Paar gilt:
- Bei einer starken Säure ist die Hinreaktion vorherrschend, die Rückreaktion findet nur in geringem Maße statt. *Aus einer starken Säure entsteht eine schwache korrespondierende Base.*
- *Aus einer schwachen Säure entsteht eine starke korrespondierende Base.*

In der folgenden Aufstellung nimmt die Säurestärke von oben nach unten ab, *die Stärke der korrespondierenden Basen von oben nach unten zu.*

Säure (HA)	korrespondierende Base (A$^\ominus$)	
HClO$_4$	ClO$_4^\ominus$	Perchlorat-Ion
HCl	Cl$^\ominus$	Chlorid-Ion
HIO$_3$	IO$_3^\ominus$	Iodat-Ion
HF	F$^\ominus$	Fluorid-Ion
H$_3$C$-$COOH	H$_3$C$-$COO$^\ominus$	Acetat-Ion
HCN	CN$^\ominus$	Cyanid-Ion

Mehrprotonige Säuren können mehrere Protonen übertragen, ihre **Dissoziation** erfolgt **stufenweise**. Bei zweiprotonigen Säuren sind zwei Dissoziations-Stufen, bei dreiprotonigen Säuren sogar drei Dissoziations-Stufen deutlich voneinander abgegrenzt. Für jede Dissoziations-Stufe läßt sich eine eigene Säurekonstante ermitteln: K_{S_1} und K_{S_2} oder K_{S_1}, K_{S_2} und K_{S_3}. *Die Dissoziation in der ersten Stufe ist stets am stärksten ausgeprägt.* In der zweiten und dritten Dissoziations-Stufe beträgt der K_S-Wert in der Regel jeweils nur ein Hunderttausendstel des K_S-Wertes der vorhergehenden Stufe (Faktor 10^{-5}).

Zu den mehrprotonigen Säuren gehören die in Tab. 11-2 angegebenen anorganischen Säuren, ferner Di- und Tricarbonsäuren als mehrprotonige organische Säuren, z. B. Oxalsäure, Bernsteinsäure, Äpfelsäure, Weinsäure, Citronensäure.

Die stufenweise erfolgende Dissoziation (Protolyse) mehrprotoniger Säuren betrachten wir näher an den Beispielen Schwefelsäure und Phosphorsäure.

Schwefelsäure, H_2SO_4, ist eine starke Säure. Die Reaktion

$$H_2SO_4 + H_2O \;\rightleftharpoons\; H_3O^{\oplus} + HSO_4^{\ominus}$$

verläuft nahezu vollständig von links nach rechts, es entstehen Hydrogensulfat-Ionen.

Tab. 11-2: Mehrprotonige Säuren und die bei ihrer stufenweisen Dissoziation entstehenden Anionen.

Säure	Name	Anionen	Name
H_2CO_3	Kohlensäure	$HCO_3^{\ominus}$	Hydrogencarbonat
		$CO_3^{\ominus\ominus}$	Carbonat
H_3PO_4	Phosphorsäure	$H_2PO_4^{\ominus}$	Dihydrogenphosphat
		$HPO_4^{\ominus\ominus}$	Hydrogenphosphat
		$PO_4^{\ominus\ominus\ominus}$	Phosphat
H_2S	Schwefelwasserstoff (in wäßriger Lösung)	$HS^{\ominus}$	Hydrogensulf**id**
		$S^{\ominus\ominus}$	Sulf**id**
H_2SO_3	schweflige Säure	$HSO_3^{\ominus}$	Hydrogensulf**it**
		$SO_3^{\ominus\ominus}$	Sulf**it**
H_2SO_4	Schwefelsäure	$HSO_4^{\ominus}$	Hydrogensulf**at**
		$SO_4^{\ominus\ominus}$	Sulf**at**

Die Namen von Anionen, die aus mehrprotonigen Säuren hervorgegangen sind und noch Wasserstoff enthalten, tragen die Vorsilbe **Hydrogen-** (vgl. Hydrogensulfat) oder Dihydrogen- (z. B. Dihydrogenphosphat).

Die in der ersten Dissoziations-Stufe der Schwefelsäure entstandenen Hydrogensulfat-Ionen ver-

halten sich gegenüber Wasser-Molekülen ebenfalls als Protonen-Donator, d. h. als Säure:

$$HSO_4^{\ominus} + H_2O \;\rightleftharpoons\; H_3O^{\oplus} + SO_4^{\ominus\ominus}$$

Säuren, die (wie $HSO_4^{\ominus}$) negativ geladen sind, kann man als **Anion-Säuren** bezeichnen. Durch Übertragung des Protons entstehen in der zweiten Dissoziations-Stufe aus Hydrogensulfat-Ionen Sulfat-Ionen. Für die Dissoziation der zweiten Stufe ergibt sich bei 25 °C:

$$K_{S_2} = 1{,}20 \cdot 10^{-2}$$

$$pK_{S_2} = 1{,}92$$

Als dreiprotonige Säure dissoziiert Phosphorsäure in drei Stufen:

$$H_3PO_4 + H_2O \;\rightleftharpoons\; H_3O^{\oplus} + H_2PO_4^{\ominus}$$

$$H_2PO_4^{\ominus} + H_2O \;\rightleftharpoons\; H_3O^{\oplus} + HPO_4^{\ominus\ominus}$$

$$HPO_4^{\ominus\ominus} + H_2O \;\rightleftharpoons\; H_3O^{\oplus} + PO_4^{\ominus\ominus\ominus}$$

Säure (HA)	korrespondierende Base ($A^{\ominus}$)	K_S	pK_S
H_3PO_4	$H_2PO_4^{\ominus}$	$7{,}52 \cdot 10^{-3}$	2,12
$H_2PO_4^{\ominus}$	$HPO_4^{\ominus\ominus}$	$6{,}23 \cdot 10^{-8}$	7,21
$HPO_4^{\ominus\ominus}$	$PO_4^{\ominus\ominus\ominus}$	$2{,}2 \;\cdot 10^{-13}$	12,67

Die Phosphorsäure-Moleküle geben ein Proton ab (erste Gleichung), die entstehenden Dihydrogenphosphat-Ionen tragen eine negative Ladung. Die Abgabe eines Protons aus einem Anion (hier: $H_2PO_4^{\ominus}$) wird durch die Anziehungskräfte, die das negativ geladene Ion auf das entgegengesetzt geladene Proton ausübt, sehr erschwert. Daher werden die Säurekonstanten mehrprotoniger Säuren von Stufe zu Stufe (zweite bzw. dritte Gleichung) um mehrere Größenordnungen geringer.

11.2.2 Protolyse von Basen

In der von Brønsted definierten Bedeutung ist jede Base ein Protonen-Acceptor. Gegenüber den Molekülen von Basen verhalten sich Wasser-Moleküle als Protonen-Donator. Wichtige Basen sind Ammoniak und die Amine (s. Kap. 26).

In Lösungen des Gases **Ammoniak** in Wasser stellt sich ein Protolyse-Gleichgewicht ein:

$$H_3N| + H_2O \rightleftharpoons NH_4^\oplus + OH^\ominus$$

Das freie Elektronenpaar am Stickstoff-Atom des Ammoniak-Moleküls ist hierbei der eigentliche Protonen-Acceptor. In den gebildeten **Ammonium-Ionen** sind die vier H-Atome vollkommen gleichartig durch je eine Elektronenpaar-Bindung an das N-Atom gebunden.

An der Protolyse von Basen sind stets eine Base und die damit korrespondierende Säure beteiligt. So entstehen aus den Molekülen der Base Ammoniak durch Aufnahme je eines Protons Ammonium-Ionen als korrespondierende Säure. In allgemeiner Form gilt für die Protolyse einer beliebigen Base „B":

$$B + H_2O \rightleftharpoons BH^\oplus + OH^\ominus$$

$$\frac{c(BH^\oplus) \cdot c(OH^\ominus)}{c(B) \cdot c(H_2O)} = K$$

$$\frac{c(BH^\oplus) \cdot c(OH^\ominus)}{c(B)} = K \cdot c(H_2O) = K_B$$

Die Basenkonstante K_B beträgt für Ammoniak bei 25°:

$$K_{NH_3} = 1,77 \cdot 10^{-5}$$

Auch hier werden die Zahlenwerte durch die logarithmische Darstellung besser überschaubar, so daß man einen pK_B-Wert definiert:

$$pK_B = -\lg K_B$$

Der aus obigem K_B-Wert berechnete pK_B-Wert von Ammoniak beträgt 4,75. Ammoniak ist demnach nur eine schwache Base, die korrespondierende Säure $NH_4^\oplus$ muß daher eine relativ starke Säure sein.

11.3 Korrespondierende Säure-Base-Paare

Je stärker eine Säure (Base) ist, um so schwächer ist die korrespondierende Base (Säure).

Dieser Sachverhalt läßt sich für **wäßrige Lösungen** als einfache rechnerische Beziehung zwischen dem pK_S einer Säure und dem pK_B der **korrespondierenden** Base formulieren.

Gehen wir von der Säure HA als Protonen-Donator aus, so ergibt sich

$$HA + H_2O \rightleftharpoons H_3O^\oplus + A^\ominus$$

und hieraus die Säurekonstante K_S

$$\frac{c(H_3O^\oplus) \cdot c(A^\ominus)}{c(HA)} = K_S$$

Gehen wir von der korrespondierenden Base $A^\ominus$ aus, so ergibt sich

$$A^\ominus + H_2O \rightleftharpoons HA + OH^\ominus$$

und hieraus die Basenkonstante K_B

$$\frac{c(HA) \cdot c(OH^\ominus)}{c(A^\ominus)} = K_B$$

Die Multiplikation dieser beiden Gleichungen ergibt für jedes korrespondierende Säure-Base-Paar:

$$\frac{c(H_3O^\oplus) \cdot c(A^\ominus)}{c(HA)} \cdot \frac{c(HA) \cdot c(OH^\ominus)}{c(A^\ominus)} = K_S \cdot K_B$$

$$K_S \cdot K_B = c(H_3O^\oplus) \cdot c(OH^\ominus)$$

Nach dieser Umformung steht rechts das Ionenprodukt des Wassers, 10^{-14} mol^2/L^2 (bei 25°). Durch Einführen der pK_S- und pK_B-Werte ergibt sich für korrespondierende Säure-Base-Paare in wäßrigen Lösungen:

$$pK_S + pK_B = 14$$

Bei Kenntnis des pK_S-Wertes einer beliebigen Säure kann man also den pK_B-Wert der korrespondierenden Base als Differenz zu 14 ausrechnen.

Ein Beispiel: Aus dem für Essigsäure angegebenen p$K_S = 4,75$ ergibt sich für die korrespondierende Base, die Acetat-Ionen:

$$pK_B = 14 - 4,75 = 9,25$$

11.4 pH-Wert wäßriger Lösungen starker Säuren und Basen

In verdünnten wäßrigen Lösungen sind starke Säuren und starke Basen vollständig dissoziiert. Bei der Dissoziation einer **ein**protonigen starken Säure ergibt sich daher eine Wasserstoffionen-Konzentration, die **gleich groß** ist wie die Stoffmengen-Konzentration der eingesetzten Säure. Aus der Wasserstoffionen-Konzentration kann man nach

$$pH = -\lg c\,(H^{\oplus})$$

den pH-Wert der Lösung errechnen.

Dazu ein Beispiel: Salzsäure der Konzentration:

$$c\,(HCl) = 0,1 \text{ mol/L}$$

Bei vollständiger Dissoziation nach:

$$HCl \longrightarrow H^{\oplus} + Cl^{\ominus}$$

erhält man:

$$c\,(H^{\oplus}) = 0,1 \text{ mol/L}$$
$$pH = -\lg 0,1 = -\lg 10^{-1}$$
$$pH = 1$$

Auch den pH-Wert von verdünnten wäßrigen Lösungen starker Basen kann man berechnen: Natronlauge der Konzentration:

$$c\,(NaOH) = 0,05 \text{ mol/L}$$

Bei vollständiger Dissoziation nach:

$$NaOH \longrightarrow Na^{\oplus} + OH^{\ominus}$$

erhält man:

$$c\,(OH^{\ominus}) = 0,05 \text{ mol/L}$$

Aus der $OH^{\ominus}$-Ionen-Konzentration kann man den pOH-Wert errechnen:

$$pOH = -\lg c\,(OH^{\ominus})$$
$$pOH = -\lg 0,05$$
$$pOH = 1,3$$

Da man üblicherweise den pH-Wert angibt, rechnet man um mit Hilfe der Gleichung:

$$pH + pOH = 14$$
$$pH = 14 - pOH$$
$$pH = 14 - 1,3 = 12,7$$

Die Berechnung des pH-Wertes **schwacher** Säuren und Basen ist erheblich schwieriger, weil diese schwachen Elektrolyte nicht vollständig dissoziiert sind. Bei schwachen Säuren muß man von dem K_S-Wert (aus Tabellen entnommen) ausgehen:

$$K_S = \frac{c\,(H_3O^{\oplus}) \cdot c\,(A^{\ominus})}{c\,(HA)}$$

Oft berechnet man solche pH-Werte nur näherungsweise, indem man Vereinfachungen einführt.

11.5 Die Neutralisations-Reaktion

Jede wäßrige Lösung (sauer, neutral oder alkalisch reagierend) hat einen bestimmten pH-Wert. Dieser pH-Wert ändert sich, sobald zu der ursprünglich vorhandenen Lösung eine Säure oder eine Base zugegeben wird. Die pH-Änderung kann gering oder (sehr) erheblich sein. Dies hängt ab:
- von der Art und der Quantität der in der eingesetzten Lösung vorhandenen gelösten Stoffe und
- von der Art und der Quantität der zugegebenen Säure oder Base.

Durch Zugeben von Base zu einer sauer reagierenden wäßrigen Lösung kann man eine neutral reagierende Lösung herstellen. Andererseits kann man eine alkalisch reagierende Lösung durch Zugeben von Säure in eine neutrale Lösung überführen. Die stattfindenden **Neutralisations-Reaktionen** verlaufen nach der allgemeinen Gleichung:

$$\text{Säure + Base} \longrightarrow \text{Salz + Wasser}$$

Bei jeder Neutralisation wird Wärme-Energie, die Neutralisationswärme, frei. Das Reaktions-Geschehen ist besonders gut überschaubar, wenn eine starke Säure, z. B. Salzsäure, und eine starke Base, z.B. Natronlauge, zusammengegeben werden. Beide Elektrolyte sind vollständig dissoziiert:

$$HCl \rightarrow H^{\oplus} + Cl^{\ominus}$$
$$NaOH \rightarrow Na^{\oplus} + OH^{\ominus}$$

Die Reaktions-Gleichung für die Neutralisation lautet hier:

$$H^{\oplus} + Cl^{\ominus} + Na^{\oplus} + OH^{\ominus} \rightarrow H_2O + Na^{\oplus} + Cl^{\ominus}$$

Diese Gleichung wird übersichtlicher, wenn die Na$^{\oplus}$- und Cl$^{\ominus}$-*Ionen, die an der Neutralisation nicht unmittelbar beteiligt sind, weggelassen werden.* Bei jeder Neutralisation werden durch die Reaktion von H$^{\oplus}$-Ionen mit OH$^{\ominus}$-Ionen Wasser-Moleküle gebildet. Die eigentliche Neutralisations-Gleichung lautet daher:

$$H^{\oplus} + OH^{\ominus} \rightarrow H_2O \qquad \Delta H = -57,4 \text{ kJ/mol}$$

Diese Vereinigung von Wasserstoffionen mit Hydroxid-Ionen zu Wasser-Molekülen findet immer dann statt, wenn eine beliebige Säure und eine beliebige Base miteinander in wäßriger Lösung zur Reaktion gebracht werden. (Die hierbei freiwerdende Wärme-Energie ist auf 1 mol Wasser bezogen.)

Die Entstehung des betreffenden **Salzes** aus den von der Säure stammenden Säurerest-Ionen (Anionen) und den von der Base stammenden Kationen kann man bei vielen Neutralisations-Vorgängen nicht direkt beobachten, weil viele Salze in Wasser gut löslich sind. Diese Salze gewinnt man durch Eindampfen der Lösungen. Beim Zusammengeben mancher Säuren und Basen ist die Salz-Bildung daran erkennbar, daß das Salz als unlöslicher Niederschlag ausfällt, wie z.B. bei der Reaktion verdünnter wäßriger Lösungen von Bariumhydroxid und Schwefelsäure.

Die Ba(OH)$_2$-Lösung enthält:

$$Ba^{\oplus\oplus} \text{ und } OH^{\ominus}$$

In der Schwefelsäure liegen vor:

$$H^{\oplus}, HSO_4^{\ominus} \text{ und } SO_4^{\ominus\ominus}$$

Beim Zusammengeben beider Lösungen laufen folgende Reaktionen ab:
Neutralisations-Reaktion:

$$H^{\oplus} + OH^{\ominus} \rightleftharpoons H_2O$$

(einschl. der H$^{\oplus}$-Ionen aus:

$$HSO_4^{\ominus} \rightarrow H^{\oplus} + SO_4^{\ominus\ominus})$$

Fällungs-Reaktion:

$$Ba^{\oplus\oplus} + SO_4^{\ominus\ominus} \rightarrow BaSO_4\downarrow$$

Als Ionen-Gleichung zusammengefaßt:

$$2\,H^{\oplus} + SO_4^{\ominus\ominus} + Ba^{\oplus\oplus} + 2\,OH^{\ominus} \rightarrow$$
$$BaSO_4\downarrow + 2\,H_2O$$

In wäßrigen Lösungen hat das Produkt aus der Konzentration der H$^{\oplus}$-Ionen und der Konzentration der OH$^{\ominus}$-Ionen einen **konstanten** Wert. Dieser als Ionen-Produkt des Wassers (K_W) bezeichnete Wert hängt von der Temperatur ab und beträgt bei 25 °C:

$$K_W = c(H^{\oplus}) \cdot c(OH^{\ominus}) = 10^{-14} \text{ mol}^2/\text{L}^2$$

Je größer die H$^{\oplus}$-Ionen-Konzentration einer wäßrigen Lösung ist, umso kleiner ist ihre OH$^{\ominus}$-Ionen-Konzentration. Stark saure Lösungen sind durch hohe H$^{\oplus}$-Ionen-Konzentrationen und äußerst geringe OH$^{\ominus}$-Ionen-Konzentrationen gekennzeichnet, z.B. Salzsäure:

$c(HCl)$ (mol/L)	$c(H^{\oplus})$ (mol/L)	$c(OH^{\ominus})$ (mol/L)	Ionen-Produkt (mol^2/L^2)
0,01	10^{-2}	10^{-12}	10^{-14}
0,1	10^{-1}	10^{-13}	10^{-14}
1	$10^0 (= 1)$	10^{-14}	10^{-14}

In Natronlauge oder Kalilauge dieser Stoffmengen-Konzentrationen ist dagegen $c(OH^{\ominus})$ sehr groß und $c(H^{\oplus})$ infolgedessen sehr klein.

Daraus ergibt sich, daß der pH-Wert **verdünnter** wäßriger Lösungen im Bereich von 0 bis 14 liegt.

Verfolgen wir nun den Verlauf einer Neutralisation, bei der zu Salzsäure Natronlauge zugetropft wird.

Ausgangskonzentration der Salzsäure:

$$c(HCl) = 0,1 \text{ mol/L}$$

Daher:

$$c(H^{\oplus}) \quad = 10^{-1} \text{ mol/L}$$

$$c(OH^{\ominus}) = 10^{-13} \text{ mol/L}$$

Das Ionenprodukt hat den bekannten Wert:

$$K_W = c(H^\oplus) \cdot c(OH^\ominus) = 10^{-1} \cdot 10^{-13}$$

$$= 10^{-14} \, mol^2/L^2$$

Sobald Natronlauge zugegeben wird, kommen $OH^\ominus$-Ionen in erheblicher Anzahl hinzu. Dennoch bleibt das Ionenprodukt des Wassers konstant, weil die zugegebenen $OH^\ominus$-Ionen sehr rasch durch die in der Salzsäure im Überschuß vorhandenen $H^\oplus$-Ionen neutralisiert werden. Die ursprünglich in der Salzsäure vorhandene Teilchenanzahl $H^\oplus$-Ionen wird durch die Neutralisations-Reaktion verringert. Wird weiterhin Natronlauge zugegeben, so kommt es durch die auf diese Weise zugefügten $OH^\ominus$-Ionen zum Verbrauch weiterer $H^\oplus$-Ionen. Die Folge hiervon ist, daß die **$H^\oplus$-Ionen-Konzentration** immer geringer und die **$OH^\ominus$-Ionen-Konzentration** immer größer wird. *Ihr Produkt hat jedoch stets denselben, konstanten Wert.* Schließlich wird der Punkt erreicht, an dem

$$c(H^\oplus) = c(OH^\ominus)$$

ist. Die wäßrige Lösung befindet sich jetzt am Neutralpunkt, ihr pH-Wert beträgt genau 7. Wenn weiterhin Natronlauge zugegeben wird, erhält man schließlich eine alkalisch reagierende Lösung.

Eine pH-Änderung bewirkt bei manchen Farbstoffen einen **Farbumschlag**. Man bezeichnet solche Farbstoffe als **Indikatoren** (Abschn. 11.6).

Die Neutralisation bildet die Grundlage zahlreicher quantitativer Analysen mit dem Ziel,
– den nicht bekannten Gehalt einer wäßrigen Base-Lösung dadurch zu ermitteln, daß man diese mit einer Säure genau bekannter Konzentration neutralisiert **(acidimetrische Titration)** oder
– den nicht bekannten Gehalt einer Säure dadurch zu ermitteln, daß man diese mit einer Base genau bekannter Konzentration neutralisiert **(alkalimetrische Titration)**.

Lösungen genau bekannter Konzentration werden als **Maßlösungen** bezeichnet und bei der Maßanalyse zur Durchführung der Titrationen verwendet.

Bei Titrationen benutzt man Indikatoren, die in einem bestimmten pH-Bereich ihre Farbe ändern und so den Endpunkt der Titration anzeigen. So ändert z. B. Methylrot im pH-Bereich von 4,4–6,2 seine Farbe von rot (sauer) nach gelb (alkalisch). Will man z. B. den Gehalt einer Kalilauge bestimmen, gibt man Methylrot zu und tropft solange eine Schwefelsäure-Maßlösung zu, bis die Farbe des Indikators von gelb nach rot umschlägt. Aus dem verbrauchten Volumen der Schwefelsäure bekannter Konzentration kann man dann den Gehalt

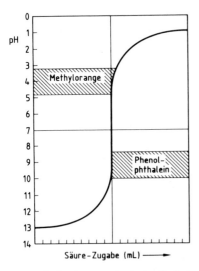

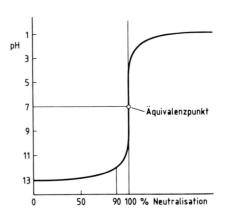

Abb. 11-2. Der Kurvenverlauf zeigt die Änderung der Wasserstoffionen-Konzentration, ausgedrückt durch den pH-Wert, bei der Titration einer starken Base mit einer starken Säure. Das Zugeben der äquivalenten Säuremenge bewirkt den Farbumschlag des Indikators (nach: U. R. Kunze).

der Lauge an Kaliumhydroxid bzw. $OH^\ominus$-Ionen bestimmen.

Jede Titration kann man durch eine **Titrations-Kurve** darstellen, bei der die pH-Änderung in Abhängigkeit vom Volumen der zugegebenen Säure oder Base aufgetragen wird (Abb. 11-2).

Bei der Berechnung des Gehalts der KOH-Lösung muß man beachten, daß Schwefelsäure bei der Neutralisation als **zwei**protonige Säure reagiert:

$$H_2SO_4 \longrightarrow 2\ H^\oplus + SO_4^{\ominus\ominus}$$

Dagegen enthält jede Formeleinheit KOH nur ein Hydroxid-Ion:

$$KOH \longrightarrow K^\oplus + OH^\ominus$$

Äquivalenz bei der Neutralisation besteht also zwischen folgenden Teilchenanzahlen:

$H^\oplus$, enthalten in 1 mol H_2SO_4, und $OH^\ominus$, enthalten in 2 mol KOH,

oder

$H^\oplus$, enthalten in 1/2 mol H_2SO_4, und $OH^\ominus$, enthalten in 1 mol KOH.

Diesen Sachverhalt kann man von Anfang an berücksichtigen, indem man bei der Herstellung der Schwefelsäure-Maßlösung von einem (gedachten) Neutralisations-Äquivalent ausgeht. Dieses Neutralisations-Äquivalent ist der Bruchteil $1/z^*$ eines Schwefelsäure-Moleküls (allgemein: der Teilchen X des zur Neutralisation eingesetzten Reaktionspartners).

Die Äquivalent-Zahl z^* ist für Schwefelsäure 2. Ist z. B. in 1 L der für die obige Titration eingesetzten Schwefelsäure-Maßlösung die Stoffmenge

$$n(H_2SO_4) = 0{,}05\ mol$$

dann ergibt sich als Größengleichung der Äquivalent-Stoffmenge

$$n\left(\frac{1}{2}\ H_2SO_4\right) = 0{,}1\ mol$$

Welchen Vorteil bringt es, für die Maßanalyse auf der Basis **Neutralisations-Äquivalent** hergestellte Lösungen zu verwenden? Da man sich **vor** Durchführung der Titrationen über die zugrunde

liegende Reaktions-Gleichung und die darin vorkommenden stöchiometrischen Faktoren klarwerden muß, kann man nach der Titration von einfachen Volumen-Vergleichen ausgehen.

Ganz allgemein gilt:

Beim Neutralisations-Äquivalent ist die **Äquivalent-Zahl** z^*, die als Bruchteil $1/z^*$ vor dem jeweiligen Teilchen (Molekül, Ion) aufgeführt wird, *gleich der Anzahl der $H^\oplus$-Ionen oder $OH^\ominus$-Ionen die das Teilchen bei einer bestimmten Neutralisations-Reaktion bindet oder abgibt.*

Bei der acidimetrischen oder alkalimetrischen Maßanalyse werden folgende Titrationen jeweils wie angegeben (oder umgekehrt) durchgeführt. Man titriert:

Eine starke Base mit einer starken Säure, eine starke Base mit einer schwachen Säure, eine schwache Base mit einer starken Säure.

Nur bei der Titration starker Säuren mit starken Basen (oder umgekehrt) liegt der Äquivalenzpunkt genau bei pH 7. Bei den anderen Titrationen fällt er nicht mit dem Neutralpunkt zusammen (Abschn. 11.7).

11.6 Indikatoren

Die Wasserstoffionen-Konzentration wäßriger Lösungen wird auf folgende Weise bestimmt:
- mit Hilfe von **Farb-Indikatoren,**
- durch Verwendung von **pH-Metern,** deren Elektroden selbst geringe Änderungen der $H^\oplus$-Ionen-Konzentration genau erfassen (potentiometrische Methode),
- durch Messung der elektrischen Leitfähigkeit.

Die zur Bestimmung des Äquivalenzpunktes bei Titrationen eingesetzten Indikatoren sind organische Farbstoffe, deren Farbe sich in Abhängigkeit von der $H^\oplus$-Ionen-Konzentration wäßriger Lösungen ändert.

Indikatoren sind selbst schwache Säuren (oder schwache Basen) und somit in geringem Maße zur Dissoziation befähigt. So entsteht aus einer Indikator-Säure (abgekürzt HIn) die korrespondierende Indikator-Base und umgekehrt:

$$HIn \rightleftharpoons H^\oplus + In^\ominus$$

Enscheidend für die Eignung als Indikator für Säure-Base-Reaktionen ist nun, daß der Farbstoff in nicht-dissoziierter Form (HIn) eine andere Farbe hat als in dissoziierter Form (In$^\ominus$) und die Farbänderung (der Farbumschlag) innerhalb eines engen pH-Bereiches erfolgt (in der Regel sind dies zwei pH-Einheiten).

Die Farbänderung ist reversibel (umkehrbar). In folgender Tabelle sind einige gebräuchliche Indikatoren zusammengestellt. Thymolblau ist zweimal aufgeführt, weil dieser Indikator zwei Umschlags-Bereiche aufweist.

pH-Indikator	Farbe	pH-Umschlags-Bereich	Farbe
Thymolblau	rot	1,2 ... 2,8	gelb
Methylorange	rot	3,1 ... 4,4	gelborange
Bromkresolgrün	gelb	3,8 ... 5,4	blau
Methylrot	rot	4,4 ... 6,2	gelborange
Lackmus	rot	5,0 ... 8,0	blau
Bromthymolblau	gelb	6,0 ... 7,6	blau
Thymolblau	gelb	8,0 ... 9,6	blau
Phenolphthalein	farblos	8,2 ... 9,8	rotviolett
Thymolphthalein	farblos	9,3 ... 10,5	blau

11.7 Protolyse von Salzen

Aus reinen kristallinen Salzen und reinem Wasser hergestellte wäßrige Lösungen reagieren oft nicht — wie man erwarten könnte — neutral, sondern sauer oder alkalisch, was von der chemischen Zusammensetzung des in Lösung gebrachten Salzes abhängt.

Jedes der Kationen und Anionen von Salzen läßt sich von einer bestimmten Base bzw. einer bestimmten Säure ableiten, z.B. gilt für NaCl: Kation: Na$^\oplus$, abgeleitet von der Base NaOH, Anion: Cl$^\ominus$, abgeleitet von der Säure HCl.

Unter diesem Gesichtspunkt lassen sich die Salze einem bestimmten Typ (A, B, C oder D) zuordnen (Tab. 11-3).

Die in bestimmten Salz-Lösungen (C, B, D) festzustellende saure oder alkalische Reaktion ist die Auswirkung von **Protonen-Übertragungsreaktionen** zwischen Kationen oder Anionen der Salze und Wasser-Molekülen.

Als Beispiel betrachten wir zunächst ein Salz des Typs C (saure Reaktion der wäßrigen Lösung), das Ammoniumchlorid. Es leitet sich von einer schwachen Base (Ammoniak) und einer starken Säure (HCl) ab. Da Ammoniak eine schwache Base ist, muß die korrespondierende Säure, das Ammonium-Ion, eine relativ starke Säure sein, die mit Wasser reagiert:

$$NH_4^\oplus + H_2O \rightleftharpoons H_3O^\oplus + NH_3$$

Diese Reaktion führt zu einer Erhöhung der Wasserstoffionen-Konzentration:

$$c(H_3O^\oplus) > c(OH^\ominus)$$

Tab. 11-3: Salze und ihre Reaktion in wäßriger Lösung

Salz-Typ*	Kation abgeleitet von	Anion abgeleitet von	Reaktion der wäßrigen Lösung	an der Salz-Protolyse beteiligt
A	starker Base	starker Säure	neutral	weder Kationen noch Anionen
B	starker Base	schwacher Säure	alkalisch	nur Anionen
C	schwacher Base	starker Säure	sauer	nur Kationen
D	schwacher Base	schwacher Säure	neutral, sauer oder alkalisch (muß im Einzelfall durch pH-Messung oder -Berechnung ermittelt werden)	sowohl Kationen als auch Anionen

* Typ A: z.B. LiF, NaCl, KBr, K$_2$SO$_4$, Mg(NO$_3$)$_2$
  Typ B: z.B. Natriumacetat, Natriumpalmitat (Seifen), Na$_2$CO$_3$, K$_2$CO$_3$, KCN
  Typ C: z.B. NH$_4$Cl, (NH$_4$)$_2$SO$_4$, NH$_4$NO$_3$
  Typ D: z.B. Ammoniumacetat, (NH$_4$)$_2$CO$_3$

die wäßrige Salzlösung reagiert **sauer**. Die in der Lösung ebenfalls vorliegenden Cl$^\ominus$-Ionen leiten sich von der starken Säure HCl ab, sind daher wenig basisch und reagieren nicht mit Wasser.

Bei Ammonium-Salzen, die sich von anderen **starken** Säuren ableiten, sind die Anionen (z. B. Br$^\ominus$, NO$_3^\ominus$, SO$_4^{\ominus\ominus}$) ebenfalls nicht an der Salz-Protolyse beteiligt, sondern jeweils nur die Kationen NH$_4^\oplus$.

Genau entgegengesetzt verhalten sich Salze des Typs B, die sich von schwachen Säuren und starken Basen ableiten. Ein typisches Beispiel ist Natriumacetat, das Na-Salz der Essigsäure (Kap. 22.2). Essigsäure („HAc") ist eine schwache Säure, die aus Essigsäure-Molekülen hervorgehenden Säurerest-Ionen (Acetat-Ionen, abgekürzt „Ac") verhalten sich somit als relativ starke Base gegenüber H$_2$O-Molekülen:

$$Ac^\ominus + H_2O \rightleftharpoons HAc + OH^\ominus$$

Diese Protolyse führt zu einer im Vergleich zu reinem Wasser erhöhten Hydroxid-Ionen-Konzentration:

$$c(H_3O^\oplus) < c(OH^\ominus)$$

die wäßrige Lösung reagiert **alkalisch**.

Bei den Salzen des Typs B sind lediglich die Säurerest-Ionen (Anionen, A$^\ominus$) an der Salz-Protolyse beteiligt, die Kationen dagegen nicht.

Schwer vorherzusagen ist das Ergebnis der Protolyse von Salzen des Typs D, deren Kationen sich von einer **schwachen** Base und deren Anionen sich von einer **schwachen** Säure ableiten. Hier sind sowohl Kationen als auch Anionen an der Protolyse beteiligt. Entscheidend dafür, ob insgesamt eine neutral, sauer oder alkalisch reagierende wäßrige Lösung resultiert, ist die Größe der K_S- und K_B-Werte der korrespondierenden Säure-Base-Paare.

Bei Natriumchlorid und vielen anderen Salzen, deren Kationen sich von einer **starken** Base und deren Anionen sich von einer **starken** Säure ableiten, finden keine Protonen-Übertragungen mit Wasser-Molekülen statt. In wäßrigen Lösungen von Salzen des Typs A sind also H$^\oplus$-Ionen und OH$^\ominus$-Ionen in gleicher Anzahl vorhanden, die Lösungen dieser Salze reagieren neutral. Nachstehend sind die pH-Werte einiger Lösungen von Salzen in Wasser angegeben ($c = 0,1$ mol/L).

gelöstes Salz	pH	Protolyse-Reaktion
2 Na$^\oplus$ S$^{\ominus\ominus}$	12,96	S$^{\ominus\ominus}$ + H$_2$O $\rightleftharpoons$ SH$^\ominus$ + OH$^\ominus$
2 Na$^\oplus$ CO$_3^{\ominus\ominus}$	11,7	CO$_3^{\ominus\ominus}$ + H$_2$O $\rightleftharpoons$ HCO$_3^\ominus$ + OH$^\ominus$
Na$^\oplus$ CN$^\ominus$	11,2	CN$^\ominus$ + H$_2$O $\rightleftharpoons$ HCN + OH$^\ominus$
Na$^\oplus$ Ac$^\ominus$	8,9	Ac$^\ominus$ + H$_2$O $\rightleftharpoons$ HAc + OH$^\ominus$
NH$_4^\oplus$ Cl$^\ominus$	5,1	NH$_4^\oplus$ + H$_2$O $\rightleftharpoons$ H$_3$O$^\oplus$ + NH$_3$

Die *Titration einer starken Base mit einer starken Säure* (oder umgekehrt) führt dazu, daß die am Äquivalenzpunkt vorliegende wäßrige Lösung nur Ionen von Salzen des Typs A enthält. Zwischen diesen Ionen und Wasser-Molekülen findet **keine Protolyse** statt. Am **Äquivalenzpunkt** (hier identisch mit dem Neutralpunkt) hat die wäßrige Lösung den pH-Wert 7. Zur Erkennung des Endpunktes der Titration kann man einen von zahlreichen Indikatoren auswählen, deren Umschlagbereich zwischen pH 4 und pH 10 liegt.

Bei der *Titration schwacher Säuren mit starken Basen* liegt der Äquivalenzpunkt im alkalischen Bereich, da die aus der schwachen Säure entstandenen Anionen A$^\ominus$ eine Protolyse-Reaktion eingehen:

$$A^\ominus + H_2O \rightleftharpoons HA + OH^\ominus$$

Zur Erkennung des Äquivalenzpunktes sind daher nur solche Indikatoren geeignet, die im schwach alkalischen Gebiet umschlagen.

Der Äquivalenzpunkt bei der *Titration schwacher Basen mit starken Säuren* liegt im sauren Bereich, und hierfür sind nur Indikatoren geeignet, die im schwach sauren Gebiet umschlagen.

Die von mehrprotonigen Säuren abgeleiteten „Hydrogensalze" (Hydrogensulfate, Hydrogenphosphate) sollen hier gesondert betrachtet werden.

Durch Auflösen von Hydrogensulfaten, z. B. NaHSO$_4$ oder KHSO$_4$, in Wasser entstehen ausgeprägt saure Lösungen, weil Hydrogensulfat-Ionen als „Anion-Säure" (Protonen-Donator mit negativer Ladung) ihr Proton abdissoziieren:

$$HSO_4^\ominus \rightleftharpoons H^\oplus + SO_4^{\ominus\ominus} \qquad \text{bzw.}$$

$$HSO_4^\ominus + H_2O \rightleftharpoons H_3O^\oplus + SO_4^{\ominus\ominus}$$

Nach dem Auflösen von Natriumdihydrogenphosphat in Wasser können H$_2$PO$_4^\ominus$-Ionen wie Teilchen mit **amphoteren** Eigenschaften (amphoterer Elektrolyt, kurz: **Ampholyt**) reagieren:

– als Protonen-Donator (entsprechend der 2. Dissoziations-Stufe von Phosphorsäure)

$$H_2PO_4^{\ominus} \; \rightleftharpoons \; H^{\oplus} + HPO_4^{\ominus\ominus}$$

oder

– als Protonen-Acceptor (Rückbildung von Phosphorsäure-Molekülen)

$$H_2PO_4^{\ominus} + H^{\oplus} \; \rightleftharpoons \; H_3PO_4$$

Vorherrschend ist die Reaktion als Protonen-Donator, so daß die wäßrige Lösung schwach sauer reagiert. Der pH-Wert einer wäßrigen Lösung mit der Konzentration $c(H_2PO_4^{\ominus})$ = 0,1 mol/L beträgt 4,58.

Die nach dem Auflösen von Dinatrium(mono)hydrogenphosphat vorliegenden $HPO_4^{\ominus\ominus}$-Ionen reagieren überwiegend als Protonen-Acceptor gemäß

$$HPO_4^{\ominus\ominus} + H_2O \; \rightleftharpoons \; H_2PO_4^{\ominus} + OH^{\ominus}$$

Die wäßrige Lösung reagiert somit alkalisch. Der pH-Wert einer wäßrigen Lösung mit der Konzentration $c(HPO_4^{\ominus\ominus})$ = 0,1 mol/L beträgt 9,76.

12 Puffer-Systeme

12.1 Übersicht

Der Ablauf der Lebensvorgänge ist auf das engste damit verknüpft, daß die Wasserstoffionen-Konzentration in dem Zellmilieu **innerhalb eines bestimmten pH-Bereiches** liegt.

Mikroorganismen können nur in Nährlösungen, die ganz bestimmte pH-Werte aufweisen, optimal wachsen. Das Pflanzenwachstum erfordert bestimmte pH-Werte im Boden und in den Zellsäften. Auch die Lebensfunktionen im menschlichen und tierischen Organismus sind in starkem Maße vom pH-Wert der Körperflüssigkeiten abhängig. Abschn. 11.1 enthält Angaben über pH-Bereiche, in denen biologische Vorgänge ablaufen.

Zur Aufrechterhaltung der optimalen Wasserstoffionen-Konzentration in Körperflüssigkeiten dienen leistungsfähige **Regel-Mechanismen**, durch die stärkere pH-Schwankungen vermieden werden, die sich sonst durch Aufnahme von Nahrung sehr unterschiedlicher Zusammensetzung oder unterschiedliche Stoffwechsel-Lage (z. B. bei starker körperlicher Aktivität) ergeben würden. Beim Arbeiten mit biologischem Material im Laboratorium ist es daher erforderlich, die jeweiligen Wasserstoffionen-Konzentrationen einzustellen und aufrechtzuerhalten.

Bestimmte, als **Puffer-Systeme** bezeichnete Stoff-Mischungen sind dazu geeignet, den pH-Wert wäßriger Lösungen innerhalb enger Grenzen konstant zu halten. Wenn in eine nicht-gepufferte wäßrige Lösung mit bestimmtem pH-Wert Säuren oder Basen hineingelangen, führt dies meist zu einer starken Änderung der ursprünglichen Wasserstoffionen-Konzentration. Versetzt man z. B. einen Liter Wasser (pH = 7 bei 22 °C) mit nur einem Milliliter einer starken Säure, z. B. Perchlorsäure der Konzentration $c(HClO_4)$ = 1 mol/L, so entspricht dies der Zugabe von einem mmol $H^\oplus$-Ionen, die $H^\oplus$-Ionen-Konzentration erhöht sich auf das Zehntausendfache, d. h. von 10^{-7} mol/L auf 10^{-3} mol/L, und der pH-Wert ändert sich von 7 nach 3.

Um nun pH-Verschiebungen möglichst gering zu halten, verwendet man Puffer-Substanzen, meist in Form von Puffer-Mischungen, die so zusammengesetzt sind, daß sowohl Säuren als auch Basen, die in eine gepufferte Lösung hineingelangen, durch Neutralisation abgefangen werden. Dieser Funktion entsprechend enthalten Puffer-Lösungen entweder:
- eine schwache Säure und eines ihrer Salze mit einer starken Base

oder
- eine schwache Base und eines ihrer Salze mit einer starken Säure.

Tab. 12-1 enthält einige Beispiele für im Laboratorium eingesetzte Puffer-Systeme.

12.2 Qualitative Zusammensetzung von Puffer-Lösungen

In einer wäßrigen Lösung von Essigsäure stellt sich ein **Protolyse-Gleichgewicht** ein:

$$HAc + H_2O \rightleftharpoons H_3O^\oplus + Ac^\ominus$$

Abhängig von der Konzentration der Essigsäure-Lösung ergibt sich eine ganz bestimmte Wasserstoffionen-Konzentration. Gibt man nun ein Salz der Essigsäure, z. B. Natriumacetat, zu, so wird die Konzentration der Acetat-Ionen größer, und die Rückreaktion findet in erhöhtem Maß statt:

$$HAc + H_2O \rightleftharpoons H_3O^\oplus + Ac^\ominus$$

Dabei werden Wasserstoffionen verbraucht, die *Wasserstoffionen-Konzentration* sinkt, der pH-

Tab. 12-1: Einige wichtige Puffer-Systeme

Puffer-Systeme	in wäßriger Lösung	wirksame Bestandteile
Essigsäure	$H_3C-C\begin{smallmatrix}O\\\\O-H\end{smallmatrix} \rightleftharpoons H_3C-C\begin{smallmatrix}O\\\\O^{\ominus}\end{smallmatrix} + H_3O^{\oplus}$	Essigsäure-Moleküle
Natriumacetat	$H_3C-COONa \longrightarrow H_3C-C\begin{smallmatrix}O\\\\O^{\ominus}\end{smallmatrix} + Na^{\oplus}$	Acetat-Ionen
Kohlensäure	$CO_2 + H_2O \rightleftharpoons (H_2CO_3) \rightleftharpoons H^{\oplus} + HCO_3^{\ominus}$	CO_2- bzw. H_2CO_3-Moleküle
Natrium-hydrogencarbonat	$NaHCO_3 \rightarrow Na^{\oplus} + HCO_3^{\ominus}$	Hydrogencarbonat-Ionen
Kalium-dihydrogenphosphat	$KH_2PO_4 \rightarrow K^{\oplus} + H_2PO_4^{\ominus}$	Dihydrogenphosphat-Ionen
Dinatrium-hydrogenphosphat	$Na_2HPO_4 \rightarrow 2\,Na^{\oplus} + HPO_4^{\ominus\ominus}$	Hydrogenphosphat-Ionen
Ammoniak	$NH_3 + H_2O \rightleftharpoons NH_4^{\oplus} + OH^{\ominus}$	Ammoniak-Moleküle
Ammonium-chlorid	$NH_4Cl \rightarrow NH_4^{\oplus} + Cl^{\ominus}$	Ammonium-Ionen

Wert wird größer. Diese Wirkung beim Zugeben eines **gleichionigen Salzes** zu einer schwachen Säure wird als „Abstumpfen" bezeichnet.

In analoger Weise wird die Protolyse einer schwachen Base, z. B. Ammoniak:

$$NH_3 + H_2O \rightleftharpoons OH^{\ominus} + NH_4^{\oplus}$$

durch Zugeben der korrespondierenden Säure (hier: $NH_4^{\oplus}$) in Form eines gleichionigen Salzes, z. B. NH_4Cl, zurückgedrängt:

$$NH_3 + H_2O \rightleftharpoons OH^{\ominus} + NH_4^{\oplus}$$

Das Ergebnis ist eine Verringerung der $OH^{\ominus}$-Ionen-Konzentration in der wäßrigen-Lösung.

Auf diese Weise kann man also in wäßrigen Lösungen ganz bestimmte pH-Werte einstellen. Da derartige Mischungen Puffer-Wirkung haben, sind sie von großer praktischer Bedeutung. Es hängt nun entscheidend von dem Verhältnis der Stoffmengen der Bestandteile ab, welcher pH-Wert sich in der Mischung einstellen wird.

12.3 Quantitative Zusammensetzung von Puffer-Mischungen

Zur Herstellung von Puffer-Mischungen sind für viele Anwendungen geeignete Säuren, Basen und Salze als reine Stoffe im Handel erhältlich. Um das

für die jeweilige Aufgabenstellung (Chemie, Klinische Chemie, Mikrobiologie, Histologie, Arbeiten mit Zell- und Gewebekulturen) am besten geeignete Puffer-System auswählen zu können, muß man zunächst aus einer Arbeitsvorschrift oder durch eigene Versuche wissen, welcher pH-Wert eingestellt und aufrechterhalten werden soll. Kennt man den **einzustellenden** pH-Wert, kann man die im folgenden abgeleitete Puffer-Gleichung anwenden.

Jede Säure HA hat eine charakteristische Säurekonstante K_S

$$\frac{c(H_3O^{\oplus}) \cdot c(A^{\ominus})}{c(HA)} = K_S$$

Umgeformt ist:

$$c(H_3O^{\oplus}) = K_S \cdot \frac{c(HA)}{c(A^{\ominus})}$$

Um anstelle von $c(H_3O^{\oplus})$, für das wieder vereinfachend $c(H^{\oplus})$ geschrieben wird, den pH-Wert und anstelle von K_S den pK_S-Wert einführen zu können, muß logarithmiert

$$\lg c(H^{\oplus}) = \lg K_S + \lg \frac{c(HA)}{c(A^{\ominus})}$$

und hiernach noch mit -1 multipliziert werden:

$$-\lg c(H^{\oplus}) = -\lg K_S + \lg \frac{(A^{\ominus})}{c(HA)}$$

Nun ist nur noch die vorgesehene Einführung von pH und pK_S vorzunehmen:

$$pH = pK_S + \lg \frac{c(A^{\ominus})}{c(HA)}$$

Diese Gleichung wurde von Henderson und Hasselbalch für das wichtigste Puffer-System des Blutes (Kohlendioxid/Hydrogencarbonat) abgeleitet und wird als **Henderson-Hasselbalchsche Gleichung** oder **Puffer-Gleichung** bezeichnet.

Mit Hilfe dieser Gleichung läßt sich der Bereich festlegen, innerhalb dessen die Puffer-Mischung wirksam ist. Wir betrachten zunächst drei Mischungsverhältnisse Säure zu korrespondierende Base:

Verhältnis von $c(A^{\ominus})$ zu $c(HA)$	$\lg \dfrac{c(A^{\ominus})}{c(HA)}$	Zahlenwert
a) 1:1	$\lg \dfrac{1}{1}$	0
b) 10:1	$\lg \dfrac{10}{1}$	1
c) 1:10	$\lg \dfrac{1}{10}$	−1

Die dem logarithmischen Ausdruck entsprechenden Zahlenwerte setzen wir in die Puffer-Gleichung ein. Es ergibt sich:

a) Für das Verhältnis $c(A^{\ominus}):c(HA) = 1:1$:

$$pH = pK_S$$

Immer dann, wenn der *pH-Wert der wäßrigen Lösung mit dem pK_S-Wert der schwachen Säure übereinstimmt*, hat die Lösung die **maximale Puffer-Wirkung**. Solche Puffer-Lösungen enthalten gleiche Konzentrationen an Säure HA und korrespondierender Base $A^{\ominus}$.

b) Für das Verhältnis $c(A^{\ominus}):c(HA) = 10:1$, bei dem die Konzentration der korrespondierenden Base das zehnfache der Konzentration der Säure beträgt:

$$pH = pK_S + 1$$

c) Für das Verhältnis $c(A^{\ominus}):c(HA) = 1:10$:

$$pH = pK_S - 1$$

Den um eine logarithmische Einheit vom pK-Wert nach oben und unten abweichenden pH-Bereich nennt man Pufferungs-Bereich. Durch Einsetzen des pK_S-Wertes der verwendeten Säure läßt sich der Pufferungs-Bereich aus der Gleichung:

$$pH = pK_S \pm 1$$

errechnen.

Wenn nun z. B. ein pH-Wert von 4,8 eingestellt und durch Pufferung aufrechterhalten werden soll, dann muß man aus der Vielzahl schwacher Säuren gerade eine solche Säure auswählen, deren pK_S-Wert in der Nähe von 4,8 liegt.

Da Essigsäure einen pK_S-Wert von 4,75 hat, ist eine Puffer-Mischung aus Essigsäure und einem Acetat für die genannte Verwendung geeignet. Zu ihrer Herstellung kann man wäßrige Lösungen von Essigsäure und Natriumacetat (jeweils bekannter Konzentration) miteinander mischen. Die Kationen (hier: $Na^{\oplus}$) tragen zur Puffer-Wirkung nichts bei.

Aus der Gleichung:

$$pH = pK_S \pm 1$$

ergibt sich als Pufferungs-Bereich für das System **Essigsäure/Acetat-Ionen**:

$$pH = 4{,}75 \pm 1 \ (3{,}75 \text{ bis } 5{,}75)$$

Die Puffer-Gleichung kann zur Beantwortung folgender Fragen dienen:
- In welchem Verhältnis müssen die Konzentrationen an schwacher Säure HA und der korrespondierenden Base $A^{\ominus}$ vorliegen, um einen ganz bestimmten pH-Wert einzustellen?
- Welchen pH-Wert hat eine wäßrige Lösung, in der die Konzentrationen an einer schwachen Säure (mit bekanntem pK_S-Wert) und der korrespondierenden Base in einem ganz bestimmten Verhältnis vorliegen?

Als Beispiel zur ersten Frage bleiben wir bei dem **Essigsäure/Acetat-Puffer**, mit dem wir den pH-Wert 5,4 einstellen wollen.

Das nicht bekannte Verhältnis der Konzentrationen $c(Ac^{\ominus}):c(HAc)$ ist x:1.

Puffer-Gleichung (allgemein):

$$pH = pK_S + \lg \frac{c(A^{\ominus})}{c(HA)}$$

Puffer-Gleichung für das gegebene Beispiel:

$$5,4 = 4,75 + \lg x$$

$$\lg x = 5,4 - 4,75 = 0,65$$

Durch Entlogarithmieren mit dem Taschenrechner erhält man:

$$x = 4,47$$

oder

$$\frac{c(A^{\ominus})}{c(HA)} = \frac{4,47}{1}$$

Als Beispiel zur zweiten Frage wollen wir den pH-Wert y berechnen, der sich in einer wäßrigen Lösung einstellt, in der sich die Konzentrationen von Acetat-Ionen und Essigsäure wie 1:6 verhalten.
Puffer-Gleichung für das gegebene Beispiel:

$$pH = pK_S + \lg \frac{c(Ac^{\ominus})}{c(HAc)}$$

$$y = 4,75 + \lg \frac{1}{6}$$

$$y = 4,75-0,78 = 3,97$$

Es stellt sich der pH-Wert 3,97 ein.
Die in Tab. 12-1 aufgeführten Puffer-Systeme haben ihre größte Puffer-Wirkung bei folgenden pH-Werten:

Puffer-System	pH = pK_S
Essigsäure/Acetat	4,75
Kohlensäure/Hydrogencarbonat	6,52
Dihydrogenphosphat/Hydrogenphosphat	7,21
Ammoniumchlorid/Ammoniak	9,25

12.4 Wirkungsweise von Puffer-Systemen

Puffer-Lösungen haben die Eigenschaft, den pH-Wert wäßriger Lösungen **innerhalb enger Grenzen** (konstant) zu halten, selbst dann, wenn zu der gepufferten Lösung relativ große Quantitäten an Säuren oder Basen hinzukommen.

In dem Puffer-System dienen die aus der Dissoziation der betreffenden schwachen Säure HA hervorgehenden Oxonium- bzw. Wasserstoffionen (H$^{\oplus}$-Ionen) dazu, hinzukommende Hydroxid-Ionen oder Basen durch Neutralisations-Reaktionen abzufangen, wie die Beispiele aus Tab. 12-1 zeigen sollen:

Schwache Säure	Protolyse ergibt
Essigsäure	$Ac^{\ominus} + H_3O^{\oplus}$
Kohlensäure	$HCO_3^{\ominus} + H_3O^{\oplus}$
Dihydrogenphosphat	$HPO_4^{\ominus\ominus} + H_3O^{\oplus}$
Ammonium-Ion	$NH_3 + H_3O^{\oplus}$

Andererseits dienen die mit der jeweiligen korrespondierenden Base im Protolyse-Gleichgewicht vorliegenden Hydroxid-Ionen dazu, hinzukommende Säuren durch Neutralisation abzufangen.

Korrespondierende Base	Protolyse ergibt
Acetat-Ionen	$HAc + OH^{\ominus}$
Hydrogencarbonat-Ionen	$H_2CO_3 + OH^{\ominus}$
Hydrogenphosphat-Ionen	$H_2PO_4^{\ominus} + OH^{\ominus}$
Ammoniak	$NH_4^{\oplus} + OH^{\ominus}$

Den Beitrag der schwachen Säure (HA) und ihrer korrespondierenden Base (A$^{\ominus}$) zur Puffer-Wirkung kann man wie folgt zusammenfassen:
Protolyse-Gleichgewicht von HA:

$$HA + H_2O \rightleftharpoons A^{\ominus} + H_3O^{\oplus}$$

Abfangen von OH$^{\ominus}$-Ionen durch Neutralisation:

$$OH^{\ominus} + H_3O^{\oplus} \rightleftharpoons 2 H_2O$$

Nachdissoziieren von HA (Nachliefern von H$_3$O$^{\oplus}$-Ionen, bis der Anteil an Protonen-Donator in dem Puffer-System verbraucht ist):

$$HA + H_2O \longrightarrow A^{\ominus} + H_3O^{\oplus}$$

Protolyse-Gleichgewicht von A$^{\ominus}$:

$$A^{\ominus} + H_2O \rightleftharpoons HA + OH^{\ominus}$$

Abfangen von $H_3O^\oplus$-Ionen durch Neutralisation:

$$H_3O^\oplus + OH^\ominus \rightleftharpoons 2\,H_2O$$

Erneute Einstellung des Protolyse-Gleichgewichts der korrespondierenden Base, bis der Anteil an Protonen-Acceptor in dem Puffer-System verbraucht ist:

$$A^\ominus + H_2O \longrightarrow HA + OH^\ominus$$

Zur Veranschaulichung der Puffer-Wirkung soll das **Phosphat-Puffer-System** dienen, das auch im Blut vorhanden ist und aus Dihydrogenphosphat-Ionen ($H_2PO_4^\ominus$, entsprechend der schwachen Säure HA) und Hydrogenphosphat-Ionen ($HPO_4^{\ominus\ominus}$, entsprechend der relativ starken korrespondierenden Base $A^\ominus$) besteht.

Durch das Nachdissoziieren (langer Reaktionspfeil) nach dem Abfangen von Hydroxid-Ionen nimmt die Konzentration an Dihydrogenphosphat-Ionen ab:

$$H_2PO_4^\ominus + H_2O \rightleftharpoons HPO_4^{\ominus\ominus} + H_3O^\oplus$$

$$OH^\ominus + H_3O^\oplus \rightleftharpoons 2\,H_2O$$

Dies führt zu einem Ansteigen des pH-Wertes der Lösung. Diese pH-Verschiebung ist jedoch um Größenordnungen geringer als sie in einer nicht gepufferten Lösung zu erwarten wäre. Fortgesetztes Zugeben von Hydroxid-Ionen führt schließlich dazu, daß der gesamte Anteil der ursprünglich vorhandenen Säure $H_2PO_4^\ominus$ durch Neutralisation verbraucht wird und sich die Puffer-Kapazität gegenüber $OH^\ominus$-Ionen erschöpft. Bei weiterem Zugeben von Hydroxid-Ionen verhält sich die Lösung nun wie eine nicht gepufferte Lösung.

Entsprechendes gilt für das Abfangen von Wasserstoffionen durch den Puffer-Bestandteil Hydrogenphosphat:

$$HPO_4^{\ominus\ominus} + H_2O \rightleftharpoons H_2PO_4^\ominus + OH^\ominus$$

$$H_3O^\oplus + OH^\ominus \rightleftharpoons 2\,H_2O$$

Diese Reaktionen führen zu einem Absinken des pH-Wertes, d.h. zu einem Ansteigen der Acidität der Lösung, bis schließlich die Puffer-Wirkung in dieser Richtung erschöpft ist.

Die folgende Berechnung soll am Beispiel des Phosphat-Puffer-Systems zeigen, wie groß die pH-Änderungen sind, die durch das Abfangen von

$OH^\ominus$-Ionen oder von $H^\oplus$-Ionen hervorgerufen werden. Der pH-Wert, den die wäßrige Lösung **vor** dem Ablauf der beschriebenen Pufferungs-Reaktionen aufweist, läßt sich mit Hilfe der Puffer-Gleichung – wie im Abschn. 12.3 gezeigt wurde – aus den Ausgangskonzentrationen an HA und $A^\ominus$ berechnen.

a) Ausgangskonzentrationen:

$$c(H_2PO_4^\ominus) = 0{,}35 \text{ mol/L} \qquad pK_S = 7{,}21$$

$$c(HPO_4^{\ominus\ominus}) = 0{,}20 \text{ mol/L}$$

$$pH = pK_S + \lg \frac{0{,}20}{0{,}35} = 6{,}97$$

b) Durch Abfangen von 0,1 mol $OH^\ominus$-Ionen werden 0,1 mol HA verbraucht. Die Stoffmenge an HA wird um 0,1 mol geringer, die an $A^\ominus$ um 0,1 mol größer. Durch Einsetzen der sich so ergebenden Konzentrationen in die Puffer-Gleichung erhält man den *pH-Wert nach dem Abfangen von 0,1 mol $OH^\ominus$-Ionen.*

$$c(H_2PO_4^\ominus) = 0{,}25 \text{ mol/L}$$

$$c(HPO_4^{\ominus\ominus}) = 0{,}30 \text{ mol/L}$$

$$pH = pK_S + \lg \frac{0{,}30}{0{,}25} = 7{,}29$$

c) Durch Abfangen von 0,1 mol $H^\oplus$-Ionen werden 0,1 mol $A^\ominus$-Ionen verbraucht. Die Stoffmenge an $A^\ominus$ wird um 0,1 mol geringer, die an HA um 0,1 mol größer. Der *pH-Wert nach dem Abfangen von 0,1 mol $H^\oplus$-Ionen* läßt sich ebenfalls mit Hilfe der Puffer-Gleichung berechnen.

$$c(H_2PO_4^\ominus) = 0{,}45 \text{ mol/L}$$

$$c(HPO_4^{\ominus\ominus}) = 0{,}10 \text{ mol/L}$$

$$pH = pK_S + \lg \frac{0{,}10}{0{,}45} = 6{,}56$$

Man kann auch eine als **Pufferungs-Kurve** (Abb. 12-1) bezeichnete graphische Darstellung benutzen, um die Änderung des pH-Wertes abzuschätzen.

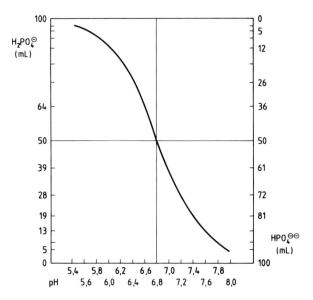

Abb. 12-1. Durch Mischen der angegebenen Volumina (in mL) einer aus Kaliumdihydrogenphosphat hergestellten Puffer-stammlösung mit einer aus Dinatriumhydrogenphosphat hergestellten Pufferstammlösung der Konzentration $c(KH_2PO_4) = 1/15$ mol/L und $c(Na_2HPO_4) = 1/15$ mol/L kann man jeden gewünschten pH-Wert zwischen 5,4 und 8,0 einstellen.

12.5   Anwendung von Puffer-Systemen

Die Wasserstoffionen-Konzentration in wäßrigen Lösungen kann die Geschwindigkeit chemischer Reaktionen und die Entstehung bestimmter Reaktions-Produkte stark beeinflussen. Vielfach läßt sich der Reaktions-Verlauf durch Umsetzung der Reaktions-Partner bei einem bestimmten pH-Wert oder in einem bestimmten pH-Bereich steuern. Zu diesem Zweck muß man die anfangs und bei fortschreitender Reaktion vorliegenden $H^{\oplus}$-Ionen-Konzentrationen berücksichtigen (pH-Messung) und die optimale $H^{\oplus}$-Ionen-Konzentration aufrechterhalten (pH-Regelung). Für das Arbeiten im chemischen Laboratorium ist nahezu der gesamte pH-Bereich von Bedeutung. Dementsprechend werden von Reagenzien-Firmen Puffer-Lösungen zur Einstellung von ganzzahligen pH-Werten in konzentrierter Form hergestellt und angeboten, die nur noch mit reinem Wasser auf ein bestimmtes Volumen aufgefüllt werden müssen.

An die Reinheit der Bestandteile von Puffer-Systemen werden hohe Anforderungen gestellt. Bei der Einwaage muß man auch beachten, daß manche Bestandteile von Puffern als **Hydrate** im festen Zustand einen gewissen **Kristallwasser-Gehalt** aufweisen, den man berücksichtigen muß. Beispiele dafür sind:

Mit 1 mol Kristallwasser: Citronensäure-monohydrat ($C_6H_8O_7 \cdot H_2O$).

Mit 2 mol Kristallwasser: Dinatrium-hydrogenphosphat-dihydrat ($Na_2HPO_4 \cdot 2H_2O$).

Ein häufig verwendeter Bestandteil von Puffer-Systemen ist auch die einfachste Aminosäure **Glycin** (auch Glykokoll genannt), die aus Zwitter-Ionen besteht (Kap. 28):

$$\overset{\oplus}{H_3N} - CH_2 - COO^{\ominus}$$

Die Puffer-Wirkung ergibt sich daraus, daß die als Kation vorliegende Atomgruppe $-\overset{\oplus}{N}H_3$ als Protonen-Donator und die als Anion vorliegende Atomgruppe $-COO^{\ominus}$ als Protonen-Acceptor reagiert.

Man kann das zur Pufferung erforderliche Salz auch direkt in der Lösung herstellen, indem man eine bestimmte Stoffportion der insgesamt eingesetzten schwachen Säure durch Zugeben einer Lauge, z. B. Natronlauge, zu dem gewünschten Salz umsetzt. So werden **Citrat-Puffer** hergestellt, deren unterschiedliche pH-Werte sich aus den eingesetzten Citronensäure- und Natriumhydroxid-Stoffportionen ergeben:

Citronensäure-monohydrat	Natrium-hydroxid	pH
20,256 g	7,840 g	5,0
12,526 g	6,320 g	6,0

In entsprechender Weise wird in wäßrigen Lösungen von Borsäure (H_3BO_3) durch Zugeben von Natriumhydroxid eine bestimmte Konzentration an Natrium-borat (Na-Salz der Borsäure) eingestellt. Auf diese Weise erhält man **Borsäure/Borat-Puffer** zur Verwendung in dem pH-Bereich von 8 bis 11.

Sörensen hat eine Reihe von Puffer-Mischungen zusammengestellt, mit denen nach Zugabe von Salzsäure oder Natronlauge zu den erwähnten Puffer-Komponenten ein weiter pH-Bereich „überdeckt" werden kann:

Puffer-Wirkung durch	in Kombination mit	für pH-Bereich
Glycin	Salzsäure	1,1– 3,5
Glycin	Natronlauge	8,6–12,9
Citrat	Salzsäure	1,1– 4,9
Citrat	Natronlauge	5,0– 6,6
Borat	Salzsäure	7,8– 8,9
Borat	Natronlauge	9,3–11,0

Bei vielen Untersuchungen mit biologischem Material hat man **Bicarbonat-Puffer** (Kohlendioxid/Hydrogencarbonat), **Phosphat-Puffer** und **TRIS-Puffer** (Kap. 26) verwendet, deren pK-Werte (6,3 bis 8,3) in den physiologischen pH-Bereich „hineinpassen". Mit der Verwendung jedes dieser drei Puffer-Systeme sind jedoch gewisse Nachteile verbunden, wie sich insbesondere beim Arbeiten mit Zell- und Gewebekulturen zeigte. Im physiologischen pH-Bereich, in dem Zellwachstum und Zellstoffwechsel stattfinden, sind zwitterionische Puffer-Substanzen (Kap. 27) oft besser geeignet.

12.6 Puffer-Systeme des Blutes

Bei einem ausgeglichenen Säure-Basen-Haushalt werden im arterialisierten Kapillarblut des Menschen folgende **Normalwerte** (Mittelwerte) gemessen:

pH-Wert: 7,40
CO_2-Partialdruck: $p_{CO_2} = 40$ mm Hg (5,3 kPa)
Bicarbonat-Konzentration im Plasma:
$c(HCO_3^\ominus) = 24$ mmol/L

Der **Säure-Basen-Haushalt des Organismus** wird durch folgende Vorgänge bestimmt:
a) Beim Abbau von Nahrungsbestandteilen und durch Zellstoffwechsel-Vorgänge entstehen Säuren. Dies bedeutet eine Zufuhr von $H^\oplus$-Ionen.
   - Mit der Nahrung werden Ester der Phosphorsäure aufgenommen. Durch enzymatische Hydrolyse solcher Phosphorsäure-ester entstehen sauer reagierende $H_2PO_4^\ominus$-Ionen.
   - Mit der Nahrung werden Ester der Schwefelsäure aufgenommen. Durch enzymatische Hydrolyse entstehen hieraus sauer reagierende $HSO_4^\ominus$-Ionen.
   - Durch Stoffwechsel-Vorgänge entstehen zahlreiche Carbonsäuren. Eine Erhöhung der $H^\oplus$-Ionen-Konzentration wird vor allem durch Milchsäure und Brenztraubensäure (aber auch durch andere Hydroxy- und Keto-carbonsäuren, siehe Kap. 22.6) bewirkt.
b) Durch Ausscheidung von $H^\oplus$-Ionen über die Niere wird die Wasserstoffionen-Konzentration verringert.
c) Die Entstehung von Bicarbonat-Ionen führt zu einer Erhöhung der $HCO_3^\ominus$-Konzentration: Bei überwiegend auf pflanzliche Produkte abgestellter Ernährungsweise werden Salze schwacher Säuren aufgenommen, die infolge einer Salz-Protolyse (Kap. 11.7) alkalisch reagieren:

$$A^\ominus + H_2O \rightleftharpoons HA + OH^\ominus$$

Die Hydroxid-Ionen werden durch Reaktion mit CO_2 abgefangen, es bildet sich $HCO_3^\ominus$:

$$CO_2 + OH^\ominus \rightleftharpoons HCO_3^\ominus$$

d) Mit dem Urin werden Bicarbonat-Ionen ausgeschieden.

e) CO_2 wird im Stoffwechsel aus zahlreichen Carbonsäuren nach dem Schema

$$R - COOH \longrightarrow R - H + CO_2$$

abgespalten (Decarboxylierungs-Reaktionen).
f) Über die Lunge (Atmung) wird CO_2 ausgeschieden.

Bemerkenswert ist nun, daß der pH-Wert von Blutplasma des Menschen trotz der ständig wechselnden Abgabe sauer oder basisch reagierender Stoffwechsel-Produkte an das Blut innerhalb sehr enger Grenzen (von 7,37 bis 7,43) **konstant** gehalten wird. Stärkere pH-Schwankungen würden die Aktivität von Enzymen in erheblichem Maße verringern und die von diesen Enzymen katalysierten Stoffwechsel-Vorgänge beeinträchtigen.

Auch für diejenigen Proteine, die keine Enzym-Wirkung haben, sondern eine der anderen vielfältigen biologischen Protein-Funktionen wahrnehmen (Transport-Proteine, Blutgerinnungs-Faktoren, Immun-System, Zellwandbestandteile), ist die Aufrechterhaltung des „pH-Milieus" entscheidend. pH-Änderungen größeren Ausmaßes würden nämlich durch Protonen-Übertragungsreaktionen die Ladung und damit die Raumstruktur der Proteine verändern und die biologische Funktion aufheben.

Die Konstanthaltung des pH-Wertes des Blutes wird durch mehrere **Regelkreise** bewirkt:
– Durch die Puffer-Eigenschaften des Blutes,
– durch den Gasaustausch in der Lunge und
– durch die Ausscheidung von Stoffwechsel-Produkten über die Niere.

Die Puffer-Eigenschaften des Blutes ergeben sich aus dem **Zusammenwirken mehrerer Puffer-Systeme**:
a) Das **Bicarbonat/Kohlendioxid**-Puffersystem

$$CO_2 + H_2O \rightleftharpoons H_2CO_3 \rightleftharpoons H^{\oplus} + HCO_3^{\ominus}$$

(„Bicarbonat" bedeutet Hydrogencarbonat). Es ist das leistungsfähigste Puffer-System des Blutes und der interstitiellen Flüssigkeit, weil der durch die Atmung geregelte CO_2-Partialdruck zu der hohen $HCO_3^{\ominus}$-Konzentration von 24 mmol/L führt. Zusätzlich zu der erwarteten Puffer-Wirkung weist dieses System zwei Besonderheiten auf:

– Die Konzentrationen der beiden Puffer-Bestandteile können weitgehend unabhängig voneinander verändert werden:
Die CO_2-Konzentration durch die Atmung, die $HCO_3^{\ominus}$-Konzentration durch die Nierenfunktion.
– Es liegt ein **offenes System** vor, weil der CO_2-Partialdruck und somit die CO_2-Konzentration des Plasmas durch die Atmung geregelt wird.

Mit Hilfe der Henderson-Hasselbalchschen Gleichung kann man berechnen, in welchem Konzentrations-Verhältnis $HCO_3^{\ominus}$ und CO_2 vorliegen müssen, um im pH-Bereich des Blutes (um pH = 7,4) ausreichend zu puffern (Kohlensäure hat einen pK_S-Wert von 6,1).

$$pH = pK_S + \lg \frac{c(HCO_3^{\ominus})}{c(CO_2)}$$

$$7,4 = 6,1 + \lg x$$

$$\lg x = 1,3$$

$$x = 20:1$$

Das Konzentrations-Verhältnis $HCO_3^{\ominus}:CO_2$ muß 20:1 betragen.
Bei dem für die Bicarbonat-Konzentration im Plasma angegebenen Normalwert von 24 mmol/L bedeutet dies:
$c(CO_2) = 1,2$ mmol/L.

b) Das **Phosphat**-Puffer-System

$$H_2PO_4^{\ominus} + H_2O \rightleftharpoons HPO_4^{\ominus\ominus} + H_3O^{\oplus}$$

Die Konzentration der beteiligten Phosphat-Ionen im Blut ist so niedrig, daß auch die Puffer-Wirkung gering ist.

c) **Plasma-Proteine** als Puffer-System:
Besonders gute Puffer-Wirkung haben Proteine, an deren Aufbau die Aminosäure Histidin beteiligt ist. Die Puffer-Wirkung geht hauptsächlich auf den in den Histidin-Bausteinen der Proteine enthaltenen Imidazol-Ring zurück (Kap. 28.4).

d) **Hämoglobin** als Puffer-System:
Das Hämoglobin in den Erythrocyten ist nach dem Bicarbonat/CO_2-Puffer das wichtigste Puffer-System. In ihrer Puffer-Wirkung unterscheiden sich oxygeniertes und reduziertes Hämoglobin erheblich voneinander.

13 Oxidations- und Reduktions-Vorgänge (Redox-Reaktionen)

13.1 Oxidation und Reduktion unter Beteiligung von Sauerstoff

Der Begriff **Oxidation** leitet sich von Oxygenium ab, der lateinischen Bezeichnung für Sauerstoff.

Früher bezeichnete man nur solche chemischen Vorgänge als Oxidation, bei denen eine **Aufnahme von Sauerstoff** erfolgt. So reagieren z. B. zahlreiche Metalle mit dem in der Luft in einem Volumen-Anteil von 21% enthaltenen Sauerstoff; die hierbei entstehenden Verbindungen sind Metalloxide. Auch reiner, in Stahlflaschen erhältlicher Sauerstoff wird zur Durchführung von Oxidationen und für Verbrennungsreaktionen verwendet; die Oxidations-Vorgänge verlaufen in reinem Sauerstoff viel heftiger als mit Luft.

Weitere Beispiele für Oxidations-Vorgänge sind:
- Die Reaktionen von Nichtmetallen, wie Wasserstoff, Kohlenstoff, Stickstoff, Phosphor und Schwefel zu Nichtmetalloxiden, z. B. die Oxidation von Wasserstoff zu Wasser.
- Die **Verbrennung** von Kohle, Erdöl, Erdgas, Benzin und anderen Brennstoffen. Verbrennungsvorgänge verlaufen meist schnell (mitunter explosionsartig) und unter Freisetzung großer Wärmeenergie-Beträge.
- Die im Zellstoffwechsel stattfindenden langsamen Verbrennungsvorgänge, bei denen der mit der Atemluft aufgenommene Sauerstoff in mehreren aufeinanderfolgenden Reaktionen auf Wasserstoff (gebunden an organische Verbindungen) übertragen wird. Durch diese in den Mitochondrien ablaufende Atmungskette wird Energie kaskadenartig als Summe kleiner Energie-Beträge freigesetzt.

Bei allen genannten Reaktionen ist Sauerstoff das Oxidationsmittel, d. h. der Stoff, welcher den Reaktions-Partner oxidiert.

Den unter Aufnahme von Sauerstoff verlaufenden Oxidations-Vorgängen stehen die unter Abgabe von Sauerstoff verlaufenden Reduktions-Vorgänge gegenüber.

Unter **Reduktion** verstand man ursprünglich nur den Entzug von Sauerstoff. Viele Metalle, z. B. Eisen und Kupfer, kommen in der Natur als Oxide (oxidische Erze) vor. Um aus diesen Oxiden die Metalle herzustellen, muß man ihnen Sauerstoff entziehen: man muß sie reduzieren. Bei der Reduktion von Eisenoxid zu Eisen oder Kupferoxid zu Kupfer muß der im Oxid enthaltene Sauerstoff von einem Reduktionsmittel gebunden werden, damit das Metall entstehen kann. Auch eine Verringerung des Sauerstoff-Anteils ist eine Reduktion, z. B. der Übergang von CuO in Cu_2O:

CuO enthält 20,11% O $(Cu:O = 1:1)$

Cu_2O enthält 11,18% O $(Cu:O = 2:1)$

13.2 Oxidation und Reduktion als Elektronen-Übertragung

Die Einführung der Elektronentheorie der chemischen Bindung (s. Kap. 5) hat zu einer allgemein anwendbaren Definition der Begriffe Oxidation und Reduktion geführt, die weitaus mehr Reaktionen umfaßt als nur die unter Aufnahme bzw. Abgabe von Sauerstoff verlaufenden chemischen Vorgänge.

Auf dieser Grundlage bedeutet:
- *Oxidation: Abgabe von Elektronen*
- *Reduktion: Aufnahme von Elektronen.*

Betrachten wir zunächst die Reaktion eines Metalls mit Sauerstoff unter dem Gesichtspunkt der Elektronen-Übertragung:
Aus Magnesium und Sauerstoff entsteht Magnesiumoxid:

$$2 \; Mg \; + \; O_2 \; \longrightarrow \; 2 \; MgO$$

Bei dieser Reaktion gibt jedes Mg-Atom 2 Elektronen ab, Magnesium reagiert als **Elektronen-Donator.**
Der Oxidations-Vorgang ist:

$$Mg \; \longrightarrow \; Mg^{\oplus\oplus} \; + \; 2 \; e^{\ominus}$$

Nach Abgabe der Außenelektronen liegt in den Mg-Ionen ein Elektronen-Oktett vor.
Jedes der aus den O_2-Molekülen hervorgegangenen Sauerstoff-Atome nimmt 2 Elektronen auf; Sauerstoff reagiert als **Elektronen-Acceptor.**
Der Reduktions-Vorgang ist:

$$O \; + \; 2 \; e^{\ominus} \; \longrightarrow \; O^{\ominus\ominus}$$

Nach Aufnahme der beiden Elektronen haben die Oxid-Ionen eine zum Elektronen-Oktett aufgefüllte Außenschale. Es liegt in der Natur der Sache, daß das Sauerstoff-Atom nur dann Elektronen aufnehmen kann, wenn ein Reaktions-Partner (hier: Magnesium) die hierzu erforderlichen Elektronen liefert.
Die Teilreaktionen für den Oxidations-Vorgang und den Reduktions-Vorgang werden zu einer Gesamtreaktion zusammengefaßt, die den Oxidations- **und** Reduktions-Vorgang umfaßt. Die sich ergebende Reaktions-Gleichung wird als **Redox-Gleichung**, der Gesamtvorgang als **Redox-Vorgang** bezeichnet.

$$Mg \; \longrightarrow \; Mg^{\oplus\oplus} \; + \; 2 \; e^{\ominus}$$

$$O \; + \; 2 \; e^{\ominus} \; \longrightarrow \; O^{\ominus\ominus}$$

$$Mg \; + \; O \; \longrightarrow \; Mg^{\oplus\oplus} \; + \; O^{\ominus\ominus} \; (MgO)$$

Unedle Metalle reagieren nicht nur leicht mit Sauerstoff, sondern auch mit Halogenen unter Entstehung von Metallhalogeniden. Ein Beispiel hierfür ist die Reaktion von Magnesium mit Chlor:

$$Mg \; + \; Cl_2 \; \longrightarrow \; MgCl_2$$

Wiederum findet eine Oxidation von Magnesium statt, obwohl die Mg-Atome hier nicht mit Sauerstoff, sondern mit Chlor reagieren:
Oxidation (Elektronen-Abgabe)

$$Mg \; \longrightarrow \; Mg^{\oplus\oplus} \; + \; 2 \; e^{\ominus}$$

Reduktion (Elektronen-Aufnahme)

$$2 \; Cl \; + \; 2 \; e^{\ominus} \; \longrightarrow \; 2 \; Cl^{\ominus}$$

Redox-Vorgang (**Elektronen-Übertragung**)

$$Mg \; + \; 2 \; Cl \; \longrightarrow \; Mg^{\oplus\oplus} \; + \; 2 \; Cl^{\ominus} \; (MgCl_2)$$

Mit Schwefel reagieren die Metalle zu Metallsulfiden.

$$Metalle \; + \; Sauerstoff \; \longrightarrow \; Metalloxide$$

$$Metalle \; + \; Halogene \; \longrightarrow \; Metallhalogenide$$

$$Metalle \; + \; Schwefel \; \longrightarrow \; Metallsulfide$$

Metalle werden durch Reaktion mit Sauerstoff, Halogenen oder Schwefel stets oxidiert.

13.2.1 Reaktion unedler Metalle mit Säuren

Unedle Metalle, wie Mg, Al, Zn, Cr, Fe, Sn und Pb, lösen sich in verdünnten Säuren (z. B. Salzsäure, Schwefelsäure und Salpetersäure) unter **Wasserstoff-Entwicklung** auf. Die beim Auflösen unedler Metalle in Säuren stattfindenden Reaktionen sind Redox-Reaktionen und verlaufen alle nach demselben Prinzip:

$$unedles \; Metall \; + \; Säure \; \longrightarrow \; Salz \; + \; Wasserstoff$$

Bei dieser Reaktion gibt jedes Metall-Atom Valenzelektronen ab und wird zu dem betreffenden Metall-Kation oxidiert. Bezeichnen wir das Metall mit „M" und die Anzahl der abgegebenen Elektronen ($e^{\ominus}$) mit „n", so ergibt sich als Gleichung für diesen Oxidations-Vorgang:

$$M \; \longrightarrow \; M^{n\oplus} \; + \; n \; e^{\ominus}$$

Gekoppelt hiermit nimmt jedes aus der Dissoziation der eingesetzten Säure HA hervorgegangene Wasserstoffion $H^{\oplus}$ ein Elektron auf und wird zu einem H-Atom reduziert:

$$n\ H^{\oplus} + n\ e^{\ominus} \longrightarrow n\ H$$

Beim Auflösen unedler Metalle in Säuren ist es für die Entstehung von elementarem Wasserstoff nicht von Bedeutung, welche verdünnte Säure auf das **unedle Metall** einwirkt. Entscheidend ist vielmehr die allen Säuren gemeinsame Eigenschaft, in wäßriger Lösung unter Abgabe von Wasserstoffionen zu dissoziieren. Die Zusammenfassung der beiden Teilreaktionen ergibt:

$$M\ +\ n\ H^{\oplus} \longrightarrow M^{n\oplus}\ +\ n\ H$$

Das Gas Wasserstoff entsteht zunächst (in statu nascendi, d.h. dem Entstehungszustand) in Form von Wasserstoff-Atomen. Dann reagieren jeweils zwei H-Atome zu einem H_2-Molekül:

$$n\ H \longrightarrow \frac{n}{2}\ H_2$$

In diese allgemeinen Gleichungen ist für „n" 1,2 oder 3 einzusetzen in Abhängigkeit davon, welche Ladung die aus den Metall-Atomen entstehenden Kationen aufweisen, z.B. ist n gleich 2 für die Reaktion von metallischem Zink:

$$Zn\ +\ 2\ H^{\oplus} \longrightarrow Zn^{\oplus\oplus}\ +\ 2\ H$$

Entsprechend reagieren Mg, Fe, Sn und Pb zu zweifach geladenen, Al und Cr dagegen zu dreifach geladenen Kationen.

13.2.2 Elektrochemische Redox-Reaktionen

Die Einwirkung des elektrischen Stromes auf in einer wäßrigen Salz-Lösung oder in einer Salz-Schmelze vorhandene Ionen ruft zunächst Wanderung der Ionen zu den Elektroden (Abb. 13-1) hervor. Kationen wandern zur Kathode, dem negativen Pol. Anionen wandern zur Anode, dem positiven Pol. An den Elektroden erfolgt eine als **Elektrolyse** bezeichnete chemische Reaktion: Die Ionen werden entladen. An der Anode geben Anionen

Elektronen ab. Es erfolgt eine **anodische Oxidation**, z.B.

$$2\ Cl^{\ominus} \longrightarrow 2\ Cl\ +\ 2\ e^{\ominus}$$

$$(2\ Cl \longrightarrow Cl_2)$$

An der Kathode nehmen Kationen Elektronen auf. Es erfolgt eine **kathodische Reduktion**, z.B.

$$Na^{\oplus}\ +\ e^{\ominus} \longrightarrow Na$$

Durch solche bei der Elektrolyse stattfindenden Redox-Vorgänge werden bestimmte Elemente, die in der Natur infolge ihrer hohen Reaktionsfähigkeit nur in Form von Verbindungen vorkommen, technisch hergestellt, z.B. Chlor-Gas und Natrium-Metall aus Natriumchlorid.

Von großer praktischer Bedeutung sind auch Elektronen-Übertragungsreaktionen zwischen verschiedenartigen Metallen und ihren Kationen.

Ein Metall ist ein umso stärkeres Reduktionsmittel, je größer das Bestreben seiner Atome ist, Valenzelektronen abzugeben und in Kationen überzugehen.

Ein Beispiel hierfür ist Zink:

$$Zn \longrightarrow Zn^{\oplus\oplus}\ +\ 2\ e^{\ominus}$$

Bei anderen Metallen hingegen beobachtet man, daß ihre Kationen leicht zu den Metall-Atomen reduziert werden, z.B. bei Kupfer:

$$Cu^{\oplus\oplus}\ +\ 2\ e^{\ominus} \longrightarrow Cu$$

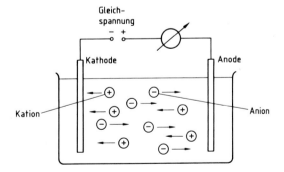

Abb. 13-1. Das Eintauchen von zwei mit einer Gleichspannungsquelle verbundenen Metallplatten in eine Ionen enthaltende wäßrige Lösung bewirkt einen Stromtransport durch die Ionen. Als Träger elektrischer Ladungen wandern diese zu der betreffenden Elektrode, wo chemische Reaktionen (Elektronen-Übertragung) stattfinden (nach: F. Merten).

Das Bestreben zur Abgabe oder Aufnahme von Elektronen drückt sich in dem jeweiligen **Redox-Potential** aus. Es ist zwar nicht möglich, für Teilreaktionen Einzelpotentiale zu messen, aber man kann **Potential-Differenzen** messen, indem man unterschiedliche Redox-Systeme miteinander koppelt, z. B. das System metallisches Zink/Zink-Ionen mit dem System metallisches Kupfer/Kupfer-Ionen. Jedes dieser Systeme für sich allein bezeichnet man als galvanisches Halbelement oder als Halbzelle. Die Halbzellen befinden sich in getrennten Behältern, zwischen denen ein U-förmiges, mit einer konzentrierten Elektrolyt-Lösung (meist KCl) gefülltes Rohr eine Verbindung herstellt (Salzbrücke oder Stromschlüssel; Abb. 13-2). Verbindet man nun die beiden Metallbleche (in dem Beispiel Zink und Kupfer) durch einen elektrisch leitenden Draht so kann man mit Hilfe eines Voltmeters den Elektronen-Übergang quantitativ erfassen. Die Elektronen fließen über den Draht vom Reduktionsmittel zum Oxidationsmittel. Infolgedessen gehen in der in Abb. 13-2 links gezeichneten Halbzelle Zink-Atome als $Zn^{\oplus\oplus}$-Ionen in Lösung, deren Ladung dadurch ausgeglichen wird, daß Anionen ($SO_4^{\ominus\ominus}$) über den Stromschlüssel aus der rechten Halbzelle einwandern. In der rechts gezeichneten Halbzelle scheiden sich $Cu^{\oplus\oplus}$-Ionen als metallisches Kupfer auf dem Kupfer-Blech ab. Die als **Elektromotorische Kraft** (EMK) bezeichnete Potential-Differenz beträgt bei Kombination

dieser beiden Halbzellen 1,10 Volt (bei 25 °C und einer Kationen-Konzentration von jeweils 1 mol/L). Die Kombination der beiden galvanischen Halbzellen $Zn/Zn^{\oplus\oplus}$ und $Cu^{\oplus\oplus}/Cu$ ergibt die unter der Bezeichnung Daniell-Element bekannte galvanische Zelle.

Die Elektronen-Übertragung findet über den äußeren Stromkreis statt. An den Elektroden laufen hierbei folgende Vorgänge ab:

$$Zn_{(f)} \longrightarrow Zn^{\oplus\oplus}_{(aq)} + 2\ e^{\ominus}$$

$$Cu^{\oplus\oplus}_{(aq)} + 2\ e^{\ominus} \longrightarrow Cu_{(f)}$$

Redox-Reaktionen an Metalloberflächen finden wichtige Anwendungen bei der Herstellung von Batterien (Akkumulatoren, Trockenelementen).

Potential-Differenzen treten nicht nur zwischen unterschiedlichen Halbzellen auf, sondern auch dann, wenn auf beiden Seiten *dieselben Ionen*, z. B. $Cu^{\oplus\oplus}$-Ionen, *in unterschiedlichen Konzentrationen* vorliegen (**Konzentrations-Ketten**). Die auftretenden Potential-Differenzen stehen in einem gesetzmäßigen Zusammenhang mit der vorliegenden Ionen-Konzentration. Auf dieser Grundlage können Ionen-Konzentrationen unter Verwendung handelsüblicher Elektroden quantitativ bestimmt werden.

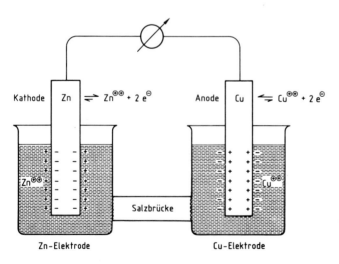

Abb. 13-2. Galvanisches Element (nach: U. R. Kunze)

13.3 Oxidationszahlen

Viele Elemente können in ihren Verbindungen in verschiedenen Oxidationsstufen vorliegen, z. B. Kupfer in seinen Oxiden CuO und Cu_2O. Zur Unterscheidung höherer und niedrigerer Oxidationsstufen wurde die **Oxidationszahl** eingeführt. Die Oxidationszahl wird rechts über dem Element-Symbol angegeben, z. B. Cu^I, Cu^{II}.

In den Elementen haben die Atome die Oxidationszahl Null. Die höchste Oxidationszahl, welche die Hauptgruppen-Elemente in ihren Verbindungen erreichen können, stimmt mit ihrer Gruppen-Nummer überein. So kommt z. B. Chlor in folgenden Oxidationsstufen vor:

HCl	$-I$	$HClO_2$	$+III$
Cl_2	± 0	$HClO_3$	$+V$
HClO	$+I$	$HClO_4$	$+VII$

Bei einatomigen Ionen, d. h. Ionen, die aus **einem** Atom durch Abgabe oder Aufnahme von Elektronen entstanden sind, ist die Oxidationszahl gleich der **Ladungszahl**, so daß man sie direkt ablesen kann, z. B.:

einatomiges Ion	Symbol mit Ladungszahl	Oxidationszahl
Eisen(III)-Ion	$Fe^{\oplus\oplus\oplus}$	III
Kupfer(II)-Ion	$Cu^{\oplus\oplus}$	II
Bromid-Ion	$Br^{\ominus}$	$-I$
Sulfid-Ion	$S^{\ominus\ominus}$	$-II$

Zur Berechnung von Oxidationszahlen geht man von folgender Definition aus: Die Oxidationszahl eines Elements in irgendeiner chemischen Einheit (Molekül, Ion, Atomgruppe) gibt die Ladung an, die ein Atom des Elements haben würde, wenn die Elektronen jeder Bindung an diesem Atom dem jeweils stärker elektronegativen Atom zugeordnet werden.

Schematisch geht man so vor:

Man vergleicht die Elektronegativitäts-Werte (Kap. 5.4) von jeweils zwei Elementen, deren Atome durch eine kovalente Bindung miteinander verknüpft sind.

Dann wird diese Bindung in einem Gedanken-Experiment gelöst. Hierbei werden die bisherigen Bindungselektronen nicht gleichmäßig verteilt, sondern dem Atom desjenigen Elements „zuerkannt", das den höheren Elektronegativitäts-Wert hat.

Nach diesem Schema kann man z. B. die Oxidationszahl von Schwefel in der Verbindung Schwefelsäure (H_2SO_4) wie folgt berechnen:

Man zeichnet die Strukturformel von Schwefelsäure auf und erkennt daraus im einzelnen, wie die Atome im H_2SO_4-Molekül miteinander verknüpft und die Elektronenpaare angeordnet sind. Der Vergleich der Elektronegativitäts-Werte von Wasserstoff (2,1), Sauerstoff (3,5) und Schwefel (2,5) zeigt, daß Sauerstoff jeweils den höchsten Elektronegativitäts-Wert hat.

Infolgedessen sind die Bindungen so zu lösen, daß alle Elektronenpaare dem Sauerstoff zuerkannt werden. Nun vergleicht man die Anzahl der Außenelektronen der durch das Gedanken-Experiment voneinander getrennten Atome H (null), O (acht) und S (null) mit der Anzahl der Außenelektronen der Atome von Wasserstoff (eins), Sauerstoff (sechs) und Schwefel (sechs). Demnach ergeben sich die Oxidationszahlen $+I$ für Wasserstoff (schematisch durch Verlust eines Elektrons), $-II$ für Sauerstoff (schematisch durch Zugewinn von zwei Elektronen) und $+VI$ für Schwefel (schematisch durch Verlust von sechs Elektronen) in seiner Verbindung Schwefelsäure. Dagegen hat Schwefel in der schwefligen Säure (H_2SO_3) die Oxidationszahl $+IV$ und in Schwefelwasserstoff (H_2S) $-II$.

Das ausführlich besprochene Beispiel soll das Prinzip der Ableitung von Oxidationszahlen zeigen. Die Berechnung von Oxidationszahlen wird dadurch einfacher, daß in der Regel
- die *Oxidationszahl von Wasserstoff* $+I$ und
- die *Oxidationszahl von Sauerstoff* $-II$ ist.

Die wichtigste Ausnahme von dieser Regel ist die Oxidationszahl $-I$ von Sauerstoff in der Verbindung Wasserstoffperoxid (H_2O_2).

13.4   Redox-Begriffe in der Übersicht

13.4.1   Die chemischen Vorgänge

Oxidation (Teilreaktion):
- Abgabe von Elektronen, daher Zunahme der Oxidationszahl
- Aufnahme von Sauerstoff
- Abgabe von Wasserstoff (Dehydrierung)

Reduktion (Teilreaktion):
- Aufnahme von Elektronen, daher Abnahme der Oxidationszahl
- Abgabe von Sauerstoff
- Aufnahme von Wasserstoff (Hydrierung)

Hydrierungs- und Dehydrierungs-Reaktionen sind in der Organischen Chemie und im Zellstoffwechsel von großer Bedeutung.

Redox-Reaktion (Gesamtreaktion):

Redox-Reaktionen sind Elektronen-Übertragungsreaktionen.

Aufnahme von Elektronen durch den einen Reaktions-Partner kann nur in dem Maße erfolgen, wie der andere Reaktions-Partner (der Elektronen-Donator) Elektronen abgibt. Infolgedessen läuft jeder Reduktions-Vorgang **gekoppelt** mit einem entsprechenden Oxidations-Vorgang als Redox-Reaktion ab.

Die Elektronen-Übertragung erfolgt von dem Elektronen-Donator (dem Reduktionsmittel) auf den Elektronen-Acceptor (das Oxidationsmittel).

13.4.2   Oxidationsmittel

Als Oxidationsmittel verhalten sich alle Stoffe, die bei Elektronen-Übertragungsreaktionen **Elektronen aufnehmen**. Dabei wird das Oxidationsmittel selbst reduziert.

Ein Beispiel ist die bei Verwendung von Kaliumpermanganat als Oxidationsmittel auftretende Reduktion der Permanganat-Ionen zu Mangandioxid oder zu Mangan(II)-Ionen

$$
\begin{array}{ccc}
+\text{VII} & +\text{IV} & +\text{II} \\
\text{MnO}_4^{\ominus} & \text{MnO}_2 & \text{Mn}^{\oplus\oplus}
\end{array}
$$

Die folgende Zusammenstellung enthält die wichtigsten Oxidationsmittel. Außerdem reagieren unter Aufnahme von Elektronen:
- $H^{\oplus}$-Ionen zu H-Atomen (elementarem Wasserstoff),
- Kationen bei ihrer Entladung an der Kathode.

Name	Formel	oxidierend wirken	Oxidationszahl
Kalium-permanganat	$KMnO_4$	$MnO_4^{\ominus}$	Mn $+$VII
Kalium-dichromat	$K_2Cr_2O_7$	$Cr_2O_7^{\ominus\ominus}$	Cr $+$VI
Kalium-bromat	$KBrO_3$	$BrO_3^{\ominus}$	Br $+$V
Kalium-hexacyano-ferrat(III)	$K_3[Fe(CN)_6]$	$[Fe(CN)_6]^{\ominus\ominus\ominus}$	Fe $+$III
Kupfersulfat	$CuSO_4$	$Cu^{\oplus\oplus}$	Cu $+$II
Sauerstoff	O_2	Moleküle	O null
Chlor	Cl_2	Moleküle	Cl null
Iod	I_2	Moleküle	I null
Wasserstoff-peroxid	H_2O_2	Moleküle	O $-$I

13.4.3   Reduktionsmittel

Als Reduktionsmittel verhalten sich alle Stoffe, die bei Elektronen-Übertragungsreaktionen **Elektronen abgeben**. Dabei wird das Reduktionsmittel oxidiert.

Beispiele sind die bei Verwendung von Schwefelverbindungen als Reduktionsmittel stattfindenden Oxidations-Vorgänge, die bis zur Oxidationszahl $+$VI für Schwefel führen können:

$$
\begin{array}{cccc}
-\text{II} & \pm 0 & +\text{IV} & +\text{VI} \\
\text{H}_2\text{S} & \text{S} & \text{SO}_2\,(\text{H}_2\text{SO}_3) & \text{SO}_3\,(\text{H}_2\text{SO}_4)
\end{array}
$$

Als Reduktionsmittel werden häufig unedle Metalle, wie Mg, Zn, Fe, Al, Sn und elementarer Wasserstoff (H_2) verwendet, außerdem folgende Verbindungen:

Name	Formel	reduzierend wirken	Oxidations-zahl
Kaliumiodid	KI	$I^{\ominus}$	I $-$I
Wasserstoff-peroxid	H_2O_2	Moleküle	O $-$I
Eisen(II)-sulfat	$FeSO_4$	$Fe^{\oplus\oplus}$	Fe $+$II
Natrium-thiosulfat	$Na_2S_2O_3$	$S_2O_3^{\ominus\ominus}$	S $+$II
Oxalsäure	COOH | COOH	$COO^{\ominus}$ | $COO^{\ominus}$	C $+$III
Schwefel-dioxid	SO_2	Moleküle	S $+$IV
Natrium-hydrogen-sulfit	$NaHSO_3$	$HSO_3^{\ominus}$	S $+$IV
Natrium-sulfit	Na_2SO_3	$SO_3^{\ominus\ominus}$	S $+$IV

Es ist durchaus möglich, daß ein und derselbe Stoff (z. B. Wasserstoffperoxid, s. Kap. 14.6) bei bestimmten Reaktionen Oxidationsmittel, bei anderen dagegen Reduktionsmittel ist. Dies hängt von dem Oxidations-Potential des jeweiligen Reaktions-Partners ab.

13.5 Aufstellen von Redox-Gleichungen

Jeder Redox-Vorgang findet zwischen einem Oxidationsmittel und einem Reduktionsmittel statt.

Die miteinander gekoppelten Vorgänge Elektronen-Abgabe und Elektronen-Aufnahme ergeben insgesamt eine Elektronen-Übertragung. Freie Elektronen treten hierbei nicht auf und werden daher in Redox-Gleichungen auch nicht aufgeführt (wohl aber in den Teilgleichungen). Die Anzahl der aufgenommenen Elektronen muß stets mit der Anzahl der abgegebenen Elektronen übereinstimmen. Für die Aufstellung von Redox-Gleichungen ist diese Grundregel von entscheidender Bedeutung.

Für die Ableitung von Redox-Gleichungen ist Voraussetzung zu wissen, welche **Reaktionsprodukte** aus dem eingesetzten Oxidationsmittel und Reduktionsmittel entstehen. So muß man z. B. wissen, daß Permanganat-Ionen in saurer Lösung zu Mangan(II)-Ionen reduziert oder daß Oxalat-

Ionen zu Kohlenstoffdioxid oxidiert werden. In Kenntnis, welche Reaktionsprodukte bei dem Reduktions-Vorgang und dem Oxidations-Vorgang entstehen, kann man für jede Teilreaktion eine Reaktions-Gleichung aufstellen. Dabei muß man beachten, ob die Reaktion in saurer, alkalischer oder neutraler wäßriger Lösung abläuft, weil $H^{\oplus}$, $OH^{\ominus}$ und H_2O-Moleküle oft an der Reaktion beteiligt sind. Die Gleichung für den **Red**uktions-Vorgang und die Gleichung für den **Ox**idations-Vorgang müssen später zu der die Gesamtreaktion beschreibenden Redox-Gleichung zusammengefaßt werden.

Ein Beispiel für das Aufstellen von Redox-Gleichungen: Eine gut überschaubare Redox-Reaktion findet in wäßriger Lösung zwischen den Verbindungen Eisen(II)-sulfat und Kaliumpermanganat nach dem Zugeben von verdünnter Schwefelsäure statt.

In wäßriger Lösung liegen die Verbindungen als Ionen vor. (Die an der Redox-Reaktion unmittelbar beteiligten Ionen sind hervorgehoben, die übrigen Ionen sind nur Begleitionen.)

$$FeSO_4 \xrightarrow{aq.} \mathbf{Fe^{\oplus\oplus}} + SO_4^{\ominus\ominus}$$

$$KMnO_4 \xrightarrow{aq.} K^{\oplus} + \mathbf{MnO_4^{\ominus}}$$

$$H_2SO_4 \xrightarrow{aq.} H^{\oplus} + HSO_4^{\ominus}$$

Die Zugabe von verdünnter Schwefelsäure erfolgt, um eine **saure** Lösung herzustellen.
Oxidations-Vorgang:

a) $Fe^{\oplus\oplus} \longrightarrow Fe^{\oplus\oplus\oplus} + e^{\ominus}$

(Zunahme der Oxidationszahl des Eisens von $+$II auf $+$III durch Abgabe eines Elektrons)
Reduktions-Vorgang:
In **saurer** Lösung werden Permanganat-Ionen zu Mangan(II)-Ionen reduziert.

b) $MnO_4^{\ominus} + 8H^{\oplus} + 5e^{\ominus} \longrightarrow Mn^{\oplus\oplus} + 4H_2O$

(Abnahme der Oxidationszahl des Mangans von $+$VII auf $+$II erfordert Aufnahme von $5e^{\ominus}$.)
Abstimmung der Gleichungen:
Damit die für den Reduktions-Vorgang b) benötigten fünf Elektronen übertragen werden können, muß die Teilreaktion a) fünfmal ablaufen (Multiplikation von Gleichung a) mit 5).

a') $5Fe^{\oplus\oplus} \longrightarrow 5Fe^{\oplus\oplus\oplus} + 5e^{\ominus}$

Durch Addition der Teilgleichungen b) und a') ergibt sich die vollständige **Redox-Gleichung**:

$$MnO_4^{\ominus} + 5\,Fe^{\oplus\oplus} + 8\,H^{\oplus} \longrightarrow$$
$$Mn^{\oplus\oplus} + 5\,Fe^{\oplus\oplus\oplus} + 4\,H_2O$$

Ein weiteres Beispiel: Beim Auflösen von metallischem Kupfer in konzentrierter Salpetersäure werden Nitrat-Ionen zu Stickstoffmonoxid reduziert.

Reduktion:

$$\overset{+V}{N}O_3^{\ominus} + 3\,e^{\ominus} + 4\,H^{\oplus} \longrightarrow \overset{+II}{N}O + 2\,H_2O$$

Oxidation:

$$Cu \longrightarrow Cu^{\oplus\oplus} + 2\,e^{\ominus}$$

Die erste Teilgleichung muß mit dem Faktor 2, die zweite mit dem Faktor 3 multipliziert werden, damit die Anzahl der aufgenommenen und der abgegebenen Elektronen übereinstimmt (das kleinste gemeinsame Vielfache von 2 und 3 ist 6). Durch Addtion der Teilgleichungen **nach** dem Multiplizieren ergibt sich die Redox-Gleichung:

$$3\,Cu + 2\,NO_3^{\ominus} + 8\,H^{\oplus} \longrightarrow 3\,Cu^{\oplus\oplus} + 2\,NO + 4\,H_2O$$

13.6   Redox-Titrationen

Die quantitative Bestimmung des Gehalts an reduzierend wirkenden Stoffen in wäßrigen Lösungen kann durch Titration mit der Maßlösung eines Oxidationsmittels erfolgen und umgekehrt. Die *Maßanalyse unter Verwendung von Oxidations- oder Reduktionsmitteln* (z. B. als Manganometrie oder Iodometrie) hat große praktische Bedeutung. Jeder Redox-Titration liegt eine bestimmte Redox-Gleichung zugrunde, z. B. der Titration von Fe(II)-Ionen mit einer Kaliumpermanganat-Maßlösung in saurer Lösung die Ionen-Gleichung

$$5\,Fe^{\oplus\oplus} + MnO_4^{\ominus} + 8\,H^{\oplus} \longrightarrow$$
$$5\,Fe^{\oplus\oplus\oplus} + Mn^{\oplus\oplus} + 4\,H_2O$$

abgeleitet aus den Teilreaktionen:

$$Fe^{\oplus\oplus} \longrightarrow Fe^{\oplus\oplus\oplus} + e^{\ominus}$$

$$MnO_4^{\ominus} + 8\,H^{\oplus} + 5\,e^{\ominus} \longrightarrow Mn^{\oplus\oplus} + 4\,H_2O$$

Der Vergleich der Gleichungen für die beiden Teilreaktionen zeigt, daß die Stoffmengen von Permanganat- und Eisen(II)-Ionen nicht äquivalent sind, denn 1 mol Permanganat-Ionen oxidiert 5 mol Eisen(II)-Ionen. Welche Stoffmenge an Kaliumpermanganat ist nun erforderlich, um in saurer Lösung 1 mol Eisen(II)-Ionen zu einem mol Eisen(III)-Ionen zu oxidieren? Aus den stöchiometrischen Faktoren ergibt sich:

1/5 mol $MnO_4^{\ominus}$-Ionen oxidiert 1 mol $Fe^{\oplus\oplus}$-Ionen.

Die angegebenen Stoffmengen sind einander **äquivalent.**   Kaliumpermanganat-Maßlösungen stellt man daher oft in der **Äquivalent-Konzentration** her:

$$c\,(KMnO_4) = 1/5 \text{ mol/L}$$

Äquivalenz besteht nun bei der Titration in saurer Lösung gegenüber **allen** Reduktionsmitteln (Red), die beim Übergang in die höhere Oxidationsstufe (Ox) 1 mol Elektronen abgeben:

$$Red \longrightarrow Ox + e^{\ominus}$$

Da ein Teilchen der hier betrachteten Reduktionsmittel ein Elektron abgibt, besteht Äquivalenz unmittelbar nur zu einem Teilchen des Oxidationsmittels, das ein Elektron aufnimmt, also nicht zu einem $MnO_4^{\ominus}$-Ion, das bei seiner Reduktion in saurer Lösung ja fünf Elektronen aufnimmt. Man kann sich nun aber anstelle der in der Lösung vorhandenen $MnO_4^{\ominus}$-Teilchen **Äquivalent-Teilchen** (kurz: ein Äquivalent, abgekürzt eq) denken, von denen jedes nur ein Elektron aufnimmt. Aus einem $MnO_4^{\ominus}$-Teilchen gehen fünf gedachte Äquivalent-Teilchen hervor, d. h. ein Permanganat-Äquivalent ist 1/5 des $MnO_4^{\ominus}$-Teilchens.

Infolgedessen sind folgende Angaben gleichbedeutend:

– Die Stoffmengen-Konzentration an Permanganat-Ionen beträgt 1/5 mol/L, als Gleichung:

$$c\,(MnO_4^{\ominus}) = 1/5 \text{ mol/L}$$

– Die Stoffmengen-Konzentration an Permanganat-Äquivalentteilchen beträgt 1 mol/L; als Gleichung:

$$c\,(1/5\;MnO_4^{\ominus}) = 1 \text{ mol/L}$$

Entsprechende Angaben kann man auch für die Stoffmenge machen. Beträgt z. B. die vorliegende Stoffmenge an $MnO_4^\ominus$-Ionen 40 mmol, so gilt:

$$n(MnO_4^\ominus) = 40 \text{ mmol}$$

Die Äquivalent-Stoffmenge ist dann:

$$n(1/5 \text{ } MnO_4^\ominus) = 200 \text{ mmol}$$

In dem ausführlich besprochenen Beispiel ergibt sich die Äquivalent-Zahl 5 daraus, daß 1 mol Permanganat-Ionen bei der Reduktion in saurer Lösung 5 mol Elektronen aufnimmt und hierdurch 1 mol Mangan(II)-Ionen entsteht:

$$MnO_4^\ominus + 8H^\oplus + 5e^\ominus \longrightarrow Mn^{\oplus\oplus} + 4H_2O$$

Bei der Reduktion in neutral oder alkalisch reagierender wäßriger Lösung nimmt 1 mol Permanganat-Ionen dagegen nur 3 mol Elektronen auf, hierdurch entsteht 1 mol Mangandioxid:

$$MnO_4^\ominus + 2H_2O + 3e^\ominus \longrightarrow MnO_2 + 4OH^\ominus$$

Als Äquivalent-Zahl ergibt sich in diesem Fall 3 und die Äquivalentteilchen sind $(1/3 \text{ } MnO_4^\ominus)$. Wenn eine Kaliumpermanganat-Maßlösung für Titrationen in neutraler oder alkalischer Lösung hergestellt werden soll, so wird man z.B. 1/3 mol $KMnO_4$ (und nicht 1/5 mol, wie für Titrationen in saurer Lösung) zur Einwaage bringen.

Die Herstellung von Maßlösungen nach vorangegangener Berechnung der **Äquivalent-Stoffmenge** bringt bei der Verwendung den Vorteil, daß der genau bekannte Gehalt in dem verbrauchten Volumen der Maßlösung dem Gehalt der zu titrierenden Lösung an reduzierendem (oder oxidierendem) Stoff **direkt** entspricht.

Aufgabe: Durch Titration mit $KMnO_4$ in saurer Lösung ist zu bestimmen, wieviel mg an Eisen(II)-Ionen eine Probe-Lösung enthält.

Die zu verwendende Maßlösung soll eine Äquivalent-Konzentration von 0,1 mol/L haben. Welche Einwaage an $KMnO_4$ ist zur Herstellung dieser Maßlösung erforderlich?

Äquivalent-Konzentration $c(eq) = 0,1 \text{ mol/L}$:

Äquivalent-Zahl $z^* = 5$
Äquivalentteilchen: $1/5 \text{ } KMnO_4$
molare Masse: $M(KMnO_4) = 158,03 \text{ g/mol}$
$\qquad\qquad M(1/5 \text{ } KMnO_4) = 31,61 \text{ g/mol}$
Einwaage: $m(KMnO_4) = 3,161 \text{ g}$

Die Äquivalent-Konzentration dieser Maßlösung beträgt:

$$c(1/5 \text{ } KMnO_4) = 0,1 \text{ mol/L} = 0,1 \text{ mmol/mL}$$

Nach Durchführung der Titration:
Verbrauch an Maßlösung: 24 mL .
In 24 mL dieser Maßlösung war die Stoffmenge $n(1/5 \text{ } KMnO_4) = 2,4$ mmol enthalten.

Somit muß die Probe-Lösung 2,4 mmol Eisen(II)-Ionen enthalten haben. Dies entspricht 134 mg Eisen(II)-Ionen.

Man muß nicht einmal die Gleichung für eine Teilreaktion eines Redox-Vorganges aufstellen, um das Äquivalent der Teilchen X eines Oxidations- oder Reduktionsmittels zu finden. Es genügt, wenn man den Unterschied zwischen der Oxidationszahl des Teilchens X und der Oxidationszahl des daraus entstehenden Teilchens ausrechnet. Ein Beispiel: Die Teilchen X sind $BrO_3^\ominus$-Ionen. Die Reduktion von Bromat-Ionen ergibt Bromid-Ionen:

Oxidationszahl von Br in $BrO_3^\ominus$ + V
Oxidationszahl von Br in $Br^\ominus$ $\quad$ − I
$z^* =$ Änderung der Oxidationszahl = 6

In dem Beispiel ist das Äquivalentteilchen $eq(X) = 1/6 \text{ } BrO_3^\ominus$. Dieses gedachte Teilchen würde ein Elektron aufnehmen, und hiermit ist die Äquivalenz zu jedem Oxidations-Vorgang gegeben, bei dem ein Elektron abgegeben wird.

In der folgenden Zusammenstellung bedeutet die Angabe 1/1 vor Äquivalent, daß das gedachte **Äquivalentteilchen** identisch ist mit dem jeweiligen Teilchen X.

Teilchen X	Äquivalent-Zahl z^*	Äquivalent $\frac{1}{z^*}$ X
$KMnO_4$	5	$\frac{1}{5}$ $KMnO_4$
$Fe^{\oplus\oplus}$	1	$\frac{1}{1}$ $Fe^{\oplus\oplus}$
$K_2Cr_2O_7$	6	$\frac{1}{6}$ $K_2Cr_2O_7$
$KBrO_3$	6	$\frac{1}{6}$ $KBrO_3$
$I^\ominus$	1	$\frac{1}{1}$ $I^\ominus$
$C_2O_4^{\ominus\ominus}$	2 (Oxalat)	$\frac{1}{2}$ $C_2O_4^{\ominus\ominus}$
$H_2C_2O_4$	2 (Oxalsäure)	$\frac{1}{2}$ $H_2C_2O_4$
KIO_3	6	$\frac{1}{6}$ KIO_3

13.7   Standard-Redoxpotentiale

Für jedes Redox-Paar läßt sich unter definierten Bedingungen gegenüber einer Bezugselektrode ein Standard-Elektrodenpotential (E_0 in Volt) bestimmen (Kap. 32.3.1). Durch Vergleich von Zahlenwert und Vorzeichen dieser Redox-Potentiale ergibt sich, welches von jeweils zwei Redox-Paaren unter den zugrunde gelegten Bedingungen das stärkere Oxidationsmittel ist. So zeigt Tab. 13-1 beispielsweise, daß Chlor ein stärkeres Oxidationsmittel als Brom ist.

Tab. 13-1: Standard-Elektrodenpotentiale von Redox-Paaren

oxidierte Form	$\rightleftharpoons$	reduzierte Form	E_0(V)
$2\ CO_2 + 2\ e^{\ominus} + 2\ H^{\oplus}$	$\rightleftharpoons$	$HOOC-COOH$	$-0{,}49$
$S + 2\ e^{\ominus}$	$\rightleftharpoons$	$S^{\ominus\ominus}$	$-0{,}48$
$S_4O_6^{\ominus\ominus} + 2\ e^{\ominus}$	$\rightleftharpoons$	$2\ S_2O_3^{\ominus\ominus}$	$+0{,}08$
$Cu^{\oplus\oplus} + e^{\ominus}$	$\rightleftharpoons$	$Cu^{\oplus}$	$+0{,}15$
$SO_4^{\ominus\ominus} + 2\ e^{\ominus} + 4\ H^{\oplus}$	$\rightleftharpoons$	$H_2SO_3 + H_2O$	$+0{,}17$
$[Fe(CN)_6]^{\ominus\ominus\ominus} + e^{\ominus}$	$\rightleftharpoons$	$[Fe(CN)_6]^{\ominus\ominus\ominus\ominus}$	$+0{,}36$
$I_2 + 2\ e^{\ominus}$	$\rightleftharpoons$	$2\ I^{\ominus}$	$+0{,}54$
$O_2 + 2\ e^{\ominus} + 2\ H^{\oplus}$	$\rightleftharpoons$	H_2O_2	$+0{,}69$
$Fe^{\oplus\oplus\oplus} + e^{\ominus}$	$\rightleftharpoons$	$Fe^{\oplus\oplus}$	$+0{,}77$
$NO_3^{\ominus} + 3\ e^{\ominus} + 4\ H^{\oplus}$	$\rightleftharpoons$	$NO + 2\ H_2O$	$+0{,}96$
$Br_2 + 2\ e^{\ominus}$	$\rightleftharpoons$	$2\ Br^{\ominus}$	$+1{,}07$
$IO_3^{\ominus} + 6\ e^{\ominus} + 6\ H^{\oplus}$	$\rightleftharpoons$	$I^{\ominus} + 3\ H_2O$	$+1{,}09$
$Cr_2O_7^{\ominus\ominus} + 6\ e^{\ominus} + 14\ H^{\oplus}$	$\rightleftharpoons$	$2\ Cr^{\oplus\oplus\oplus} + 7\ H_2O$	$+1{,}23$
$Cl_2 + 2\ e^{\ominus}$	$\rightleftharpoons$	$2\ Cl^{\ominus}$	$+1{,}36$
$BrO_3^{\ominus} + 6\ e^{\ominus} + 6\ H^{\oplus}$	$\rightleftharpoons$	$Br^{\ominus} + 3\ H_2O$	$+1{,}42$
$MnO_4^{\ominus} + 5\ e^{\ominus} + 8\ H^{\oplus}$	$\rightleftharpoons$	$Mn^{\oplus\oplus} + 4\ H_2O$	$+1{,}51$
$H_2O_2 + 2\ e^{\ominus} + 2\ H^{\oplus}$	$\rightleftharpoons$	$2\ H_2O$	$+1{,}78$

14 Eigenschaften und Reaktionen bestimmter Elemente und Verbindungen

In diesem Kapitel werden ausgewählte Element-Gruppen bzw. einzelne chemische Elemente und ihre wichtigsten Verbindungen besprochen. Die einzelnen Abschnitte gliedern sich in folgende Punkte:
- Element-Gruppe und ihre Eigenschaften
- Vorkommen in der Natur
- Herstellungsverfahren
- Übersicht über Verbindungen.

14.1 Alkalimetalle

Zu den **Alkalimetallen** gehören die reaktionsfähigsten Metalle. Ihre Atome gehen durch Abgabe des einzigen Außenelektrons sehr leicht in einfach positiv geladene Ionen über, bei denen dieselbe stabile Elektronen-Konfiguration vorliegt wie bei den Atomen der Edelgase mit um 1 niedrigerer Ordnungszahl. Zur Beschreibung der Elektronen-Anordnung kann man daher einfach auf die Elektronen-Anordnung des im Periodensystem jeweils vorhergehenden Edelgases verweisen, indem man dessen Element-Symbol in Klammern angibt, z. B. für Kalium-Atome

anstelle von: 2 8 8 1   kurz: (Ar) 1

Die folgende Aufstellung zeigt deutlich, daß Alkalimetall-Atome einen größeren Radius (Angabe in Picometer, 10^{-12} m) haben als die entsprechenden Kationen, da durch die Abgabe des Valenzelektrons die Außenschale „wegfällt".

Eigen-schaften	Li	Na	K
Schmelz-punkt in °C	181	98	64
Dichte in g/cm³	0,53	0,97	0,85
Protonen-zahl	3	11	19
Elektronen-Anordnung	(He)1	(Ne)1	(Ar)1
Atom-Ra-dius in pm	152	186	227
Ionen-Ra-dius in pm	60	95	133
Elektronen-Anordnung der Kat-ionen	2 (Li$^\oplus$ wie He)	2 8 (Na$^\oplus$ wie Ne)	2 8 8 (K$^\oplus$ wie Ar)
Flammen-Färbung	karminrot	gelb	violett

Aufgrund ihrer sehr großen Reaktionsfähigkeit kommen Alkalimetalle in der Natur nicht als Elemente, sondern ausschließlich in Form von Ionen-Verbindungen vor (Salze, Silicate). In den Salzlagerstätten finden sich besonders **Chloride, Bromide, Sulfate** und **Nitrate** der Alkalimetalle. Aus Steinsalz (Natriumchlorid) werden großtechnisch durch Elektrolyse die chemischen Elemente Natrium und Chlor hergestellt. Dabei werden die Na$^\oplus$- und Cl$^\ominus$-Ionen des Natriumchlorids an den Elektroden entladen. Durch Reduktion an der Kathode entstehen aus Na$^\oplus$-Ionen Na-Atome:

$$Na^\oplus + e^\ominus \longrightarrow Na$$

Durch Oxidation an der Anode entstehen aus Cl$^\ominus$-Ionen Cl-Atome:

$$Cl^\ominus \longrightarrow Cl + e^\ominus$$

Jeweils zwei Chlor-Atome gehen eine kovalente Bindung ein und ergeben ein Chlor-Molekül:

$$Cl + Cl \longrightarrow Cl_2$$

Metallisches Natrium verliert rasch seine glänzende Oberfläche, weil es leicht mit Luft-Feuchtigkeit und Luft-Sauerstoff reagiert. Hierbei überzieht sich das Metall mit einer Kruste aus Natriumhydroxid. Allen Alkalimetall-Atomen gemeinsam ist das Bestreben, ihr Außenelektron abzugeben. So reagiert metallisches Natrium sehr heftig mit Wasser. Jedes Na-Atom gibt dabei sein Valenzelektron an ein Proton ab, dabei entsteht Wasserstoff, der sich als Gas über der Wasseroberfläche ansammelt:

$$Na \longrightarrow Na^{\oplus} + e^{\ominus}$$
$$H^{\oplus} + e^{\ominus} \longrightarrow H$$
$$H + H \longrightarrow H_2$$

Bei der Reaktion von Wasser mit metallischem Natrium werden $H^{\oplus}$-Ionen entladen, es entsteht ein $OH^{\ominus}$-Ionen-Überschuß; die wäßrige Lösung reagiert stark alkalisch. Den aus dem metallischen Natrium entstandenen $Na^{\oplus}$-Ionen steht eine gleich große Anzahl an Hydroxid-Ionen als Gegenionen gegenüber: bei der Reaktion von Natrium mit Wasser entsteht Natronlauge. Beim Eindampfen der wäßrigen Lösung wird Natriumhydroxid (NaOH) als Feststoff erhalten.

Wichtige Alkalimetall-Verbindungen sind:
- Die **Hydroxide** NaOH und KOH (zur Herstellung von Natronlauge und Kalilauge)
- Die **Chloride**, z. B. NaCl (Speisesalz, wichtig für den Mineral-Haushalt des Menschen) und KCl
- Die **Hydrogencarbonate** $NaHCO_3$ und $KHCO_3$
- Die **Carbonate** Na_2CO_3 (Soda) und K_2CO_3 (Pottasche)
- Die **Nitrate** $NaNO_3$ (Chilesalpeter) und KNO_3 (Kalisalpeter).

Alle genannten Ionen-Verbindungen sind farblos und gut wasserlöslich.

Lithium-Salze werden als Psychopharmaka bei der Behandlung von manischen Patienten eingesetzt ($Li^{\oplus}$-Ionen als Wirkstoff).

14.2   Erdalkalimetalle

Erdalkalimetalle sind Metalle mit stark ausgeprägter chemischer Reaktionsfähigkeit. Ihre Atome gehen durch Abgabe der beiden Außenelektronen

leicht in zweifach positiv geladene Ionen über. In den Erdalkalimetall-Kationen liegt dieselbe stabile Elektronen-Konfiguration vor wie in den Atomen der Edelgase mit um 2 niedrigerer Ordnungszahl.

Eigen-schaften	Mg	Ca	Ba
Schmelz-punkt in °C	650	850	714
Dichte in g/cm^3	1,74	1,55	3,5
Protonen-zahl	12	20	56
Elektronen-Anordnung	(Ne)2	(Ar)2	(Xe)2
Atom-Radius in pm	160	197	217
Ionen-Radius in pm	65	99	135
Elektronen-Anordnung der Kat-ionen	2 8 (Mg$^{\oplus\oplus}$ wie Ne)	2 8 8 (Ca$^{\oplus\oplus}$ wie Ar)	2 8 18 18 8 (Ba$^{\oplus\oplus}$ wie Xe)
Flammen-Färbung	keine	ziegelrot	grün

Auch Erdalkalimetalle kommen in der Natur nicht als Elemente, sondern ausschließlich in Ionen-Verbindungen vor. Magnesium- und Calcium-Ionen haben einen erheblichen Massen-Anteil an den in der Erdkruste vorhandenen Mineralien und Gesteinen. Außer Mg- und Ca-silicaten sind besonders zu erwähnen:

$MgCO_3$	Magnesit
$CaMg(CO_3)_2$	Dolomit
$CaCO_3$	Kalkstein, Kreide, Marmor, Calcit
$CaSO_4 \cdot 2\,H_2O$	Gips, Alabaster
CaF_2	Flußspat
$3\,Ca_3(PO_4)_2 \cdot CaF_2$	Apatit
$BaSO_4$	Schwerspat

Hinzu kommen Chloride und Sulfate in Salzlagerstätten. Kalkstein hat große wirtschaftliche Bedeutung, weil hieraus durch Erhitzen auf 900–1000 °C („Kalkbrennen") Calciumoxid („gebrannter Kalk") hergestellt wird:

$$CaCO_3 \longrightarrow CaO + CO_2$$

Aus Calciumoxid und Wasser wird Calciumhydroxid („**gelöschter Kalk**") hergestellt:

$$CaO + H_2O \longrightarrow Ca(OH)_2$$

Eine wäßrige Lösung von Calciumhydroxid nennt man „Kalkwasser". Sie reagiert stark alkalisch:

$$Ca(OH)_2 \longrightarrow Ca^{\oplus\oplus} + 2\ OH^{\ominus}$$

Suspensionen (Aufschlämmungen) von festem Calciumhydroxid in Wasser bezeichnet man als **Kalkmilch**.

Calciumsulfat erhält man aus wäßriger Lösung in Abhängigkeit von der Kristallisations-Temperatur entweder mit 2 mol Kristallwasser (als Dihydrat) oder ohne Kristallwasser (in wasserfreier Form):

$CaSO_4 \cdot 2\ H_2O$ — Gips
$CaSO_4$ — Anhydrit

Durch Erhitzen von Gips auf 100 °C erhält man einen „gebrannten Gips", der pro Formeleinheit $CaSO_4$ noch 1/2 mol Wasser enthält. Dieser gebrannte **Gips** $CaSO_4 \cdot 1/2\ H_2O$ ergibt beim Verrühren mit Wasser ein plastisches Material, das rasch erhärtet, dabei kristallisiert wiederum das Dihydrat.

Wasserfreies Calciumchlorid verwendet man als Trockenmittel für Gase und bestimmte, Wasser enthaltende organische Lösungsmittel. Es nimmt Wasser unter Bildung des Hexahydrates $CaCl_2 \cdot 6\ H_2O$ auf.

Die als **Barytwasser** bezeichnete, alkalisch reagierende wäßrige Lösung von Bariumhydroxid reagiert beim Einleiten des Gases Kohlenstoffdioxid unter Ausfällung von schwer löslichem Bariumcarbonat. Das praktisch unlösliche Bariumsulfat $BaSO_4$ findet Verwendung als Röntgenkontrastmittel. Die Unlöslichkeit von Bariumsulfat in Wasser ist für diese Verwendung entscheidend, weil $Ba^{\oplus\oplus}$-Ionen (die in wäßrigen Lösungen anderer Barium-Salze vorliegen) toxisch wirken.

14.3 Bor und Aluminium als Elemente der 3. Gruppe

Trotz ihrer Zugehörigkeit zu derselben Gruppe des Periodensystems unterscheiden sich die Eigenschaften von **Bor** (Nichtmetall) und **Aluminium** (Metall) und ihrer Verbindungen erheblich voneinander. Als wichtige, auch in der Natur vorkommende Bor-Verbindungen sind zu nennen: **Borsäure**, genauer Orthoborsäure, da es auch Salze gibt, die sich von anderen Borsäuren ableiten. In wäßriger Lösung verhält sich Borsäure (H_3BO_3) als schwache dreiprotonige Säure. Wäßrige Lösungen von Borsäure werden als Antiseptikum sowie zu Augen-Spülungen nach Verätzung mit alkalischen Lösungen verwendet.

Borax ist ein als Decahydrat kristallisierendes Salz der Formel $Na_2B_4O_7 \cdot 10\ H_2O$. Es wird zur Herstellung von Spezialgläsern und Glasuren verwendet, außerdem dient es in der Analytischen Chemie zum Nachweis von Schwermetall-Ionen durch charakteristische Färbungen der Borax-Perle.

Aluminium-Ionen ($Al^{\oplus\oplus\oplus}$) sind in vielen Mineralien und Gesteinen enthalten:

Aluminium-Vorkommen	chemische Bezeichnung
Feldspat, Glimmer Tone (durch Verwitterung von feldspathaltigen Gesteinen)	Aluminium-silicate $Al_2O_3 - SiO_2 - H_2O$
Korund	Aluminiumoxid Al_2O_3
Bauxit	Aluminiumoxid-hydrat
Kyrolith	Natrium-hexafluoro-aluminat Na_3AlF_6

Aluminiumhydroxid ist in reinem Wasser unlöslich, löst sich aber sowohl beim Zugeben einer starken Säure, wie Schwefelsäure, als auch beim Zugeben von Natron- oder Kalilauge. Die wäßrige Lösung enthält dann entweder Aluminium-Kationen oder Tetrahydroxoaluminat-Anionen:

$$Al(OH)_3 + 3\ H^{\oplus} \longrightarrow Al^{\oplus\oplus\oplus} + 3\ H_2O$$
$$Al(OH)_3 + OH^{\ominus} \longrightarrow [Al(OH)_4]^{\ominus}$$

14.4 Kohlenstoff-Silicium-Gruppe

Die wichtigsten Elemente der 4. Hauptgruppe des Periodensystems sind:
- Kohlenstoff, ein Nichtmetall,
- Silicium, ein Halbmetall,
- Zinn und Blei, Metalle.

Nur Kohlenstoff kommt in der Natur in elementarer Form vor, und zwar in den kristallinen Modifikationen Diamant und Graphit sowie in den Kohle-Vorkommen, von denen Anthrazit und Steinkohle den höchsten Kohlenstoff-Gehalt aufweisen. Hinzu kommen anorganische und organische Kohlenstoff-Verbindungen in außerordentlicher Vielfalt:

- Kohlenstoffdioxid (CO_2) als Bestandteil der Luft (Atmosphäre), ferner im Meerwasser und im Tier- und Pflanzenreich.
- Carbonate (Salze der Kohlensäure) als Bestandteil der Erdkruste, vor allem mit den Kationen Magnesium, Calcium, Eisen, Mangan (II) und Zink.
- Hydrogencarbonate, vor allem Calcium-hydrogen-carbonat, das durch Reaktion von Calciumcarbonat mit CO_2 und Wasser entsteht:

$$CaCO_3 + CO_2 + H_2O \longrightarrow Ca(HCO_3)_2$$

- Kohlenstoffmonoxid CO, das bei der unvollständigen Verbrennung von Kohle, Heizöl und Kraftstoffen entsteht.
- Organische Verbindungen von den einfachsten Stoffen (wie Methan, Sumpfgas) bis hin zu den kompliziertesten Verbindungen (Nucleinsäuren, Proteinen), die in der Organischen Chemie als „Chemie der Kohlenstoff-Verbindungen" näher beschrieben werden (Kap. 16-31).

Diamant ist der härteste aller in der Natur vorkommenden Stoffe. Jedes C-Atom im Kristall-Gitter von Diamant (Abb. 14-1) ist durch vier kovalente Bindungen mit vier anderen C-Atomen verknüpft. Dadurch entsteht eine völlig regelmäßige (in den drei Richtungen des Raumes angeordnete) **Tetraeder-Struktur**. Auf die sehr festen Elektronenpaar-Bindungen zwischen den C-Atomen sind die außergewöhnliche Härte und chemische Beständigkeit von Diamant zurückzuführen. Das Kristall-Gitter von **Graphit** (Abb. 14-2) hat den ganz andersartigen Aufbau eines Schichtgitters. In diesem ist jedes C-Atom kovalent nur mit drei anderen C-Atomen verknüpft. Auf diese Weise entstehen ausgedehnte Sechseck-Strukturen, die übereinander liegende Schichtebenen bilden. Das vierte Valenzelektron eines jeden C-Atoms ist nicht zwischen jeweils zwei C-Atomen lokalisiert, diese Elektronen bilden ein in der Schicht bewegliches **Elektronengas**. Daher hat Graphit einen metallischen Glanz und eine gute elektrische Leitfähigkeit. Graphit-Elektroden werden bei Elektrolyse-Verfahren verwendet. Da der Zusammenhalt zwischen den Schichten des Graphit-Gitters bedeutend schwächer ist als der zwischen den C-Atomen innerhalb der Schichten lassen sich Graphit-Kristalle leicht parallel zur Schichtebene spalten. Graphit erscheint daher weich und eignet sich zur Verwendung in Bleistiftminen und als sehr beständiges Schmiermittel.

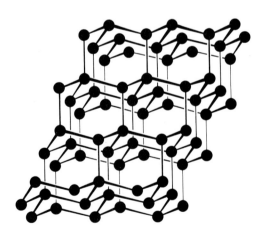

Abb. 14-1. Kristallgitter von Diamant (nach: C. E. Mortimer).

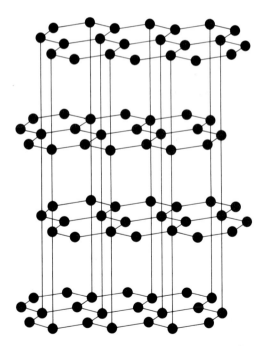

Abb. 14-2. Kristallgitter von Graphit (nach: C. E. Mortimer).

Weitere Modifikationen von Kohlenstoff sind in Form von Ruß und **Aktivkohle** erhältlich. Ruß erhält man aus gasförmigen oder flüssigen Kohlenwasserstoffen durch Verbrennung unter unzureichender Luft-Zufuhr. Er dient vor allem als Füllmaterial bei der Reifen-Herstellung

Feste organische Substanzen, vor allem Holz und Rohrzucker, ergeben beim Erhitzen unter Luftabschluß (Verkohlung) eine amorphe Form von Kohlenstoff mit besonders großer Oberfläche: Aktivkohle. An dieser großen Oberfläche werden gasförmige, flüssige und feste Stoffe mehr oder weniger stark adsorbiert. Aufgrund ihres Adsorptionsvermögens verwendet man Aktivkohle bei vielen Reinigungsverfahren und zur Adsorption toxischer Stoffe (in Filtereinsätzen von Gasmasken, bei Vergiftungen).

Kohlenstoffmonoxid hat reduzierende Eigenschaften, da es mit Sauerstoff zu CO_2 weiterreagieren kann: als Reaktionsprodukt der unvollständigen Verbrennung geht CO bei einer „Nachverbrennung" in stark exothermer Reaktion in CO_2 über:

$$CO + \frac{1}{2} O_2 \longrightarrow CO_2$$

Das Einatmen von CO kann zu schweren Vergiftungserscheinungen und zum Tode führen, weil CO anstelle von O_2 komplex an das im Hämoglobin vorliegende Eisen-Zentralion gebunden wird.

Kohlenstoffdioxid als Produkt der vollständigen Verbrennung unterhält eine weitere Verbrennung erwartungsgemäß nicht. Der Dichte-Vergleich

$$\varrho\,(CO_2) = 1,9769 \text{ g/L} \qquad \varrho\,(\text{Luft}) = 1,29 \text{ g/L}$$

zeigt, daß sich CO_2 am Boden solcher Räume ansammelt, in denen es durch Gärungsvorgänge entsteht oder ausströmt (Erstickungsgefahr). Kohlenstoffdioxid ist nicht nur als Gas in Stahlflaschen im Handel erhältlich, sondern auch in fester Form. Festes CO_2 wird als „Trockeneis" bezeichnet und in Kälte-Mischungen zur Erzeugung tiefer Temperaturen (bis $-78\,°C$) verwendet.

Cyanwasserstoffsäure (Blausäure) nennt man die Lösung der gasförmigen Verbindung Cyanwasserstoff (HCN) in Wasser. Die Salze dieser sehr schwachen Säure heißen Cyanide, z. B. Natriumcy-

anid und Kaliumcyanid („Cyankali"). Cyanwasserstoff und die Cyanide sind sehr toxisch. Die tödliche Dosis (dosis letalis) für den Menschen liegt bei ca. 50 mg HCN sowie 150–200 mg Kaliumcyanid (KCN). Die Toxizität beruht darauf, daß lebensnotwendige eisenhaltige Atmungs-Enzyme durch Cyanid-Ionen blockiert werden, was auf die stark ausgeprägte Neigung der Cyanid-Ionen zur Komplex-Bildung mit Schwermetall-Ionen zurückzuführen ist. So erhält man z. B. aus Eisen(II)-Ionen und Cyanid-Ionen die sehr stabilen Hexacyanoferrat(II)-Komplexionen:

$$Fe^{\oplus\oplus} + 6\ CN^{\ominus} \longrightarrow [Fe(CN)_6]^{4\ominus}$$

Als Liganden (Kap. 5) nutzt man Cyanid-Ionen auch in der Galvanotechnik, um positiv geladene Schwermetall-Ionen in **negativ geladene Cyano-Komplexe** überzuführen und aus diesen bestimmte Metalle durch Elektrolyse abzuscheiden, z. B. bei der Abscheidung von Silber (Versilberung) aus Lösungen von Kaliumdicyanoargentat ($K^{\oplus}$ und $[Ag(CN)_2]^{\ominus}$).

Silicium-Atome gehen mit Sauerstoff-Atomen sehr stabile Elektronenpaar-Bindungen ein. Die wichtigsten der in der Natur weit verbreiteten Silicium-Sauerstoff-Verbindungen sind **Siliciumdioxid** (SiO_2) und die Silicate (Salze von Kieselsäuren).

Siliciumdioxid kommt in mehreren kristallinen Modifikationen (z. B. Quarz: Bergkristall, Rauchquarz, Amethyst) und amorph (z. B. Opal, Kieselgur) vor. „SiO_2" bezeichnet nur die Formeleinheit, Siliciumdioxid bildet – ebenso wie die Silicate – eine vielfach „vernetzte" Struktur aus miteinander verknüpften Silicium- und Sauerstoff-Atomen.

Die Gesteine der Erdkruste bestehen überwiegend aus Quarz und aus Silicaten. Silicate sind Ionen-Verbindungen, in denen als Gegenionen zu den unterschiedlich zusammengesetzten Silicat-Anionen insbesondere $Na^{\oplus}$-, $K^{\oplus}$-, $Mg^{\oplus\oplus}$-, $Ca^{\oplus\oplus}$- und $Al^{\oplus\oplus\oplus}$-Ionen vorliegen.

Eine Kieselsäure mit großer Oberfläche ist das **Kieselgel** (Silicagel), das wegen seines hohen Adsorptionsvermögens zur Trocknung und Reinigung von Gasen und Flüssigkeiten sowie als Adsorbens für die Dünnschicht- und Säulenchromatographie verwendet wird.

Über einige Eigenschaften der Metalle **Zinn** und **Blei** (4. Hauptgruppe des Periodensystems) gibt die folgende Zusammenstellung einen Überblick:

Eigenschaften	Zinn	Blei
Schmelzpunkt in °C	232	327
Dichte in g/cm^3	7,30	11,34
Protonenzahl	50	82
Elektronen-Anordnung	(Kr) und	(Xe) und
	4d^{10}5s^{2}5p^2	4f^{14}5d^{10}6s^{2}6p^2
Atom-Radius in pm	141	175
Ionen$^{\oplus\oplus}$-Radius in pm	112	120
Ionen$^{\oplus\oplus\oplus\oplus}$-Radius (pm)	71	84
bevorzugte Oxidations-stufe	+ IV	+ II
häufigstes natürliches Vorkommen	SnO$_2$	PbS

Zinn und Blei liegen in ihren Verbindungen in der Oxidationsstufe + II oder + IV vor. Bei **Zinn** ist die Oxidationsstufe + IV stabiler, so daß Zinn(II)-Verbindungen, wie Zinn(II)-chlorid (SnCl$_2$), Reduktionsmittel sind.

$$Sn^{\oplus\oplus} \longrightarrow Sn^{4\oplus} + 2\ e^{\ominus}$$

Bei **Blei** ist die Oxidationsstufe + II stabiler, so daß Blei(IV)-Verbindungen, wie Bleidioxid (PbO$_2$), starke Oxidationsmittel sind.

$$\overset{+IV}{PbO_2} + 2\ e^{\ominus} + 4\ H^{\oplus} \longrightarrow Pb^{\oplus\oplus} + 2\ H_2O$$

Diese Reaktion läuft auch im Blei-Akkumulator ab. Mit der Reduktion von PbO$_2$ an der einen Elektrode ist die Oxidation von metallischem Blei (Oxidationsstufe null) an der anderen Elektrode gekoppelt. Die an beiden Elektroden entstehenden Pb$^{\oplus\oplus}$-Ionen reagieren mit den in der Schwefel-säure-Lösung vorhandenen Sulfat-Ionen unter Bildung von unlöslischem Bleisulfat.

Weitere unlösliche Zinn- und Blei-Verbindungen sind: Die Sulfide SnS und PbS, Bleichlorid und Bleicarbonat.

14.5   Stickstoff-Phosphor-Gruppe

Bei den Elementen der 5., 6. und 7. Hauptgruppe ist bemerkenswert, daß sie in zahlreichen unterschiedlichen Oxidationsstufen auftreten können. Die (in den Verbindungen mit Wasserstoff auftre-tende) niedrigste Oxidationsstufe ergibt sich nach der Regel: Gruppennummer minus 8.

Die in bestimmten Verbindungen mit Sauerstoff auftretende höchste Oxidationsstufe entspricht der Gruppennummer. Auf die Elemente der 5. Hauptgruppe angewendet, bedeutet dies:
– III als niedrigste Oxidationszahl,
+ V als höchste Oxidationszahl.

Darüber hinaus sind Verbindungen mit Oxidationsstufen zwischen diesen Grenzwerten bekannt, z. B.:

Oxidationszahl	Verbindung
– III	NH$_3$ (Ammoniak)
± 0	N, P, As, Sb, Bi elementar
+ I	N$_2$O (Distickstoffoxid)
+ II	NO (Stickstoffoxid)
+ III	HNO$_2$ (salpetrige Säure)
	As$_2$O$_3$ (Arsentrioxid)
+ IV	NO$_2$ (Stickstoffdioxid)
+ V	HNO$_3$ (Salpetersäure)
	P$_2$O$_5$ (Diphosphorpentoxid)
	H$_3$PO$_4$ (Phosphorsäure)

Stickstoff, der Hauptbestandteil der Luft (s. Kap. 6), ist ein sehr reaktionsträges Element, weil die Dreifachbindung zwischen den N-Atomen der N$_2$-Moleküle sehr stabil ist. Aufgrund dieser Reaktionsträgheit verhält sich der Stickstoff-Anteil der Luft inert, d. h. Stickstoff nimmt an chemischen Reaktionen meist nicht teil. Bei Energie-Zufuhr reagieren die beiden in der Luft enthaltenen Elemente Stickstoff und Sauerstoff jedoch miteinander zu **Stickstoffmonoxid**, einem farblosen toxischen Gas:

$$N_{2(g)} + O_{2(g)} \longrightarrow 2\,NO_{(g)} \qquad \Delta H + 90\,kJ/mol$$

Diese Reaktion findet in der Atmosphäre bei elektrischen Entladungen (Gewittern) statt. Außerdem entsteht NO bei den in Verbrennungsmotoren herrschenden hohen Temperaturen und ist somit in Auspuffgasen enthalten. Das durch endotherme Reaktion entstandene NO reagiert sehr leicht mit Sauerstoff zu Stickstoffdioxid:

$$2\,NO + O_2 \longrightarrow 2\,NO_2$$

Daher entsteht aus dem farblosen Stickstoffmonoxid an der Luft das braune **Stickstoffdioxid**. Gemische dieser „Stickoxide" bezeichnet man als „nitrose Gase".

Vor allem die Stickstoffoxide NO und NO_2 stellen eine Umweltbelastung dar. Aus Stickstoffdioxid entsteht in einer exotherm verlaufenden chemischen Gleichgewichts-Reaktion das farblose Gas Distickstofftetroxid:

$$2\,NO_2 \rightleftharpoons N_2O_4$$

Verdünnte **Salpetersäure** HNO_3 weist die typischen Eigenschaften starker Säuren auf (praktisch vollständige Dissoziation in wäßriger Lösung), hoch konzentrierte Salpetersäure reagiert als starkes Oxidationsmittel:

$$NO_3^{\ominus} + 3\,e^{\ominus} + 4\,H^{\oplus} \longrightarrow NO + 2\,H_2O$$

Hierbei entstehen aus Salpetersäure zunächst NO, dann die braun gefärbten nitrosen Gase.

Auf dem Oxidationsvermögen konzentrierter Salpetersäure beruht ihre Verwendung als „Scheidewasser" zur Trennung der Metalle Quecksilber, Silber und Gold. Quecksilber und Silber werden durch konzentrierte HNO_3 oxidiert und gehen als Ionen in Lösung, Gold dagegen nicht.

Die **salpetrige Säure** HNO_2, in der Stickstoff die Oxidationszahl $+$ III hat, ist nur in verdünnten wäßrigen Lösungen beständig. Bei Einwirkung von salpetriger Säure auf bestimmte organische Verbindungen (Amine mit NH-Gruppen in den Molekülen, Kap. 26) entstehen Nitrosamine, die krebserregende (cancerogene) Wirkung haben können. Von den Salzen der salpetrigen Säure, den Nitriten, findet vor allem Natriumnitrit ($NaNO_2$) Verwendung.

Die gasförmige Verbindung **Ammoniak** wird in einer großtechnischen Hochdruck-Synthese aus den Elementen hergestellt:

$$N_2 + 3\,H_2 \rightleftharpoons 2\,NH_3$$

Ammoniak ist Ausgangsprodukt für die Herstellung von Ammoniumsalzen, die in Düngemitteln verwendet werden.

Aus der Base Ammoniak (s. Kap. 11.2.2) entstehen **Ammoniumsalze** durch Reaktion mit zahlreichen Säuren (in der Reaktionsgleichung allgemein als HA formuliert):

$$H_3N| + H-A \longrightarrow NH_4^{\oplus} + A^{\ominus}$$

So erhält man z. B. aus Ammoniak und Salpetersäure Ammoniumnitrat (NH_4NO_3).

Calcium- und Eisenphosphate sind die wichtigsten Phosphor-Vorkommen in der Natur. Elementarer **Phosphor** tritt in unterschiedlichen Modifikationen auf. Im weißen Phosphor sind vier Phosphor-Atome tetraedisch miteinander verknüpft. Der sehr toxische weiße Phosphor ist die reaktionsfähigste Modifikation des Elements Phosphor, er entzündet sich an der Luft bereits bei Raumtemperatur. Bei rotem Phosphor dagegen führt erst Verreiben mit starken Oxidationsmitteln zur Entzündung. Hierauf beruht die Verwendung von rotem Phosphor auf der Reibfläche von Zündholzschachteln.

Das wichtigste Oxid des Phosphors ist Diphosphorpentoxid, kurz **Phosphorpentoxid** genannt. Die Formeleinheit ist P_4O_{10}, meist schreibt man vereinfachend P_2O_5. Phosphorpentoxid, ein farbloses Pulver, ist stark hygroskopisch. Wegen seiner ausgeprägten Neigung, Wasser aufzunehmen und durch chemische Reaktion zu binden, ist P_2O_5 ein sehr wirksames Trockenmittel. Bei der Wasseraufnahme entstehen aus P_2O_5, dem Anhydrid der Phosphorsäuren, in Abhängigkeit von dem Mol-Verhältnis P_2O_5 zu H_2O: Metaphosphorsäure (HPO_3), Diphosphorsäure ($H_4P_2O_7$) oder Orthophosphorsäure (H_3PO_4).

$$P_2O_5 \xrightarrow{\;H_2O\;} 2\,HPO_3 \xrightarrow{\;H_2O\;}$$
$$H_4P_2O_7 \xrightarrow{\;H_2O\;} 2\,H_3PO_4$$

Diphosphorsäure nennt man auch Pyrophosphorsäure. Als Pyrophosphate werden sowohl die Salze der Pyrophosphorsäure als auch die im Zellstoffwechsel auftretenden Ionen bezeichnet.

Von größter Bedeutung ist jedoch die Orthophosphorsäure, die allgemein als **Phosphorsäure** bezeichnet wird. Von ihr leiten sich drei Reihen von Salzen ab:

Dihydrogenphosphate (primäre Phosphate) $H_2PO_4^{\ominus}$
Hydrogenphosphate (sekundäre Phosphate) $HPO_4^{\ominus\ominus}$
Phosphate (tertiäre Phosphate) $PO_4^{\ominus\ominus\ominus}$.

Phosphor ist in der höchsten Oxidationsstufe $+$ V sehr beständig, Phosphorsäure ist daher kein Oxidationsmittel.

Die Herstellung von Phosphorsäure ist ein Beispiel für eine doppelte Umsetzung:

Salz der Säure A $+$ Säure B $\longrightarrow$
Säure A $+$ Salz der Säure B

$$Ca_3(PO_4)_2 + 3\,H_2SO_4 \longrightarrow 2\,H_3PO_4 + 3\,CaSO_4$$

In den Handel kommt Phosphorsäure als farblose, sirupöse wäßrige Lösung mit einem Massen-Anteil an H_3PO_4 von 85–90%. Von ihren verschiedenen Salzen sind die Dihydrogenphosphate (primären Phosphate) durchwegs gut wasserlöslich. Mit Ausnahme der Alkaliphosphate sind die übrigen sekundären und tertiären Phosphate nur wenig löslich oder in Wasser unlöslich.

Die Bedeutung der Phosphat-Ionen als Puffer-System ist in Kap. 12.4, ihre Funktion im Mineralhaushalt des Menschen in Kap. 14.8 erläutert.

Von den übrigen Elementen der 5. Hauptgruppe soll nur auf **Arsen** kurz eingegangen werden.

Arsen kommt in der Natur elementar vor, meist bestehen die Arsenvorkommen jedoch aus Arsensulfiden und Arsenoxid.

Arsentrioxid (As_2O_3, auch **Arsenik** genannt) ist ein starkes Gift. Für die Gerichtsmedizin haben Nachweis-Methoden für Arsen zur Feststellung von Vergiftungen große Bedeutung.

Die Arsensäure (H_3AsO_4) ist eine dreiprotonige mittelstarke Säure, ihre Salze sind die Arsenate.

Der von Paul Ehrlich synthetisierte Wirkstoff „Salvarsan", eine organische Arsen-Verbindung, wurde lange Zeit in der Therapie der Syphilis eingesetzt.

14.6 Sauerstoff-Schwefel-Gruppe

Von den Elementen der 6. Hauptgruppe des Periodensystems hat **Sauerstoff** die größte Bedeutung. In seinen chemischen Verbindungen hat Sauerstoff fast ausschließlich die Oxidationszahl − II.

Sauerstoff als Bestandteil der Luft (s. Kap. 6) ist für die Lebensvorgänge (Atmung, Energiestoffwechsel) unentbehrlich. Elementarer Sauerstoff ist ein aus zweiatomigen Molekülen (O_2, Disauerstoff) bestehendes farbloses und geruchloses Gas. Reiner Sauerstoff wird durch Verflüssigung von Luft und Abtrennen des Stickstoffs durch fraktionierende Destillation (Sdp. von O_2: −183 °C) gewonnen und in Stahlflaschen in den Handel gebracht.

Um den Zerfall von O_2-Molekülen in O-Atome herbeizuführen, muß Energie aufgewendet werden, z. B. in Form von elektrischer Energie oder Strahlungsenergie:

$$O_2 \rightleftharpoons 2O$$

Der bei elektrischen Entladungen oder unter der Einwirkung energiereicher Ultraviolett-Strahlung (UV-Lampen, künstliche Höhensonnen; ferner in der Stratosphäre) entstehende atomare Sauerstoff (O; Monosauerstoff) reagiert mit molekularem Sauerstoff nach der Gleichung

$$O_2 + O \rightleftharpoons O_3$$

zu **Ozon** (O_3; Trisauerstoff), einem Gas mit charakteristischem Geruch, der selbst bei sehr geringen Ozon-Anteilen in der Luft noch wahrnehmbar ist. Ozon zerfällt leicht (Umkehrung der Bildungs-Reaktion); der hierbei entstehende atomare Sauerstoff wirkt stark oxidierend und keimtötend gegenüber Mikroorganismen. Hierauf beruht die Verwendung von Ozon zum Entkeimen von Trinkwasser und in Schwimmbädern sowie zur Sterilisation von Luft.

Anorganische und organische Sauerstoff-Verbindungen sind im Mineral-, Pflanzen- und Tierreich so stark verbreitet, daß Sauerstoff den größten Massen-Anteil von allen in der Lithosphäre, Hydrosphäre, Atmosphäre und Biosphäre vorkommenden Elementen hat.

Als wichtigste Sauerstoff-Verbindungen sind zu nennen:

- Oxide von Nichtmetallen, z. B. Wasser, Kohlenstoffoxide (CO_2, CO), Siliciumdioxid (SiO_2), Stickstoffoxide (NO, NO_2), Schwefeldioxid (SO_2),
- Oxide von Metallen, z. B. Aluminiumoxid, Eisenoxide,
- Salze von sauerstoffhaltigen Säuren, z. B. Carbonate, Silicate, Nitrate, Phosphate, Sulfate,
- Organische Verbindungen mit sauerstoffhaltigen funktionellen Gruppen, z. B. Alkohole, Carbonsäuren, Kohlenhydrate (Zucker), Polysaccharide (Cellulose, Stärke).

Wasser wird in Kapitel 9, die übrigen genannten Sauerstoff-Verbindungen werden jeweils bei den Elementen beschrieben, die an Sauerstoff gebunden sind.

Die Verbindung, in der Wasserstoff- und Sauerstoff-Atome im Teilchenverhältnis 1 : 1 miteinander verknüpft sind, heißt **Wasserstoffperoxid** (H_2O_2), auch Wasserstoffsuperoxid genannt.

Zur Herstellung von Wasserstoffperoxid ist Bariumperoxid besonders geeignet, weil beim Zugeben von Schwefelsäure das unlösliche $BaSO_4$ ausfällt und eine wäßrige Lösung von H_2O_2 erhalten wird:

$$BaO_2 + H_2SO_4 \longrightarrow H_2O_2 + BaSO_4$$

Wasserstoffperoxid ist in folgenden Formen im Handel:

- als 3%ige wäßrige Lösung zur Desinfektion,
- als 30%ige wäßrige Lösung (Perhydrol),
- in fester Form als Einschlußverbindung von H_2O_2 in das Kristallgitter von Harnstoff (Ortizon) zur Desinfektion.

Reines H_2O_2 zerfällt bei Raumtemperatur mit sehr geringer Reaktions-Geschwindigkeit, so daß man H_2O_2 zu den metastabilen Verbindungen zählt. Durch Licht-Einwirkung oder durch Verunreinigungen (bestimmte Metalle und Metall-Ionen, Staubteilchen) sowie durch das Enzym Katalase wird der Zerfall jedoch stark (bis zur explosionsartigen Reaktion) beschleunigt. Um die Haltbarkeit von H_2O_2-Lösungen zu erhöhen, bewahrt man sie daher in braunen Flaschen auf und gibt zur Stabilisierung Phosphate zu, die Metall-Ionen binden.

Beim Zerfall von H_2O_2 entsteht atomarer Sauerstoff. Auf dessen im Vergleich mit molekularem Sauerstoff höherer Reaktivität beruht die keimtötende Wirkung von Wasserstoffperoxid

$$H_2O_2 \longrightarrow H_2O + O$$

Außer zur Desinfektion finden wäßrige H_2O_2-Lösungen auch zum Bleichen von Haaren und Leder Verwendung. Man kann auch bestimmte, in ihrer Wirkung dem H_2O_2 entsprechende Persäuren und deren Salze herstellen, z.B. das in Waschmitteln als Bleichmittel enthaltene Natriumperborat.

In den H_2O_2-Molekülen hat Sauerstoff die Oxidationsstufe $-$ I. H_2O_2 hat eine stark oxidierende Wirkung, es reagiert unter Aufnahme von Elektronen gemäß:

$$H_2O_2 + 2e^{\ominus} + 2H^{\oplus} \longrightarrow 2H_2O$$

Dagegen verhält sich H_2O_2 gegenüber Verbindungen, die ein stärkeres Oxidations-Vermögen besitzen, als Reduktionsmittel. Hierbei wird das stärkere Oxidationsmittel (z.B. $MnO_4^{\ominus}$-Ionen) durch H_2O_2 reduziert und der Sauerstoff des Wasserstoffperoxids zu elementarem Sauerstoff oxidiert:

$$H_2O_2 \longrightarrow O_2 + 2H^{\oplus} + 2e^{\ominus}$$

Die Elektronen werden von dem stärkeren Oxidationsmittel aufgenommen.

Für das in der 6. Hauptgruppe auf Sauerstoff folgende Element **Schwefel** ist das Auftreten in unterschiedlichen Oxidationsstufen, vor allem $-$ II, $+$ IV und $+$ VI typisch.

Verbindung	Formel	Salze	Anionen
Schwefelwasser-stoff	H_2S	Oxidationszahl $-$ II	
		Hydrogensulfide	$HS^{\ominus}$
		Sulfide	$S^{\ominus\ominus}$
Schwefeldioxid schweflige Säure	SO_2 (H_2SO_3)	Oxidationszahl $+$ IV	
		Hydrogensulfite	$HSO_3^{\ominus}$
		Sulfite	$SO_3^{\ominus\ominus}$
Schwefeltrioxid Schwefelsäure	SO_3 H_2SO_4	Oxidationszahl $+$ VI	
		Hydrogensulfate	$HSO_4^{\ominus}$
		Sulfate	$SO_4^{\ominus\ominus}$

Als Schwefel-Vorkommen in der Natur sind zu nennen:

- Elementarer Schwefel,
- Sulfide (Schwermetallsalze des Schwefelwasserstoffs),
- Sulfate (Alkalimetall- und Erdalkalimetallsalze der Schwefelsäure),
- Schwefelwasserstoff (in Erdgasen und heißen Quellen),
- Schwefel in fossilen Brennstoffen (Erdöl, Kohle) und das bei der Verbrennung schwefelhaltiger Brennstoffe entstehende Schwefeldioxid,
- Schwefel in organischen Verbindungen (z.B. in Cystein, Cystin, Methionin, Proteinen, Mucopolysacchariden).

Elementarer Schwefel ist ein gelber Feststoff. Jeweils acht S-Atome sind zu S_8-Ringen verknüpft, die ein schichtenförmiges Kristallgitter bilden. Beim Erwärmen auf 96 °C wandelt sich Schwefel in eine andere kristalline Modifikation um, die Schmelztemperatur liegt bei 119 °C. In Wasser ist Schwefel unlöslich, in dem Lösungsmittel Schwefelkohlenstoff (CS_2) dagegen leicht löslich.

Das bei der Verbrennung von Schwefel entstehende **Schwefeldioxid** (SO_2; ein farbloses, stechend riechendes Gas) wird in einem großtechnischen Verfahren unter Verwendung von Katalysatoren zu **Schwefeltrioxid** weiteroxidiert:

$$SO_2 + 1/2 O_2 \longrightarrow SO_3$$

Aus Schwefeltrioxid wird industriell **konzentrierte Schwefelsäure** hergestellt, deren Eigenschaften sich von denen verdünnter Schwefelsäure erheblich unterscheiden:

- Konzentrierte Schwefelsäure ist ein starkes Oxidationsmittel. In der mit der Gruppennummer übereinstimmenden Oxidationsstufe $+$ VI ist

Schwefel in der Regel stabil, oxidierende Eigenschaften treten nur bei der konzentrierten, aus H_2SO_4-Molekülen bestehenden Schwefelsäure hervor, nicht dagegen bei Sulfat-Ionen in den Lösungen ihrer Salze.

- Konzentrierte Schwefelsäure ist stark hygroskopisch. Man verwendet sie daher als Trockenmittel sowie zur Wasser-Abspaltung aus organischen Verbindungen. Feste organische Verbindungen, wie Traubenzucker, reagieren mit konzentrierter Schwefelsäure unter Verkohlung:

$$C_6H_{12}O_6 + konz. H_2SO_4 \longrightarrow 6C + 6H_2O$$

(an H_2SO_4 gebunden)

Schwefelwasserstoff (H_2S), ein farbloses Gas, entsteht bei der Zersetzung (Fäulnis) von schwefelhaltigen organischen Verbindungen, insbesondere von Eiweiß. Sein Geruch wird mit dem „von faulen Eiern" verglichen. Die **Giftigkeit** von Schwefelwasserstoff übertrifft die von Cyanwasserstoff (Blausäure). H_2S wird durch doppelte Umsetzung von Eisen(II)-sulfid mit Salzsäure im Laboratorium hergestellt. H_2S ist ein wichtiges Reagenz in der Analytischen Chemie. Bei der Durchführung des Sulfid-Trennungsganges werden Schwermetall-Ionen bei unterschiedlichen pH-Werten als Sulfide ausgefällt, z.B. PbS und HgS.

Verbindungen, die Schwefel in einer niedrigeren Oxidationsstufe enthalten, haben reduzierende Eigenschaften. Dabei werden sie selbst oxidiert (in Klammern angegeben: Änderung der Oxidationszahl):

- Sulfide ($S^{\ominus\ominus}$) zu Schwefel ($-II \longrightarrow \pm 0$)
- **schweflige Säure** und deren Salze zu Sulfat ($+IV \longrightarrow +VI$)
- Thiosulfat-Ionen zu Tetrathionat-Ionen.

In den **Thiosulfat**-Ionen $S_2O_3^{\ominus\ominus}$ liegt Schwefel in zwei verschiedenen Oxidationsstufen vor, mit den Oxidationszahlen $-II$ und $+VI$. Zur Formulierung von Redox-Gleichungen genügt es jedoch, von der als Mittelwert errechneten Oxidationszahl $+II$ auszugehen:

$$2S_2O_3^{\ominus\ominus} \longrightarrow S_4O_6^{\ominus\ominus} + 2e^\ominus$$

Dieser Oxidations-Vorgang ist die Grundlage der **Iodometrie**:

$$2S_2O_3^{\ominus\ominus} + I_2 \longrightarrow S_4O_6^{\ominus\ominus} + 2I^\ominus$$

Als weiteres Element der 6. Hauptgruppe ist Selen zu erwähnen, das als Spurenelement für den menschlichen Organismus von Bedeutung ist.

14.7 Halogene

Die **Halogene** sind Nichtmetalle. Fluor, Chlor und Brom gehören zu den reaktionsfähigsten Elementen; ihre Atome gehen durch Aufnahme eines Elektrons sehr leicht in einfach negativ geladene Ionen über. In den Halogenid-Anionen liegt dieselbe stabile Elektronen-Konfiguration vor wie in den Atomen der Edelgase mit um eins höherer Ordnungszahl.

Der Name „Halogene" bedeutet „Salzbildner". Salze, vorwiegend Alkalimetall- und Erdalkalimetall-Halogenide, bilden die natürlichen Vorkommen der Halogene. In den Salzlagerstätten finden sich außer Natriumchlorid (Steinsalz) auch andere Alkalimetall-Halogenide (z.B. KBr). Meerwasser enthält Halogenid-Ionen; bestimmte Lebewesen (Seetang, Algen) reichern Iodid an, so daß man daraus Iod gewinnen kann. Die wichtigsten Fluorid-Ionen-haltigen Mineralien sind CaF_2 (Flußspat) und Kryolith.

Folgende Tabelle zeigt die charakteristischen Eigenschaften der Halogene:

Eigenschaften	F	Cl	Br	I
Farbe und Aggregatzustand	farbloses Gas	gelbgrünes Gas	rotbraune Flüssigkeit	grauschwarzer Feststoff
Siedetemperatur in °C	−188	−34	58	
Sublimationstemperatur in °C				114
Protonenzahl	9	17	35	53
Außenelektronen	7	7	7	7
Atom-Radius in pm	71	99	114	133
Ionen-Radius in pm	136	181	195	216
Elektronen-Anordnung	$F^\ominus$ wie Ne	$Cl^\ominus$ wie Ar	$Br^\ominus$ wie Kr	$I^\ominus$ wie Xe
Elektronegativität	4,0	3,0	2,8	2,5

Fluor hat den höchsten Wert der Elektronegativität und ist das reaktionsfähigste Nichtmetall. Seine Verbindung mit Wasserstoff, Fluorwasserstoff, erhält man aus Calciumfluorid durch doppelte Umsetzung mit konzentrierter Schwefelsäure:

$$CaF_2 + H_2SO_4 \longrightarrow CaSO_4 + 2\ HF$$

Im Gegensatz zu den anderen Halogenwasserstoffen ist Fluorwasserstoff eine Flüssigkeit (Sdp. 19,5 °C, stechender Geruch, sehr giftig), in der die einzelnen HF-Moleküle durch zwischenmolekulare Kräfte über Wasserstoffbrücken-Bindungen zu Molekül-Assoziaten $(HF)_n$ verknüpft sind („n" ist eine kleine ganze Zahl). Solche zwischenmolekularen Kräfte sind bei HCl, HBr und HI nicht wirksam, so daß diese Halogenwasserstoffe bei Raumtemperatur gasförmig sind. Lösungen von Fluorwasserstoff in Wasser bezeichnet man als Flußsäure Sie können nicht in Glasgefäßen aufbewahrt werden, weil Flußsäure die besondere Eigenschaft hat, Glas anzugreifen und zu ätzen („Glastinte"), wobei das im Glas enthaltene SiO_2 mit HF zu gasförmigem Siliciumtetrafluorid reagiert:

$$SiO_2 + 4\ HF \longrightarrow SiF_4 + 2\ H_2O$$

Auf der Haut verursacht Flußsäure schmerzhafte, schwer heilende Verätzungen. Beim Arbeiten mit Flußsäure müssen Gummihandschuhe und Schutzbrille getragen werden.

Die Bedeutung von Fluorid-Ionen für den Aufbau der anorganischen Zahnsubstanz und für die Karies-Prophylaxe ist in Kap. 14.8 beschrieben.

Chlor ist ein gelbgrünes, sehr giftiges Gas, das die Schleimhäute reizt und die Atemwege stark angreift. Es wird für viele chemische Reaktionen benötigt und kommt in Stahlflaschen in den Handel. Großtechnisch wird Chlor durch die Elektrolyse von Kochsalz hergestellt (Entladung von Chlorid-Ionen an der Anode). Im Laboratorium erhält man Chlor durch Oxidation der in konzentrierter Salzsäure vorliegenden Chlorid-Ionen mit Mangan(IV)-oxid (Braunstein):

$$2\ Cl^{\ominus} + MnO_2 + 4\ H^{\oplus} \longrightarrow Cl_2 + Mn^{\oplus\oplus} + 2\ H_2O$$

Chlor hat eine erheblich höhere Dichte als Luft:

$$\varrho\ (\text{Chlor}) = 3{,}214\ \text{g/cm}^3 \quad \varrho\ (\text{Luft}) = 1{,}29\ \text{g/cm}^3$$

es sammelt sich daher am Boden von Gefäßen an.

Chlor hat keimtötende Eigenschaften und ist ein starkes Oxidationsmittel. Es wird daher zur Sterilisation von Wasser, zum Desinfizieren und zum Bleichen von Fasern und Geweben verwendet.

Chlor ist in Wasser gut löslich. In der wäßrigen, als „Chlorwasser" bezeichneten Lösung stellt sich ein chemisches Gleichgewicht ein zwischen Chlor und Wasser und Chlorwasserstoff und hypochloriger Säure:

$$Cl_2 + H_2O \rightleftharpoons HCl + HClO$$

Einen solchen Redox-Vorgang, bei dem ein Stoff aus einer mittleren Oxidationsstufe in eine niedrigere und eine höhere Oxidationsstufe übergeht, bezeichnet man als **Disproportionierung**. Die Disproportionierung besteht bei dieser Reaktion darin, daß Chlor aus der Oxidationsstufe ± 0 in die Oxidationsstufe $-I$ (HCl) und $+I$ (HClO) übergeht.

Für Chlor, Brom und Iod ist das Auftreten in mehreren Oxidationsstufen typisch, die von der niedrigsten Oxidationszahl $-I$ (Gruppennummer minus 8) bis zur höchsten Oxidationszahl $+VII$ (entsprechend der Gruppennummer) reichen:

$-I$	sämtliche Halogenide: $F^{\ominus}$, $Cl^{\ominus}$, $Br^{\ominus}$, $I^{\ominus}$
± 0	sämtliche Halogene: F_2, Cl_2, Br_2, I_2
$+I$	hypochlorige Säure (HClO)
	hypobromige Säure (HBrO)
	Hypochlorite ($ClO^{\ominus}$)
	Hypobromite ($BrO^{\ominus}$)
$+III$	chlorige Säure ($HClO_2$)
	Chlorite ($ClO_2^{\ominus}$)
$+V$	Chlorsäure und Chlorate ($HClO_3$ und $ClO_3^{\ominus}$)
	Bromsäure und Bromate ($HBrO_3$ und $BrO_3^{\ominus}$)
	Iodsäure und Iodate (HIO_3 und $IO_3^{\ominus}$)
$+VII$	Perchlorsäure ($HClO_4$)
	Perchlorate ($ClO_4^{\ominus}$)
	Periodsäure (H_5IO_6)

Chlor disproportioniert nicht nur beim Einleiten in Wasser, sondern reagiert entsprechend mit Laugen, wie Natronlauge, Kalilauge und „Kalkmilch" (einer Aufschlämmung von Calcium-hydroxid in Wasser). Hierbei entstehen wäßrige Lösungen von Na-, K- oder Ca-chloriden und -hypochloriten, die aufgrund ihres Hypochlorit-Gehaltes als Bleichlösungen für Zellstoff und als Desinfektionsmittel verwendet werden. Aus der aus Chlor und Kalkmilch hergestellten Lösung erhält man **„Chlorkalk"**, der als billiges technisches Desinfektionsmittel bei Seuchengefahr eingesetzt wird. Den $Ca^{\oplus\oplus}$-Ionen stehen zwei verschiedene Gegenionen, $Cl^{\ominus}$ und $ClO^{\ominus}$, gegenüber, so daß sich als Formeleinheit $CaCl(ClO)$ ergibt.

Als Salze der Chlorsäure sind zu erwähnen: Natriumchlorat $NaClO_3$ (zur Unkrautbekämpfung), **Kaliumchlorat** $KClO_3$, das als Antiseptikum, vor allem jedoch als Oxidationsmittel in der Sprengstoff-Industrie und bei der Herstellung von Zündhölzern verwendet wird. Beim Erhitzen von Kaliumchlorat findet auch eine Disproportionierung statt (von +V als mittlerer Oxidationsstufe nach +VII und −I)

$$4 \; KClO_3 \longrightarrow 3 \; KClO_4 + KCl$$

Durch doppelte Umsetzung von Kaliumperchlorat mit konzentrierter Schwefelsäure erhält man konzentrierte **Perchlorsäure:**

$$2 \; KClO_4 + H_2SO_4 \longrightarrow 2 \; HClO_4 + K_2SO_4$$

Auch bei dieser Verbindung beobachtet man die schon mehrfach beschriebenen (HNO_3, H_2SO_4) Unterschiede in den Eigenschaften von konzentrierten und verdünnten Säuren. Konzentrierte Perchlorsäure oxidiert brennbare organische Materialien in explosionsartig verlaufenden Reaktionen, so daß man vermeiden muß, sie in Kontakt mit z. B. Holz und Papier zu bringen. Dagegen verhält sich verdünnte wäßrige Perchlorsäure als Protonen-Donator und gehört zu den stärksten Säuren überhaupt.

Bei den Halogenen Chlor, Brom, Iod nimmt das Oxidationsvermögen in dieser Reihenfolge ab. Chlor ist also ein stärkeres Oxidationsmittel als Brom, elementares Chlor oxidiert daher Bromid-Ionen zu elementarem Brom. Hierauf beruht ein Herstellungsverfahren für Brom, bei dem man Brom aus einer Kaliumbromid-Lösung durch Einleiten von Chlor „freisetzt":

$$2 \; Br^{\ominus} + Cl_2 \longrightarrow Br_2 + 2 \; Cl^{\ominus}$$

Brom ist eine tiefbraune Flüssigkeit, von deren Oberfläche infolge des hohen Dampfdruckes rotbraune Dämpfe von stechendem Geruch aufsteigen, die die Atemwege sehr stark reizen. Auf der Haut verursacht Brom tiefe schmerzhafte Verätzungen. Die Dichte von flüssigem Brom beträgt 3,14 g/cm^3. Die durch Auflösen von Brom in Wasser erhältliche Lösung heißt Bromwasser.

Brom wird zur Herstellung zahlreicher bromhaltiger Verbindungen benötigt, unter denen auch Substanzen mit pharmakologischer Wirkung sind (Schlafmittel, Sedativa).

Elementares **Iod** kristallisiert in grauschwarzen Blättchen mit glänzender Oberfläche. Es hat die charakteristische Eigenschaft zu sublimieren und bildet beim Erwärmen violette Dämpfe. Die Löslichkeit von Iod in Wasser ist gering, dagegen ist Iod in wäßrigen Kaliumiodid-Lösungen gut löslich, weil Iod-Moleküle sich an Iodid-Ionen unter Bildung von $I_3^{\ominus}$-Ionen anlagern.

$$I_2 + I^{\ominus} \rightleftharpoons I_3^{\ominus}$$

Da elementares Iod bakterizid und fungizid wirksam ist, werden Lösungen von Iod in Ethanol oder in Kaliumiodid enthaltenden Ethanol-Wasser-Mischungen **(Iod-Tinktur)** als Antiseptikum auf die Haut aufgebracht sowie zur Sterilisierung eines Operationsfeldes verwendet.

Abhängig davon, ob organische Lösungsmittel eine sauerstoffhaltige funktionelle Gruppe aufweisen oder nicht, erhält man braune oder violette Iod-Lösungen. In den braunen Lösungen liegen Iod-Solvate, in den violetten freie Iod-Moleküle (I_2) vor.

Lösungsmittel	Farbe der Iod-Lösung
Alkohol, Ether, Aceton	braun
Chloroform	violett

Das Auftreten einer Blaufärbung bei der **Iod-Stärke-Reaktion** dient als empfindlicher Iod-Nachweis. Das Polysaccharid Stärke besteht aus Makromolekülen, in deren Hohlräume sich Iod-Moleküle einfügen können, es entstehen tiefblau gefärbte Iod-Stärke-Einschlußverbindungen.

Iod ist nur ein schwaches Oxidationsmittel. Die iodometrischen Titrationen beruhen auf dem Elektronen-Übergang:

$$I_2 + 2 \; e^{\ominus} \rightleftharpoons 2 \; I^{\ominus}$$

14.8 Elektrolyte im menschlichen Organismus

Zahlreiche chemische Verbindungen sind Salze, sie bilden Kristalle, in denen die Kationen und Anionen in bestimmter Regelmäßigkeit angeordnet und nicht frei beweglich sind (Ionen-Gitter). Nach dem

Auflösen dieser Elektrolyte in Wasser liegen Kationen und Anionen als bewegliche Teilchen vor.

Unabhängig davon, ob dem Organismus **Elektrolyte** (Mineralstoffe) im Gemisch mit andersartigen Nahrungsbestandteilen, in Lösung mit anderen Elektrolyten (z. B. als Trinkwasser, Mineralwasser, Meerwasser) oder in reiner Form zugeführt werden, stets werden Kationen und Anionen (Gegenionen, Begleitionen) aufgenommen, z. B. $Na^{\oplus}$-Ionen **zusammen mit** $Cl^{\ominus}$-Ionen bei der Aufnahme von Kochsalz (Natriumchlorid). Meist enthält die Nahrung Elektrolyte in Form von verschiedenen Ionen in unterschiedlichen Konzentrationen und mit unterschiedlichen Ladungszahlen (einfach oder mehrfach positiv oder negativ geladen). Die Gesamtzahl der positiven Ladungen ist jedoch stets gleich der Gesamtzahl der negativen Ladungen. Dieses **Elektroneutralitätsprinzip** gilt auch für alle **Körperflüssigkeiten.** Aus diesem Grund werden z. B. mit dem Urin nicht nur Kationen, sondern gleichzeitig Anionen in entsprechender Anzahl ausgeschieden.

Für den Elektrolyt-Haushalt des Organismus sind folgende Ionen von Bedeutung:
Kationen:
$Na^{\oplus}$, $K^{\oplus}$, $Mg^{\oplus\oplus}$, $Ca^{\oplus\oplus}$,
ferner Ionen der **Spurenelemente** Fe, Co, Zn, Mn, Cu, Mo;
Anionen:
$Cl^{\ominus}$, $HPO_4^{\ominus\ominus}$ (Phosphat), $HCO_3^{\ominus}$ (Bicarbonat), $SO_4^{\ominus\ominus}$, $F^{\ominus}$, $I^{\ominus}$

Zum Ladungsausgleich zwischen Kationen und Anionen tragen ferner Anionen bei, die bei physiologischem pH-Wert aus Carbonsäuren und Proteinen entstehen. Im Gegensatz zu den Salzen sind Carbonsäuren lediglich potentielle Elektrolyte. Sie sind nicht aus Ionen, sondern aus Molekülen aufgebaut, Ionen entstehen aus ihnen erst durch Protonen-Übertragung. Ihre Säurerest-Ionen heißen allgemein Carboxylat-Ionen, im speziellen Fall sind sie nach der betreffenden organischen Säure benannt. Bei physiologischem pH-Wert (ca. 7,4) liegen die zahlreichen, an Stoffwechsel-Reaktionen beteiligten organischen Säuren als einfach oder mehrfach negativ geladene Ionen vor, z. B.:

Name des Anions	entstanden aus
Lactat	Milchsäure
Pyruvat	Brenztraubensäure
Citrat	Citronensäure

Schließlich enthalten die Makromoleküle der Eiweißstoffe (Proteine) eine Anzahl von Atomgruppen, die man als ionisierbar bezeichnet. Aus ihnen können durch Abgabe von Protonen negativ geladene Atomgruppen entstehen, die in den **Proteinat**-Anionen vorliegen. Die Begriffe „Carboxylat" und „Proteinat" bezeichnen also allgemein aus Carbonsäuren bzw. Proteinen hervorgegangene Anionen.

Vergleicht man die Elektrolyt-Konzentrationen der drei großen Flüssigkeitsräume des Organismus
– Blutplasma
– interstitielle Flüssigkeit
– intrazelluläre Flüssigkeit,
so stimmen die Konzentrationen in Blutplasma und interstitieller Flüssigkeit (extrazelluläre Flüssigkeiten) weitgehend überein. Dagegen bestehen erhebliche Unterschiede zwischen den Elektrolyt-Konzentrationen der extrazellulären Flüssigkeit einerseits und denen der intrazellulären Flüssigkeit andererseits.

Die Elektrolyt-Konzentrationen in mmol/L sind (nach Jungermann/Möhler „Biochemie"):

Elektrolyt	Plasma	intrazelluläre Flüssigkeit
$Na^{\oplus}$	142	10
$K^{\oplus}$	4	160
$Mg^{\oplus\oplus}$	1,5	13
$Ca^{\oplus\oplus}$	2,5	1
Summe der Kationen	150	184
$Cl^{\ominus}$	103	3
$HPO_4^{\ominus\ominus}$	1	50
$SO_4^{\ominus\ominus}$	0,5	10
$HCO_3^{\ominus}$	27	10
Carboxylat$^{\ominus}$	5	25
Proteinat $^{8\ominus\,bzw.\,6\ominus}$	2	6,5
Summe der Anionen	138,5	104,5

Die Bestätigung, daß die Elektroneutralität zwischen Kationen und Anionen gewahrt ist, erhält man nach **Umrechnung** der für die mehrfach geladenen Ionen angegebenen Konzentrations-Werte in Konzentrationen ihrer Äquivalentteilchen. Für Kationen ergibt sich im Plasma als Summe 154 m(eq)/L, in der intrazellulären Flüssigkeit 198 m(eq)/L; der jeweilige Ladungsausgleich erfolgt durch die Summe der Anionen (die für Proteinat-Ionen angegebenen Ladungen sind Mittelwerte). Aus dieser Gegenüberstellung seien hervorgehoben:
– Die für extrazelluläre Flüssigkeiten typischen hohen Konzentrationen des Kations $Na^{\oplus}$ und der Anionen Chlorid und Bicarbonat,

– die für intrazelluläre Flüssigkeiten typischen hohen Konzentrationen der Kationen $K^\oplus$ und $Mg^{\oplus\oplus}$ und der Anionen Phosphat ($HPO_4^{\ominus\ominus}$) und Proteinat.

Aus Bequemlichkeit wird die Bezeichnung „Ionen" im täglichen Sprachgebrauch oft weggelassen und nur der Name des Metalls selbst genannt. So spricht man von der Bestimmung von „Natrium" und „Kalium" im Serum, von „Kupfer" als Spurenelement, von „Eisen"-Mangel, obwohl niemals die durch diese Vereinfachung bezeichneten chemischen Elemente, sondern ihre frei beweglichen oder komplex gebundenen Ionen vorliegen.

Die erwähnte Bestimmung von „Kalium" im Serum ist also in Wirklichkeit eine Bestimmung des Gehalts an Kalium-**Ionen,** deren chemische Eigenschaften grundverschieden von denen der Kalium-Atome sind. Wenn der Organismus „Kalium" mit der Nahrung aufnimmt, dann in Form von Kalium-Ionen enthaltenden Salzen.

14.8.1   Kationen im Elektrolyt-Haushalt

Der menschliche Organismus enthält außer den Ionen der Alkalimetalle $Na^\oplus$ und $K^\oplus$ und der Erdalkalimetalle $Mg^{\oplus\oplus}$ und $Ca^{\oplus\oplus}$ auch Ionen der Übergangsmetalle (Ionen von Nebengruppen-Elementen), die in diesem Zusammenhang als Spurenelemente bezeichnet werden, weil sie im Organismus nur in sehr geringen Konzentrationen vorliegen.

Name	Symbol	Oxidationsstufe
Mangan	Mn	$+II$
Zink	Zn	$+II$
Kupfer	Cu	$+I$ und $+II$
Eisen	Fe	$+II$ und $+III$
Cobalt	Co	$+II$ und $+III$
Molybdän	Mo	$+V$ und $+VI$

Die Funktion dieser **Übergangsmetalle** im Organismus beruht auf zwei ihrer typischen Eigenschaften:
– der stark ausgeprägten Neigung zur Komplex-Bildung, so daß diese Ionen vorwiegend an Protein-Liganden gebunden sind und
– dem Vorkommen in unterschiedlichen Oxidationsstufen, so daß mit Cu-, Fe-, Co- und Mo-Komplexen Redox-Reaktionen stattfinden können.

Die Neigung zur Komplex-Bildung ist bei Magnesium- und Calcium-Ionen wesentlich geringer, bei Natrium- und Kalium-Ionen nicht vorhanden. Aufgrund dieser Unterschiede in ihren chemischen Eigenschaften nutzt der Organismus die Metall-Ionen für sehr verschiedenartige biologische Aufgaben. Darüber hinaus tragen alle Ionen zum osmotischen Druck der Körperflüssigkeiten bei.

Die biologischen Aufgaben der einzelnen Elektrolyte (Kationen und Anionen) sollen nun skizziert und dann in einer Tabelle zusammengefaßt werden. Mit dem **Elektrolyt-Haushalt** des Organismus beschäftigen sich auch die Physiologie, die Klinische Chemie und verschiedene Fachgebiete der Medizin. Dort werden auch folgende Themen besprochen:
– Gehalt der verschiedenen Nahrungsmittel an Mineralien und Spurenelementen,
– Resorption der Elektrolyte,
– Transport und Speicherung der Elektrolyte,
– Konstanthaltung der Ionen-Konzentrationen in den verschiedenen Flüssigkeitsräumen,
– Rückresorption und Ausscheidung von Elektrolyten,
– Mangelerscheinungen bei unzureichender Aufnahme von Mineralien und Spurenelementen,
– Störungen des Elektrolyt-Haushaltes, die oftmals mit Störungen des Säure-Basen-Haushaltes und des Wasser-Haushaltes einhergehen.

Die im Organismus in den höchsten Konzentrationen vorliegenden Kationen sind: $Na^\oplus$ im extrazellulären Raum, $K^\oplus$ im intrazellulären Raum. **$Na^\oplus$-Ionen** außerhalb und **$K^\oplus$-Ionen** innerhalb der Zellen sind besonders wichtig zur Aufrechterhaltung des osmotischen Druckes (für die Osmoregulation).

Auch bei den Zellen des Nervengewebes besteht ein erheblicher Unterschied zwischen den $Na^\oplus$- und $K^\oplus$-Konzentrationen:

extrazellulär: $Na^\oplus$ hoch, $K^\oplus$ niedrig
intrazellulär: $Na^\oplus$ niedrig, $K^\oplus$ hoch

Diese Konzentrations-Unterschiede haben hier noch eine weitere Funktion: Das **Konzentrations-Gefälle** wird durch einen Regel-Mechanismus aufrechterhalten und erzeugt das Ruhe-Potential der Nervenfasern. Potential-Differenzen (s. Kap. 13.2.2) treten stets auf, wenn dieselben Ionen (z. B. $Na^\oplus$) in aneinander grenzenden Räumen **in unterschiedlicher Konzentration** vorliegen. Bei der Erregung von Nervenfasern ändert sich die Durchlässigkeit (Permeabilität) der Zellmembran, $Na^\oplus$-Ionen strömen in die Zelle ein, während die entsprechende Teilchenanzahl $K^\oplus$-Ionen nach außen wandert. Durch diesen Vorgang kehrt sich das elektrische Potential um (Aktions-Potential), ein elektrischer Strom fließt, der auf den der Zellmembran benachbarten Bereich als Reiz wirkt. $Na^\oplus$- und $K^\oplus$-Ionen sind also für den Aufbau des Membran-Potentials und für die Erregungsleitung unentbehrlich.

Calcium-Ionen bilden mit Anionen, wie tertiären Phosphat-, Fluorid- und Carbonat-Ionen, unlösliche Salze. In den als **Apatit** bezeichneten Knochen- und Zahnmineralien (tertiären Calciumphosphaten) sind nahezu der gesamte Calcium-Gehalt (99%) und über 80% des Phosphat-Gehalts gebunden. Bei den anorganischen Verbindungen in der Knochen- und Zahnsubstanz ist vor allem der hohe Gewichtsanteil an Hydroxylapatit (90%) hervorzuheben. Folgende Mineralien sind am Aufbau von **Knochen** und **Zähnen** beteiligt:

Hydroxylapatit $\quad Ca_{10}(PO_4)_6(OH)_2$
Fluorapatit $\qquad\quad Ca_{10}(PO_4)_6(F)_2$
Carbonatapatit $\quad\;\; Ca_{10}(PO_4)_6(CO_3)$
Calciumcarbonat $\quad CaCO_3$
Magnesiumcarbonat $MgCO_3$

Die für die Apatite angegebenen Formel-Einheiten ergeben sich aus dem Zahlenverhältnis der Ionen

$$Ca^{\oplus\oplus}/PO_4^{\ominus\ominus\ominus} \text{ und } F^\ominus, OH^\ominus \text{ oder } CO_3^{\ominus\ominus}$$

im Kristallgitter.

Die Knochenmineralien nehmen an einem ständigen Abbau und Wiederaufbau teil. Somit hat das Skelettsystem nicht nur die Funktion als Stützgewebe, sondern ist auch Reservoir für den Calcium- und Phosphat-Stoffwechsel. Bei Bedarf können aus dem im Knochen enthaltenen Apatit Calcium- und Phosphat-Ionen mobilisiert und an das Blut abgegeben werden. Andererseits können diese Ionen bei einem Überangebot aus dem Blut aufgenommen und im Skelettsystem abgelagert werden. Der Calcium- und Phosphat-Gehalt des Blutes und der Knochenmineral-Stoffwechsel sind also eng miteinander gekoppelt. Im Blut ist die Konzentration an tertiären Phosphat-Ionen nur deshalb so gering, weil diese bei der Wasserstoffionen-Konzentration des Blutes zu sekundären Phophat-Ionen (Hydrogenphosphat) protoniert werden:

$$PO_4^{\ominus\ominus\ominus} + H^\oplus \rightleftharpoons HPO_4^{\ominus\ominus}$$

Calcium-Ionen werden im Blut in unterschiedlicher Form transportiert: als frei bewegliche $Ca^{\oplus\oplus}$-Ionen (40%) und als an Proteine gebundene $Ca^{\oplus\oplus}$-Ionen (60%).

Weitere biologische Funktionen von Calcium-Ionen sind:
– Einfluß auf die Blutgerinnung,
– als intrazelluläre Signalsubstanz: Auslösen der Muskel-Kontraktion und des Abbaus des Reserve-Kohlenhydrates Glykogen (Glykogenolyse),
– Stabilisierung von Zellmembranen durch Reaktion mit Phosphat-Gruppen, die in der Phospholipid-Doppelschicht der Membranen enthalten sind.

Da Ca-Ionen (im Gegensatz zu Na- und K-Ionen) mit relativ vielen Anionen schwerlösliche oder unlösliche Salze bilden, ist ihre Resorption begrenzt, denn eine Voraussetzung für eine hohe Resorptionsquote (Verhältnis von resorbiertem Anteil zu zugeführter Menge) ist eine gute Wasser-Löslichkeit. Calcium-oxalat (aus den in pflanzlicher Nahrung reichlich enthaltenen Oxalsäure-Anionen) und die Calcium-Salze von Fettsäuren (aus den Fettsäure-Anionen bei gestörter Fettsäure-Resorption) werden wegen ihrer geringen Löslichkeit nicht resorbiert.

Magnesium-Ionen sind – ebenso wie Kalium-Ionen – typische intrazelluläre Kationen. $Mg^{\oplus\oplus}$-Ionen sind die spezifischen Gegenionen für die in organischen Verbindungen enthaltenen Phosphat-Gruppen. Hier ist vor allem Adenosin-triphosphat (ATP) hervorzuheben, ein als „Energiewährung" des Organismus bezeichnetes energiereiches Phosphat (Kap. 30.2), von dessen Struktur hier nur die Phosphat-Gruppen wiedergegeben sind („R" steht anstelle des organischen Molekülteils):

$$R-O-\overset{\overset{\displaystyle O}{\|}}{\underset{\underset{\displaystyle O^\ominus}{|}}{P}}-O-\overset{\overset{\displaystyle O}{\|}}{\underset{\underset{\displaystyle O^\ominus}{|}}{P}}-O-\overset{\overset{\displaystyle O}{\|}}{\underset{\underset{\displaystyle O^\ominus}{|}}{P}}-O^\ominus$$

$$Mg^{\oplus\oplus}$$

Die bisher genannten biologischen Funktionen der Alkalimetall- und Erdalkalimetall-Ionen sind:

Kation	Funktion
$Na^{\oplus}$	Aufrechterhaltung des osmotischen Druckes (extrazellulär)
	Erregungsleitung durch Membran-Potential
$K^{\oplus}$	Aufrechterhaltung des osmotischen Druckes (intrazellulär)
	Erregungsleitung durch Membran-Potential
$Ca^{\oplus\oplus}$	Kation in Knochen- und Zahnmineralien
	Einfluß auf die Blutgerinnung
	Auslösung der Muskel-Kontraktion und der Glykogenolyse
	Wechselwirkung mit Membran-Phospholipiden
$Mg^{\oplus\oplus}$	Gegenion von Phosphat-Gruppen in zahlreichen organischen Verbindungen
	Komplex-Bildung mit ATP

Die biologische Bedeutung der **Spurenelemente** beruht auf ihrer ausgeprägten Neigung zur Komplex-Bildung und ihrer Fähigkeit, in unterschiedlichen Oxidationsstufen vorzukommen.

Spurenelement	Vorkommen
Fe als Fe(II)	als Protoporphyrin-Chelat-Komplexe (Häm)
Co als Co(III)	als Chelat-Komplex in Vitamin B_{12}
Mn als $Mn^{\oplus\oplus}$	an Enzyme gebunden (zur Enzym-Aktivierung)
Zn als $Zn^{\oplus\oplus}$	als Zink-Insulin und an Enzyme gebunden
Cu als Cu(II)/Cu(I)	in Redox-Enzymen
Mo als Mo(VI)/Mo (V)	in Redox-Enzymen (Xanthin-Oxidase)
Fe als Fe(III)/Fe(II)	in Redox-Enzymen

Bei allen Redox-Reaktionen geht das betreffende Übergangsmetall durch Aufnahme je eines Elektrons von der höheren in die niedrigere Oxidationsstufe (Reduktion) oder durch Abgabe eines Elektrons aus der niedrigeren in die höhere Oxidationsstufe (Oxidation) über. Mit den an das jeweilige Enzym gebundenen Metall-Ionen laufen so z. B. folgende Redox-Vorgänge ab:

$$Cu^{\oplus\oplus} + e^{\ominus} \rightleftharpoons Cu^{\oplus}$$

$$Fe^{\oplus\oplus\oplus} + e^{\ominus} \rightleftharpoons Fe^{\oplus\oplus}$$

Zink-Ionen bewirken eine Erhöhung der Aktivität bestimmter Enzyme. Die folgende Zusammenstellung enthält einige Beispiele solcher Enzyme und der durch sie katalysierten Stoffwechsel-Reaktionen:

Kation	Enzym	katalysierte Reaktion
$Zn^{\oplus\oplus}$	Carboanhydrase	$CO_2 + H_2O \rightleftharpoons HCO_3^{\ominus} + H^{\oplus}$
	Carboxy-peptidase	hydrolytische Abspaltung einer Aminosäure aus einer Peptid-Kette (C-terminal, Kap. 28.6)
	Alkohol-Dehydrogenase	Ethanol → Acetaldehyd
Cu(II)/ Cu(I)	Cytochrom-Oxidase	Atmungskette
	Katalase	$2 H_2O_2 \longrightarrow 2 H_2O + O_2$
	Monoamin-Oxidase	Inaktivierung von Noradrenalin

Zink-Ionen erfüllen außerdem eine wesentliche biologische Aufgabe durch Stabilisierung bestimmter Protein-Strukturen; so z. B. bei einer Speicherform des Pankreas-Hormons Insulin.

Eisen(II)-Ionen bilden mit Porphyrinen stabile, als Häm bezeichnete Chelat-Komplexe (Kap. 26.3). Durch koordinative Bindung des Häm-Eisens an Proteine entstehen die Häm-Proteine:

- Hämoglobin zum Sauerstoff-Transport,
- Myoglobin zur Sauerstoff-Speicherung im Muskel,
- Cytochrome zur Elektronen-Übertragung in der Atmungskette.

Bei der reversiblen Bindung des Sauerstoffs an das Häm von Hämoglobin und Myoglobin ändert sich die Oxidationsstufe +II des Eisens nicht.

Dagegen beruht die biologische Wirkung der in den Mitochondrien jeder Zelle vorhandenen Cytochrome bei der Zellatmung auf der Änderung der Oxidationsstufe des Eisens. Außer den eben erwähnten Chelat-Komplexen, an deren Aufbau Eisen-Ionen, ein Porphyrin und ein Protein beteiligt sind, gibt es auch biologisch wichtige Eisen-Verbindungen, die kein Porphyrin-Ringsystem enthalten. In ihnen ist Eisen direkt an Protein-Moleküle gebunden.

So erfolgen Eisen-Transport und Eisen-Speicherung durch Bindung des Eisens an Proteine. Das in Darm-Mucosazellen vorhandene Protein Apoferritin bindet zur Eisen-Speicherung Fe(III)-Ionen komplex. Der so entstehende Protein-Eisen(III)-Komplex ist Ferritin. Der Eisen(III)-Gehalt dieses Speicher-Proteins kann bis zu 25% betragen. Eisen(III) liegt hierbei überwiegend als „Einschluß-Verbindung" von Eisenhydroxid und Eisenphosphat vor, ist aber auch an Schwefel-Atome des Proteins gebunden (die aus dem Aminosäure-Baustein Cystein stammen, Kap. 28).

Eisen wird in der Oxidationsstufe +II resorbiert. Aus der Mucosazelle in das Blutplasma übergehende Fe(II)-Ionen werden dort zu Fe(III)-Ionen oxidiert, die dann durch komplexe Bindung an das Protein Transferrin transportiert werden.

14.8.2 Anionen im Elektrolyt-Haushalt

Chlorid-Ionen sind vor allem als Gegenionen von Natrium- und Kalium-Ionen von Bedeutung. Durch eine entsprechende $Cl^{\ominus}$-Ionen-Konzentration in den Körperflüssigkeiten und im Urin wird die Elektroneutralität gegenüber den Kationen ($Na^{\oplus}$, $K^{\oplus}$) gewahrt.

Weitaus vielfältiger sind die biologischen Funktionen von Anionen der Phosphorsäure und zahlreicher organischer Zellbestandteile und Stoffwechsel-Produkte, die Phosphat-Gruppen als Bausteine enthalten.

Im Blutplasma liegen **Hydrogenphosphat-Ionen** (sekundäre Phosphat-Ionen, $HPO_4^{\ominus\ominus}$) vor, ihr Gehalt im Serum wird in der Klinischen Chemie als anorganischer Phosphor angegeben. Zusammen mit ihrer korrespondierenden Säure, den Dihydrogenphosphat-Ionen, bilden Hydrogenphosphat-Ionen das wichtigste intracelluläre Puffer-System $H_2PO_4^{\ominus}/HPO_4^{\ominus\ominus}$. Die Anionen der Knochen- und Zahnmineralien sind überwiegend tertiäre Phosphat-Ionen ($PO_4^{\ominus\ominus\ominus}$ in den Apatiten). Phosphat-Gruppen enthaltende Zellbestandteile und Stoffwechsel-Produkte sind:
- Nucleinsäuren (DNS und RNS, Kap. 30.1)
- Phosphoproteine
- Phospholipide (Kap. 25.5)
- Nucleotide (Adenosin-monophosphat, Kap. 30.2)
- Zucker-Phosphate (Phosphorsäure-ester von Zuckern)
- „Energiereiche Phosphate" (Adenosintriphosphat), Phosphoenolpyruvat, Creatinphosphat)

Sulfat-Ionen werden nur zum geringen Teil mit der Nahrung aufgenommen, überwiegend entstehen sie als Stoffwechsel-Endprodukt der schwefelhaltigen Aminosäuren Cystein, Cystin und Methionin (Kap. 28), deren funktionelle Gruppen (-S-H, -S-S- und -S-CH$_3$) zu $SO_4^{\ominus\ominus}$-Ionen oxidiert werden. Der Organismus verwendet Sulfat-Ionen zur Ausscheidung unlöslicher Stoffe (z. B. von Arzneimittel-Metaboliten). Durch **Sulfatierung** („Konjugation mit Sulfat") entstehen erheblich besser wasserlösliche Schwefelsäure-monoester mit der Atomgruppe $-O-SO_3^{\ominus}$, die mit dem Urin ausgeschieden werden, ebenso wie nicht benötigte Sulfat-Ionen. Sulfat-Ionen werden auch bei der Biosynthese von Mucopolysacchariden benötigt, wo sie mit Hydroxy- und Amino-Gruppen von Zuckern (Kap. 29) verknüpft werden.

Die in der Physiologischen Chemie als **Bicarbonat** (korrekte chemische Bezeichnung: Hydrogencarbonat) bezeichneten Ionen $HCO_3^{\ominus}$ bilden zusammen mit Kohlensäure (als korrespondierende Säure) das wichtigste extracelluläre Puffersystem (Kap. 12).

Fluorid-Ionen ($F^{\ominus}$) sind in Form des Minerals Fluorapatit am Aufbau der anorganischen Knochen- und Zahnsubstanz beteiligt. Durch Ersatz von Hydroxid-Ionen im Hydroxylapatit durch $F^{\ominus}$-Ionen nehmen die Härte des Zahnminerals und die Widerstandsfähigkeit gegen Karies zu. Daher versucht man durch Zufuhr von Fluorid-Ionen mit dem Trinkwasser oder durch Verwendung von Zahnpflegemitteln, die Fluor-Verbindungen (keinesfalls „Fluor" selbst) enthalten, eine Karies-Prophylaxe zu betreiben.

Mit dem Trinkwasser oder mit der Nahrung zugeführte **Iodid-Ionen** ($I^{\ominus}$) werden aus dem Blut praktisch nur in die Epithelzellen der Schilddrüse aufgenommen. Dort werden die Iodid-Ionen zu elementarem Iod oxidiert (mit Wasserstoffperoxid als Oxidationsmittel, katalysiert durch das Enzym Peroxidase). Durch Austausch (Substitution) von Wasserstoff-Atomen durch Iod-Atome (Iodierung) werden am Aufbau des Proteins Thyreoglobulin beteiligte Bausteine der Aminosäure Tyrosin (Kap. 28) iodiert. Durch weitere Synthese- und Abbau-Vorgänge (unter Mitwirkung von Proteasen) entstehen die beiden Schilddrüsen-Hormone Tetraiod-thyronin (**Thyroxin,** T_4) und Triiod-thyronin (T_3).

Diese Schilddrüsen-Hormone steuern den Grundumsatz, eine Überfunktion (Hyperthyreose) oder Unterfunktion (Hypothyreose) der Schilddrüse hat daher erhebliche Auswirkungen auf die Stoffwechsel-Lage.

Neben den zur Aufrechterhaltung der Lebensvorgänge erforderlichen Mineralien (essentiellen Elektrolyten) gelangen — vorwiegend durch Umwelt-Belastung — auch Ionen und Verbindungen mit toxischer Wirkung in den Organismus, z. B. von Blei, Cadmium und Quecksilber.

15 Aufbau und Eigenschaften von Atomkernen

Atomkerne bestehen aus den Elementarteilchen Protonen und Neutronen, die gemeinsam als Nucleonen bezeichnet werden. **Kernreaktionen,** bei denen Veränderungen in der Zusammensetzung der Atomkerne stattfinden, unterscheiden sich grundlegend von chemischen Reaktionen, bei denen die Atomkerne unverändert bleiben und Veränderungen nur in der Elektronenhülle erfolgen.

Neben der Atomphysik (Kernphysik) gibt es auch in der Chemie und Medizin Fachgebiete, die Veränderungen der Atomkerne erforschen und Kernreaktionen anwenden, die Kernchemie (Radiochemie) und Nuklearmedizin (Diagnostik und Therapie).

Die Atome der Elemente mit einer Protonenzahl oberhalb von 83 (Bismut) sind nicht stabil, ihre Atomkerne zerfallen unter Aussendung (Emission) von Strahlung. Solche Elemente bezeichnet man als **radioaktiv.** Der radioaktive Zerfall von Atomen erfolgt spontan und kann durch äußere Einwirkungen nicht beeinflußt werden.

15.1 Die natürliche Radioaktivität

Die Entdeckung der natürlichen Radioaktivität geht auf das Jahr 1896 zurück. Der französische Physiker Becquerel beobachtete, daß eine vor Licht geschützte photographische Platte durch ein Uransalz geschwärzt worden war. Er folgerte daraus, daß Uran-Atome eine Strahlung aussenden, die Verpackungsmaterial durchdringen und die lichtempfindliche Schicht einer Photoplatte schwärzen kann.

Umfassende Untersuchungen des Uranminerals Pechblende durch Marie und Pierre Curie führten dann zur Entdeckung der radioaktiven Elemente Radium und Polonium. In der Folgezeit gewann man nicht nur Erkenntnisse über das Auftreten der natürlichen Radioaktivität bei allen Atomkernen, die schwerer als Bismut ($^{209}_{83}$Bi) sind, sondern auch über die Art der radioaktiven Strahlung. Es gibt drei unterschiedliche Arten natürlicher radioaktiver Strahlung:

- **α-Strahlung:**
  besteht aus Atomkernen des Edelgases Helium
  Ladung: +2
  relative Masse: 4u
  Symbol: $^4_2$He oder ($^4_2$He$^{\oplus\oplus}$) oder α-Teilchen
- **β-Strahlung:**
  besteht aus Elektronen, hervorgehend aus der im Atomkern erfolgenden Umwandlung:
  Neutron ⟶ Proton + Elektron
  Ladung: −1
  relative Masse: sehr gering (1/1837 u)
  Symbol: $^0_{-1}$e (Massenzahl 0, Ladungszahl −1)
- **γ-Strahlung:**
  energiereiche elektromagnetische Strahlung (mit der Röntgenstrahlung vergleichbar).

Die radioaktive Strahlung wird als **ionisierende Strahlung** bezeichnet, weil durch die hohe Energie dieser Strahlung beim Auftreffen auf Materie (z. B. Luft, andere Gase, Zellbestandteile) Elektronen aus der Elektronenhülle von Atomen und Molekülen „herausgeschlagen" werden und hierdurch Ionen entstehen. Auf dieser ionisierenden Wirkung beruhen bestimmte physikalische Methoden zum Nachweis und zur Messung radioaktiver Strahlung: In der Wilsonschen Nebelkammer bilden durch radioaktive Strahlung erzeugte Ionen „Keime" für die Kondensation von Wasserdampf. Beim Geiger-Müller-Zählrohr werden die erzeugten Ionen nach Umwandlung in elektrische Impulse gezählt.

Der Energie-Inhalt der α-Teilchen, und damit ihre Reichweite (in Luft ca. 3–8 cm), hängt von der Art des jeweiligen zerfallenden Atoms ab.

β-Strahlung hat eine größere Reichweite (in Luft ca. 1,5–8,5 m). Die kinetische Energie der aus dem Atomkern abgestrahlten Elektronen ist unterschiedlich groß, ihre Geschwindigkeit kann annähernd Lichtgeschwindigkeit erreichen.

Am größten sind Reichweite und Durchdringungsvermögen der γ-Strahlung, die selbst durch mehrere Zentimeter dicke Bleiplatten hindurchgelangen kann.

Zur Beschreibung der unterschiedlichen Zusammensetzung von Atomkernen sowie von Kernreaktionen dienen die Begriffe **Nuclid** und **Isotop**. Nuclid ist der weiterreichende Begriff und bedeutet „Atomsorte". Nuclide können sich in der Zahl der Protonen oder in der Zahl der Neutronen voneinander unterscheiden.

Dagegen unterscheiden sich Isotope ausschließlich in der Zahl der Neutronen, sie haben aber dieselbe Protonenzahl und sind daher verschiedene Atomsorten ein und desselben chemischen Elements. Von der Stellung an „demselben Ort" (griech. „isos topos") im Periodensystem leitet sich die Bezeichnung Isotope für Atomsorten ab, die sich nur durch ihre Massenzahl (bei übereinstimmender Kernladungszahl) unterscheiden.

Abhängig davon, ob ein radioaktives Nuclid α-, β- oder γ-Strahlung aussendet, finden völlig verschiedene Kern-Umwandlungen statt. Bei der **Aussendung von α-Strahlung** „verliert" der betreffende Atomkern zwei Protonen und zwei Neutronen. Das Ergebnis:
– Abnahme der Ordnungszahl um 2,
– Verringerung der Nucleonenzahl (Massenzahl) um 4.

Ausgehend von Atomen X^1 mit der Ordnungszahl Z und der Nucleonenzahl A ergibt sich die Kern-Gleichung in allgemeiner Form:

$$^A_Z X^1 \longrightarrow {}^{A-4}_{Z-2} X^2 + {}^4_2 He$$

So entsteht z. B. aus dem Uran-Isotop 238 durch α-Zerfall:

$$^{238}_{92} U \longrightarrow {}^{234}_{90} X^2 + {}^4_2 He$$

Aus dem Periodensystem der Elemente geht hervor, daß das Element mit der Ordnungszahl 90 Thorium (Th) ist:

$$^{238}_{92} U \longrightarrow {}^{234}_{90} Th + {}^4_2 He$$

Sie können Gleichungen für **Kern-Umwandlungen** selbst aufstellen oder vervollständigen, wenn Sie beachten, daß die Summe der Massenzahlen (Nucleonenzahlen) und die Summe der Ladungszahlen auf der linken und rechten Seite der Kern-

Gleichung übereinstimmen muß. Für unser Beispiel ergibt sich:
Summe der Massenzahlen: 238 = 234 + 4
Summe der Ladungszahlen: 92 = 90 + 2

Bei der Formulierung von Kern-Gleichungen halten wir uns an die übliche Vereinbarung, vereinfachend Atome in die Gleichungen einzusetzen und nicht Ionen. Eigentlich müßte man die als Beispiel gewählte Kern-Gleichung als

$$^{238}_{92} U \longrightarrow {}^{234}_{90} Th^{\ominus\ominus} + {}^4_2 He^{\oplus\oplus}$$

formulieren, weil die ausgestrahlten α-Teilchen Helium-Kerne sind. Auf ihrem Weg durch die angrenzende Materie entreißen α-Teilchen anderen Atomen, Anionen oder Molekülen zwei Elektronen und werden hierdurch zu Atomen des Edelgases Helium:

$$^4_2 He^{\oplus\oplus} + 2 e^{\ominus} \longrightarrow {}^4_2 He$$

Die nach dem Aussenden von α-Teilchen zunächst zurückbleibenden Thorium-Ionen geben zwei Elektronen an ihre Umgebung ab:

$$^{234}_{90} Th^{\ominus\ominus} \longrightarrow {}^{234}_{90} Th + 2 e^{\ominus}$$

Hierdurch entstehen aus Th-Ionen Thorium-Atome. Diese in der Umgebung der radioaktiven Uran-Atome ablaufenden Teilreaktionen kann man in der schon angegebenen Kern-Gleichung zusammenfassen:

$$^{238}_{92} U \longrightarrow {}^{234}_{90} Th + {}^4_2 He$$

Wenn ein unter Aussendung von α-Strahlung zerfallendes radioaktives Element in einem luftleeren, zugeschmolzenen Glasrohr lange genug aufbewahrt wird, sammelt sich im Gasraum **Helium** an. Auch beim α-Zerfall radioaktiver Atome in Erzen und Mineralien in abgeschlossenen Lagerstätten (Felsräumen) entsteht das Edelgas Helium neben den Atomen des Elements mit um zwei niedrigerer Ordnungszahl.

Beim Zerfall unter Aussendung von β-Strahlung wird ein Neutron in ein Proton und ein Elektron umgewandelt. Das Ergebnis:
– Zunahme der Ordnungszahl um 1, da die Protonenzahl um 1 größer wird,
– keine Veränderung der Atommasse,
– keine Veränderung der Nucleonenzahl.

Die allgemeine Kern-Gleichung für den **β-Zerfall** lautet:

$$_Z^A X^1 \longrightarrow {}_{Z+1}^A X^2 + {}_{-1}^0 e$$

Am Beispiel des β-Zerfalls von Radium unter Entstehung von Atomen des nächstfolgenden Elements Actinium

$$_{88}^{228}\text{Ra} \longrightarrow {}_{89}^{228}\text{Ac} + {}_{-1}^0 e$$

finden wir bestätigt, daß auch hier die Summen von Massenzahlen und Ladungszahlen auf beiden Seiten der Kern-Gleichung übereinstimmen.

Sowohl α-Zerfall als auch β-Zerfall führen immer dazu, daß aus Atomen eines bestimmten Elements Atome eines anderen Elements entstehen, weil sich die Kernladungszahl ändert.

Beim γ-Zerfall tritt dagegen keine Element-Umwandlung ein, sondern nur ein Energie-Ausgleich, indem Atome ein und desselben Elements aus einem angeregten, energiereicheren Zustand in einen energieärmeren Zustand, den Grundzustand, übergehen. γ-Strahlen bewirken bei den Atomen, von denen sie ausgehen, weder eine Änderung der Kernladung noch der Massenzahl.

Somit ergibt sich (Z = Ordnungszahl, A = Massenzahl):

Strahlung	Aussenden von	entstehende Atome
α	2 p + 2 n (als He-Kerne)	um 2 niedrigeres Z um 4 niedrigeres A
β	Elektronen	um 1 höheres Z unverändertes A
γ	energiereicher elektromagnetischer Strahlung	unverändertes Z unverändertes A

Die Atome des Elements, das durch radioaktiven Zerfall entstanden ist, zerfallen oftmals ihrerseits weiter. So ergeben sich durch eine *Aufeinanderfolge von Zerfalls-Prozessen* sogenannte **Zerfallsreihen**. Die Untersuchung der natürlichen Radioaktivität hat ergeben, daß es drei natürliche Zerfallsreihen gibt, an deren Ende jeweils ein nicht weiter zerfallendes, stabiles Isotop steht:

$$_{92}^{238}\text{U} \cdots\cdots\cdots\longrightarrow {}_{82}^{206}\text{Pb}$$

$$_{92}^{235}\text{U} \cdots\cdots\cdots\longrightarrow {}_{82}^{207}\text{Pb}$$

$$_{90}^{232}\text{Th} \cdots\cdots\cdots\longrightarrow {}_{82}^{208}\text{Pb}$$

So geht beispielsweise Uran-238 durch insgesamt 14 aufeinanderfolgende α- und β-Zerfalls-Prozesse schließlich in Blei-206 über. Aus der Diferenz der Massenzahlen kann man errechnen, daß in dieser Zerfallsreihe achtmal ein α-Zerfall stattfindet (238 − 206 = 32 = 8 · 4).

Die Atome bestimmter Elemente zerfallen außerordentlich langsam, die anderer Elemente extrem schnell. Die Zerfallsgeschwindigkeit läßt sich durch Angabe der **Halbwertzeit** exakt beschreiben.

Die Halbwertzeit ist die Zeit, in der die Hälfte (1/2 N_0) der ursprünglich vorhandenen radioaktiven Atome (N_0) zerfallen ist. Nach einer weiteren Halbwertzeit liegt nur noch ein Viertel (1/4 N_0) der ursprünglich vorhandenen radioaktiven Atome vor und so fort.

Die Halbwertzeit ist eine charakteristische Eigenschaft des jeweiligen Radionuclids. Man kennt Radionuclide mit einer Halbwertzeit in der Größenordnung von Milliarden Jahren, dagegen andere, deren Halbwertzeit nur Bruchteile von Sekunden beträgt. Solche extrem kurzlebigen Radionuclide wurden bei künstlichen Element-Umwandlungen erhalten.

Am Beispiel der Uran-238-Zerfallsreihe soll gezeigt werden, welche Kern-Umwandlungen hierbei stattfinden und welche Halbwertzeiten dabei auftreten. Wir gehen von $_{92}^{238}\text{U}$ als **Mutterelement** aus und führen die Isotope der verschiedenen Tochterelemente bis hin zum **Endprodukt**, dem stabilen Blei-Isotop $_{82}^{206}\text{Pb}$, sowie die dazugehörigen Halbwertzeiten auf. Durch α- oder β-Strahlung (Angaben in der mittleren Spalte) entsteht aus einem Radionuclid der linken Spalte das unmittelbar darunter stehende Radionuclid mit der (in der rechten Spalte) angegebenen Halbwertzeit.

Uran-238-Zerfallsreihe:

Nuclid	Strahlung	Halbwertzeit
$_{92}^{238}\text{U}$	α	$4{,}51 \cdot 10^9$ Jahre
$_{90}^{234}\text{Th}$	β	24,1 Tage
$_{91}^{234}\text{Pa}$	β	6,75 Stunden
$_{92}^{234}\text{U}$	α	$2{,}47 \cdot 10^5$ Jahre
$_{90}^{230}\text{Th}$	α	$8{,}0 \cdot 10^4$ Jahre
$_{88}^{226}\text{Ra}$	α	1600 Jahre
$_{86}^{222}\text{Rn}$	α	3,82 Tage
$_{84}^{218}\text{Po}$	α	3,05 Minuten
$_{82}^{214}\text{Pb}$	β	26,8 Minuten
$_{83}^{214}\text{Bi}$	β	19,7 Minuten
$_{84}^{214}\text{Po}$	α	$1{,}6 \cdot 10^{-4}$ Sekunden
$_{82}^{210}\text{Pb}$	β	20,4 Jahre
$_{83}^{210}\text{Bi}$	β	5,01 Tage
$_{84}^{210}\text{Po}$	α	138 Tage
$_{82}^{206}\text{Pb}$		stabil

15.2   Künstliche Kern-Umwandlungen

Außer den Kern-Umwandlungen, die beim natürlichen radioaktiven Zerfall stattfinden, können auch **„künstliche" Kern-Umwandlungen** durch Beschießen stabiler Atomkerne mit bestimmten Teilchen, wie α-Teilchen oder Neutronen, herbeigeführt werden.

Wenn Kerne leichterer Atome direkt von α-Teilchen getroffen werden, werden die Geschoß-Teilchen in solche Kerne aufgenommen. Die erste künstliche Kernreaktion wurde 1919 von Rutherford entdeckt, als er von einem natürlichen radioaktiven Präparat ausgesandte α-Teilchen durch Stickstoff hindurchfliegen ließ. Durch Kernreaktion zwischen Stickstoff-Atomen und α-Teilchen entstanden nach der Kern-Gleichung

$$^{14}_{7}N + {}^{4}_{2}He \longrightarrow {}^{17}_{8}O + {}^{1}_{1}H$$

Atome des Sauerstoff-Isotops ^{17}O und Wasserstoff-Atome.

Da α-Teilchen zweifach positiv geladene Helium-Ionen sind, müssen sie sehr energiereich sein, um die abstoßenden Kräfte der ebenfalls positiv geladenen Kerne anderer Atome zu überwinden und eine Kern-Umwandlung auszulösen. Daher verwendet man bei vielen Kernreaktionen **Neutronen** als Geschoß-Teilchen: Neutronen weisen keine Ladung auf und können somit besonders leicht in die Atomkerne eindringen. Durch Neutronen-Beschuß können in Kernreaktoren zahlreiche zusätzliche Isotope natürlicher Elemente hergestellt werden, die für die Medizin, Chemie und Biologie von großer Bedeutung sind.

Mit Hilfe von als **Tracer** bezeichneten Isotopen ist es möglich, biologische Vorgänge im Organismus oder in bestimmten Körperzellen (Organen, Drüsen, Geweben) genau zu verfolgen. Für die *Anwendung von Radioisotopen in der Medizin* ist es von entscheidender Bedeutung, wie rasch sich die Atome dieser Isotope in nicht-radioaktive Atome umwandeln. Die Halbwertzeiten von in Kernreaktoren hergestellten Isotopen, die in der Medizin verwendet werden, betragen meist einige Tage. Die Isotope werden in Form chemischer Verbindungen, die eine ausreichende Löslichkeit in Wasser haben müssen, oral oder intravenös verabreicht. Die Halbwertzeit für einige zu **diagnostischen** Zwecken verwendete Radioisotope beträgt:

Radioisotop	Untersuchung von	Halbwertzeit
Phosphor-32	Leukämie	14,3 Tage
Chrom-51	Nieren	27,7 Tage
Kupfer-64	Leber, Milz	12,7 Stunden
Selen-75	Pankreas	118,5 Tage
Rubidium-82	Herz	75 Sekunden
Technetium-99m *)	Gehirn, Herz	6 Stunden
Barium-131	Knochen	12 Tage
Iod-131	Schilddrüse	8 Tage
Xenon-133	Lungen	5 Tage

*) Die Angabe „m" hinter der Nucleonenzahl von Technetium weist darauf hin, daß hier metastabile Atome vorliegen.

Mit Hilfe von Chrom-51 kann man die Lebensdauer von Erythrocyten bestimmen.

16 Organische und Physiologische Chemie – Einführung

16.1 Entwicklung und Bedeutung der Organischen Chemie

In der zweiten Hälfte des 18. Jahrhunderts wurden in zunehmendem Maße Stoffe untersucht, die in pflanzlichen und tierischen **Organismen** entstanden waren. Dabei gelang es, bestimmte chemische Verbindungen zu isolieren, wie die folgenden Beispiele zeigen:

Verbindung	Gewinnung aus
Oxalsäure	Sauerklee
Milchsäure	saurer Milch
Weinsäure	Weinstein
Citronensäure	Zitronen
Äpfelsäure	Äpfeln
Glycerin	Fetten
Harnsäure	Blasensteinen
Harnstoff	menschlichem Urin

Man bezeichnete diejenigen Stoffe als „organisch", die in der belebten Natur, im Tier- und Pflanzenreich, vorkommen und aus tierischen oder pflanzlichen Materialien erhalten worden waren.

Diesen organischen Stoffen stellte man die in der unbelebten Natur, im Mineralreich vorkommenden „anorganischen" Stoffe gegenüber.

Berzelius prägte zu Beginn des 19. Jahrhunderts (1807) den Begriff **Organische Chemie** für den Bereich der Chemie, welcher in der belebten Natur entstandene Verbindungen untersuchte. Auf Berzelius geht auch die Vorstellung zurück (1815), daß die organischen Verbindungen nur im lebenden Organismus unter Mitwirkung einer diesem innewohnenden „Lebenskraft" entstehen können und ihre Herstellung außerhalb des lebenden Organismus, ihre „künstliche" Herstellung, nicht möglich sei.

Diese Lehre von der „Lebenskraft" fand eine weite Verbreitung bis sie durch ein 1828 von Friedrich Wöhler durchgeführtes Experiment widerlegt wurde. Unter dem Titel *„Über künstliche Bildung des Harnstoffs"* beschrieb er, daß aus dem anorganischen Salz Ammoniumcyanat durch Erhitzen die organische Verbindung **Harnstoff** entsteht:

$$NH_4^{\oplus} \atop OCN^{\ominus} \longrightarrow O=C {\overset{\displaystyle N-H \atop }{\underset{\displaystyle N-H}{}}} {H \atop H}$$

Die Deutsche Bundespost hat zum Gedenken an Friedrich Wöhler anläßlich seines 100. Todestages eine Sondermarke herausgegeben (Abb. 16-1).

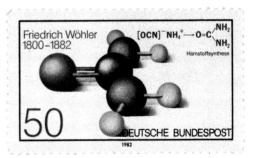

Abb. 16-1. Zum Gedenken an Friedrich Wöhler anläßlich seines 100. Todestages herausgegebene Sondermarke mit Darstellung des Harnstoff-Moleküls (Kugel-Stab-Modell) und der Harnstoff-Synthese.

Harnstoff ist das wichtigste Endprodukt des Stickstoff-Stoffwechsels der Eiweißstoffe und wird in einer Menge von bis zu 30 g täglich mit dem Urin ausgeschieden. Da Harnstoff schon 1773 aus Urin isoliert worden war, stand seine Zugehörigkeit zu den organischen Verbindungen außer Frage. Dennoch dauerte es nach Wöhlers wissenschaftlicher Veröffentlichung über die Harnstoff-Synthese im Jahre 1828 noch einige Jahrzehnte, bis die Lehre von der Mitwirkung der „Lebenskraft" bei dem Aufbau chemischer Verbindungen in lebenden Organismen endgültig aufgegeben wurde. In der Zwischenzeit war auch die Herstellung einiger anderer organischer Verbindungen aus anorganischen Ausgangsstoffen beschrieben worden. Damit war bewiesen, daß im Aufbau anorganischer und organischer Verbindungen kein grundsätzlicher Unterschied besteht.

Dennoch hat man die Einordnung der in ständig größer werdender Zahl in der Natur aufgefundenen oder in den Laboratorien synthetisch hergestellten chemischen Verbindungen in anorganische und organische Verbindungen beibehalten; die Anorganische und die Organische Chemie sind selbständige Teilgebiete der Chemie.

Nachdem Lavoisier nachgewiesen hatte, daß Verbindungen pflanzlichen und tierischen Ursprungs Kohlenstoff und Wasserstoff enthalten, gelangte man um 1850 zu der noch heute gültigen Definition der Organischen Chemie: *Die Organische Chemie ist die Lehre von der Chemie der Kohlenstoff-Verbindungen.* Von der Einordnung als organische Verbindungen sind nur wenige Kohlenstoff-Verbindungen **ausgenommen**, die man wegen ihrer andersartigen chemischen Zusammensetzung und Eigenschaften zu den anorganischen Verbindungen rechnet. Dies sind:

- Die Kohlenstoffoxide CO_2 und CO
- Kohlensäure und deren Salze, die Carbonate und Hydrogencarbonate (Bicarbonate)
- Cyanwasserstoff und dessen Salze, die Cyanide
- Die Cyanate (wie z. B. das von Wöhler eingesetzte Ammoniumcyanat)
- Die Rhodanide (z. B. Kaliumrhodanid KSCN)
- Die Carbide (z. B. Calciumcarbid CaC_2)

Schon im Altertum waren Stoffe bekannt, die zu den organischen Verbindungen gehören, wie Stärke, Zucker, Alkohol, Essigsäure und der blaue Farbstoff Indigo. Die Anzahl der derzeit bekannten organischen Verbindungen beträgt mehr als 5 Millionen. Zu zahlreichen im menschlichen und tierischen Organismus, im Pflanzenreich und in Mikroorganismen vorkommenden, hinsichtlich ihrer chemischen Struktur und ihrer Eigenschaften eingehend untersuchten organischen Verbindungen **(Naturstoffen)** kommt eine Vielzahl organischer Verbindungen, die in der Natur nicht vorkommen, sondern erstmals in chemischen Labora-

torien hergestellt worden sind (Synthese-Produkte, Kunststoffe) z. B. durch:

- Totalsynthese: ein größeres organisches Molekül wird aus kleineren Bausteinen (auch aus anorganischen Ausgangsstoffen) aufgebaut (der synthetische Kautschuk „Buna" wird z. B. letztlich aus gebranntem Kalk und Kohle hergestellt).
- Partialsynthese: ein Naturstoff wird durch chemische Reaktionen verändert (z. B. wird „Kunstseide" aus Cellulose hergestellt).

Auch Naturstoffe kann man im Laboratorium durch Partial- oder Totalsynthese herstellen, wenn dies gegenüber der Isolierung des Naturstoffes aus natürlichen Vorkommen vorteilhaft ist. So wird z. B. Vitamin A synthetisch hergestellt, das so erhaltene Vitamin A ist von hoher Reinheit, chemische Zusammensetzung und physiologische Wirkungen sind identisch mit denen von Vitamin A aus natürlichen Vorkommen.

Die **Wirkstoffe** der heutigen Arzneimittel sind nahezu ausschließlich organische Verbindungen. Dazu gehören zahlreiche Antibiotika, Alkaloide (von Pflanzen gebildete, stickstoffhaltige, basisch reagierende Verbindungen), Hormone, Vitamine; außerdem eine Vielzahl partialsynthetisch (z. B. die Breitspektrum-Penicilline) und totalsynthetisch hergestellter Pharmaka.

Naturstoffe als Wirkstoffe	synthetische Wirkstoffe
Chinin	Aspirin
Morphin	Sulfonamide
Coffein	Barbiturate
Penicillin G	Novocain
Digitalis-Glycoside	orale Antidiabetika

16.2 Einführung in die Physiologische Chemie

Die **Biochemie** beschreibt den chemischen Aufbau der im Tier- und Pflanzenreich, in Mikroorganismen und als Viren vorkommenden Stoffe und Strukturen so wie die chemischen Vorgänge in allen Bereichen der belebten Natur. Ein Teilgebiet der Biochemie ist die **Physiologische Chemie**, die das chemische Geschehen im menschlichen Organismus in enger Verbindung zur Physiologie erfaßt. Die vor allem durch die Organische Chemie vermittelten Kenntnisse über die Strukturen der chemischen Verbindungen, die im menschlichen Körper vorliegen oder von ihm aufgenommen werden, werden durch die Physiologische Chemie wesentlich erweitert, weil der gesamte Stoffwechsel und die chemischen Vorgänge beim Wachstum, der Fortpflanzung und der Übertragung von Reizen einbezogen werden. Hierbei spielen Hormone und Neurotransmitter (Überträgerstoffe für die Signal-Übermittlung an Nervenendigungen) eine große Rolle. Die **Hormone** sind in sehr verschiedenartige Klassen organischer Verbindungen einzuordnen:

Verbindungsklasse	Hormon
Amine	Adrenalin
Aminosäuren	Thyroxin
Peptide	Insulin
	Glucagon
	Calcitonin
	Somatostatin
Steroide	Cortisol
	Aldosteron
	Sexualhormone

Auch die **Vitamine** gehören, chemisch betrachtet, zu völlig verschiedenen Verbindungsklassen. Ihre Einteilung in die Gruppe der wasserlöslichen oder fettlöslichen Vitamine beruht auf den Unterschieden in ihrer Löslichkeit.

Wasserlösliche Vitamine		Fettlösliche Vitamine	
B_1	Thiamin	A	Retinol
B_2	Riboflavin	D_3	Cholecalciferol
B_6	Pyridoxin	E	Tocopherol
B_{12}	Cyanocobalamin	K_1	Phyllochinon
C	Ascorbinsäure		

Im menschlichen Organismus findet ein äußerst vielfältiger **Stoffwechsel** statt. Mit der Nahrung aufgenommene hochmolekulare Stoffe (Proteine, Stärke, Glykogen, Nucleinsäuren), Fette und andere niedermolekulare Nahrungsbestandteile (z. B. Rübenzucker) werden durch Verdauungs-Vorgänge abgebaut. Die dabei entstehenden Bausteine werden, ebenso wie Vitamine, Mineralstoffe und Wasser, in den Organismus aufgenommen (resorbiert). Innerhalb des Körpers ablaufende chemische Reaktionen führen dann zur Bereitstellung von Stoff-

wechsel-Energie und zum Aufbau körpereigener Stoffe. Der Stoffwechsel verläuft über zahlreiche Zwischenprodukte; die Stoffwechsel-Endprodukte werden ausgeschieden. Folgende Tabelle faßt dieses Stoffwechsel-Geschehen an einigen Beispielen zusammen:

Nahrungsbestandteile	Stoffwechsel-Produkte
Proteine (Eiweißstoffe)	Aminosäuren
Kohlenhydrate (Zucker,	Monosaccharide (Glucose,
Stärke und Glykogen)	Fructose)
Fette und fettähnliche Stoffe	Fettsäuren und Glycerin
(z. B. Lecithine)	
	Zwischenprodukte:
Nucleinsäuren	Brenztraubensäure
Vitamine	aktivierte Essigsäure
	Endprodukte:
	Harnstoff, Harnsäure

Unter welchen Reaktions-Bedingungen laufen nun Stoffwechsel-Vorgänge ab? In chemischen Laboratorien und Herstellungsbetrieben kann man die **Reaktions-Bedingungen** (Temperatur, Druck, Lösungsmittel etc.) in sehr weiten Grenzen variieren. Demgegenüber verlaufen chemische Reaktionen unter **physiologischen Bedingungen** innerhalb sehr enger Grenzen:

- bei 37° (Körpertemperatur),
- bei atmosphärischem Druck (und entsprechenden Partialdrucken von Sauerstoff und CO_2),
- beschleunigt durch Biokatalysatoren (Enzyme),
- in Wasser als Lösungsmittel,
- bei pH-Werten nahe dem Neutralpunkt (nahe 7).

Trotz dieser geringen Variationsbreite bei den Reaktions-Bedingungen sind viele Stoffwechsel-Leistungen der Zelle unübertroffen. Dies ist auf die besondere Leistungsfähigkeit der am Stoffwechsel-Geschehen beteiligten Biokatalysatoren zurückzuführen. Diese **Enzyme** sind Proteine mit aktiven Zentren, die (auch im Zusammenwirken mit Coenzymen) für den gezielten Verlauf chemischer Reaktionen sorgen.

In jeder Zelle sind zahlreiche Stoffwechsel-Produkte (Metabolite) vorhanden. Ein bestimmtes Enzym katalysiert in der Regel nur Umsetzungen eines bestimmten Stoffwechsel-Produktes, das man als Substrat dieses Enzyms bezeichnet. Der räumliche Aufbau der Substrat-Moleküle oder -Ionen ist von großer Bedeutung, ebenso wie die räumlichen Gegebenheiten am **aktiven Zentrum** (Wirkort) des Enzyms: das Substrat muß räumlich zu dem Enzym passen „wie ein Schlüssel in ein

Schloß" (E. Fischer). Enzym und Substrat bilden miteinander einen Enzym-Substrat-Komplex:

Enzym + Substrat $\rightleftharpoons$ Enzym-Substrat-Komplex

Auf diese Weise wird die Aktivierungs-Energie der von dem Enzym katalysierten Reaktion so weit herabgesetzt, daß diese Reaktion selbst bei Körpertemperatur (sehr) rasch ablaufen kann.

Im Hinblick auf die Energie-Bilanz enzymkatalysierter Reaktionen muß man zwischen energieliefernden und energieverbrauchenden Stoffwechsel-Reaktionen unterscheiden. Der Organismus benötigt **Energie** für:
- die Aufrechterhaltung der Körpertemperatur,
- die Ausführung mechanischer Arbeit,
- die unter Energie-Verbrauch stattfindenden Stoffwechsel-Reaktionen,
- den aktiven Transport von Stoffen gegen ein Konzentrations-Gefälle.

Stoffwechsel-Energie wird durch Abbau von Substraten, wie Glucose, gewonnen und in Form der „Energie-Währung" des Organismus, **Adenosintriphosphat** (ATP, vgl. Kap. 30.2), gespeichert und **universell** genutzt.

Anorganische Verbindungen	Organische Verbindungen
starke Anziehungskräfte zwischen ungleichartig geladenen Ionen	schwache Anziehungskräfte **zwischen** Molekülen
aus Ionen aufgebaute Verbindungen sind feste Stoffe (bei Raumtemperatur)	aus Molekülen aufgebaute Verbindungen sind feste, flüssige oder gasförmige Stoffe
Schmelztemperaturen sind hoch	Schmelztemperaturen sind niedrig
Schmelzen von Elektrolyten leiten den elektrischen Strom	keine Leitfähigkeit
polare Eigenschaften	unpolare Eigenschaften
meist in Wasser löslich	überwiegend in Wasser unlöslich
hydrophil	überwiegend hydrophob (wasserabweisend)
wäßrige Lösungen leiten den elektrischen Strom	keine Leitfähigkeit der wäßrigen Lösungen
stabil beim Erhitzen	meist nicht hitzestabil (beim Erhitzen vieler organischer Verbindungen erfolgt Zersetzung unter Verkohlung)
meist nicht brennbar	brennbar

16.3   Der Aufbau organischer Verbindungen

Am Aufbau organischer Verbindungen können außer Kohlenstoff folgende Elemente beteiligt sein: Wasserstoff, Sauerstoff, Stickstoff, Schwefel, Phosphor, Halogene (Brom und Iod in Naturstoffen, Fluor und Chlor vor allem in synthetisch hergestellten organischen Verbindungen).

Da die kleinsten Teilchen der meisten organischen Verbindungen Moleküle sind, während die Mehrzahl der anorganischen Verbindungen aus Ionen aufgebaut sind, unterscheiden sich die typischen Eigenschaften organischer und anorganischer Stoffe erheblich:

Zur Identifizierung organischer Verbindungen dient die **Struktur-Ermittlung**, die Informationen liefert über:
- die Elemente, die in der betreffenden Verbindung enthalten sind (Ergebnis der qualitativen Analyse);
- den Massen-Anteil der einzelnen Elemente an der Verbindung (Ergebnis der quantitativen Analyse in Prozent);
- die molare Masse der Verbindung (Ergebnis der Bestimmung der molaren Masse, früher als Molekulargewichts-Bestimmung bezeichnet);
- die **Summenformel** (Bruttoformel) der Verbindung, die lediglich angibt, welche Atome in welcher Anzahl am Aufbau der Moleküle beteiligt sind;
- die **Konstitutionsformel** (oft auch als Strukturformel bezeichnet), die genau erkennen läßt, in welcher Weise die am Aufbau eines Moleküls beteiligten Atome miteinander verknüpft sind;
- die Konfiguration, d.h. den dreidimensionalen Aufbau der kleinsten Teilchen organischer Verbindungen.

In der folgenden Zusammenstellung sind die Ergebnisse der Konstitutions-Ermittlung für Propan (farbloses Gas), Ethanol (farblose Flüssigkeit) und Harnstoff (farblose Kristalle) aufgeführt.

	Propan	Ethanol	Harnstoff
qualitative Zusammensetzung	C, H	C, H, O	C, H, N, O
quantitative Zusammensetzung	81,72% C 18,28% H	52,14% C 13,13% H 34,73% O	20,00% C 6,71% H 26,64% O 46,65% N
molare Masse (g/mol)	44,09	46,07	60,06
Summenformel	C_3H_8	C_2H_6O	CH_4N_2O

Konstitutionsformel

$$
\begin{array}{ccc}
\mathrm{H\;H\;H} & \mathrm{H\;\;H} & \\
\mathrm{|\;\;|\;\;|} & \mathrm{|\;\;\;|} & \\
\mathrm{H-C-C-C-H} & \mathrm{H-C-C-O-H} & \\
\mathrm{|\;\;|\;\;|} & \mathrm{|\;\;\;|} & \\
\mathrm{H\;H\;H} & \mathrm{H\;\;H} & \\
\end{array}
$$

Propan   Ethanol   Harnstoff

In den Konstitutionsformeln ist jeder Strich (senkrecht, waagrecht oder schräg) das Symbol für ein Bindungselektronenpaar. Von den Atomen jedes Elementes geht eine feststehende Anzahl Bindungen aus. In organischen Verbindungen sind:

einbindig : H, F, Cl, Br, I
zweibindig : O, S
dreibindig : N
vierbindig : C
fünfbindig : N, P
sechsbindig: S

Angesichts ihrer Vielzahl ist es unumgänglich, die organischen Verbindungen in **Verbindungsklassen** (Stoffklassen) einzuteilen und auf diese Weise Verbindungen mit ähnlicher chemischer Struktur zusammenzufassen. Solche Verbindungsklassen sind z. B. die Kohlenwasserstoffe, die Alkohole, die Ether und die Zucker.

Für die Einteilung organischer Verbindungen in Verbindungsklassen sind folgende **Struktur-Merkmale** maßgebend:

- Die kettenförmige oder ringförmige Verknüpfung der Kohlenstoff-Atome miteinander, d. h. die Beschaffenheit des **Kohlenstoff-Gerüstes** und
- die an das vorliegende Kohlenstoff-Gerüst gebundenen anderen Atome oder Atomgruppen.

Eine Atomgruppe ist ein für sich allein nicht stabiler Teil des Gesamtmoleküls. So enthalten z. B. Ethanol-Moleküle die Atomgruppe $-O-H$, die Hydroxy-Gruppe. Die wichtigsten Eigenschaften des Stoffes Ethanol sind auf die in den Ethanol-Molekülen vorhandene Hydroxy-Gruppe zurück-

zuführen. Die meisten organischen Moleküle enthalten bestimmte Atomgruppen, die für die Eigenschaften des ganzen Moleküls bestimmend sind und die man deshalb als **funktionelle Gruppen** bezeichnet. Diese funktionellen Gruppen bilden die Grundlage der Einordnung organischer Verbindungen in Verbindungsklassen. In folgender Tabelle sind einige wichtige organische Verbindungsklassen und die für sie charakteristischen funktionellen Gruppen aufgeführt:

Verbindungsklasse	funktionelle Gruppe(n)
Alkohole	$-OH$
Carbonsäuren	$-COOH$
Amine	$-NH_2$
Thioalkohole	$-SH$
Sulfonsäuren	$-SO_3H$
Monosaccharide, z. B. Traubenzucker	$-OH$ sowie $-C\diagup^{\displaystyle O}_{\diagdown H}$
Fruchtzucker	$-OH$ sowie $-CO-$

Ausgehend von ihrer molaren Masse kann man die organischen Verbindungen in **niedermolekulare** und **hochmolekulare** Verbindungen einteilen. Zu den hochmolekularen Verbindungen **(Polymere)** gehören die wichtigsten Naturstoffe **(Biopolymere)** sowie sämtliche Kunststoffe. Polymere sind aus Makromolekülen (Riesenmolekülen) aufgebaut, die aus bestimmten niedermolekularen Verbindungen **(Monomere)** entstehen. In einer Vielzahl aufeinander folgender Reaktionsschritte reagieren die Monomer-Bausteine miteinander und ergeben Polymere mit ganz anderen Eigenschaften. Beispiele sind:

Biopolymere	Kunststoffe
Nucleinsäuren	Polyethylen
Proteine	Polystyrol (Styropor)
Polysaccharide	Teflon
(Stärke, Cellulose)	Polyester (Trevira)
Naturkautschuk	Polyamide (Nylon, Perlon)

Alle kompliziert gebauten organischen Moleküle sind aus einfacheren Bausteinen entstanden. Durch Abbau-Reaktionen kann man diese molekularen Bausteine erhalten und durch Analysen-Methoden identifizieren.

Naturstoffe	molekulare Bausteine
Ester (z. B. Aromastoffe)	Carbonsäuren + Alkohole
Fette	Fettsäuren + Glycerin
Polysaccharide (z. B. Stärke)	Monosaccharide
Glycoside (Pflanzeninhaltsstoffe)	Monosaccharide + Phenole oder Alkohole
Proteine und Peptide	Aminosäuren
Nucleinsäuren (Polynucleotide)	Mononucleotide, zusammengesetzt aus H_3PO_4 sowie Purin- und Pyrimidin-Basen + Ribose oder Desoxyribose

In der folgenden chemischen Formel für ein Fett (Kap. 25) stammt der Teil des Fett-Moleküls links von der punktierten Linie aus dem Baustein Glycerin, rechts aus den Fettsäure-Bausteinen (z. B. aus Buttersäure, Palmitinsäure und Stearinsäure):

$$H-\overset{\overset{\displaystyle H}{|}}{C}-O-\overset{\overset{\displaystyle O}{\|}}{C}-R^1 \quad \text{(Acyl-Rest der Buttersäure)}$$

$$H-\overset{|}{C}-O-\overset{\overset{\displaystyle O}{\|}}{C}-R^2 \quad \text{(Acyl-Rest der Palmitinsäure)}$$

$$H-\underset{\underset{\displaystyle H}{|}}{\overset{|}{C}}-O-\overset{\overset{\displaystyle O}{\|}}{C}-R^3 \quad \text{(Acyl-Rest der Stearinsäure)}$$

Die Bindung zwischen den Bausteinen ist stabil und wird erst unter bestimmten Reaktions-Bedingungen durch Reaktion mit Wasser gespalten, z. B. in Gegenwart von Lipasen.

Die Eigenschaften höhermolekularer Verbindungen ergeben sich nicht allein aus der Struktur ihrer Bausteine, sondern auch aus dem chemischen Verhalten der charakteristischen Atomgruppen, die erst bei der **Verknüpfung** der Bausteine entstehen. Dazu ein Beispiel: Aus Buttersäure (Geruch ranziger Butter) und Ethanol entsteht ein **Ester** (s. Kap. 24) mit Ananas-Aroma. Entsprechende Ester sind Neutralstoffe, sie haben keine Säure-Eigenschaften. Der entstandene Buttersäureethylester enthält den **Baustein** Buttersäure ($H_3C-CH_2-CH_2-COOH$) **nicht unverändert**, sondern nur noch in Form der bei der Reaktion mit Ethanol entstandenen Atomgruppe $H_3C-CH_2-CH_2-\underset{\underset{\displaystyle O}{\|}}{C}-$.

Auch die Eigenschaften von Biopolymeren unterscheiden sich sehr erheblich von denen ihrer molekularen Bausteine (Tab. 16-1).

16.4 Die Vielfalt organischer Verbindungen

Einer verhältnismäßig geringen Anzahl anorganischer Verbindungen (derzeit ca. 50000) stehen mehrere Millionen **organischer Verbindungen** (derzeit mehr als 5 Millionen) gegenüber. Diese Mannigfaltigkeit ist auf bestimmte Eigenschaften der Kohlenstoff-Atome zurückzuführen.

Tab. 16-1: Der Aufbau von Biopolymeren (Makromolekülen) aus ihren molekularen Bausteinen

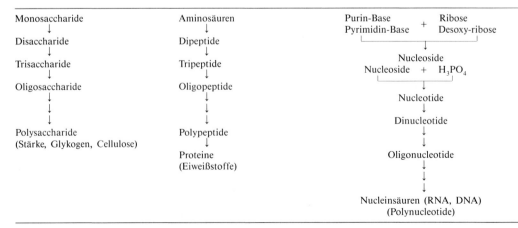

Mit dem Element **Kohlenstoff** beginnt die 4. Hauptgruppe des Periodensystems. Jedes C-Atom hat vier Valenzelektronen; um die Elektronen-Konfiguration von Helium zu erreichen, müßte Kohlenstoff vier Elektronen abgeben, während vier Elektronen aufgenommen werden müßten, um die Elektronen-Konfiguration von Neon zu erreichen. Da die Bildung vierfach positiv bzw. negativ geladener Kohlenstoff-Ionen einen zu großen Energie-Aufwand erfordern würde, bauen C-Atome durch Beteiligung an Elektronenpaar-Bindungen ein Elektronen-Oktett auf. Jedes C-Atom ist dabei an vier Bindungselektronenpaaren beteiligt: Kohlenstoff ist vierbindig. Hieraus ergibt sich die Besonderheit der Kohlenstoff-Atome, durch kovalente Bindungen **mit anderen C-Atomen** kettenförmige Strukturen auszubilden:

- Mindestens zwei C-Atome bis zu vielen Tausenden C-Atomen sind durch je eine kovalente Bindung miteinander verknüpft und in **kettenförmigen** Verbindungen aneinandergereiht. Hieraus ergeben sich Kohlenstoff-Gerüste wie:

$$C-C-C-C \qquad C-C-C-C-C-C-C$$

- Derartige aus Kohlenstoff-Atomen gebildete Ketten können sowohl **nicht verzweigt** (linear, geradkettig) als auch verzweigt sein. Verzweigte Kohlenstoff-Gerüste sind z. B.:

- Kohlenstoff-Atome können zu **ringförmigen** Strukturen miteinander verknüpft sein, wie

- Organische Verbindungen können aus ringförmigen Strukturen aufgebaut sein, die mit kettenförmigen Strukturen verknüpft sind, z. B.:

- Jeweils zwei Kohlenstoff-Atome können durch **zwei** Bindungselektronenpaare (eine Doppelbindung) miteinander verknüpft sein, z. B.

$$C=C \qquad C=C-C=C$$

- Jeweils zwei Kohlenstoff-Atome können durch **drei** Bindungselektronenpaare (eine Dreifachbindung) miteinander verknüpft sein, z. B.:

$$C\equiv C \qquad C-C\equiv C-C$$

- Am Aufbau von ringförmigen Strukturen können außer C-Atomen auch andersartige Atome, vor allem N- und O-Atome, beteiligt sein. Ringförmige Verbindungen, die ausschließlich aus C-Atomen aufgebaut sind, bezeichnet man als **carbocyclische** Verbindungen (Carbocyclen), solche, die andersartige Atome (Hetero-Atome) enthalten, als **heterocyclische** Verbindungen. Heterocyclische Strukturen sind z. B.:

- Ringförmige Strukturen können eine oder mehrere Doppelbindungen enthalten.

Berücksichtigt man die vielfältigen Möglichkeiten, diese **Struktur-Merkmale** miteinander zu kombinieren, so wird verständlich, daß die Zahl organischer Verbindungen in die Millionen geht. Es sei betont, daß in diesem Überblick über Struktur-Merkmale organischer Verbindungen bisher nur das Kohlenstoff-Gerüst betrachtet worden ist. Vollständige Strukturen erhält man erst dann, wenn man die weiteren Atome (z. B. Wasserstoff-Atome) oder Atomgruppen einbezieht, die (bis zum Erreichen der Vierbindigkeit) noch mit den C-Atomen verknüpft sind. So ergeben sich vollständige Konstitutionsformeln wie:

Ethan   Ethen   Ethin

Tetrahydrofuran   Pyridin

Zur Aufstellung einer *Systematik der organischen Verbindungen* gehen wir zunächst von Kohlenwasserstoffen und von Ring-Systemen aus, die nicht mit funktionellen Gruppen verknüpft sind. Hieraus ergibt sich die Unterteilung in:

- **Acyclische** (nicht-cyclische) Verbindungen, deren Kohlenstoff-Gerüst ausschließlich kettenförmig ist.
- **Cyclische** Verbindungen, die ein ringförmiges Kohlenstoff-Gerüst enthalten. Die das Ring-System bildenden Atome können entweder nur mit H-Atomen oder daneben noch mit kettenförmigen Strukturen verknüpft sein.

Cyclische Verbindungen werden unterteilt in:

- Carbocyclische Verbindungen (kurz: Carbocyclen), bei denen das Ring-System ausschließlich aus C-Atomen besteht.
- Heterocyclische Verbindungen (kurz: Heterocyclen, bei denen das Ring-System außer C-Atomen mindestens ein Atom eines anderen Elementes enthält. Die wichtigsten Hetero-Atome in cyclischen organischen Verbindungen sind Stickstoff-, Sauerstoff- und Schwefel-Atome.

Weiterhin kann man acyclische und cyclische Verbindungen unterteilen in:

- **gesättigte** Verbindungen und
- **ungesättigte** Verbindungen.

Das Kohlenstoff-Gerüst gesättigter Verbindungen enthält ausschließlich Einfachbindungen **zwischen den C-Atomen**, die C-Atome sind durch je ein Bindungselektronenpaar miteinander verknüpft. Gesättigte Verbindungen enthalten eine größere Anzahl an H-Atomen als die entsprechenden ungesättigten Verbindungen.

Ungesättigte Verbindungen enthalten Doppel- und/oder Dreifachbindungen. In bestimmten ungesättigten cyclischen Verbindungen liegt ein besonders stabiler Bindungszustand vor, der als **aromatischer Bindungszustand** bezeichnet wird. Am wichtigsten sind Ring-Systeme, in denen sechs in einer Ring-Ebene liegende Atome (sechs C-Atome oder fünf C-Atome und ein N-Atom oder vier C-Atome und zwei N-Atome) durch je ein Bindungselektronenpaar und außerdem durch eine aus sechs Elektronen bestehende Elektronenwolke verknüpft sind, die symmetrisch über das sechsgliedrige Ring-System verteilt ist. Diese aromatischen Verbindungen gehören deshalb zu den ungesättigten Verbindungen, weil sie (allerdings nur bei Aufwendung eines erheblichen Energie-Betrages) pro Molekül sechs H-Atome aufnehmen können.

Die Tabelle 16-2 faßt die Systematik organischer Verbindungen zusammen.

16.5   Isomerie und Molekül-Modelle

Die im Vergleich mit allen anderen chemischen Elementen einzigartige Eigenschaft der Kohlenstoff-Atome, miteinander beliebig lange kettenförmige sowie ringförmige Strukturen zu bilden, ist nur eine Erklärung für die Vielzahl an organischen Verbindungen. Den zweiten Schlüssel zum Ver-

Tab. 16-2: Struktur-Merkmale organischer Verbindungen

kettenförmig (acyclisch, aliphatisch)		ringförmig (cyclisch)			
gesättigt $C-C$	ungesättigt $C=C$	carbocyclisch (nur C-Atome im Ring)		heterocyclisch (außer C-Atomen auch O-, N- oder/und S-Atome im Ring)	
Alkane Halogen-alkane Alkohole Aldehyde Ketone Carbonsäuren Amine	Alkene Diene Polyene Halogen-alkene einfach und mehrfach ungesättigte Carbonsäuren	nicht-aromatisch (alicyclisch)	aromatisch	gesättigt	ungesättigt
		Cycloalkane Cycloalkene	Benzol und aromatische Kohlenwasser- stoffe Phenole Sulfonsäuren Amine Halogen-, Nitro- und Azo- Verbindungen	Tetrahydro- furan Furanosen Pyranosen Pyrrolidin Piperidin Morpholin	Pyrrol Indol Imidazol Pyridin Pyrimidin Purin
	$C\equiv C$ Alkine				

ständnis der Mannigfaltigkeit organischer Verbindungen liefert das Auftreten der **Isomerie**. Isomerie liegt immer dann vor, wenn chemische Verbindungen zwar dieselbe Summenformel (somit auch dieselbe prozentuale Zusammensetzung und dieselbe molare Masse), aber unterschiedliche Strukturen haben.

Die Bezeichnung **Struktur** ist ein umfassender Begriff, der die Begriffe Konstitution und Konfiguration einschließt.

– **Konstitution** bezeichnet die Art und Weise, in der die Atome innerhalb eines Moleküls miteinander verknüpft sind, ohne den räumlichen Aufbau zu berücksichtigen. Die Konstitution wird durch Konstitutionsformeln wiedergegeben. (Oft wird der Unterschied zwischen den Begriffen Struktur und Konstitution vernachlässigt und von Strukturformeln gesprochen.)

– *Konfiguration bezeichnet den räumlichen Aufbau* von organischen Verbindungen, deren Isomerie – bei übereinstimmender Konstitution – auf einer stabilen unterschiedlichen räumlichen Struktur beruht.

Verbindungen, die zueinander isomer sind, werden als Isomere bezeichnet. Isomere Verbindungen haben verschiedene Strukturen, d. h. unterschiedliche Konstitution oder unterschiedliche Konfiguration (s. a. Kap. 23, Stereochemie).

Die Struktur von Molekülen läßt sich am besten mit Hilfe von **Molekül-Modellen** anschaulich machen.

Bei den einfachen Kugel-Stab-Modellen werden Atome durch Kugeln und die zwischen ihnen bestehenden kovalenten Bindungen durch Stäbe dargestellt (Vergrößerung etwa 1 : 100 000 000). Abb. 16-2 zeigt ein Kugel-Stab-Modell von Ethanol.

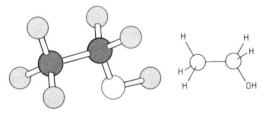

Abb. 16-2. Kugel-Stab-Modell von Ethanol (links): Die Kohlenstoff-Atome sind durch dunkle, die Wasserstoff-Atome durch schraffierte Kugeln, das Sauerstoff-Atom ist als helle Kugel wiedergegeben.

Bei den **Kalotten-Modellen** (Abb. 16-3: Kalotten-Modell von Ethanol) werden die Atome durch „Kugelhauben" (Kalotten) dargestellt, die die gesamte Wirkungssphäre der Atome einschließlich Bindungselektronen berücksichtigen.

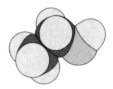

Abb. 16-3. In der Organischen Chemie und Biochemie sind Kalotten-Modelle zur Veranschaulichung der räumlichen Gestalt der Moleküle von großem Wert. Unterschiedliche Atome werden durch verschiedene Farben dargestellt, z. B. C schwarz, H weiß, O grau.

Molekül-Modelle sind von großem Wert, weil sie eine Vorstellung vermitteln können über:
– Die Größe und die Form (Gestalt) von Molekülen.
– Die Raumbeanspruchung (Raumerfüllung) einzelner zum Molekül gehörender Atomgruppen.
– Das Ausmaß gegenseitiger Behinderung von benachbarten, viel Raum beanspruchenden Atomgruppen.
– Bindungslängen, d. h. Abstände zwischen je zwei miteinander verknüpften Atomen.
– Bindungswinkel, d. h. die Winkel zwischen je drei miteinander verknüpften Atomen.
– Die Drehbarkeit von Atomgruppen um bestehende Bindungen (freie, behinderte oder keine Drehbarkeit).
– Die Unterschiede zwischen Konstitutions-Isomeren: Molekül-Modelle von Gerüst-Isomeren, Stellungs-Isomeren und Funktions-Isomeren können leicht aufgebaut und miteinander verglichen werden.
– Die Unterschiede zwischen Stereo-Isomeren, deren Konstitution übereinstimmt, die sich jedoch durch ihren räumlichen Aufbau voneinander unterscheiden (z. B. wie Bild und Spiegelbild).

17 Kohlenwasserstoffe

17.1 Einführung

Unter der Bezeichnung **Kohlenwasserstoffe** faßt man alle organischen Verbindungen zusammen, *deren Moleküle ausschließlich aus Kohlenstoff-Atomen und Wasserstoff-Atomen aufgebaut sind.*
Kohlenwasserstoffe haben eine große wirtschaftliche Bedeutung, entweder als reine Stoffe oder, weitaus häufiger, als Stoff-Gemische. Beispiele hierfür sind Erdgas, Erdöl und aus Kohlenwasserstoffen hergestellte Kunststoffe (wie Polyethylen und Polystyrol).
Erdöl, ein überwiegend aus flüssigen Kohlenwasserstoffen bestehendes Stoff-Gemisch, gewinnt man in bestimmten Regionen unserer Erde. Die Aufbereitung (Fraktionierung) des Rohöls (Mineralöls) in den Mineralöl-Raffinerien liefert dann Fraktionen mit einer wesentlich geringeren Zahl an Bestandteilen (Benzin, Dieselkraftstoff, Heizöl) oder praktisch reine Kohlenwasserstoffe (Ausgangsstoffe für die Petrochemie, Lösungsmittel).
Gesättigte Kohlenwasserstoffe mit kettenförmigem Kohlenstoff-Gerüst bilden die Stoffklasse der **Alkane**. Zu ihnen gehören die Gase Methan (im Stadt- und Erdgas), Propan und Butan. Die bei ihrer Verbrennung freiwerdende Wärme-Energie (Verbrennungswärme) wird vielfältig genutzt.
Bei der vollständigen Umsetzung von Kohlenwasserstoff-Molekülen mit Luft-Sauerstoff entstehen die anorganischen Verbindungen Kohlendioxid und Wasser und ein bestimmter Energie-Betrag, z.B. bei der Verbrennung von Methan:

$$CH_4 + 2\,O_2 \longrightarrow CO_2 + 2\,H_2O$$

Die hierbei freiwerdende Energie beträgt 890 kJ. Wenn Verbrennungs-Reaktionen nur unvollständig ablaufen, dann wird ein gewisser Anteil des in den Kohlenwasserstoffen vorliegenden Kohlenstoffs nur zu Kohlenmonoxid verbrannt.

Die wirtschaftliche Nutzung flüssiger und gasförmiger Kohlenwasserstoff-Gemische läßt sich wie folgt zusammenfassen:

Verbrennung von	Nutzung der Energie
Erdgas	Heizen, Kochen
Benzin, Dieselkraftstoff	Antrieb von Motoren
leichtem Heizöl	Heizen
schwerem Heizöl	Kraftwerke

Insgesamt sind viele tausend Kohlenwasserstoffe mit unterschiedlichen Eigenschaften bekannt. Obwohl ihre Moleküle nur aus C- und H-Atomen aufgebaut sind, ergibt sich diese Vielfalt durch:
- **Kettenförmige Strukturen:** Die Länge dieser aus C-Atomen aufgebauten Ketten kann von zwei C-Atomen bis zu einigen tausend C-Atomen (wie im Polyethylen) reichen.
- **Ketten-Verzweigung:** Die unterschiedliche Verknüpfung von C-Atomen ergibt einmal nichtverzweigte, zum anderen verzweigte Kohlenstoff-Ketten (Gerüst-Isomerie bei Kohlenwasserstoffen derselben Summenformel).
- **Ringförmige Strukturen:** Bei den wichtigsten cyclischen Verbindungen bilden fünf oder sechs C-Atome ein Ringsystem.
- **Mehrfachbindungen:** Je nach Anzahl der Bindungselektronenpaare (ein, zwei oder drei Elektronenpaare) zwischen zwei C-Atomen unterscheidet man zwischen Einfach-, Doppel- und Dreifachbindungen.

Auf diesen verschiedenen Struktur-Merkmalen beruht die Einteilung der Kohlenwasserstoffe in Verbindungsklassen und ihre **systematische Benennung** (Namengebung durch Wortstamm sowie Vorsilben und Endsilben s. Tab. 17-1). So unterscheidet man zwischen kettenförmigen (acyclischen, aliphatischen) und cyclischen (ringförmigen, Vorsilbe: cyclo) Kohlenwasserstoffen, außerdem zwischen gesättigten und ungesättigten Kohlenwasserstoffen.
Gesättigte Kohlenwasserstoffe (Endung: **-an**) enthalten nur Einfachbindungen und daher die

größtmögliche Anzahl Wasserstoff-Atome (sie sind an Wasserstoff „gesättigt"). Ungesättigte Kohlenwasserstoffe enthalten mindestens eine Mehrfachbindung, d.h. eine Doppelbindung (Endung: **-en**) oder eine Dreifachbindung (Endung: **-in**).

Die Summenformeln aller Kohlenwasserstoffe, die zu derselben Verbindungsklasse gehören, lassen sich in einer allgemeinen Formel zusammenfassen, in der *n* die Anzahl der C-Atome bezeichnet. Zu derselben Verbindungsklasse gehörende Kohlenwasserstoffe bilden eine homologe Reihe (Übersicht in Tab. 17-1).

Tab. 17-1: Verbindungsklassen von Kohlenwasserstoffen

Homologe Reihe	allg. Formel	typische Struktur-Merkmale
Alkane	C_nH_{2n+2}	nur Einfachbindungen (kettenförmig, gesättigt)
Cycloalkane	C_nH_{2n}	nur Einfachbindungen (ringförmig, gesättigt)
Alkene	C_nH_{2n}	eine Doppelbindung (kettenförmig, ungesättigt)
Cycloalkene	C_nH_{2n-2}	eine Doppelbindung (ringförmig, ungesättigt)
Alkine	C_nH_{2n-2}	eine Dreifachbindung (kettenförmig, ungesättigt)
Diene		zwei Doppelbindungen (ketten- oder ringförmig)
Polyene		zahlreiche Doppelbindungen (ketten- oder ringförmig)
aromatische Kohlenwasserstoffe		aromatischer Bindungszustand (cyclisch)

Darüber hinaus gibt es zahlreiche Kohlenwasserstoffe, in denen ein Ring-System mit einer kettenförmigen Struktur (einer Seitenkette) verknüpft ist, z.B. bei den Polyenen und den aromatischen Kohlenwasserstoffen.

In allen Kohlenwasserstoff-Molekülen sind die C- und H-Atome durch Elektronenpaar-Bindungen miteinander verknüpft. Die Differenz der Elektronegativität von Kohlenstoff und Wasserstoff (2,5 bzw. 2,1) ist so gering, daß die Bindungselektronen jedem der beiden an der Bindung beteiligten Atome in gleichem Maße zuzuordnen sind, daher sind die *C—H-Bindungen in den Kohlenwasserstoff-Molekülen unpolar.*

Während die gesättigten Kohlenwasserstoffe reaktionsträge und nur zu Substitutions-Reaktionen befähigt sind, zeichnen sich Alkene und Alkine durch ausgeprägte Reaktionsfähigkeit aus. Typisch für diese Verbindungsklassen sind Additions-Reaktionen, bei denen eine Anlagerung an die C—C-Doppelbindung oder -Dreifachbindung stattfindet.

Kompliziertere organische Moleküle kann man sich — um die systematische Benennung und Einordnung zu erleichtern — als aus mehreren einfachen Struktur-Merkmalen zusammengefügt vorstellen. Ein immer wieder vorkommendes, einfaches Struktur-Merkmal sind Kohlenwasserstoff-**Reste**, die ein Wasserstoff-Atom weniger enthalten als die entsprechenden Kohlenwasserstoff-Moleküle. Infolgedessen geht von solchen Kohlenwasserstoff-Resten eine Bindung aus, durch die sie mit bestimmten Atomen (z.B. einem Halogen-Atom) oder Atomgruppen (z.B. einer Hydroxy-Gruppe) verknüpft sind.

Die Namen einwertiger Kohlenwasserstoff-Reste enden stets auf die Endung **-yl**, die mit dem Namen für den zugrundeliegenden Kohlenwasserstoff verknüpft wird (wichtige Ausnahmen von dieser Nomenklatur-Regel: Vinyl- und Phenyl-Rest).

Kohlenwasserstoffe	Kohlenwasserstoff-Reste
Alkane C_nH_{2n+2} z.B. Ethan H_3C-CH_3	Alkyl-Reste C_nH_{2n+1} Ethyl-Rest H_3C-CH_2-
Cycloalkane C_nH_{2n} z.B. Cyclohexan	Cycloalkyl-Reste C_nH_{2n-1} Cyclohexyl-Rest

$$H_2C \underset{CH_2-CH_2}{\overset{CH_2-CH_2}{<>}} CH_2$$

$$H_2C \underset{CH_2-CH_2}{\overset{CH_2-CH_2}{<>}} CH-$$

Alkene C_nH_{2n} z.B. Ethen $H_2C=CH_2$	Alkenyl-Reste C_nH_{2n-1} Vinyl-Rest $H_2C=CH-$
Benzol C_6H_6	Phenyl-Rest C_6H_5-

17.2   Die homologe Reihe der Alkane (Paraffine)

Der einfachste Kohlenwasserstoff ist Methan (Sumpfgas) mit der Zusammensetzung CH_4. In einem Methan-Molekül ist ein Kohlenstoff-Atom mit vier Wasserstoff-Atomen durch kovalente Bindungen verknüpft.

$$
\begin{array}{ccc}
& H & \\
& \bullet & \\
H \bullet\bullet C \bullet\bullet H & \longrightarrow & H-\underset{\underset{H}{|}}{\overset{\overset{H}{|}}{C}}-H
\end{array}
$$

Die vier Bindungselektronenpaare des Methan-Moleküls ordnen sich, bedingt durch die gegenseitige Abstoßung, in größtmöglicher Entfernung zueinander an, so daß *die kovalenten Bindungen in ganz bestimmte Richtungen des Raumes weisen*.

Abb. 17-1 gibt die räumliche Struktur des Methan-Moleküls wieder. Das C-Atom befindet sich im Zentrum eines **Tetraeders**, die H-Atome sind an den vier Ecken angeordnet.

Methan ist die erste Verbindung aus der Stoffklasse der kettenförmigen, gesättigten Kohlenwasserstoffe — der Alkane (Paraffine). Die ersten vier Alkane sind bei Raumtemperatur gasförmige Verbindungen, die mit den Trivialnamen Methan, Ethan, Propan und Butan bezeichnet werden.

In Ethan-Molekülen sind zwei, in Propan-Molekülen drei C-Atome miteinander verknüpft.

$$
\begin{array}{cc}
H\ \ H & H\ \ H\ \ H \\
|\ \ \ | & |\ \ \ |\ \ \ | \\
H-C-C-H & H-C-C-C-H \\
|\ \ \ | & |\ \ \ |\ \ \ | \\
H\ \ H & H\ \ H\ \ H \\
\\
\textbf{Ethan} & \textbf{Propan}
\end{array}
$$

Ein Ethan-Molekül enthält ein C-Atom und zwei H-Atome (eine CH_2-Gruppe) mehr als ein Methan-Molekül, ein Propan-Molekül enthält eine CH_2-Gruppe mehr als ein Ethan-Molekül. Diese Regelmäßigkeit setzt sich bei den längerkettigen Alkanen fort: die Alkane bilden eine **homologe Reihe**. Jede Verbindung aus einer homologen Reihe enthält eine CH_2-Gruppe **(Methylen-Gruppe)** mehr als die vor ihr stehende Verbindung.

Wie die Alkane bilden auch ringförmige und ungesättigte Kohlenwasserstoffe mit ihren Struktur-Merkmalen entsprechende **homologe Reihen** (außerdem viele weitere Verbindungsklassen wie Alkohole, Ether, Carbonsäuren, Amine).

Alle Verbindungen einer homologen Reihe haben eine gemeinsame allgemeine Formel. So haben z.B. die Alkane die Summenformel C_nH_{2n+2}.

Mit Hilfe dieser allgemeinen Formel kann man die Summenformel jedes Alkans berechnen, wenn man die Zahl der C-Atome in der Kette kennt. So ergibt sich z.B. für Octadecan mit 18 C-Atomen die Formel

$$C_{18}H_{(2\,\text{mal }18)+2}, \qquad \text{somit} \qquad C_{18}H_{38}.$$

Um deutlich zu machen, daß die Kohlenstoff-Ketten **nicht verzweigt** sind, kann man die allgemeine Formel schreiben als $H-(CH_2)_n-H$.

In Tab. 17-2 sind für nicht verzweigte Alkane einige physikalische Kennzahlen (Siedetemperatur und Schmelztemperatur) angegeben.

Die Alkane mit ein bis vier C-Atomen sind bei Raumtemperatur gasförmig, die mit fünf bis 16 C-Atomen flüssig, und Alkane mit 17 und mehr C-Atomen sind fest.

Während die ersten vier Alkane Trivialnamen tragen, werden die Alkane mit fünf und mehr C-Atomen durch systematische Namen benannt. Durch den Wortstamm ist die Zahl der C-Atome, durch die Endsilbe **-an** die Zugehörigkeit zur Stoffklasse der gesättigten Kohlenwasserstoffe festgelegt.

Auf die Bedeutung der gasförmigen und flüssigen Alkane als Energie-Quelle wurde eingangs hingewiesen. **Benzin** ist ein Gemisch flüssiger Kohlenwasserstoffe mit fünf bis zehn C-Atomen. Bestimmte Benzin-Fraktionen werden als lipophile Lösungsmittel verwendet (Waschbenzin, Petrol-

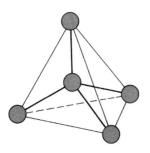
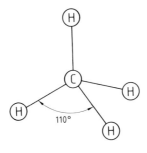

Abb. 17-1. Räumliche Struktur des Methan-Moleküls. Im Zentrum des Tetraeders (links) befindet sich das C-Atom, die H-Atome sind an den Ecken angeordnet. Der Bindungswinkel von jedem H zum C und einem weiteren H beträgt ca. $110°$.

ether), ebenso wie reine flüssige Alkane (Pentan und vor allem Hexan).

Tab. 17-2: Physikalische Kennzahlen nicht-verzweigter Alkane. $H-(CH_2)_n-H$

n	Name	Sdp. (°C)	Schmp. (°C)	Aggregat-zustand (bei 20 °C)
1	Methan	−164		
2	Ethan	−89		gasförmig
3	Propan	−42		
4	n-Butan	−0,5		
5	n-Pentan	+36		
6	n-Hexan	69		
7	n-Heptan	98		
8	n-Octan	126		flüssig
9	n-Nonan	151		
10	n-Decan	174		
12	n-Dodecan	216		
14	n-Tetradecan	254		
16	n-Hexadecan	287	+18	
17	n-Heptadecan	302	22	fest
18	n-Octadecan	316	28	

Unterschiedliche Formel-Schreibweisen: Die **Summenformel** (Bruttoformel), wie z. B. C_3H_8 für Propan, gibt nur an, aus welchen Atomen sich ein Molekül aufbaut und wieviele der betreffenden Atome im Molekül verknüpft sind (im Beispiel: drei C-Atome und acht H-Atome). Zur vollständigen Beschreibung organischer Moleküle gehört außerdem die Angabe, wie die Atome miteinander verknüpft sind. Aufschluß hierüber geben die **Konstitutionsformeln** (auch Strukturformeln genannt). So gibt es z.B. bei Alkanen mit vier und mehr C-Atomen mehrere Verbindungen mit derselben Summenformel, aber verschiedenartiger Verknüpfung der C-Atome, die nur in der Konstitutionsformel sichtbar wird. Man sollte es sich daher zur Gewohnheit machen, den Aufbau organischer Moleküle möglichst durch Strukturformeln wiederzugeben. Die unterschiedlichen Formel-Schreibweisen sollen am Beispiel Propan dargestellt werden. Abb. 17-2 zeigt ein Kugel-

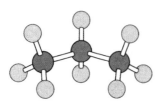

Abb. 17-2. Das Propan-Molekül (C_3H_8) im Kugel-Stab-Modell.

Stab-Modell dieser Verbindung, diesem entsprechen die Konstitutionsformeln:

– unter Berücksichtigung des Bindungswinkels

$$\begin{array}{ccc} & \overset{H}{\underset{|}{}} & \\ H & \overset{|}{C} & H \\ | & | & | \\ H-C & | & C-H \\ | & H & | \\ \overset{|}{H} & \overset{|}{H} & \overset{|}{H} \end{array}$$

– ohne Berücksichtigung des Bindungswinkels

$$\begin{array}{ccc} H & H & H \\ | & | & | \\ H-C-C-C-H \\ | & | & | \\ H & H & H \end{array}$$

– rationelle Formel (Atome in einer Zeile)

$$H_3C-CH_2-CH_3$$

Eine genaue Formel-Wiedergabe muß den **Bindungswinkel** (ca. 110°) zwischen den C-Atomen berücksichtigen, eine C-Kette müßte also in Zick-Zack-Form gezeichnet werden. Zur Vereinfachung schreibt man die Formeln üblicherweise aber mit auf einer Linie liegenden C-Atomen. Außerdem ist es bei längeren Ketten üblich, die CH_2-Gruppen zwischen dem ersten und dem letzten C-Atom der Kette in einer Klammer zusammenzufassen. So erhält man eine **rationelle Formel**, am Beispiel von Hexadecan:

$$H_3C-(CH_2)_{14}-CH_3$$

(Dabei darf nicht vergessen werden, daß H-Atome in Wirklichkeit nicht zwischen den C-Atomen stehen, die C-Atome sind **unmittelbar miteinander** verknüpft.)

17.3 Die Gerüst-Isomerie der Alkane

Die Kohlenstoff-Ketten der in Tab. 17-1 aufgeführten Alkane sind **nicht verzweigt** (unverzweigt), man bezeichnet solche Kohlenwasserstoffe als *n*-Alkane („n" als Abkürzung von „normal"). Daneben gibt es jedoch auch viele Kohlenwasserstoffe mit **verzweigten** Ketten. In der homologen Reihe der Alkane beobachtet man erstmals bei Butan, daß es zwei Kohlenwasserstoffe mit der Summenformel C_4H_{10} gibt. Die Moleküle der beiden Butane unterscheiden sich durch die Verknüpfung der Atome, so daß **Konstitutions-Iosmerie** vorliegt.

Der Unterschied in der Konstitution besteht darin, daß das Kohlenstoff-Gerüst von n-Butan nicht verzweigt, das von *Iso*butan (*i*-Butan) dagegen verzweigt ist (Abb. 17-3). Diese Art von Isomerie wird als **Gerüst-Iosmerie** bezeichnet.

n-Butan
Sdp. −0,5 °C

Isobutan
−12 °C

Zwischen n-Alkanen (nicht verzweigt) und Isoalkanen (verzweigt) bestehen mehr oder weniger stark ausgeprägte Unterschiede in den chemischen, vor allem aber in den physikalischen Eigenschaften. Je mehr C-Atome ein Alkan enthält, um so mehr Möglichkeiten der Ketten-Verzweigung gibt es, um so größer wird damit die Zahl der möglichen Isomeren. Von Pentan (C_5H_{12}) gibt es insgesamt drei Isomere:

n-Pentan
Sdp. 36 °C

2-Methyl-butan
Sdp. 28 °C

2,2-Dimethyl-propan
Sdp. 9,5 °C

Während bei Butan die Vorsilbe „Iso" zur Unterscheidung zwischen n-Butan und dem (einzigen) Isomer ausreicht, ist die Angabe „Isopentan" nicht eindeutig, weil außer n-Pentan zwei Pentane mit verzweigten Ketten bekannt sind.

Bei der Beschreibung von Kohlenstoff-Ketten unterscheidet man zwischen primären, sekundären, tertiären und quartären Kohlenstoff-Atomen:

- *Ein* **primäres C-Atom** *ist mit nur einem anderen C-Atom* **direkt** *verknüpft*. Primäre C-Atome stehen am Anfang und am Ende von C-Ketten.
- Ein **sekundäres C-Atom** ist mit zwei anderen C-Atomen direkt verknüpft. Sekundäre C-Atome sind das zweite bis vorletzte C-Atom in nicht-verzweigten Ketten.
- Ein **tertiäres C-Atom** ist mit drei anderen C-Atomen direkt verknüpft. Von tertiären C-Atomen geht eine Ketten-Verzweigung aus.
- Ein **quartäres C-Atom** ist mit vier C-Atomen direkt verknüpft. Von quartären C-Atomen gehen zwei Ketten-Verzweigungen aus.

Die gerüstisomeren Pentane (C_5H_{12}) enthalten:

Verbindung	Art der C-Atome			
	prim.	sek.	tert.	quartär
nicht-verzweigt	2	3	−	−
einmal verzweigt	3	1	1	−
zweimal verzeigt	4	−	−	1

Diese Unterscheidung zwischen primären, sekundären und tertiären C-Atomen ist auch bei anderen Verbindungsklassen üblich, z. B. bei den Alkoholen (Kap. 18). Zur Benennung eines verzweigtkettigen Alkans wendet man die (international vereinbarten) Regeln der **systematischen Nomenklatur** an. Dazu einige Erläuterungen: Man

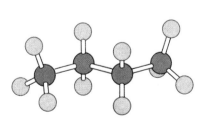

n-Butan

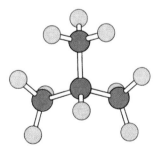

Isobutan

Abb. 17-3. Kugel-Stab-Modell der gerüstisomeren Butane, n-Butan und Isobutan (Summenformel C_4H_{10}). Die Ketten-Verzweigung führt zu der unterschiedlichen Zuordnung der H-Atome (3+2+2+3 gegenüber 3+1+3+3).

bezeichnet den ein H-Atom weniger enthaltenden Rest eines Alkan-Moleküls als **Alkyl**-Rest oder **Alkyl**-Gruppe. Zur Bezeichnung der jeweiligen Alkyl-Gruppe wird die Endsilbe -an des betreffenden Alkans durch -yl ersetzt (z. B. Pentan, Pentyl).

Häufig vorkommende Alkyl-Gruppen zeigt folgende Tabelle:

Alkyl-Gruppe	Konstitution
Methyl	H_3C-
Ethyl	H_3C-CH_2-
n-Propyl	$H_3C-CH_2-CH_2-$
n-Butyl	$H_3C-CH_2-CH_2-CH_2-$
Isopropyl	H_3C-CH- $\quad\quad\ \ |$ $\quad\quad\ CH_3$
Isobutyl	$H_3C-CH-CH_2-$ $\quad\quad\ \ |$ $\quad\quad\ CH_3$
sek.-Butyl	H_3C-CH_2-CH- $\quad\quad\quad\quad\ \ |$ $\quad\quad\quad\quad\ CH_3$
tert.-Butyl	$\quad\quad\quad\ CH_3$ $\quad\quad\quad\ \ |$ H_3C-C- $\quad\quad\ \ |$ $\quad\quad\ CH_3$

Aus Alkanen durch Herausnehmen von zwei H-Atomen erhältliche Reste mit zwei verfügbaren Bindungen heißen **Alkylen**-Gruppen. Die wichtigste Alkylen-Gruppe ist die Methylen-Gruppe ($-CH_2-$).

$$\text{Methan } H-\underset{\underset{H}{|}}{\overset{\overset{H}{|}}{C}}-H \quad \text{Methyl-} \quad H-\underset{\underset{H}{|}}{\overset{\overset{H}{|}}{C}}- \quad \text{Methylen-} \quad -\underset{\underset{H}{|}}{\overset{\overset{H}{|}}{C}}-$$
$$\quad\quad\quad\quad\quad\quad\quad\quad\quad\ \text{Gruppe} \quad\quad\quad\quad\quad \text{Gruppe}$$

Zur systematischen Benennung „zerlegt" man das Kohlenstoff-Gerüst des Alkans in **Hauptkette** und **Seitenkette(n)**. Als Hauptkette bezeichnet man *die längste unverzweigte Kohlenstoff-Kette* im Molekül.

Als Beispiel soll folgende Verbindung systematisch benannt werden:

$$\overset{\overset{CH_3}{|}}{H_3C-\underset{\underset{H}{|}}{C}-CH_2-CH_3}$$

Man betrachtet zunächst nur das Kohlenstoff-Gerüst:

$$\overset{\overset{C}{|}}{C-C-C-C}$$

und stellt fest, daß es aus einer Hauptkette mit vier C-Atomen und einer Seitenkette mit einem C-Atom besteht. Der Kohlenwasserstoff mit vier C-Atomen heißt Butan, der Alkyl-Rest mit einem C-Atom heißt Methyl-Rest: die Verbindung ist also ein Methyl-butan. Um die **Verzweigungsstelle** festzulegen, wird die Hauptkette so numeriert, daß die Verzweigungsstelle *eine möglichst niedrige Ziffer* erhält:

$$\overset{\overset{C}{|}}{C^1-C^2-C^3-C^4}$$

Die Ziffer der Verzweigungsstelle wird dem Namen der Seitenkette vorangestellt, die gezeigte Verbindung heißt also:

2-Methyl-butan.

Ein anderes Pentan-Isomer enthält zwei Seitenketten (beides Methyl-Gruppen), die beide mit dem C-Atom 2 der Hauptkette verknüpft sind:

$$\overset{\overset{C}{|}}{\underset{\underset{C}{|}}{C^1-C^2-C^3}}$$

Die Verbindung ist daher 2-Methyl-2-methyl-propan. Dieser und ähnliche Namen lassen sich jedoch kürzer fassen, wenn man die Anzahl **gleicher** Seitenketten durch eine Vorsilbe (Mono-, Di-, Tri-, Tetra-, Penta-) angibt und dem Namen der Seitenkette voranstellt. Dabei muß aber die Verzweigungsstelle jeder Seitenkette durch eine Ziffer bezeichnet sein. Statt 2-Methyl-2-methyl-propan ergibt sich auf diese Weise 2,2-Dimethyl-propan.

Zusammenfassend noch einmal die Regeln zur systematischen Benennung verzweigtkettiger Alkane:

- Ermittlung der **längsten** unverzweigten Kette (Hauptkette)
- Bezifferung der Hauptkette in der Weise, daß Verzweigungsstellen eine **möglichst niedrige Ziffer** erhalten.
- Angabe der Anzahl gleicher Seitenketten durch Vorsilben (die Vorsilbe „Mono" wird meist weggelassen)
- Alphabetische Reihenfolge bei der Aufzählung unterschiedlicher Seitenketten.

Zwei weitere Beispiele sollen die Anwendung dieser Regeln zeigen:

$$
\begin{array}{ccccccccc}
& H & & CH_3 & H & & CH_3 & H & \\
& | & & | & | & & | & | & \\
H- & C & - & C & - & C & - & C & - & C & -H \\
& {}^1| & & {}^2| & {}^3| & & {}^4| & {}^5| & \\
& H & & CH_3 & H & & H & H &
\end{array}
$$

Dieses Alkan (Summenformel C_8H_{18}) erhält den Namen 2,2,4-Trimethyl-pentan. Die Verbindung (auch „Isooctan" genannt) ist eines von 18 Isomeren von Octan und dient als Bezugssubstanz beim Vergleich von Benzin-Qualitäten (Octanzahl).

Folgendes Alkan (Summenformel $C_{10}H_{22}$):

$$
\begin{array}{c}
CH_3 \\
|
\end{array}
$$
$$
\begin{array}{ccccccccccc}
& H & & CH_3 & H & & CH_2 & H & & H & \\
& | & & | & | & & | & | & & | & \\
H- & C & - & C & - & C & - & C & - & C & - & C & -H \\
& {}^1| & & {}^2| & {}^3| & & {}^4| & {}^5| & & {}^6| & \\
& H & & CH_3 & H & & H & & H & H &
\end{array}
$$

hat den systematischen Namen 4-Ethyl-2,2-dimethyl-hexan. Es enthält unterschiedliche Seitenketten, außerdem neben primären und sekundären C-Atomen je ein tertiäres und quartäres C-Atom.

Die genannten Nomenklatur-Regeln gelten auch für die Benennung anderer Verbindungsklassen der Organischen Chemie, sie werden jeweils durch Regeln **ergänzt**, die auf die betreffende Verbindungsklasse abgestimmt sind.

17.4 Cycloalkane

Die **Cycloalkane** bilden eine weitere homologe Reihe **gesättigter** Kohlenwasserstoffe. In ihren Molekülen sind die C-Atome jedoch nicht kettenförmig (wie bei den Alkanen), sondern **ringförmig** (cyclisch) miteinander verknüpft. Das wichtigste

$$
\begin{array}{ccc}
& H \quad H & \\
& \backslash \; / & \\
H & C & H \\
\backslash & | & / \\
H-C & & C-H \\
| & & | \\
H-C & & C-H \\
/ & C & \backslash \\
H & / \backslash & H \\
& H \quad H &
\end{array}
$$

Cycloalkan ist Cyclohexan, das als lipophiles Lösungsmittel verwendet wird.

Die Nomenklatur der einzelnen Cycloalkane entspricht der Benennung der Alkane, wobei die Vorsilbe „**Cyclo**" hinzukommt.

Cycloalkane haben die allgemeine Formel C_nH_{2n}. Ihre Moleküle enthalten 2 H-Atome weniger als die der betreffenden Alkane, weil die ringförmige Verknüpfung zweier C-Atome je ein Bindungselektron erfordert. Die physikalischen und chemischen Eigenschaften der Cycloalkane haben große Ähnlichkeit mit denen der Alkane. Folgende Tabelle nennt einige Cycloalkane und ihre Siedetemperaturen:

n	Name	Sdp. (°C)
3	Cyclopropan	−33
4	Cyclobutan	+12
5	Cyclopentan	49
6	Cyclohexan	81
7	Cycloheptan	119
8	Cyclooctan	149

17.5 Substitutions-Reaktionen mit gesättigten Kohlenwasserstoffen

Der für die wenig reaktionsfähigen **gesättigten** Kohlenwasserstoffe charakteristische Reaktions-Typ ist die **Substitution**. Dabei werden Wasserstoff-Atome durch andere Atome, z.B. Halogen-Atome wie Chlor oder Brom, ersetzt.

Aus einem gesättigten Kohlenwasserstoff entsteht auf diese Weise ein gesättigter **Halogenkohlenwasserstoff**. Ohne darauf einzugehen, wie eine solche Substitution im einzelnen verläuft sei auf folgendes hingewiesen:

- Die Substitutions-Reaktion muß erst in Gang gebracht werden (z.B. durch Bestrahlen mit UV-Licht), kann dann aber sehr heftig (unter Umständen explosionsartig) verlaufen.
- Substitutions-Reaktionen führen oft zu Gemischen aus dem Monosubstitutionsprodukt und mehrfach substituierten Verbindungen.

So erhält man z.B. bei der Reaktion von Methan mit elementarem Chlor *Mono-, Di-, Tri- und Tetrachlormethan* sowie jeweils Chlorwasserstoff.

Aufgrund der Unterschiede in den Siedetemperaturen (Tab. 17-3) ist eine Trennung dieses Reaktions-Gemisches durch fraktionierte Destillation möglich. Dichlormethan und Trichlormethan sind unter ihren Trivialnamen **Methylenchlorid** und **Chloroform** bekannt. Beides sind wichtige Lösungsmittel für lipophile Stoffe; sie sind mit Wasser nicht mischbar und haben − ebenso wie die anderen flüssigen Halogenkohlenwasserstoffe − eine höhere Dichte als Wasser. Tetrachlorkohlenstoff wird wegen seiner hohen Toxizität (Leberschäden) als Lösungsmittel nur noch selten verwendet.

$$\underset{\underset{H}{|}}{\overset{\overset{H}{|}}{H-C-H}} + \quad Cl-Cl \longrightarrow \underset{\underset{H}{|}}{\overset{\overset{H}{|}}{H-C-Cl}} + H-Cl$$

$$\underset{\underset{H}{|}}{\overset{\overset{H}{|}}{H-C-Cl}} + \quad Cl-Cl \longrightarrow \underset{\underset{H}{|}}{\overset{\overset{Cl}{|}}{H-C-Cl}} + H-Cl$$

$$\underset{\underset{H}{|}}{\overset{\overset{Cl}{|}}{H-C-Cl}} + \quad Cl-Cl \longrightarrow \underset{\underset{Cl}{|}}{\overset{\overset{Cl}{|}}{H-C-Cl}} + H-Cl$$

$$\underset{\underset{Cl}{|}}{\overset{\overset{Cl}{|}}{H-C-Cl}} + \quad Cl-Cl \longrightarrow \underset{\underset{Cl}{|}}{\overset{\overset{Cl}{|}}{Cl-C-Cl}} + H-Cl$$

Tab. 17-3: Ausgewählte Halogenkohlenwasserstoffe

Formel	Systematischer Name (Trivialname)	Sdp. (°C)
H_3CCl	Monochlormethan (Methylchlorid)	−24
H_2CCl_2	Dichlormethan (Methylenchlorid)	40
$HCCl_3$	Trichlormethan (Chloroform)	62
CCl_4	Tetrachlormethan (Tetrachlorkohlenstoff)	76,5
H_3C-CH_2Cl	Monochlorethan (Ethylchlorid)	12
$H_3C-CHCl_2$	1,1-Dichlor-ethan	57
ClH_2C-CH_2Cl	1,2-Dichlor-ethan	83,5
$ClH_2C-CHCl_2$	1,1,2-Trichlor-ethan	114
$Cl_2HC-CHCl_2$	1,1,2,2-Tetrachlor-ethan	146

17.6 Alkene

Gemeinsames Merkmal der Verbindungsklasse der Alkene ist die *C − C-Doppelbindung* in ihren Molekülen. Die Doppelbindung kann am Anfang oder im Inneren einer C-Kette liegen, so daß in dieser Stoffklasse nicht nur Gerüst-Isomere (nichtverzweigte oder verzweigte C-Ketten), sondern auch Stellungs-Isomere (bedingt durch die unterschiedliche Lage der Doppelbindung) auftreten.

Die Namen der Alkene bestehen aus dem schon von den Alkanen bekannten Wortstamm und der Endung -en, z.B. Propen, Buten.

Am Anfang der homologen Reihe der Alkene mit der allgemeinen Formel C_nH_{2n} steht **Ethen (Ethylen)**, das Ausgangsstoff für zahlreiche in der chemischen Industrie durchgeführte Synthesen ist.

Von großer wirtschaftlicher Bedeutung ist auch **Propen (Propylen)**, das z.B. zu Polypropylen polymerisiert wird.

Von **Buten** sind Isomere unterschiedlicher Art bekannt. Gerüst-Isomere sind 1-Buten und Isobuten.

1-Buten
Sdp. −6,3 °C

Isobuten
Sdp. −6,9 °C

Stellungs-Isomere sind 1-Buten und 2-Buten. (Die Ziffern bezeichnen nur dasjenige C-Atom, von dem die Doppelbindung ausgeht.)

$$\overset{1}{H_2}C = \overset{2}{C}H - \overset{3}{C}H_2 - \overset{4}{C}H_3 \qquad \overset{1}{H_3}C - \overset{2}{C}H = \overset{3}{C}H - \overset{4}{C}H_3$$

1-Buten   2-Buten

Bemerkenswert ist nun, daß es zwei Verbindungen mit unterschiedlichen (physikalischen) Eigenschaften gibt, die wir als **2-Buten** bezeichnen müssen, weil die Doppelbindung bei beiden von dem C-Atom 2 ausgeht. Da beide Verbindungen dieselbe Konstitution haben (dieselbe Verknüpfung der Atome und Lage der Doppelbindung), kann das Auftreten dieser weiteren Art von Isomerie nur im unterschiedlichen räumlichen Aufbau der Moleküle, ihrer Konfiguration, begründet sein.

Sind C-Atome durch eine Einfachbindung miteinander verknüpft, so besteht freie Drehbarkeit um diese Bindung. Diese freie Drehbarkeit führt z. B. bei 1,2-Dichlorethan dazu, daß die Umwandlung von

$$
\begin{array}{cc}
\text{Cl} \quad \text{Cl} & \text{Cl} \quad \text{H} \\
| \quad\;\; | & | \quad\;\; | \\
\text{H}-\text{C}-\text{C}-\text{H} \quad \text{in} & \text{H}-\text{C}-\text{C}-\text{H} \\
| \quad\;\; | & | \quad\;\; | \\
\text{H} \quad \text{H} & \text{H} \quad \text{Cl}
\end{array}
$$

leicht möglich ist; solche Moleküle werden überwiegend die räumliche Anordnung einnehmen, bei der sich die raumbeanspruchenden Cl-Atome gegenseitig möglichst wenig behindern. Somit gibt es nur eine als 1,2-Dichlorethan zu bezeichnende chemische Verbindung (Sdp. 83,5 °C).

Sind zwei C-Atome jedoch durch eine **Doppelbindung** miteinander verknüpft, so besteht *keine freie Drehbarkeit mehr.* Die Substituenten können entweder auf derselben oder auf verschiedenen Seiten einer Bezugsebene senkrecht zur Ebene der C-Atome angeordnet sein. So können sich z. B. im 2-Buten die Methyl-Gruppen auf derselben Seite (cis-ständig) oder auf verschiedenen Seiten (trans-ständig) befinden.

cis-2-Buten   trans-2-Buten
Sdp. 4,7 °C   Sdp. 0,9 °C

Diese als **cis-trans-Isomerie** (geometrische Isomerie) bezeichnete Art der Isomerie tritt stets auf, wenn ein Paar gleicher Atome oder Atomgruppen an die durch die Doppelbindung verknüpften C-Atome gebunden ist.

Ein größerer Unterschied in den Siedetemperaturen besteht bei den cis-trans-isomeren **1,2-Dichlorethenen** (Dichlor-ethylenen), deren Kalotten-Modelle Abb. 17-4 wiedergibt.

In folgender Tabelle sind einige nicht-verzweigte Alkene mit der Doppelbindung in **1**-Stellung zusammengestellt:

Name	Formel	Sdp. (°C)
Ethen	$H_2C=CH_2$	-104
Propen	$H_2C=CH-CH_3$	-47
1-Buten	$H_2C=CH-CH_2-CH_3$	-6
1-Penten	$H_2C=CH-CH_2-CH_2-CH_3$	$+30$
1-Hexen	$H_2C=CH-CH_2-CH_2-CH_2-CH_3$	63
1-Hepten	$H_2C=CH-CH_2-CH_2-CH_2-CH_2-CH_3$	94
1-Octen	$H_2C=CH-CH_2-CH_2-CH_2-CH_2-CH_2-CH_3$	121

Diene (Alkadiene): Die Verbindungen dieser Stoffklasse enthalten **zwei** $C-C$-Doppelbindungen. Bei der Anordnung der Doppelbindungen gibt es drei Möglichkeiten:

Anordnung der $C-C$-Doppelbindungen	Name des Doppelbindungs-Systems	Beispiel
unmittelbar aufeinanderfolgend	kumuliert	
durch eine Einfachbindung voneinander getrennt	konjugiert	
durch mindestens zwei Einfachbindungen voneinander getrennt	isoliert	

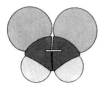

Abb. 17-4. Kalotten-Modell von cis- und trans-1,2-Dichlorethen.

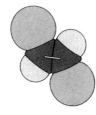

$$Cl \underset{H}{\overset{1}{\underset{\diagdown}{C}}} \overset{2}{\underset{\diagup}{C}} \underset{H}{\overset{Cl}{}}$$

$$H \underset{Cl}{\overset{1}{\underset{\diagdown}{C}}} \overset{2}{\underset{\diagup}{C}} \underset{H}{\overset{Cl}{}}$$

cis-1,2-Dichlorethen
(Sdp. 60,3 °C)

trans-1,2-Dichlorethen
(Sdp. 47,5 °C)

Die *konjugierten Diene* **Butadien** und **Isopren** (Methyl-butadien) sind die Monomere, aus denen synthetischer Kautschuk (Buna) bzw. Naturkautschuk entsteht.

$$\underset{H}{\overset{H}{}}C=C-C=C\underset{H}{\overset{H H}{}}$$

$$\underset{H}{\overset{H}{}}C=C-C=C\underset{H}{\overset{H_3C H}{}}$$

Butadien   Isopren

Polyene: Wie bei den Dienen, haben auch innerhalb dieser Stoffklasse diejenigen Verbindungen die größte Bedeutung, in denen ein *konjugiertes Doppelbindungs-System* vorliegt. Hierbei können ringförmige mit kettenförmigen Strukturen verknüpft sein, wie z. B. bei den Carotinoiden (Karotten-, Tomaten- und Paprika-Farbstoffen) und bei Vitamin A.

17.7 Alkine

Typisch für die Alkine ist das Vorliegen einer *C−C-Dreifachbindung*. Das einfachste und zugleich technisch wichtigste Alkin ist **Ethin (Acetylen).**

Der Name der Alkine wird aus dem bekannten Wortstamm und der Endung -in gebildet.

Folgende Tabelle führt einige Alkine, ihre Formel und ihre Siedetemperatur auf:

Name	Formel	Sdp. (°C)
Ethin	$H-C\equiv C-H$	−84
Propin	$H-C\equiv C-CH_3$	−23
1-Butin	$H-C\equiv C-CH_2-CH_3$	+8
2-Butin	$H_3C-C\equiv C-CH_3$	27
1-Pentin	$H-C\equiv C-CH_2-CH_2-CH_3$	40
2-Pentin	$H_3C-C\equiv C-CH_2-CH_3$	56
1-Hexin	$H-C\equiv C-CH_2-CH_2-CH_2-CH_3$	71

Additions-Reaktionen mit Alkenen und Alkinen: Alkene und Alkine enthalten als *ungesättigte Kohlenwasserstoffe* eine geringere Anzahl an H-Atomen im Molekül als die gesättigten Kohlenwasserstoffe (Alkane):

Alkane: $2n + 2$ H-Atome
Alkene: $2n$ H-Atome
Alkine: $2n - 2$ H-Atome.

An C−C-Mehrfachbindungen kann sich Wasserstoff anlagern. So wird z. B. Ethen zu Ethan hydriert.

$$\underset{H}{\overset{H}{}}C=C\underset{H}{\overset{H}{}} + H-H \longrightarrow H-\overset{H}{\underset{H}{C}}-\overset{H}{\underset{H}{C}}-H$$

Bei der Addition von Wasserstoff an eine Dreifachbindung entsteht, abhängig von den Reaktions-Bedingungen, eine Doppelbindung oder eine Einfachbindung.

Alkin + H_2 $\longrightarrow$ Alken

Alken + H_2 $\longrightarrow$ Alkan

Zur *vollständigen* **Hydrierung** von 1 mol Ethin sind somit 2 mol Wasserstoff erforderlich.

Die Hydrierung ist nur eine mögliche Additions-Reaktion, weitere Beispiele sind:

Anlagerung von	Reaktion
Wasser	**Hydratisierung**
Halogenwasserstoff	z. B. HCl-Anlagerung
Halogen	z. B. Brom-Anlagerung

17.8 Aromatische Kohlenwasserstoffe

Benzol als Grundkörper: Das Eigenschaftswort „aromatisch" dient hier zur Beschreibung eines besonderen **Bindungssystems**, das im Benzol, dem „Grundkörper" aller aromatischen Verbindungen, vorliegt.

Benzol hat die Summenformel C_6H_6. Es ist eine farblose Flüssigkeit, die bei 80 °C siedet. Bei der Analyse von Benzol ergibt sich ein außergewöhnlich niedriger Wasserstoff-Gehalt, wie der Vergleich der Summenformeln von Kohlenwasserstoffen mit jeweils 6 C-Atomen zeigt.

Hexan	C_6H_{14}
Cyclohexan	C_6H_{12}
Hexen	C_6H_{12}
Hexin	C_6H_{10}
Cyclohexen	C_6H_{10}
Benzol	C_6H_6

Erst durch eine geniale Idee des Chemikers Kekulé im Jahre 1865 gelangte man zu einer Vorstellung über die Strukturformel von Benzol, in der die sechs C-Atome zu einem Ring-System verknüpft sind.

(A)   (B)

Die sechs C-Atome von Benzol bilden ein regelmäßiges Sechseck. Sie sind jedoch nicht, wie dies die Formel-Schreibweise (A) und (B) unterstellt, abwechselnd durch Einfach- und Doppelbindungen miteinander verknüpft, sondern zu dem durch Einfachbindungen zusammengehaltenen Kohlenstoff-Gerüst kommen *sechs Bindungselektronen* hinzu, die *völlig gleichmäßig über das Ring-System verteilt* sind. Somit geben die Formeln (A) und (B) diesen sogenannten *aromatischen Bindungszustand* nicht zutreffend wieder, sondern stellen nur Grenzstrukturen dar. Als Grenzstrukturen bezeichnet man Formel-Schreibweisen, in denen Elektronenpaare ganz bestimmten Atomen

zugeordnet sind, obwohl man weiß, daß sie in Wirklichkeit *nicht dort lokalisiert sind*, sondern in einem **zwischen** den Grenzstrukturen liegenden Bindungssystem angeordnet sind (Mesomerie).

Vereinfacht kann man diese Grenzstrukturen von Benzol so darstellen:

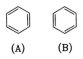

(A)   (B)

Doch nur die Formel-Schreibweise (C) bringt zum Ausdruck, daß sechs Bindungselektronen, gemeinsam durch das Symbol des in das Sechseck hineingezeichneten Kreises dargestellt, gleichmäßig über das Ring-System verteilt sind.

(C)

Für das chemische Verhalten von Benzol sind *Substitutions-Reaktionen typisch*, nicht dagegen Additions-Reaktionen (wie bei den ungesättigten Kohlenwasserstoffen, Alkenen und Alkinen). Eine solche Substitution ist die Reaktion von Benzol mit Brom:

$$+ \ Br{-}Br \longrightarrow + \ H{-}Br$$

mit der Formel-Schreibweise (C) dargestellt:

$$+ \ Br{-}Br \longrightarrow + \ H{-}Br$$

Das als Monobrombenzol (kurz: Brombenzol) bezeichnete Reaktionsprodukt gehört zur Stoffklasse der aromatischen Halogenkohlenwasserstoffe.

Benzol hat als unpolarer Kohlenwasserstoff ein gutes Lösungsvermögen für lipophile Stoffe. Wegen seiner Toxizität wird es jedoch nur noch selten als Lösungsmittel verwendet. Die große Bedeutung von Benzol besteht darin, daß aus diesem Kohlenwasserstoff eine Vielzahl anderer **aromati-**

scher Verbindungen hergestellt werden können, zu denen Phenole, aromatische Carbonsäuren und deren Ester gehören.

Alkylbenzole: Die Substitution eines H-Atoms am aromatischen Ring-System durch eine Methyl-Gruppe führt von Benzol zu Monomethylbenzol **(Toluol)**. Durch weitere Substitution erhält man verschiedene Dimethylbenzole **(Xylole)** (Tab. 17-4). *Bei Disubstitutions-Produkten des Benzols tritt stets eine Stellungs-Isomerie auf.* Die beiden Substituenten können sich in **ortho-, meta-** oder **para-** Stellung zueinander befinden (abgekürzt o-, m- oder p-Stellung).

Die Namen Benzol, Toluol und Xylol sind historisch bedingt. In der systematischen Nomenklatur ist die Endung -ol für die Hydroxy-Gruppe (OH-Gruppe) vorgesehen; Benzol, Toluol und Xylol sind aber Kohlenwasserstoffe. Die Trivialnamen wurden jedoch beibehalten, da sie allgemein gebräuchlich waren.

Ausgehend von dem Namen „Benzol" kann man die systematische Nomenklatur anwenden und die stellungsisomeren Xylole unter Bezifferung der C-Atome des Ring-Systems als 1,2- (ortho-), 1,3- (meta-) bzw. 1,4- (para-) Dimethylbenzol bezeichnen.

Von wirtschaftlicher Bedeutung ist auch **Ethylbenzol**. Die Dehydrierung von Ethylbenzol führt zu **Styrol**, dessen Polymerisation den wichtigen Kunststoff Polystyrol ergibt.

Miteinander verknüpfte Ring-Systeme: Zu den aromatischen Kohlenwasserstoffen gehören auch Verbindungen wie Naphthalin, Anthracen und Benzpyren, in deren Molekülen mehrere Ring-Systeme miteinander verknüpft sind und bestimmte C-Atome mehreren Ringen angehören (kondensierte Ring-Systeme). Es liegen polycyclische Verbindungen vor. Die einfachste Struktur in dieser

Tab. 17-4: Physikalische Konstanten einiger aromatischer Kohlenwasserstoffe.

Name	Formel	Sdp. (°C)	Schmp.
Benzol		80	+5,5
Toluol		111	-95
o-Xylol (ortho-Stellung)		144	-25
m-Xylol (meta-Stellung)		139	-48
p-Xylol (para-Stellung)		138	+13
Ethylbenzol		136	-95
Styrol		145	-31

Stoffklasse hat **Naphthalin** ($C_{10}H_8$), ein farbloser, in Schuppen kristallisierender Feststoff mit dem Schmp. 80°C und folgender Strukturformel:

18 Alkohole

Art des C-Atoms	Struktur-Merkmal	Stoffklasse
primär	$$\begin{array}{c} H \\ \mid \\ C-C-OH \\ \mid \\ H \end{array}$$	primäre Alkohole
sekundär	$$\begin{array}{c} H \\ \mid \\ C-C-C \\ \mid \\ OH \end{array}$$	sekundäre Alkohole
tertiär	$$\begin{array}{c} C \\ \mid \\ C-C-C \\ \mid \\ OH \end{array}$$	tertiäre Alkohole
ungesättigt	$$\begin{array}{c} C=C \\ \mid \\ OH \end{array}$$	Enole
aromatisch	⬡—OH	Phenole

18.1 Einführung

Der bekannteste Stoff aus der *Verbindungsklasse der Alkohole* ist das Ethanol (Ethylalkohol, umgangssprachlich als „Alkohol" bezeichnet):

$$C_2H_6O \qquad H-\overset{\displaystyle H}{\underset{\displaystyle H}{C}}-\overset{\displaystyle H}{\underset{\displaystyle H}{C}}-O-H$$

Charakteristisches Merkmal der Alkohole ist die mit einem Kohlenwasserstoff-Rest verknüpfte **OH-**Gruppe (**Hydroxy**-Gruppe). Die physikalischen und chemischen Eigenschaften der Alkohole werden durch diese *funktionelle Gruppe* geprägt, sie unterscheiden sich grundlegend von den Eigenschaften der entsprechenden Kohlenwasserstoffe. Um einen Überblick über die große Stoffklasse der Alkohole zu gewinnen, unterteilt man die Alkohole:

- nach der *Anzahl der OH-Gruppen* in ihren Molekülen in **einwertige** Alkohole (mit einer OH-Gruppe) und **mehrwertige** Alkohole (z. B. zwei- bis sechswertige Alkohole mit zwei bis sechs OH-Gruppen). In den Molekülen der mehrwertigen Alkohole ist jede Hydroxy-Gruppe mit einem eigenen C-Atom verknüpft (so enthält z. B. der einfachste dreiwertige Alkohol Glycerin (Kap. 18.4) drei C-Atome).
- nach der *Art des C-Atoms, mit dem eine OH-Gruppe verknüpft ist*, in **primäre, sekundäre** und **tertiäre** Alkohole. In der folgenden Tabelle sind die typischen Struktur-Merkmale der Alkohole denen der Enole und Phenole (s. Kap. 20) gegenübergestellt.

Wie die Kohlenwasserstoffe bilden Alkohole **homologe Reihen** von Verbindungen, z. B. unterscheidet man die **Alkanole** von den **Cycloalkanolen**, bei denen die Hydroxy-Gruppe mit einem C-Atom eines gesättigten Ring-Systems verknüpft ist.

Ethylalkohol und zahlreiche andere Alkohole verwendet man als Lösungsmittel, als Treibstoffe sowie als Ausgangsstoffe zur Herstellung von Ethern, Aldehyden, Ketonen, Carbonsäuren und Estern.

Zur Benennung von Alkoholen bestehen mehrere Möglichkeiten:

- die Benennung durch Trivialnamen, z. B. Amylalkohol, Glycerin, Cholesterin, Menthol, Salicylalkohol;
- das Anfügen der Endsilbe „ol" an den Namen des entsprechenden Kohlenwasserstoffes, z. B. Methan/Methanol;
- das Voranstellen des Namens des Kohlenwasserstoff-Restes, mit welchem die Hydroxy-Gruppe verknüpft ist, und Anfügen von „alkohol", z. B. Propylalkohol, Ethylalkohol.

18.2 Alkanole

Die erste Verbindung in der homologen Reihe der Alkanole ist **Methanol** (Methylalkohol), das in einem großtechnischen Synthese-Verfahren aus Kohlenstoffmonoxid und Wasserstoff hergestellt werden kann:

$$CO + 2\,H_2 \longrightarrow H-\overset{\displaystyle H}{\underset{\displaystyle H}{C}}-O-H$$

Das in den Methanol-Molekülen enthaltene C-Atom ist zwar kein primäres C-Atom (weil es nicht mit einem anderen C-Atom verknüpft ist), dennoch rechnet man Methanol zu den primären Alkoholen, weil bei seiner Dehydrierung ein Aldehyd (nämlich Formaldehyd, Kap. 21) entsteht. Methanol ist eine farblose, leicht brennbare Flüssigkeit und ein viel verwendetes polares Lösungsmittel. Die **Toxizität** von Methanol ist bedeutend höher als die von Ethanol (tödliche Vergiftungen durch methanolhaltige alkoholische Getränke).

Im Organismus werden beide Alkohole unter der katalytischen Wirkung des Enzyms **Alkohol-Dehydrogenase** (ADH) durch Nicotinamid-adenin-dinucleotid (NAD) als Wasserstoff-Acceptor dehydriert: Ethanol zu Acetaldehyd, Methanol zu dem hoch toxischen Formaldehyd, der seinerseits zu Ameisensäure oxidiert wird. Durch diese Stoffwechsel-Produkte werden die bei Methanol-Vergiftungen auftretenden Symptome (schwere Acidose, Sehstörungen bis zur Erblindung) hervorgerufen.

Ethanol, eine farblose brennbare Flüssigkeit, wird großtechnisch hergestellt durch:
- Addition von Wasser an die Doppelbindung von Ethen unter $H^{\oplus}$-Ionen-Katalyse:

$$H_2C=CH_2 + H_2O \longrightarrow H_3C-CH_2OH$$

- alkoholische Gärung durch anaeroben Abbau von Glucose nach der Bruttogleichung:

$$C_6H_{12}O_6 \longrightarrow 2\ C_2H_5OH + 2\ CO_2$$

Bei der **Alkohol-Gärung** entsteht unter Mitwirkung von Enzymen der Hefe das Gärungsprodukt Ethanol, das sich in der Gärlösung bis auf einen Anteil von 14–18% anreichert und daraus durch Destillation in einem Volumen-Anteil von ca. 96% (mit 4% Wasser) erhalten werden kann. Während für bestimmte Anwendungen, z. B. in der Medizin und Pharmazie, reines (wasserhaltiges) Ethanol oder absolutes (d. h. wasserfreies) Ethanol erforderlich ist, reicht für andere Verwendungszwecke (z. B. als Brennspiritus) vergälltes (mit Pyridin, Petrolether u. a. ungenießbar gemachtes) Ethanol aus.

Bei **Propanol** treten in der homologen Reihe der Alkanole erstmals isomere Verbindungen auf, die sich voneinander durch die Stellung der Hydroxy-

Gruppe an der C-Kette unterscheiden (**Stellungs-Isomere**):

1 - Propanol   2 - Propanol
(n - Propanol)   (Isopropanol)

Sdp. 97 °C   Sdp. 82 °C

Da das Kohlenstoff-Gerüst längerkettiger Alkohole verzweigt sein kann, tritt auch Gerüst-Isomerie auf. Die einfachsten Alkanole mit verzweigtem Kohlenstoff-Gerüst sind:

Isobutanol   und   tert. - Butanol
Sdp. 108 °C   Sdp. 82 °C

Außer den beiden gerüstisomeren **Butanolen** gibt es noch zwei stellungsisomere Butanole, die man unter Numerierung der C-Atome der Kette benennt:

1 - Butanol   2 - Butanol (sek. - Butanol)
Sdp. 117 °C   Sdp. 99,5 °C

Von den isomeren Butanolen sind zwei als primäre Alkohole einzuordnen:

1 - Butanol   Isobutanol
(n - Butanol)   (2 - Methyl - propanol)

(Da die anderen isomeren Butanole eindeutige Namen haben, ist hier die Vorsilbe „Iso" zur Unterscheidung ausreichend.)

Der einfachste sekundäre Alkohol ist **Isopropanol**. Der einfachste tertiäre Alkohol ist **tert.-Butanol** (tert.-Butylalkohol).

$$H-\underset{\underset{H}{|}}{\overset{\overset{H}{|}}{C}}-\underset{\underset{OH}{|}}{\overset{\overset{H}{|}}{C}}-\underset{\underset{H}{|}}{\overset{\overset{H}{|}}{C}}-H \qquad H_3C-\underset{\underset{OH}{|}}{\overset{\overset{CH_3}{|}}{C}}-CH_3$$

Isopropanol   tert.-Butanol

(2-Propanol)   (2-Methyl-2-propanol)

Die isomeren Pentylalkohole (Amylalkohole) entstehen bei der alkoholischen Gärung als Nebenprodukte.

18.2.1 Physikalische Eigenschaften der Alkanole

Alkanole haben die allgemeine Formel

$$R-OH \text{ oder } C_nH_{2n+1}OH$$

In der Formel $R-OH$ bedeutet R eine Alkyl-Gruppe, mit der die polare Hydroxy-Gruppe verknüpft ist. Das Gesamtmolekül eines Alkanols setzt sich also aus einem unpolaren Molekül-Teil und aus einem polaren Molekül-Teil zusammen. Die Hydroxy-Gruppe ($-O-H$) ist deshalb polar, weil Sauerstoff (als das Element mit der größeren Elektronegativität) das Bindungselektronenpaar zwischen O und H zu sich heranzieht, was man durch die Schreibweise $-O\blacktriangleright H$ veranschaulichen kann **(polarisierte Bindung)**.

In den Molekülen der Alkohole Methanol, Ethanol, 1-Propanol, 2-Propanol und tert.-Butanol ist die polare, hydrophile OH-Gruppe mit einer nur wenige C-Atome (n = 1 bis 4) enthaltenden Alkyl-Gruppe verknüpft. Daher sind diese Alkohole gute Lösungsmittel für hydrophile Stoffe. In dem Maße, in dem die Anzahl der C-Atome größer wird, wird der Einfluß der hydrophilen Hydroxy-Gruppe auf die Eigenschaften der Alkohol-Moleküle geringer und der Einfluß der hydrophoben (lipophilen) Alkyl-Gruppe größer:

Die ersten drei Alkohole sind sehr „wasserähnlich" und mit Wasser in jedem beliebigen Massen- oder Volumen-Anteil mischbar. Die „Wasser-Ähnlichkeit" wird mit länger werdender Kette immer geringer; langkettige Alkohole zeigen ähnliche Löslichkeits-Eigenschaften wie Fette: sie sind in Wasser unlöslich und lösen sich, ebenso wie Fette, in unpolaren organischen Lösungsmitteln (Kap. 25).

Die **Löslichkeit** einiger Alkohole in Wasser bei 20°C ist in Tab. 18-1 angegeben. Eine in jedem beliebigen Verhältnis gegebene Mischbarkeit (unbegrenzte Löslichkeit) wird durch das Symbol ∞ ausgedrückt.

Tab. 18-1: Physikalische Konstanten nicht-verzweigter Alkanole der Formel $H-(CH_2)_n-OH$.

n	Name	Sdp. (°C)	Schmp. (°C)	Löslichkeit in H_2O (g/100 g bei 20°)
1	Methanol	65		∞
2	Ethanol	78		∞
3	1-Propanol	97		∞
4	1-Butanol	117		7,9
5	1-Pentanol	137		2,3
6	1-Hexanol	158		0,6
8	1-Octanol	194		0,05
10	1-Decanol	229	+7	
12	1-Dodecanol		26	
14	1-Tetradecanol		39-40	
16	1-Hexadecanol		50	
18	1-Octadecanol		59-60	

In den bisher genannten Alkoholen ist jeweils nur eine OH-Gruppe mit dem entsprechenden C-Gerüst verknüpft. Die Löslichkeits-Eigenschaften ändern sich jedoch entscheidend, wenn **jedes** C-Atom mit einer „eigenen" OH-Gruppe verknüpft ist, wie dies die Formel eines sechswertigen Alkohols zeigt:

$$H-\underset{\underset{OH}{|}}{\overset{\overset{H}{|}}{C}}-\underset{\underset{OH}{|}}{\overset{\overset{H}{|}}{C}}-\underset{\underset{OH}{|}}{\overset{\overset{H}{|}}{C}}-\underset{\underset{OH}{|}}{\overset{\overset{H}{|}}{C}}-\underset{\underset{OH}{|}}{\overset{\overset{H}{|}}{C}}-\underset{\underset{OH}{|}}{\overset{\overset{H}{|}}{C}}-H$$

$$H-O-H$$
$$H_3C-O-H$$
$$H_3C-CH_2-O-H$$
$$H_3C-CH_2-CH_2-O-H$$
$$H_3C-CH_2-CH_2-CH_2-O-H$$
$$H_3C-CH_2-CH_2-CH_2-CH_2-CH_2-CH_2-CH_2-CH_2-CH_2-O-H$$

Solche Alkohole (die, wie Sorbit, als Zuckeraustauschstoffe von Bedeutung sind) sind in Wasser erwartungsgemäß sehr gut löslich, sie verhalten sich ausgeprägt hydrophil. Durch den Einfluß der vielen polaren OH-Gruppen im Molekül kann sich der hydrophobe Charakter des C-Gerüstes nicht auswirken. Auch die Zucker (Traubenzucker, Fruchtzucker, Rohrzucker) enthalten zahlreiche alkoholische OH-Gruppen und sind daher ausgeprägt hydrophil.

Wasserstoffbrücken-Bindungen und Siedetemperatur: Die **Siedetemperatur** von n-Alkanolen (s. Tab. 18-1) steigt mit der Kettenlänge an. Auch innerhalb anderer homologer Reihen, z. B. bei den Di-(n-alkyl)-ethern und den n-Alkanen, ist die Siedetemperatur einer bestimmten Verbindung um so höher, je größer ihre molare Masse ist. Folgende Tabelle zeigt diese *Abhängigkeit der Siedetemperatur von der molaren Masse:*

Verbindung	molare Masse (g/mol)	Siedetemperatur (°C)
n-Pentan	72,2	36
n-Hexan	86,2	69
n-Butanol	74,1	117
n-Pentanol	88,1	137

Diese Tabelle macht auch deutlich, daß Alkanole bei erheblich höheren Temperaturen sieden als Alkane mit annähernd gleicher molarer Masse.

Die auffallend hohen Siedetemperaturen der Alkohole allgemein (nicht nur der n-Alkanole) sind darauf zurückzuführen, daß Alkohol-Moleküle über **Wasserstoffbrücken-Bindungen** miteinander assoziiert sind. Die strukturellen Voraussetzungen für das Auftreten von Wasserstoffbrücken-Bindungen sind hier:
- das Vorliegen der *polarisierten Bindung zwischen dem O-Atom und dem H-Atom der Hydroxy-Gruppe* (mit einer positiven Teilladung am Wasserstoff) **und**
- *ein freies Elektronenpaar am Sauerstoff-Atom.*

Die Wasserstoffbrücken-Bindungen führen zu Bildung von Molekül-Assoziaten (Molekül-Verbänden).

Für solche Molekül-Assoziate ergeben sich (je nach Ausmaß der Assoziation) höhere Werte der molaren Massen als für nicht-assoziierte Moleküle. Bei Berücksichtigung dieser Assoziation werden die vergleichsweise sehr hohen Siedetemperaturen der Alkohole verständlich.

Bei Kohlenwasserstoffen und Ethern können sich keine Wasserstoffbrücken-Bindungen zwischen den Molekülen bilden, da die genannten strukturellen Voraussetzungen fehlen.

Die folgende Zusammenstellung macht die großen Unterschiede in den Siedetemperaturen von Verbindungen mit annähernd gleicher molarer Masse, jedoch *aus unterschiedlichen Stoffklassen* (Kohlenwasserstoffe, Ether, Alkohole) deutlich.

Verbindung	molare Masse (g/mol)	Sdp. (°C)
Ethan	30,1	−88,5
Methanol	32,0	+64,6
Propan	44,1	−42,2
Dimethylether	46,1	−24,9
Ethanol	46,1	+78,4
Pentan	72,2	36,0
Diethylether	74,1	34,6
n-Butanol	74,1	117,8

18.2.2 Chemische Reaktionen

Wasser-Abspaltung (Dehydratisierung): Beim Erhitzen auf höhere Temperaturen und nach Zugabe wasserbindender Reagenzien reagieren Alkanol-Moleküle unter Wasser-Abspaltung (Dehydratisierung). Abhängig von den Reaktions-Bedingungen verläuft die Dehydratisierung entweder so, daß
- aus je einem Alkohol-Molekül ein Molekül Wasser abgespalten wird (**intra**molekular) oder daß
- aus jeweils zwei Alkohol-Molekülen ein Molekül Wasser abgespalten wird (**inter**molekular).

Die intramolekulare Dehydratisierung von Alkanolen ergibt die entsprechenden Alkene. Auf diese Weise entsteht z. B. aus Ethanol Ethen:

Das abzuspaltende Wasser-Molekül entsteht aus der alkoholischen OH-Gruppe und einem an das *Nachbarkohlenstoff-Atom* gebundenen H-Atom.

Die **inter**molekulare Dehydratisierung von Alkoholen ergibt Ether (Kap. 19). Auf diese Weise entsteht aus Ethanol der bekannteste Ether, Diethylether:

Charakteristisch für die Struktur der Ether ist das Sauerstoff-Atom zwischen zwei Kohlenwasserstoff-Resten (z. B. zwischen zwei Ethyl-Gruppen). Bei dieser als **Veretherung** bezeichneten Reaktion entsteht das Wasser-Molekül aus der Reaktion zweier alkoholischer OH-Gruppen.

Wasserstoff-Abspaltung (Dehydrierung): Die **Dehydrierung** organischer Verbindungen mit alkoholischen OH-Gruppen wird im chemischen und klinisch-chemischen Labor häufig durchgeführt und spielt auch im Stoffwechsel eine wichtige Rolle.

Die Dehydrierung erfordert einen Wasserstoff-Acceptor als Reaktions-Partner.

Aus Methanol und primären Alkoholen, wie Ethanol, 1-Propanol, 1-Butanol und Isobutanol erhält man Aldehyde (sie entstehen aus **A**lkoholen durch **Dehyd**rierung). Aldehyde (Kap. 21) sind eine eigene Stoffklasse der organischen Verbindungen. Man kann sie durch Trivialnamen bezeichnen oder durch Anhängen der Endsilbe -al an den Namen des entsprechenden Alkans. So entsteht z. B. durch Dehydrierung von Ethanol der Aldehyd Ethanal:

Aus sekundären Alkoholen, wie 2-Propanol und 2-Butanol, erhält man durch Dehydrierung Verbindungen aus der Stoffklasse der Ketone (Kap. 21).

Der abgespaltene Wasserstoff stammt aus dem H-Atom der OH-Gruppe und einem an **dasselbe** C-Atom gebundenen H-Atom. Eine derartige Dehydrierung ist nur bei den primären und sekundären Alkoholen möglich, bei den tertiären Alkoholen dagegen nicht.

Gemeinsames typisches Struktur-Merkmal der Aldehyde und der Ketone ist die $C-O$-Doppelbindung.

Reaktion mit Carbonsäuren: Eine *intermolekulare Wasser-Abspaltung* kann nicht nur zwischen zwei Alkohol-Molekülen stattfinden (Entstehung eines Ethers), sondern auch zwischen einem Alkohol-Molekül und einem Carbonsäure- (z. B. Essigsäure-) Molekül. Hierbei erhält man Verbindungen aus der Stoffklasse der **Ester** (Kap. 24).

18.3 Cycloalkanole

Bei den **Cycloalkanolen** ist die alkoholische OH-Gruppe mit einem C-Atom eines Cycloalkan-Ringsystems verknüpft. Ein solches C-Atom ist in der Regel ein sekundäres C-Atom (mitunter ein tertiäres C-Atom).

Zu dieser Stoffklasse gehören wichtige Einzelverbindungen, wie Cyclohexanol und Cholesterin (Cholesterol).

Cycloalkanole bilden ebenfalls eine homologe Reihe, beginnend mit Cyclopropanol.

Die Cycloalkanole reagieren wie sekundäre Alkanole, daher erhält man z. B. aus **Cyclohexanol**:
- durch intramolekulare Dehydratisierung Cyclohexen:

- durch Dehydrierung in der für sekundäre Alkohole typischen Weise Cyclohexanon:

Cholesterin (Cholesterol) ist ein in pflanzlichen und tierischen Zellen auftretender wichtiger Naturstoff. Cholesterin enthält eine an ein sekundäres C-Atom gebundene alkoholische OH-Gruppe, die mit Fettsäuren verestert sein kann. Aufgrund der Löslichkeits-Eigenschaften rechnet man sowohl „freies" Cholesterin als auch Cholesterin-Ester zu den Lipiden (Kap. 25).

18.4   Mehrwertige Alkohole

Bei den mehrwertigen Alkoholen ist jede Hydroxy-Gruppe mit einem eigenen C-Atom verknüpft:

Alkohole	OH-Gruppen	Stoffklasse
zweiwertige	2	Diole (Glycole, z. B. Glycol)
dreiwertige	3	Triole (z. B. Glycerin)
sechswertige	6	Hexite (Zuckeralkohole)

Der einfachste zweiwertige Alkohol ist Ethylenglycol, kurz Glycol. Die Bezeichnung **Glycole** wird für die homologe Reihe der zweiwertigen Alkohole insgesamt benutzt. Glycol hat einen niedrigen Gefrierpunkt ($-15,6\,°C$). Da Mischungen aus Wasser und Glycol je nach Glycol-Gehalt bei Temperaturen weit unterhalb $0°$ erstarren, wird Glycol als Frostschutzmittel in Kühlwasser verwendet.

```
      H                  H
      |                  |
  H—C—OH             H—C—OH
      |                  |
  H—C—OH             H—C—OH
      |                  |
      H              H—C—OH
                         |
                         H
```

Glycol   Glycerin

Sdp. 198 °C   Sdp. 290 °C

Der einfachste dreiwertige Alkohol, **Glycerin** (Glycerol), ist Baustein der tierischen und pflanzlichen Fette (Kap. 25).

Fünf- und sechswertige Alkohole werden als Zuckeraustauschstoffe zum Süßen von Getränken und Lebensmitteln verwendet.

Folgende Übersicht faßt einige Reaktionen der Alkohole zusammen:

Dehydratisierung (Abspaltung von Wasser)
- intramolekulare H_2O-Abspaltung aus einem einwertigen Alkohol führt zu einem Kohlenwasserstoff mit einer $C-C$-Doppelbindung, z. B.

Alkanol $\longrightarrow$ Alken

- intramolekulare H_2O-Abspaltung aus einem Molekül eines zweiwertigen Alkohols (Diols) führt zu einem cyclischen Ether, z. B.

1,4-Butandiol $\longrightarrow$ Tetrahydrofuran

- intermolekulare H_2O-Abspaltung

Alkohol + Alkohol $\longrightarrow$ Ether
Alkohol + Säure $\longrightarrow$ Ester
Alkohol + Carbonsäure $\longrightarrow$
    Carbonsäure-ester
Alkohol + Phosphorsäure $\longrightarrow$
    Phosphorsäure-ester
Dehydrierung (Abspaltung von Wasserstoff)
    primärer Alkohol $\longrightarrow$ Aldehyd
    sekundärer Alkohol $\longrightarrow$ Keton

19 Ether

Die chemische Bezeichnung für den als Inhalationsnarkotikum bekannten Ether (bisherige Schreibweise: Äther) lautet **Diethylether**. Diethylether wird aus Ethanol durch intermolekulare Wasser-Abspaltung hergestellt; er ist eine farblose Flüssigkeit, die bereits bei 35 °C siedet. Dieser niedrige Siedepunkt ist darauf zurückzuführen, daß zwischen Ether-Molekülen nur schwache Anziehungskräfte wirksam sind. Ether-Moleküle enthalten zwar ein O-Atom mit freien Elektronenpaaren, jedoch keine polarisierten Bindungen zu H-Atomen, so daß sich (anders als bei Alkohol-Molekülen mit ihrer OH-Gruppe) keine Wasserstoffbrücken-Bindungen ausbilden können.

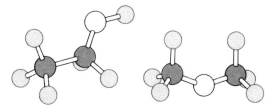

Abb. 19-1. Kugel-Stab-Modelle der beiden funktionsisomeren Verbindungen C_2H_6O: Ethanol (links) mit der Hydroxy-Gruppe (OH, O-Atom als helle Kugel) und Dimethylether mit dem O-Atom zwischen zwei C-Atomen (nach: Solomons: *Organic Chemistry*).

$$
\begin{array}{cc}
\underset{\displaystyle \text{Ethanol}}{\underset{\displaystyle \text{Sdp. 78 °C}}{\overset{\displaystyle H\ \ H}{H-\overset{|}{\underset{|}{C}}-\overset{|}{\underset{|}{C}}-\bar{O}\blacktriangleright H}}} &
\underset{\displaystyle \text{Diethylether}}{\underset{\displaystyle \text{Sdp. 35 °C}}{\overset{\displaystyle H\ H\ \ \ H\ H}{H-C-C-\bar{O}-C-C-H}}}
\end{array}
$$

Die Moleküle von Ethern und Alkoholen mit derselben Summenformel sind isomer, sie unterscheiden sich dadurch, daß sie *verschiedenartige funktionelle Gruppen* enthalten. Nachstehend sind die Konstitutionsformeln von je zwei Isomeren (C_2H_6O und $C_4H_{10}O$) wiedergegeben. Abb. 19-1 zeigt das Kugel-Stab-Modell von Dimethylether und Ethanol.

Ethanol $\qquad C_2H_6O \qquad$ Dimethylether

1-Butanol $\qquad C_4H_{10}O \qquad$ Diethylether

Ether-Dämpfe haben einen charakteristischen Geruch, das Einatmen ruft Bewußtlosigkeit hervor. (Die Entwicklung besserer Inhalationsnarkotika hat die Bedeutung von Ether als Narkosemittel gemindert). Ether-Dämpfe bilden mit Luft explosive Gemische, so daß beim Arbeiten mit Diethylether, wie mit Ethern ganz allgemein, strenge Sicherheitsvorschriften zu beachten sind (Rauchverbot; beim Erhitzen keine Flamme, nur solche elektrischen Geräte, die keine Funken bilden).

Diethylether ist ein häufig eingesetztes **Lösungsmittel** für lipophile Stoffe. Diethylether ist hydrophob, bald nach dem Durchmischen wäßriger Lösungen mit Diethylether kommt es zur Trennung in zwei Schichten (Phasen). Mit diesem als „Ausäthern" bekannten Verfahren isoliert man lipophile Inhaltsstoffe pflanzlicher und tierischer Zellen in Form „ätherischer Lösungen". Diethylether hat somit erhebliche Bedeutung als Extraktionsmittel.

19.1 Ether als Verbindungsklasse

Das Anfangsglied der homologen Reihe der Dialkylether ist der Dimethylether, eine bei Raumtemperatur gasförmige Verbindung.

Neben den symmetrischen Ethern sind auch Ether bekannt, bei deren Herstellung die intermolekulare Wasser-Abspaltung *zwischen Molekülen unterschiedlicher Alkohole* erfolgt ist. So läßt sich aus Methanol und Ethanol der nicht-symmetrische Methyl-ethyl-ether herstellen.

Dimethylether   Methyl-ethyl-ether

Der Benennung der Ether liegen die Namen der Alkyl-Gruppe(n) und der Stoffklasse (Ether) zugrunde.

Auch aus sekundären und tertiären Alkoholen sind Ether erhältlich. Der aus Isopropanol (2-Propanol) hergestellte **Diisopropylether** ist ebenfalls ein wichtiges Lösungsmittel.

In Tab. 19-1 sind einige Ether zusammengestellt. Die Ether gehören, ebenso wie Alkane und Cycloalkane, zu den wenig reaktionsfähigen (reaktionsträgen) organischen Verbindungen.

Tab. 19-1: Einige Dialkyl-ether und ihre Siedetemperaturen.

Name	Formel	Sdp. (°C)
Dimethyl-ether	$H_3C-O-CH_3$	-25
Methyl-ethyl-ether	$H_3C-O-C_2H_5$	$+8$
Diethyl-ether	$H_5C_2-O-C_2H_5$	35
Di-(n-propyl)-ether	$H_7C_3-O-C_3H_7$	91
Diisopropyl-ether	$H_3C-CH-O-CH-CH_3$ $\quad CH_3 \quad CH_3$	68
Di-(n-butyl)-ether	$H_9C_4-O-C_4H_9$	141

19.2   Cyclische Ether

Die Veretherung einwertiger Alkohole, z. B. die Reaktion von Ethanol zu Diethylether, ist eine zwischenmolekulare (intermolekulare) Reaktion. Ein zweiwertiger Alkohol enthält zwei OH-Gruppen in ein und demselben Molekül; die **intra**molekulare

Wasser-Abspaltung zwischen diesen beiden OH-Gruppen führt zu einer Ring-Struktur. Stabil sind allerdings nur solche Ring-Systeme, die aus fünf oder sechs Atomen aufgebaut sind. So ergibt die Wasser-Abspaltung aus einem Molekül 1,4-Butandiol einen **cyclischen Ether**, das Lösungsmittel Tetrahydrofuran (Sdp. 65 °C).

19.3   Inhalations-Anästhetika

Für die klinische Medizin sind die nachstehend genannten Inhalations-Anästhetika von größter Bedeutung:

Halothan   (2-Brom-2-chlor-1,1,1-trifluor-ethan, Sdp. 50 °C)

Enfluran (Sdp. 56 °C) und das isomere Isofluran (Sdp. 48 °C)

Enfluran   Isofluran

Während Halothan chemisch ein halogeniertes Ethan ist, sind Enfluran und Isofluran als Halogen-Substitutionsprodukte von Methyl-ethyl-ether aufzufassen.

Halothan ist nach seiner Einführung in die klinische Praxis im Jahre 1956 das weltweit am meisten eingesetzte Anästhetikum.

20 Phenole

20.1 Einwertige Phenole

Alkohole und Phenole haben ein gemeinsames Struktur-Merkmal: die **Hydroxy-Gruppe**. Daher verlaufen bestimmte Reaktionen bei Alkoholen und Phenolen **gleichartig**, z.B. die Umwandlung in Ether (Kap. 19, Phenolether s. S. 165), in Ester (Phenolester s. Kap. 24) und in Glycoside (Kap. 29).

Unterschiede bestehen in der Art des C-Atoms, an das die OH-Gruppe gebunden ist. Bei den Alkoholen ist diese funktionelle Gruppe mit einem C-Atom verknüpft, von dem drei weitere Einfachbindungen zu anderen C-Atomen oder zu H-Atomen ausgehen. Dagegen ist die OH-Gruppe bei den Phenolen **direkt** *mit einem C-Atom verknüpft, das zu einem aromatischen Ring-System gehört.* Dieser Konstitutions-Unterschied ist die Ursache für die *Unterschiede in den Eigenschaften* von Alkoholen und Phenolen und der Grund für ihre Einordnung in getrennte Verbindungsklassen. Unterschiedlich verlaufen vor allem die Reaktionen mit Protonen-Acceptoren (Wasser, Basen), denn wäßrige Lösungen von Alkoholen reagieren neutral, von Phenolen dagegen sauer.

Der Grundkörper der Verbindungsklasse der Phenole ist das Phenol:

Von Phenol leiten sich zahlreiche substituierte Phenole ab, bei denen eines oder mehrere (maximal fünf) der an die C-Atome des aromatischen Ring-Systems gebundenen H-Atome durch andere Atome oder Atomgruppen (z.B. Chlor-, Brom-Atome, Nitro-Gruppen) ersetzt sind.

2,4-Dibrom-phenol 2,4,6-Trinitro-phenol Pentachlor-phenol

Ebenso wie Phenol selbst sind diese Substitutions-Produkte **einwertige** Phenole: Die Moleküle enthalten nur eine OH-Gruppe. Der Grundkörper Phenol ist ein farbloser Feststoff mit einem charakteristischen Geruch. Seine Löslichkeit in Wasser beträgt bei 20 °C 8,4 g/100 g H_2O. Phenol wird auch als Karbolsäure bezeichnet und findet in Desinfektionsmitteln Verwendung. Phenol und substituierte Phenole reagieren **sauer**: In einer Gleichgewichts-Reaktion zwischen Phenol und Wasser entstehen $H_3O^\oplus$-Ionen und Phenolat-Ionen (die Säurerest-Ionen des Phenols):

Die Phenole sind in der Regel schwache Säuren (Phenol $pK_S = 9,98$). Einige Substituenten beeinflussen jedoch die Dissoziation in wäßriger Lösung derart, daß die betreffenden Phenole stark sauer reagieren. So ist das intensiv gelb gefärbte 2,4,6-Trinitrophenol eine unter dem Trivialnamen **Pikrinsäure** bekannte, starke organische Säure ($pK_S = 0,20$).

Wie aufgrund ihrer Säure-Eigenschaft zu erwarten ist, lösen sich viele Phenole leicht in wäßriger Natron- oder Kalilauge, dabei entsteht das betreffende Alkaliphenolat, z.B. aus Phenol Natriumphenolat:

20.2   Mehrwertige Phenole

Phenol ist nach der systematischen Nomenklatur als Monohydroxy-benzol zu bezeichnen. Daneben sind auch **mehrwertige** Phenole bekannt, die mehrere OH-Gruppen enthalten.

Die einfachsten *zweiwertigen* Phenole sind die stellungsisomeren Dihydroxy-benzole mit der Summenformel $C_6H_6O_2$:

1,2-Dihydroxy-benzol   (Brenzcatechin)
1,3-Dihydroxy-benzol   (Resorcin)
1,4-Dihydroxy-benzol   (Hydrochinon)

Ihre Konstitutionsformeln und Schmelztemperaturen finden sich in Tab. 20-1.

Hydrochinon verdient besonderes Interesse, weil es sich unter Abgabe von zwei Elektronen und zwei Protonen leicht zu p-Chinon oxidieren läßt:

Bei dieser Oxidation wird der aromatische Bindungszustand aufgehoben, es entsteht ein „chinoides" Bindungssystem. Derartige chinoide Strukturen entstehen häufig, wenn Ausgangsstoffe zwei phenolische OH-Gruppen in para-Stellung zueinander enthalten. Solche Hydrochinon/Chinon-Redox-Gleichgewichte spielen auch als Stoffwechsel-Vorgänge eine Rolle.

Bei den **dreiwertigen** Phenolen können die drei OH-Gruppen entweder mit direkt benachbarten C-Atomen verknüpft sein oder regelmäßig oder unregelmäßig am Ring-System angeordnet sein. So ergeben sich die Verbindungen (Tab. 20-1):
1,2,3-Trihydroxy-benzol (Pyrogallol),
1,3,5-Trihydroxy-benzol (Phloroglucin),
1,2,4-Trihydroxy-benzol (Hydroxy-hydrochinon).

Phenolether und Phenolester: Chemische Umsetzungen der Phenole an ihrer funktionellen Gruppe führen zu Phenol-Derivaten, von denen Phenol-

Tab. 20-1: Wichtige Phenole und ihre Schmelztemperaturen

Name	Formel	Schmp. (°C)
Phenol (Karbolsäure)		43
o-Kresol (2-Methyl-phenol)		31
m-Kresol (3-Methyl-phenol)		11
p-Kresol (4-Methyl-phenol)		35
p-Nitro-phenol		114–116
Brenzcatechin		105
Resorcin		111
Hydrochinon		173–174
Pyrogallol		133–134
Phloroglucin		218–219
1,2,4-Trihydroxy-benzol		140–141

ether, Phenolglycoside (Kap. 29) und Phenolester in der belebten Natur weit verbreitet sind. Als einfachste Beispiele für **Phenolether** seien genannt:

Das Schilddrüsenhormon **Thyroxin** enthält eine Diphenyl-ether-Struktur.

Phenolester entstehen durch Reaktion von Phenolen mit Carbonsäuren unter Wasser-Abspaltung (Beispiele s. Kap. 24). Die größte Bedeutung haben Ester aus Phenolen und Essigsäure sowie aromatischen Carbonsäuren.

21 Carbonyl-Verbindungen

21.1 Einführung

Unter der Bezeichnung **Carbonyl-Verbindungen** werden die beiden Verbindungsklassen **Aldehyde und Ketone** zusammengefaßt, weil ihr gemeinsames Struktur-Merkmal die Carbonyl-Gruppe ist. In dieser funktionellen Gruppe ist ein C-Atom durch eine Doppelbindung mit einem O-Atom verknüpft. Bei den Aldehyden geht diese Doppelbindung von einem primären C-Atom (Aldehyd-Gruppe), bei den Ketonen dagegen von einem sekundären C-Atom aus (Keto-Gruppe).

Carbonyl-Gruppe Aldehyd-Gruppe Keto-Gruppe

Carbonyl-Verbindungen entstehen durch Dehydrierung der entsprechenden Hydroxy-Verbindungen (Alkohole): *die Dehydrierung primärer Alkohole ergibt Aldehyde, die Dehydrierung sekundärer Alkohole ergibt Ketone.*

Aufgrund der C−O-Doppelbindung sind Carbonyl-Verbindungen zu zahlreichen Additions-Reaktionen befähigt. In der Carbonyl-Gruppe ist der Sauerstoff das Atom mit der höheren Elektronegativität, die C−O-Doppelbindung ist daher polarisiert. Die Elektronen-Anordnung in der Carbonyl-Gruppe läßt sich durch folgende Grenzstrukturen beschreiben:

Carbonyl-Verbindungen sind an zahlreichen Stoffwechsel-Vorgängen beteiligt. Hierbei sind vor allem solche Verbindungen von Bedeutung, die außer der Carbonyl-Gruppe noch weitere funktionelle Gruppen, wie Hydroxy- oder Carboxy-Gruppen, enthalten.

21.2 Aldehyde

21.2.1 Aldehyde als Verbindungsklasse

Der Name Aldehyd wurde aus den Worten „alcohol **dehyd**rogenatum" zusammengefügt, weil Aldehyde durch Dehydrierung von Alkoholen, genauer: von primären Alkoholen, entstehen.

Der abzuspaltende Wasserstoff muß von einem Wasserstoff-Acceptor gebunden werden, z.B. von Luft-Sauerstoff oder dem in einem Oxidationsmittel, wie Dichromat-Ionen $Cr_2O_7^{\ominus\ominus}$, enthaltenen Sauerstoff (hier kurz als [O] bezeichnet):

primärer Alkohol   Aldehyd

In diesen Formeln steht R anstelle eines Kohlenwasserstoff-Restes (oder, bei dem einfachsten Aldehyd, anstelle eines H-Atoms). Von der Konstitution des jeweiligen Kohlenwasserstoff-Restes geht die Unterteilung in Alkanale (R ist eine Alkyl-Gruppe), ungesättigte Aldehyde (R enthält eine C−C-Doppelbindung) und aromatische Aldehyde (R ist z.B. eine substituierte Phenylgruppe) aus.

Primäre Alkohole können zu Aldehyden oxidiert (dehydriert) werden; die Aldehyde wiederum werden leicht zu Carbonsäuren oxidiert.

prim. Alkohol   Aldehyd   Carbonsäure

Zahlreiche Aldehyde haben Trivialnamen, die sich von den Namen der Carbonsäuren, die aus ihnen durch Oxidation entstehen, ableiten.

R	lat. Name der Carbonsäure	Aldehyd
H –	acidum **formic**icum	**Form**aldehyd
H₃C –	acidum **acet**icum	**Acet**aldehyd
⟨⟩–	acidum **benz**oicum	**Benz**aldehyd

Aldehyde gehören zu den reaktionsfähigsten organischen Verbindungen. Ihre reduzierenden Eigenschaften können so stark ausgeprägt sein, daß sie schon beim Stehen an der Luft zu der entsprechenden Carbonsäure oxidiert werden (Autoxidation).

Auf der für Aldehyde typischen **reduzierenden** Wirkung beruhen Nachweis-Reaktionen für Aldehyde und ihre analytische Unterscheidung von den Ketonen, die keine reduzierenden Eigenschaften haben.

21.2.2 Alkanale

Die systematischen Namen der Aldehyde werden gebildet, indem man dem Namen des Kohlenwasserstoffes mit demselben C-Gerüst die Endung „al" anfügt. So heißt der vom Propan abgeleitete Aldehyd Propanal (Trivialname: Propionaldehyd):

$$H_3C-CH_2-CH_3 \qquad H_3C-CH_2-C\overset{\displaystyle O}{\underset{H}{\diagdown}}$$

Propan   Propanal

Oft sind allerdings die Trivialnamen gebräuchlicher.

Die **Alkanale** bilden eine homologe Reihe (Tab. 21-1). Zwei wichtige Aldehyde aus dieser Reihe sollen ausführlicher besprochen werden.

$$H-\underset{\underset{\displaystyle H}{|}}{\overset{\overset{\displaystyle H}{|}}{C}}-OH + [O] \longrightarrow H-C\overset{\displaystyle O}{\underset{H}{\diagdown}} + H_2O$$

Formaldehyd ist ein farbloses, stechend riechendes, die Augen und die Schleimhäute der Atem-

Tab. 21-1: Einige Alkanale und ihre Siedetemperaturen

$$R-C\overset{\displaystyle O}{\underset{H}{\diagdown}}$$

Name	R	Sdp. (°C)
Formaldehyd (Methanal)	H –	−21
Acetaldehyd (Ethanal)	H₃C –	+21
Propionaldehyd (Propanal)	H₃C – CH₂ –	49
n-Butyraldehyd (n-Butanal)	H₃C – CH₂ – CH₂ –	76
Isobutyraldehyd (2-Methyl-propanal)	H₃C – CH – | CH₃	64
n-Pentanal	H₃C – CH₂ – CH₂ – CH₂ –	103
n-Hexanal	H₃C – CH₂ – CH₂ – CH₂ – CH₂ –	128

wege reizendes Gas, das man durch Dehydrierung (Oxidation) aus Methanol herstellt.

Formaldehyd ist in Wasser sehr gut löslich, im Handel sind **wäßrige Lösungen** mit unterschiedlichen Massen-Anteilen Formaldehyd, z. B. **Formalin-Lösungen** (Formaldehyd-Gehalt 35 bis 37%) und Konzentrate für Desinfektionszwecke (Formaldehyd-Gehalt 6 bis 10%), die vor der Verwendung verdünnt werden. Formaldehyd ist sehr reaktionsfähig und reagiert an der C – O-Doppelbindung unter Addition. So reagieren z. B. **Proteine** an ihren Amino-Gruppen mit Formaldehyd; dies führt zur **Vernetzung** der Proteine und somit zur Eiweiß-Denaturierung. Nucleinsäuren (Kap. 30.1) reagieren entsprechend, vor allem an der Amino-Gruppe der Purin-Base Adenin (cytotoxische Wirkung von Formaldehyd). Derartige Reaktionen führen bei Mikroorganismen und Viren zur Abtötung oder Inaktivierung (Anwendung von Formaldehyd-Lösungen zur Desinfektion und Sterilisation). Außerdem werden Formaldehyd-Lösungen in der Anatomie und Histopathologie zur Konservierung von Geweben verwendet.

Nach den derzeitigen Erkenntnissen bestehen keine hinreichenden Anhaltspunkte dafür, daß Formaldehyd unter den üblichen Bedingungen Krebs am Menschen erzeugt (Bekanntmachung des Bundesgesundheitsamtes 1985).

In der chemischen Industrie wird Formaldehyd in großen Mengen zur Herstellung von Kunstharzen und von Polyacetal-Kunststoffen verwendet.

Acetaldehyd ist (ebenso wie Formaldehyd) ein wichtiger Ausgangsstoff zur Herstellung organischer Verbindungen. Acetaldehyd wird nach verschiedenen Methoden hergestellt:
- durch Anlagerung von Wasser an Acetylen, wobei sich das zunächst entstehende Anlagerungsprodukt zu Acetaldehyd umlagert (**Umlagerung** bedeutet Umgruppierung von Bindungen bei unveränderter Summenformel):

$$H-C\equiv C-H + H_2O \xrightarrow[H_2SO_4]{HgSO_4} \left[\begin{array}{c} H \\ C=C \\ H \end{array} \begin{array}{c} H \\ OH \end{array} \right] \rightarrow H-\overset{H}{\underset{H}{C}}-C \begin{array}{c} O \\ H \end{array}$$

- durch Dehydrierung (Oxidation) von Ethanol:

$$H-\overset{H}{\underset{H}{C}}-\overset{H}{\underset{H}{C}}-O-H + [O] \longrightarrow H-\overset{H}{\underset{H}{C}}-C\begin{array}{c}O\\H\end{array} + H_2O$$

21.2.3 Aldehyde aus anderen homologen Reihen

Der einfachste *ungesättigte Aldehyd* ist Propenal **(Acrolein)**, eine farblose Flüssigkeit:

$$\begin{array}{c} H \\ H \end{array} C=C-\overset{}{\underset{H}{C}}\begin{array}{c}O\\H\end{array}$$

Das stechend riechende Acrolein entsteht beim starken Erhitzen von Fetten.

Der einfachste *aromatische Aldehyd* ist **Benzaldehyd**, eine Flüssigkeit (Sdp. 178 °C) mit bittermandelähnlichem Geruch:

$$\begin{array}{c}H\\\end{array}C \begin{array}{c}O\\\end{array}$$

Glutardialdehyd (kurz Glutaraldehyd) ist eine Verbindung mit zwei Aldehyd-Gruppen:

$$\begin{array}{c}O\\H\end{array}C-\overset{H}{\underset{H}{C}}-\overset{H}{\underset{H}{C}}-\overset{H}{\underset{H}{C}}-C\begin{array}{c}O\\H\end{array}$$

Glutardialdehyd-Moleküle können *mit beiden Aldehyd-Gruppen* Reaktionen eingehen. Die Re-

aktion von Eiweißstoffen mit Glutardialdehyd führt daher zu einer Vernetzung der Eiweißmoleküle. Diese Vernetzungsmethode wird in der Histologie bei der Herstellung von Gewebeschnitten angewandt.

21.3 Ketone

Die Ketone haben mit den Aldehyden die *C−O-Doppelbindung* gemeinsam. Folglich gehen auch Ketone Additions-Reaktionen ein, sie haben aber im Gegensatz zu den Aldehyden keine reduzierenden Eigenschaften und sind insgesamt weniger reaktionsfähig als Aldehyde.

Die Herstellung von Ketonen erfolgt durch Dehydrierung (Oxidation) sekundärer Alkohole. Als Wasserstoff-Acceptor dient z. B. Sauerstoff.

$$R^1-\overset{H}{\underset{O-H}{C}}-R^2 + [O] \longrightarrow R^1-\overset{}{\underset{O}{C}}-R^2 + H_2O$$

(Die hochgestellten Ziffern hinter dem Buchstaben „R" dienen zur Kennzeichnung von unterschiedlichen Kohlenwasserstoff-Resten.)

Man unterscheidet (wie bei den Ethern) symmetrische und nicht-symmetrische Ketone mit folgenden allgemeinen Formeln (beide Schreibweisen sind gebräuchlich:

$$R-\overset{}{\underset{O}{C}}-R \qquad \begin{array}{c}R\\R\end{array}C=O \qquad R^1-\overset{}{\underset{O}{C}}-R^2 \qquad \begin{array}{c}R^1\\R^2\end{array}C=O$$

symmetrische Ketone · · · · · · · · · · nicht-symmetrische Ketone

Zur Benennung von Ketonen wird dem Namen des Kohlenwasserstoffes mit demselben Kohlenstoff-Gerüst die Endung „on" angefügt, z. B. Propan/**Propanon**. Außerdem kann man Namen von Ketonen bilden durch:
- Aneinanderreihen der Kohlenwasserstoff-Reste, die mit der Keto-Gruppe verknüpft sind und
- Anfügen des Namens der Stoffklasse „keton".

So ergibt sich für das einfachste nicht-symmetrische Keton, **Butanon**, der weitere Name Methylethyl-keton:

$H_3C-\underset{\underset{O}{\|}}{C}-C_2H_5$

$H-\underset{\underset{H}{|}}{\overset{\overset{H}{|}}{C}}-\underset{\underset{O}{\|}}{C}-\underset{\underset{H}{|}}{\overset{\overset{H}{|}}{C}}-H$

Rationelle Formel   Konstitutionsformel

Ein Beispiel für ein nicht-symmetrisches aromatisches Keton ist Methyl-phenyl-keton (Acetophenon, Sdp. 203 °C):

$H_3C-\underset{\underset{O}{\|}}{C}-C_6H_5$ $H_3C-\underset{\underset{O}{\|}}{C}-\langle\bigcirc\rangle$

Bei symmetrischen Ketonen kann dem Namen des Kohlenwasserstoff-Restes die Vorsilbe **Di-** vorangestellt werden, z.B.: Dimethyl-keton (Propanon, Trivialname: Aceton).

21.3.1 Alkanone

Alkanone sind **gesättigte Ketone**, in denen ausschließlich Alkyl-Gruppen mit der Keto-Gruppe verknüpft sind. In Tab. 21-2 sind einige Alkanone aufgeführt.

Das unter dem Trivialnamen **Aceton** bekannte Propanon ist das Anfangsglied der homologen Reihe der Alkanone.

$H_3C-\underset{\underset{O}{\|}}{C}-CH_3$ $H-\underset{\underset{H}{|}}{\overset{\overset{H}{|}}{C}}-\underset{\underset{O}{\|}}{C}-\underset{\underset{H}{|}}{\overset{\overset{H}{|}}{C}}-H$

Tab. 21-2: Einige Alkanone und ihre Siedetemperaturen

	$R^1-\underset{\underset{O}{\|}}{C}-R^2$		
Name	R^1	R^2	Sdp. (°C)
Aceton (Dimethyl-keton)	H_3C-	$-CH_3$	56
Butanon (Methyl-ethyl-keton)	H_3C-	$-C_2H_5$	80
2-Pentanon [Methyl-(n-propyl)-keton]	H_3C-	$-C_3H_7$	102
3-Pentanon (Diethyl-keton)	H_5C_2-	$-C_2H_5$	102
4-Heptanon [Di-(n-propyl)-keton]	H_7C_3-	$-C_3H_7$	144

Aceton ist eine farblose Flüssigkeit (Sdp. 56 °C) mit charakteristischem Geruch. Aufgrund der polaren Carbonyl-Gruppe ist Aceton mit Wasser in jedem Verhältnis mischbar.

Aceton und Methyl-ethyl-keton sind wichtige Lösungsmittel, beispielsweise für Lacke (Aceton in Nagellack-Entferner).

Für das Keton, das sich in der homologen Reihe der Alkanone an Propanon und Butanon anschließt, ist der Name „Pentanon" nicht exakt genug. Es sind nämlich zwei stellungsisomere Pentanone bekannt, die durch Numerierung der C-Kette und die Angabe der Lage der Keto-Gruppe durch eine Ziffer unterschieden werden müssen.

$\overset{1}{H_3}C-\underset{\underset{O}{\|}}{\overset{2}{C}}-\overset{3}{C}H_2-\overset{4}{C}H_2-\overset{5}{C}H_3$ Sdp. 102 °C

2-Pentanon [Methyl-(n-propyl)-keton]

$\overset{1}{H_3}C-\overset{2}{C}H_2-\underset{\underset{O}{\|}}{\overset{3}{C}}-\overset{4}{C}H_2-\overset{5}{C}H_3$ Sdp. 101,7 °C

3-Pentanon (Diethyl-keton)

21.4 Reaktionen von Carbonyl-Verbindungen

21.4.1 Anlagerung von Wasserstoff (Hydrierung)

Wie schon erwähnt, kann man durch **Dehydrierung** von primären Alkoholen Aldehyde, von sekundären Alkoholen Ketone herstellen. Umgekehrt kann man durch **Hydrierung** (Reduktion) eines Aldehyds oder Ketons den entsprechenden Alkohol gewinnen. Dabei wird Wasserstoff an die Carbonyl-Gruppe angelagert:

$R-C\overset{\displaystyle\nearrow O}{\underset{\displaystyle\searrow H}{}}$ oder $\underset{R^2}{\overset{R^1}{}}C=O$

$\downarrow$ [2 H] $\downarrow$ [2 H]

$R-\underset{\underset{H}{|}}{\overset{\overset{H}{|}}{C}}-OH$ $R^1-\underset{\underset{OH}{|}}{\overset{\overset{H}{|}}{C}}-R^2$

Auch im Stoffwechsel laufen beide Reaktionswege ab (s. a. Kap. 22):
- Hydroxy-Verbindungen werden zu Keto-Verbindungen dehydriert (z. B. bei der β-Oxidation von Fettsäuren),
- Keto-Verbindungen werden zu Hydroxy-Verbindungen hydriert (z. B. Brenztraubensäure zu Milchsäure).

21.4.2 Anlagerung von Wasser/Aldehyd-Hydrate

Die Anlagerung von Wasser an Aldehyde verläuft als Gleichgewichts-Reaktion und ergibt **Aldehydhydrate**:

$$R-C\overset{O}{\underset{H}{\diagdown}} + H-OH \rightleftharpoons R-C\overset{OH}{\underset{H}{-OH}}$$

Bei den meisten Aldehyden liegt dieses chemische Gleichgewicht auf der Seite der Ausgangsstoffe. Eine Ausnahme von dieser Regel bildet Trichlor-acetaldehyd (Trivialname: **Chloral**). Dieser Aldehyd reagiert mit Wasser praktisch vollständig zu **Chloral-Hydrat**, das eine pharmakologische Wirkung als Beruhigungsmittel hat.

$$Cl-\overset{Cl}{\underset{Cl}{\overset{|}{C}}}-C\overset{OH}{\underset{H}{-OH}} \quad \text{Schmp. 51 °C (unter Zersetzung)}$$

21.4.3 Anlagerung von Alkoholen/Halbacetale und Acetale

Ebenso wie Wasser-Moleküle werden Alkohol-Moleküle an die Carbonyl-Gruppe angelagert. Dabei entstehen **Halbacetale**:

$$R^1-C\overset{O}{\underset{H}{\diagdown}} + H-O-R^2 \rightleftharpoons R^1-C\overset{O-H}{\underset{H}{-O-R^2}}$$

Aldehyd + Alkohol   Halbacetal

Reagiert z. B. Acetaldehyd (R^1 = Methyl-) mit Ethanol (R^2 = Ethyl-), so entsteht das Halbacetal:

$$H_3C-C\overset{O}{\underset{H}{\diagdown}} + H-OC_2H_5 \rightleftharpoons H_3C-C\overset{OH}{\underset{H}{-OC_2H_5}}$$

Hierbei handelt es sich um eine zwischenmolekulare (intermolekulare) Reaktion. Eine entsprechende, jedoch intramolekular verlaufende Reaktion zwischen der Aldehyd- oder Keto-Gruppe und einer alkoholischen OH-Gruppe ist für die Monosaccharide typisch (Kap. 29). Dabei entstehen cyclische Halbacetale.

Halbacetale können mit einem zweiten Mol Alkohol zu einem Vollacetal, kurz **Acetal** genannt, reagieren. Hierbei handelt es sich um eine *Kondensations-Reaktion*, da außer dem Acetal Wasser entsteht:

$$R^1-C\overset{O-R^2}{\underset{H}{-O-H}} + H-OR^2 \overset{-H_2O}{\rightleftharpoons} R^1-C\overset{O-R^2}{\underset{H}{-O-R^2}}$$

In unserem Beispiel erhält man aus dem aus Acetaldehyd und Ethanol entstandenen Halbacetal das Acetaldehyd-diethylacetal (R^1 = H_3C/R^2 = C_2H_5).

In folgender Übersicht sollen die besprochenen Reaktionen der Aldehyde zusammengefaßt werden:

Oxidation:
- Oxidation zu der betreffenden Carbonsäure
  Aldehyd + Oxidationsmittel $\longrightarrow$ Carbonsäure
- Autoxidation durch Luft-Einwirkung
  Aldehyd + Luft-Sauerstoff $\longrightarrow$ Carbonsäure

Reaktionen an der C−O-Doppelbindung:
- Addition von Wasserstoff (Hydrierung)
  Aldehyd + H_2 $\longrightarrow$ primärer Alkohol
- Anlagerung von Wasser (Hydratisierung)
  Aldehyd + H_2O $\rightleftharpoons$ Aldehyd-hydrat
- Anlagerung von Alkohol
  Aldehyd + Alkohol $\rightleftharpoons$ Halbacetal

22 Carbonsäuren

22.1 Einführung

Säuren sind Protonen-Donatoren, d. h. sie können ein oder mehrere Protonen abgeben.

In der anorganischen Chemie unterscheidet man
- einprotonige und mehrprotonige Säuren sowie
- starke und schwache Säuren.

Die Säurestärke hängt von der Lage des Protolyse-Gleichgewichtes:

$$HA + H_2O \rightleftharpoons H_3O^\oplus + A^\ominus$$

ab und drückt sich in der Säurekonstanten K_S bzw. im pK_S-Wert aus.

Die genannten Unterscheidungsmerkmale gelten auch für organische Säuren. Darüber hinaus kann man organische Säuren verschiedenen Verbindungsklassen zuordnen, je nachdem, welche *funktionelle Gruppe* bei der Säure-Dissoziation als **Protonen-Donator** reagiert.

Verbindungsklasse	funktionelle Gruppe(n)
Phenole	$-OH$
Carbonsäuren	$-COOH$
Sulfonsäuren	$-SO_3H$
Monoester der Phosphorsäure	$-O-PO(OH)_2$
Monoester der Schwefelsäure	$-O-SO_3H$

Die meisten Phenole und Carbonsäuren sind schwache Säuren, Sulfonsäuren und Monoester der Schwefelsäure sind starke Säuren.

Die allgemeine Formel der Carbonsäuren lautet:

$$R-C\overset{\displaystyle O}{\underset{\displaystyle O-H}{}}$$

Nach der Anzahl der **Carboxy**-Gruppen ($-COOH$) unterscheidet man:

Carbonsäure	$-COOH$	bei der Protonen-Übertragung
Monocarbonsäuren	1	einprotonig
Dicarbonsäuren	2	zweiprotonig
Tricarbonsäuren	3	dreiprotonig

Nach der *Konstitution des Kohlenstoff-Gerüstes* R unterscheidet man:

Struktur-Merkmale von R	Carbonsäure
nur C-C-Einfachbindungen	gesättigt
eine C-C-Doppelbindung	einfach ungesättigt
mehrere C-C-Doppelbindungen	mehrfach ungesättigt
ein aromatisches Ring-System	aromatisch
ein heterocyclisches System	heterocyclisch

Viele Carbonsäuren tragen Trivialnamen, die gebräuchlicher als ihre systematischen Namen sind.

Zur systematischen Benennung von Carbonsäuren gibt es zwei Möglichkeiten:
- Man legt den Namen des Kohlenwasserstoffs mit demselben C-Gerüst (somit auch *derselben Anzahl an C-Atomen*) wie die zu benennende Carbonsäure zugrunde und fügt das Wort „säure" an.
- Man legt den Namen der Verbindung zugrunde, die *ein C-Atom weniger* enthält als die zu benennende Carbonsäure, und fügt an diesen Namen „carbonsäure" an.

Trivialname	...säure	...carbonsäure
Essigsäure	Ethansäure	Methancarbonsäure
Acrylsäure	Propensäure	Ethencarbonsäure
Benzoesäure	–	Benzolcarbonsäure
Nicotinsäure	–	Pyridincarbonsäure

Die bei der Protonen-Abgabe aus den Carbonsäure-Molekülen entstehenden Säurerest-Ionen heißen **Carboxylat**-Ionen.

Die Protolyse (Dissoziation) der Carbonsäuren in Wasser ist eine Gleichgewichts-Reaktion. Die

Lage des Gleichgewichts und somit die **Säurekonstante** (der K_S-Wert) hängt von der Struktur des Molekül-Teiles ab, mit dem die Carboxy-Gruppe verknüpft ist.

$$R-C{\overset{\displaystyle O}{\underset{\displaystyle O-H}{}}} \;+\; {\overset{\displaystyle H}{\underset{\displaystyle H}{O}}} \;\rightleftharpoons\; R-C{\overset{\displaystyle O}{\underset{\displaystyle O^{\ominus}}{}}} \;+\; H_3O^{\oplus}$$

(Die gestrichelte Linie zeigt die Stelle, an der die polarisierte O-H-Bindung der Carbonsäure gelöst wird.)

In dem entstandenen Carboxylat-Ion sind – was bei der oben gezeigten Formel nicht zum Ausdruck kommt – die beiden Sauerstoff-Atome gleichwertig, die negative Ladung ist also nicht an einem bestimmten O-Atom lokalisiert, sondern gleichmäßig über die Carboxylat-Gruppe verteilt. Diese Delokalisation kann (ähnlich wie bei den aromatischen Verbindungen, s. Kap. 17.8) durch zwei mesomere Grenzstrukturen (A und B) oder durch eine symmetrische Struktur (C) beschrieben werden:

$$R-C{\overset{\displaystyle O}{\underset{\displaystyle O^{\ominus}}{}}} \;\longleftrightarrow\; R-C{\overset{\displaystyle O^{\ominus}}{\underset{\displaystyle O}{}}} \qquad R-C{\overset{\displaystyle O}{\underset{\displaystyle O}{}}}^{\ominus}$$

(A)   (B)   (C)

Vereinfachend benutzt man jedoch meist eine der Formeln mit lokalisierter negativer Ladung (A oder B).

Wie aufgrund ihrer Säure-Eigenschaften zu erwarten ist, reagieren Carbonsäuren mit Basen zu Salzen.

22.2 Gesättigte Monocarbonsäuren

Gesättigte Monocarbonsäuren werden nach der systematischen Nomenklatur als **Alkansäuren** bezeichnet (R = H oder Alkyl-Gruppe). Tab. 22-1 enthält einige Angaben über die wichtigsten Alkansäuren.

Das Anfangsglied der homologen Reihe der Alkansäuren, Methansäure, bekannt unter dem Tri-

Tab. 22-1: Physikalische Konstanten von gesättigten, nicht-verzweigten Monocarbonsäuren der Formel

$$H-(CH_2)_m-C{\overset{\displaystyle O}{\underset{\displaystyle O-H}{}}}$$

C-Atome insgesamt	m	Trivialname	Sdp.(°C)	Schmp.(°C)
1	0	Ameisensäure	101	
2	1	Essigsäure	118	16,6
3	2	Propionsäure	141	
4	3	Buttersäure	166	
5	4	Valeriansäure	187	
6	5	Capronsäure	205	
8	7	Caprylsäure	239	16,5
10	9	Caprinsäure	269	31,5
12	11	Laurinsäure		44
14	13	Myristinsäure		58
16	15	Palmitinsäure		63
18	17	Stearinsäure		71
20	19	Arachinsäure		77

vialnamen **Ameisensäure** (acidum formicicum), kommt u. a. im Sekret von Ameisen und in Brennesseln vor. Mit einem pK_S-Wert von 3,8 ist Ameisensäure die stärkste Säure in dieser homologen Reihe. Ihre Salze heißen **Formiate**. Als einzige Alkansäure wirkt Ameisensäure reduzierend, diese Eigenschaft hat sie mit den Aldehyden gemeinsam. In der Konstitutionsformel der Ameisensäure kann man – je nach Betrachtungsweise – zwei Struktur-Merkmale erkennen: Eine Aldehyd-Gruppe und eine Carboxy-Gruppe.

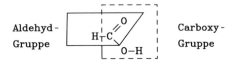

Aldehyd-Gruppe   Carboxy-Gruppe

Die Oxidation der häufig als Reduktionsmittel verwendeten Ameisensäure führt zu Kohlenstoffdioxid:

$$HO-C{\overset{\displaystyle O}{\underset{\displaystyle H}{}}} \;+\; [O] \;\longrightarrow\; CO_2 + H_2O$$

Essigsäure (acidum aceticum) wird industriell auf zwei Wegen hergestellt:
- Durch Oxidation von Ethanol mit Luft-Sauerstoff mit Hilfe von Acetobacter-Stämmen (Essigbakterien) und
- durch Oxidation von Acetaldehyd.

Essigsäure ist eine schwächere Säure als Ameisensäure. In der Lebensmittel-Industrie wird Essigsäure zur Erzeugung des sauren Geschmacks eingesetzt; verdünnte wäßrige Lösungen von Essigsäure werden als Speiseessig verwendet. Im Labor sind Essigsäure und ihr Natrium-Salz, Natrium-acetat, als Bestandteile von Puffer-Systemen von großer Bedeutung. Das Protolyse-Gleichgewicht der Essigsäure liegt weitgehend auf der Seite der Moleküle:

$$H_3C-C\begin{smallmatrix}O\\\\O-H\end{smallmatrix} + H_2O \rightleftharpoons H_3C-C\begin{smallmatrix}O\\\\O^{\ominus}\end{smallmatrix} + H_3O^{\oplus}$$

$$\frac{c(H_3C-COO^{\ominus}) \cdot c(H^{\oplus})}{c(H_3C-COOH)} = K_S$$

$$K_S = 1,8 \cdot 10^{-5} \qquad pK_S = 4,75$$

Propionsäure ist antimikrobiell wirksam. Sie wird als Konservierungsstoff zur Erhöhung der Haltbarkeit von Lebensmitteln verwendet.

Buttersäure und diejenigen längerkettigen Carbonsäuren, deren Gesamtzahl an C-Atomen durch zwei teilbar ist, werden als **Fettsäuren** bezeichnet. Den Fettsäuren kommt als Bausteinen der Fette sowie fettähnlicher Naturstoffe große Bedeutung zu (Kap. 25).

Die Siedetemperaturen der Monocarbonsäuren (Tab. 22-1) sind erheblich höher als aufgrund der molaren Masse zu erwarten ist. Dies ist darauf zurückzuführen, daß flüssige Monocarbonsäuren als Dimere vorliegen: Jeweils zwei Carbonsäure-Moleküle sind durch Wasserstoffbrücken-Bindungen (gestrichelte Linien) miteinander verknüpft:

$$R-C\begin{smallmatrix}O \cdots H-O\\\\O-H \cdots O\end{smallmatrix}C-R$$

Im Vergleich mit den entsprechenden monomeren Molekülen haben Dimere eine doppelt so große molare Masse, was sich in den hohen Siedetemperaturen der Carbonsäuren auswirkt.

Die **Löslichkeit** der Carbonsäuren wird dadurch bestimmt, daß in den Carbonsäure-Molekülen die polare Carboxy-Gruppe mit einer nicht-polaren Alkyl-Gruppe verknüpft ist. Mit zunehmender Länge der Kohlenstoff-Kette wird der Einfluß der hydrophoben Alkyl-Gruppe auf die Löslichkeit vorherrschend.

Während Ameisenäure, Essigsäure und Propionsäure mit Wasser in jedem Verhältnis misch-

bar sind, nimmt die Wasser-Löslichkeit von Buttersäure hin zu längerkettigen Monocarbonsäuren stetig ab.

22.3 Ungesättigte Monocarbonsäuren

Die einfachste ungesättigte Monocarbonsäure ist die unter dem Trivialnamen **Acrylsäure** bekannte Propensäure:

$$\begin{smallmatrix}H\\\\H\end{smallmatrix}C=C\begin{smallmatrix}H\\\\\end{smallmatrix}-C\begin{smallmatrix}O\\\\OH\end{smallmatrix}$$

Acrylsäure (Sdp. 141 °C, Schmp. 13 °C) ist als Ausgangsstoff zur Herstellung von Kunststoffen von großer wirtschaftlicher Bedeutung.

In Kap. 25 sind **Ölsäure** und diejenigen mehrfach ungesättigten Fettsäuren zusammengefaßt, die als Bausteine der Fette und für den Stoffwechsel des Menschen als essentielle Fettsäuren von Bedeutung sind.

22.4 Gesättigte und ungesättigte Dicarbonsäuren

Ebenso wie die gesättigten Monocarbonsäuren bilden auch die gesättigten Dicarbonsäuren eine homologe Reihe (Tab. 22-2).

Die **Oxalsäure** (Salze: Oxalate), das Anfangsglied der homologen Reihe, weist einige Besonderheiten auf (vgl. Ameisensäure): Sie hat reduzierende Eigenschaften und ist die stärkste Säure der Reihe.

In der quantitativen Analyse wird Oxalsäure (als Dihydrat oder in wasserfreier Form) häufig als **Ur-titer-Substanz** verwendet, um den Gehalt bestimmter Reagenz-Lösungen (Laugen; Oxida-

Tab. 22-2: Einige gesättigte Dicarbonsäuren und ihre Schmelztemperaturen.

$$\underset{HO}{\overset{O}{\underset{}{\parallel}}}C-(CH_2)_m-\overset{O}{\underset{OH}{\overset{\parallel}{}}}C$$

C-Atome insgesamt	m	Trivialname	Schmp. (°C)
2	0	Oxalsäure (Dihydrat)	101,5
3	1	Malonsäure	135
4	2	Bernsteinsäure	188
5	3	Glutarsäure	99
6	4	Adipinsäure	153

tionsmittel) genau zu ermitteln. Die Teilgleichung für den **Oxidations-Vorgang** lautet:

Als Dicarbonsäure ist *Oxalsäure eine zweiprotonige Säure,* die Dissoziation erfolgt in zwei aufeinanderfolgenden Dissoziations-Stufen:

Die **Hydrogenoxalat**-Ionen dissoziieren ihrerseits zu **Oxalat**-Ionen

Die pK_S-Werte betragen:

$$pK_{S_1} = 1,23 \qquad pK_{S_2} = 4,19$$

Auf Oxalsäure folgt in der homologen Reihe der Dicarbonsäuren **Malonsäure**, die beim Erhitzen Kohlenstoffdioxid abspaltet:

Die Abspaltung von CO_2 aus einer Carbonsäure heißt Decarboxylierung. Decarboxylierungs-Reaktionen finden auch im Stoffwechsel statt.

Bernsteinsäure (Salze: **Succinate**) ist ein wichtiges Zwischenprodukt des Zellstoffwechsels, ebenso wie die mit der **Glutarsäure** strukturell verwandten Dicarbonsäuren α-Keto-glutarsäure und Glutaminsäure.

Durch Dehydrierung von Bernsteinsäure entsteht im Stoffwechsel **Fumarsäure** (der Wasserstoff wird von dem Wasserstoff-Acceptor Flavin-adenin-dinucleotid, gebunden):

Fumarsäure (Schmp. 287 °C) ist eine trans-Verbindung, die Carboxy-Gruppen bzw. die Wasserstoff-Atome sind jeweils auf verschiedenen Seiten einer Bezugsebene angeordnet (s. Kap. 23, geometrische Isomerie). Die entsprechende cis-Verbindung heißt **Maleinsäure** (Schmp. 137 °C); sie kommt im Stoffwechsel nicht vor.

Ein neueres Nomenklatur-System verwendet statt cis und trans die Buchstaben Z (von: zusammen) und E (von: entgegengesetzt). Fumarsäure heißt systematisch trans- bzw. (E)-Butendisäure oder trans- bzw. (E)-Ethendicarbonsäure.

22.5 Aromatische Mono- und Dicarbonsäuren

Benzoesäure (Benzol-carbonsäure) ist die einfachste aromatische Carbonsäure. Sie und ihre Salze, wie Kalium-**benzoat**, werden in Puffer-Systemen verwendet.

Bei den Benzol-dicarbonsäuren tritt (wie bei Disubstitutions-Produkten von Benzol zu erwarten ist) Stellungs-Isomerie auf. Von großer wirtschaftlicher Bedeutung sind Phthalsäure (ortho-) und Terephthalsäure (para-Benzol-dicarbonsäure), letztere für die Herstellung von Synthesefasern.

Schmp. 122 °C   227 °C   300 °C

22.6 Substituierte Carbonsäuren

Bei den bisher besprochenen Carbonsäuren sind eine oder mehrere Carboxy-Gruppen mit einem unsubstituierten Kohlenwasserstoff-Rest verknüpft.

Durch chemische Reaktionen kann man aus diesen Säuren Derivate herstellen: Reaktionen am Kohlenwasserstoff-Rest führen zu *substituierten Carbonsäuren*, Reaktionen an der Carboxy-Gruppe zu *funktionellen Carbonsäure-Derivaten*.

Substituierte Carbonsäuren entstehen durch Austausch von Wasserstoff-Atomen im Kohlenwasserstoff-Rest durch andere Atome (z. B. Halogen-Atome) oder Atomgruppen. Da die Carboxy-Gruppe hierbei unverändert bleibt, haben substituierte Carbonsäuren ebenfalls Säure-Eigenschaften.

Substituierte Carbonsäuren, die weitere funktionelle Gruppen, wie Hydroxy-, Keto- oder Amino-Gruppen enthalten, kommen in lebenden Organismen in großer Vielfalt vor:

Substituierte Carbonsäuren	funktionelle Gruppen
Hydroxy-carbonsäuren (Milchsäure, β-Hydroxy-butter-säure, Äpfelsäure, Citronensäure)	$-OH$ und $-COOH$
Keto-carbonsäuren (Brenztraubensäure, Acetessigsäure, Oxalessigsäure, α-Keto-glutarsäure)	$-CO-$ und $-COOH$
Amino-carbonsäuren	$-NH_2$ und $-COOH$

Bei der Bildung von **Funktionellen Carbonsäure-Derivaten** (Kap. 24) wird die Carboxy-Gruppe verändert; die Reaktionsprodukte, z. B. Salze, Ester, Anhydride, Amide haben keine Säure-Eigenschaften mehr. Den Unterschied zwischen einer substituierten Carbonsäure und einem funktionellen Carbonsäure-Derivat veranschaulicht folgendes Beispiel: In der Formel $R-COOH$ sei „R" Methyl ($H_3C-COOH$, Essigsäure).

– Substitution eines H-Atoms von R (d. h. hier der Methyl-Gruppe) durch ein Chlor-Atom führt zu Chloressigsäure. Die Carboxy-Gruppe bleibt bei dieser Substitution unverändert.

– Durch Neutralisations-Reaktion mit Natronlauge geht Essigsäure unter Veränderung der Carboxy-Gruppe in eines ihrer Salze, Natriumacetat, über. Salze sind die einfachsten funktionellen Carbonsäure-Derivate. Die Methyl-Gruppe bleibt bei der Reaktion unverändert.

22.6.1 Halogen-carbonsäuren

Die Substitution von Essigsäure durch Reaktion mit elementarem Chlor unter Bestrahlung führt in aufeinanderfolgenden Reaktionsschritten zum Austausch aller H-Atome des Methyl-Restes. (*Mono-, Di- und Trichloressigsäure*, s. Tab. 22-3).

Tab. 22-3: Kennzahlen von Halogen-essigsäuren der Formeln

(X: Halogen-Atom)

Säure	Schmp.(°C)	Sdp.(°C)	pK$_S$
Essigsäure	17	118	4,76
Fluor-essigsäure	35	165	2,66
Chlor-essigsäure	63	188	2,9
Brom-essigsäure	50	208	2,69
Iod-essigsäure	83	Zers.	3,12
Dichlor-essigsäure	13	194	1,48
Trifluor-essigsäure	−15	72	0,23
Trichlor-essigsäure	58	197	0,7

Trichloressigsäure ist eine starke Säure, sie wird u. a. zum Ausfällen von Eiweißstoffen im Serum verwendet (Enteiweißung).

22.6.2   Hydroxy-carbonsäuren

Zu den Hydroxy-carbonsäuren gehören seit langem bekannte Verbindungen, die Trivialnamen nach ihrem Vorkommen tragen, z. B. Milchsäure, Äpfelsäure, Citronensäure, Weinsäure. Die Hydroxy-carbonsäuren können eine oder mehrere Carboxy-Gruppen und eine oder mehrere Hydroxy-Gruppen enthalten:

Anzahl der −COOH-Gruppen	Anzahl der −OH-Gruppen	Hydroxy-carbon-säuren
1	1	Glycolsäure, Milchsäure, β-Hydroxybuttersäure
2	1	Äpfelsäure
3	1	Citronensäure
1	2	Glycerinsäure
1	5	Gluconsäure
2	2	Weinsäure

Glycolsäure (Hydroxy-essigsäure) ist die einfachste Monohydroxy-monocarbonsäure.

Milchsäure ist eine Hydroxy-propionsäure. Zur Unterscheidung von der stellungsisomeren Verbindung kann man entweder
- die C-Atome numerieren, wobei das C-Atom der Carboxy-Gruppe die Ziffer 1 erhält, oder
- die auf das C-Atom der Carboxy-Gruppe folgenden C-Atome mit kleinen Buchstaben des griechischen Alphabets versehen. Dann ergibt sich

α-Hydroxy-propionsäure oder 2-Hydroxy-propionsäure (Milchsäure) und
β-Hydroxy-propionsäure oder 3-Hydroxy-propionsäure.

Diese Nomenklatur-Regeln werden bei allen substituierten (Hydroxy-, Keto-, Amino-) Carbonsäuren angewandt (in der Biochemie sind die Bezeichnungen mit griechischen Buchstaben üblich).

β-Hydroxy-propionsäure   Milchsäure

Mit dem gemeinsamen Namen Milchsäure werden mehrere α-Hydroxy-propionsäuren bezeichnet, die sich durch den räumlichen Aufbau der Moleküle voneinander unterscheiden. Die in der sauren Milch vorhandene *Gärungsmilchsäure* entsteht durch Gärungsvorgänge aus Milchzucker (Lactose). Im Muskelsaft und in verschiedenen tierischen Organen kommt Fleischmilchsäure vor. Diese als Stoffwechsel-Produkt aus Brenztraubensäure entstehende Milchsäure ist optisch aktiv, d. h. ihre wäßrigen Lösungen drehen die Ebene linear polarisierten Lichtes um einen bestimmten Winkel. Die optische Aktivität und ihr Zusammenhang mit dem räumlichen Aufbau der Moleküle werden in Kap. 23 ausführlich besprochen.

Die Säurerest-Ionen der Milchsäure heißen Lactat-Ionen, ihre Salze **Lactate**.

β-Hydroxy-buttersäure ist ein Zwischenprodukt des Fettsäure-Stoffwechsels

Aus der stellungsisomeren *γ*-**Hydroxy-buttersäure** erhält man durch intramolekular verlaufende Wasser-Abspaltung ein in die Verbindungsklasse der Lactone gehörendes Reaktionsprodukt, γ-Butyro-lacton:

γ-**Butyro-lacton** ist eine heterocyclische Verbindung (der Ring enthält das Heteroatom Sauerstoff) mit einem fünfgliedrigen Ring-System (4 C-Atome und 1 O-Atom). Fünf- und sechsgliedrige Ring-Systeme weisen eine hohe Stabilität auf und entstehen daher bei *Ringschluß-Reaktionen* (chemischen Umsetzungen, die von kettenförmigen zu ringförmigen Verbindungen führen) vorzugsweise. Drei- und viergliedrige Ringe sind dagegen merklich weniger stabil. Diese Unterschiede in der Ring-

Stabilität machen verständlich, daß die intramolekulare Wasser-Abspaltung bei den γ- und δ-Hydroxy-carbonsäuren leicht erfolgt und für diese Stoffklassen typisch ist (im Gegensatz zu den α- und β-Hydroxy-carbonsäuren).

kettenförmiger Ausgangsstoff	heterocyclisches Reaktionsprodukt	Ringgröße
γ-Hydroxy-carbonsäure	γ-Lacton ferner Ascorbinsäure (Vitamin C)	5-gliedrig
δ-Hydroxy-carbonsäure	δ-Lacton z. B. Gluconsäure-lacton (Kap. 29)	6-gliedrig

Äpfelsäure (Salze: **Malate**) ist ein Zwischenprodukt, **Citronensäure** (Salze: **Citrate**) das Schlüsselprodukt des als Citronensäure-Cyclus bezeichneten Stoffwechselweges.

```
COOH          H
 |            |
HO-C-H      H-C-COOH
 |            |
H-C-H      HO-C-COOH
 |            |
COOH        H-C-COOH
              |
              H
```

Äpfelsäure wird auch als Hydroxy-bernsteinsäure bezeichnet, die optisch aktive, die Ebene polarisierten Lichtes nach links drehende Verbindung kommt in Früchten (unreife Äpfel, Stachelbeeren) vor.

Citronensäure findet sich außer in Zitronen noch in Orangen, Ananas und verschiedenen Beeren (Erdbeeren, Johannisbeeren).

Glycerinsäure (Salze: **Glycerate**) ist ebenfalls optisch aktiv. Im Kohlenhydrat-Stoffwechsel steht sie in enger Beziehung zu Glycerin-aldehyd, aus dem sie durch Oxidation entsteht.

Gluconsäure (Salze: **Gluconate**) wird bei den Kohlenhydraten eingehender besprochen, da sie durch Oxidation von Glucose (Traubenzucker) entsteht.

```
                COOH
                 |
               H-C-OH
                 |
COOH          HO-C-H          COOH
 |               |             |
H-C-OH         H-C-OH        H-C-OH
 |               |             |
H-C-OH         H-C-OH       HO-C-H
 |               |             |
 H             H-C-OH         COOH
                 |
                 H
```

An der **Weinsäure** wurde von Louis Pasteur (1848) erstmals die optische Aktivität beobachtet. Die rechtsdrehende Weinsäure findet sich in vielen Früchten. Von der zweiprotonigen Weinsäure leiten sich zwei Reihen von Salzen ab: Hydrogen-tartrate, z. B. Kalium-hydrogen-tartrat („Weinstein") und **Tartrate**, z. B. Kalium-natrium-tartrat (Seignette-Salz, ein Bestandteil der Fehlingschen Lösung, die zum Nachweis von Aldehyden und reduzierenden Zuckern benutzt wird).

22.6.3 Keto-carbonsäuren

Im Organismus finden zahlreiche Stoffwechsel-Vorgänge statt, bei denen das jeweilige Kohlenstoff-Gerüst unverändert bleibt, funktionelle Gruppen dagegen umgewandelt werden. So entstehen Keto-carbonsäuren *aus Amino-carbonsäuren durch oxidative Desaminierung*

α-Amino-carbonsäure ⟶ α-Keto-carbonsäure

oder *aus Hydroxy-carbonsäuren durch Dehydrierung:*

α-Hydroxy-carbonsäure ⟶ α-Keto-carbonsäure

β-Hydroxy-carbonsäure ⟶ β-Keto-carbonsäure

An diesen Stoffwechsel-Vorgängen sind folgende Monoketo-carbonsäuren beteiligt: α-Ketosäuren: Brenztraubensäure mit einer COOH-Gruppe, Ketobernsteinsäure mit zwei COOH-Gruppen, α-Ketoglutarsäure mit zwei COOH-Gruppen sowie β-Ketobuttersäure (und längerkettige β-Ketofettsäuren) mit einer COOH-Gruppe.

Brenztraubensäure (Salze: **Pyruvate**) ist das Endprodukt des Glucose-Abbaus im Organismus, der Glykolyse. Durch Wasserstoff-Übertragung (Hydrierung) geht Brenztraubensäure in Fleischmilchsäure über, die sich bei unzureichender Sauerstoff-Versorgung in den Muskelzellen ansammelt („Muskelkater"). Bei ausreichender Sauerstoff-Versorgung erfolgt dagegen der aerobe Abbau zu „aktivierter Essigsäure" (Kap. 27).

In Keto-carbonsäuren und ihren Estern bewirkt die Keto-Gruppe eine gewisse Beweglichkeit der an das Nachbar-C-Atom gebundenen H-Atome.

Bei Brenztraubensäure stellt sich ein chemisches Gleichgewicht zwischen folgenden Strukturen ein:

Brenztraubensäure   PEP

Keto - Struktur   Enol - Struktur

Man unterscheidet solche Strukturen durch die Bezeichnung „Keto" und „Enol". Typisch für die Keto-Verbindungen ist die Doppelbindung zwischen sekundärem C-Atom und O-Atom. **Enole** nennt man organische Verbindungen, in denen eine Hydroxy-Gruppe (Endung „ol") an ein C-Atom gebunden ist, von dem eine C−C-Doppelbindung ausgeht („en").

Von der Enol-Struktur der Brenztraubensäure leitet sich ein energiereiches Stoffwechsel-Produkt ab: **Phospho-enol-pyruvat** (PEP). Die enolische OH-Gruppe ist hier mit Phosphorsäure verestert.

Verbindungen, die sich durch die Stellung eines „beweglichen" Wasserstoff-Atoms unterscheiden, bezeichnet man als **Tautomere**, diese besondere Art der Isomerie als **Tautomerie**.

C−H-Bindungen werden durch C−O-Doppelbindungen dann in besonders starkem Maße aktiviert, wenn eine CH$_2$-Gruppe nicht nur einer CO-Gruppe (wie bei den Monoketoverbindungen), sondern zwei CO-Gruppen benachbart ist, wie bei den β-Ketocarbonsäure-estern (β-Keto-estern).

Der **Acetessigsäure-ethylester**

liegt bei Raumtemperatur zu 92,5% in der Keto-Form und zu 7,5% in der Enol-Form vor.

β-Keto-buttersäure (Acetessigsäure) entsteht im Stoffwechsel durch Dehydrierung von β-Hy-droxy-buttersäure, einem Zwischenprodukt des Abbaus langkettiger Fettsäuren durch β-Oxidation.

Die Dehydrierung von Äpfelsäure zu **Keto-bernsteinsäure** (Oxalessigsäure) ist eine der Reaktionen des Citronensäure-Cyclus.

Oxalbernsteinsäure ist eine ebenfalls im Citronensäure-Cyclus auftretende Keto-tricarbonsäure:

Oxalbernsteinsäure   α-Keto-glutarsäure

α-Keto-glutarsäure steht in engster Stoffwechsel-Beziehung zu Glutaminsäure, der α-Amino-dicarbonsäure mit demselben Kohlenstoff-Gerüst (Kap. 28).

In den Tab. 22-4 bis 22-6 sind im Stoffwechsel umgesetzte Carbonsäuren mit jeweils der gleichen Anzahl an C-Atomen zusammengestellt.

Tab. 22-4: Carbonsäuren mit **drei** C-Atomen

anstelle von ... in die Formel einzufügen	Name der Carbonsäure	Name der Anionen
H–C–H (H)	Propionsäure	Propionat
H–C–OH	Milchsäure	Lactat
C=O	Brenztraubensäure	Pyruvat
H₂N–C–H	Alanin	(Alaninat)

Tab. 22-5: Dicarbonsäuren mit **vier** C-Atomen

anstelle von ... in die Formel einzufügen	Name der Dicarbonsäure	Name der Anionen
H–C–H / H–C–H	Bernsteinsäure	Succinat
(HC=CH)	Fumarsäure	Fumarat
H–C–OH / H–C–H	Äpfelsäure	Malat

Oxalessigsäure (Keto-bern-steinsäure) — Oxalacetat

Asparaginsäure — (Aspartat)

Tab. 22-6: Dicarbonsäuren mit **fünf** C-Atomen

anstelle von ... in die Formel einzufügen	Name der Dicarbonsäure	Name der Anionen
H–C–H / H–C–H / H–C–H	Glutarsäure	Glutarat
C=O / H–C–H / H–C–H	α-Keto-glutarsäure	α-Keto-glutarat
H₂N–C–H / H–C–H / H–C–H	Glutaminsäure	(Glutamat)

23 Stereochemie

23.1 Einführung

Die biologische Wirkung organischer Verbindungen und die Verwertbarkeit von Nahrungsbestandteilen bei der Umwandlung in körpereigene Stoffe hängen auf das engste mit dem räumlichen Aufbau der kleinsten Bausteine (Moleküle und Molekül-Ionen) dieser Verbindungen zusammen.

Die pharmakologische Wirkung von Arzneimitteln beruht häufig darauf, daß der Wirkstoff an bestimmte körpereigene Strukturen, die Rezeptoren, gebunden wird.

Der Wirkstoff kann aber *nur dann* an den Rezeptor gebunden werden, wenn die Wirkstoff-Moleküle die richtige Konfiguration haben, d. h. einen solchen räumlichen Aufbau, daß sie in einen bestimmten Bereich der Raumstruktur des Rezeptors hineinpassen.

Nahrungsbestandteile werden mit Hilfe von Biokatalysatoren in körpereigene Stoffe umgewandelt. Diese Biokatalysatoren sind bestimmte, als Enzyme bezeichnete Eiweißstoffe (Proteine). Enzyme und insbesondere das „aktive Zentrum" der Enzyme, an dem die von ihnen katalysierte Umwandlung stattfindet, haben ebenfalls eine charakteristische räumliche Beschaffenheit. Aus dem vielfältigen Angebot an Nahrungsbestandteilen (Substraten) werden nur die Substrate umgesetzt, deren räumlicher Aufbau zu den räumlichen Gegebenheiten am Wirkort des Enzyms paßt. Nur dann entsteht ein Enzym-Substrat-Komplex.

Der deutsche Chemiker Emil Fischer führte als anschaulichen Vergleich das Schlüssel-Schloß-Prinzip an: Nur wenn Schlüssel und Schloß (Substrat bzw. Enzym) zueinander passen, läuft die enzymkatalysierte Reaktion ab.

Dazu ein Beispiel: Abb. 23-1 zeigt zwei Moleküle, die sich zueinander wie Bild zu Spiegelbild verhalten. Zur räumlichen Beschaffenheit am aktiven Zentrum des Enzyms paßt aber nur das links abgebildete Substrat, so daß nur dieses zu einem Enzym-Substrat-Komplex gebunden wird.

Erst dann, wenn man die dreidimensionale Molekül-Gestalt von Enzym und Substrat (bzw. von Rezeptor und Wirkstoff) kennt, lassen sich Stoffwechsel-Vorgänge und Arzneimittel-Wirkungen vollständig verstehen.

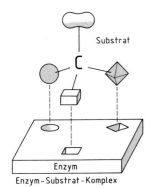

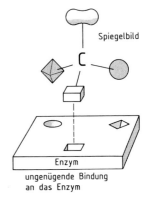

Abb. 23-1. Von den beiden spiegelbildisomeren Substraten wird nur das links abgebildete zu einem Enzym-Substrat-Komplex gebunden. Die enantiomere Konfiguration des rechts abgebildeten Substrats läßt eine Bindung an das Enzym an zwei von drei Stellen nicht zu (nach: Solomons: *Organic Chemistry*).

23.2   Optische Aktivität

23.2.1   Eigenschaften des Lichtes

Untersuchungen der Wechselwirkung organischer Verbindungen mit elektromagnetischer Strahlung haben entscheidend zu unserer Vorstellung über den dreidimensionalen Molekül-Bau beigetragen.

Gewöhnliches weißes Licht ist eine elektromagnetische Schwingung mit folgenden Eigenschaften:

- Wellenlängen-Bereich 400–800 nm,
- Schwingung in allen Ebenen senkrecht zur Ausbreitungs-Richtung des Lichtstrahls.

Mit bestimmten Lichtquellen kann man *Licht einer bestimmten Wellenlänge, monochromatisches Licht,* erzeugen. So hat z. B. das gelbe Licht einer Natrium-Dampflampe die Wellenlänge 589 nm.

Läßt man monochromatisches Licht durch ein aus bestimmten Calciumcarbonat-Kristallen zusammengefügtes Prisma (Nicolsches Prisma) fallen, so schwingt der austretende Lichtstrahl nur noch in einer Ebene senkrecht zur Ausbreitungs-Richtung. Dieses Licht bezeichnet man als linear **polarisiertes Licht.**

Mit Hilfe bestimmter Meßgeräte, sogenannter **Polarimeter,** kann man das Ergebnis der Wechselwirkung organischer Verbindungen mit monochromatischem, linear polarisiertem Licht bestimmen. Hierbei zeigt sich, daß zahlreiche organische Verbindungen die Eigenschaft haben, eine *Drehung der Ebene des polarisierten Lichtes* zu bewirken.

23.2.2   Historische Entwicklung und Grundbegriffe

Beobachtungen, daß Naturstoffe wie Terpentinöl und Lösungen von Campher, Zucker und Weinsäure die Ebene des polarisierten Lichtes drehen, wurden bereits anfangs des 19. Jahrhunderts gemacht. Die Eigenschaft einer Substanz, die Schwingungs-Ebene des polarisierten Lichtes um einen bestimmten Drehwinkel α in Richtung mit dem (+) oder gegen den Uhrzeigersinn (−) zu drehen, wird als **optische Aktivität** bezeichnet.

Bei den klassischen Untersuchungen über optische Aktivität spielte **Weinsäure** eine besondere Rolle: Aus Traubensaft kristallisiert ein Salz der Weinsäure aus: Kalium-hydrogen-tartrat („Weinstein"). Die aus diesem Salz erhältliche Weinsäure ist optisch aktiv und dreht in wäßriger Lösung die Ebene des polarisierten Lichtes um einen bestimmten Winkel im Uhrzeigersinn. Man bezeichnet sie daher als (+)-Weinsäure.

Aus Traubensaft kann eine weitere Säure isoliert werden, die dieselbe Summenformel wie Weinsäure hat ($C_4H_6O_6$), aber optisch inaktiv ist; diese Säure nennt man Traubensäure.

Als Louis Pasteur mit seinen Untersuchungen über Kristallformen begann, waren die optischen Eigenschaften von Weinsäure und Traubensäure schon bekannt.

Pasteur gelang es 1848, das Natrium-ammonium-salz der Traubensäure in zwei Kristallformen zu erhalten, von denen *eine Kristallform das Spiegelbild der anderen* war. Mit Hilfe von Lupe und Pinzette sortierte er die beiden spiegelbildlich beschaffenen Kristallformen, löste dann *jedes* der Salze *für sich* in Wasser und untersuchte das Verhalten gegenüber polarisiertem Licht. Ergebnis:

Die Lösung des einen Natrium-ammonium-salzes drehte die Ebene des polarisierten Lichtes um einen bestimmten Winkel **nach rechts**, die Lösung der spiegelbildlich beschaffenen Kristalle drehte die Schwingungs-Ebene *um denselben Winkel, jedoch in die entgegengesetzte Richtung*, somit nach links. Eine aus gleichen Stoffportionen des optisch aktiven (+)-Salzes und des optisch aktiven (−)-Salzes hergestellte Lösung drehte die Schwingungs-Ebene nicht, erwies sich also als optisch inaktiv.

Aus dem (+)-Salz ließ sich die damals schon bekannte (+)-Weinsäure, aus dem (−)-Salz die bis dahin noch unbekannte (−)-Weinsäure herstellen.

Pasteur hatte damit eine Methode gefunden, um eine optisch inaktive Ausgangssubstanz in optisch aktive Komponenten zu trennen.

Die Traubensäure ist also ein Gemisch aus gleichen Stoffportionen (+)- und (−)-Weinsäure, das man als **racemisches Gemisch** oder kurz als **Racemat** der spiegelbildlich isomeren Weinsäuren bezeichnet hat (der Name ist von lat. acidum racemicum = Traubensäure abgeleitet). Heute werden diese Begriffe ganz allgemein zur Kennzeichnung von Stoff-Gemischen aus gleichen Teilen rechts- und linksdrehender Verbindungen gebraucht.

Racemate sind deshalb optisch inaktiv, weil der eine Bestandteil des Gemisches die Schwingungs-Ebene des polarisierten Lichtes um denselben

Winkel nach rechts, wie der andere Bestandteil nach links dreht, an der Ablese-Skala des Polarimeters wird daher keine Drehung festgestellt.

Verbindungen wie rechtsdrehende und linksdrehende Weinsäure bezeichnet man als **Spiegelbild-Isomere, optische Antipoden** oder **Enantiomere**.

Die ein **Enantiomeren-Paar** bildenden Stoffe drehen die Ebene des polarisierten Lichtes unter den gleichen Meßbedingungen um denselben Winkel, jedoch in die entgegengesetzte Richtung (gr. enantios = entgegengesetzt). *In allen sonstigen physikalischen Eigenschaften stimmen Enantiomere überein.*

So sind z. B. bei den enantiomeren Weinsäuren die Schmelztemperatur, die Löslichkeit und die pK_S-Werte für die 1. und 2. Dissoziationsstufe identisch.

Neben der rechts- und linksdrehenden Weinsäure und dem Racemat gibt es eine weitere Weinsäure, die nicht optisch aktiv ist und die, im Gegensatz zu dem Racemat Traubensäure, auch nicht in optische Antipoden getrennt werden kann: die **meso**-Weinsäure.

Anders als Traubensäure ist meso-Weinsäure kein Stoff-Gemisch, sondern ein einziger reiner Stoff. Die meso-Weinsäure-Moleküle drehen die Schwingungs-Ebene des polarisierten Lichtes deshalb nicht, weil die von der einen Molekül-Hälfte hervorgerufene Rechtsdrehung durch die von der anderen Molekül-Hälfte hervorgerufene Linksdrehung **innerhalb** des Moleküls kompensiert wird.

Auch von einigen anderen optisch aktiven Stoffen sind solche meso-Verbindungen bekannt.

Die folgenden Projektionsformeln geben die Strukturen der Weinsäure wieder. Die Spiegelebene hat man sich zwischen den Enantiomeren, deren Gemisch zu gleichen Teilen das Racemat (hier Traubensäure genannt) ist, bzw. bei meso-Weinsäure zwischen den beiden Molekül-Hälften vorzustellen.

```
    COOH            COOH            COOH
     |               |               |
H―C―OH          HO―C―H          H―C―OH
     |               |               |
HO―C―H           H―C―OH          H―C―OH
     |               |               |
    COOH            COOH            COOH
```

(+)-Weinsäure   (−)-Weinsäure   meso-Weinsäure

Optische Aktivität von Milchsäuren: Die gegen Ende des 18. Jahrhunderts in saurer Milch entdeckte Milchsäure erwies sich als optisch inaktiv. In der ersten Hälfte des 19. Jahrhunderts wurde aus Muskelgewebe eine als Fleischmilchsäure bezeichnete gut wasserlösliche Verbindung extrahiert, die rechtsdrehend und somit als (+)- **Milchsäure** zu bezeichnen ist.

Schließlich stellte man fest, daß bestimmte Bakterien-Stämme die Eigenschaft haben, Milchzucker (Lactose) zu einer linksdrehenden Gärungsmilchsäure abzubauen.

Arbeiten des deutschen Chemikers Wislicenus ergaben, daß sowohl Gärungsmilchsäure als auch Fleischmilchsäure die Konstitution von α-Hydroxy-propionsäure

```
   H  H    O
   |  |α  ⁄⁄
H―C―C―C
   |  |    \
   H  O―H  O―H
```

hat. Auch hier liegt also eine spezielle Form der Stereo-Isomerie, die **optische Isomerie** vor.

Bis auf die entgegengesetzte Drehrichtung stimmen die weiteren physikalischen Eigenschaften auch bei den optisch aktiven Milchsäuren überein. Ob Gärungsmilchsäure als Racemat oder als linksdrehende Verbindung erhalten wird, hängt von dem **Enzym-System** der die Gärung bewirkenden Milchsäurebakterien-Stämme ab. Außer dem Enzym Lactat-Dehydrogenase können diese auch das Enzym Lactat-Racemase enthalten, das die Bildung des Milchsäure-Racemats aus der bei der Gärung zunächst überwiegend entstehenden (−)- Milchsäure katalysiert.

23.2.3 Ursache der optischen Aktivität

Durch ihr unterschiedliches Verhalten gegenüber linear polarisiertem Licht lassen viele organische Verbindungen (Hydroxy-carbonsäuren, Aminosäuren, Kohlenhydrate) eine Asymmetrie erkennen.

Durch die 1874 mitgeteilten theoretischen Überlegungen von van't Hoff und Le Bel sind folgende Zusammenhänge zwischen optischer Aktivität und Molekül-Bau erschlossen worden:

- Von einem gesättigten C-Atom gehen vier Bindungen aus, die in die Ecken eines Tetraeders gerichtet sind.
- Sind die vier mit einem C-Atom verknüpften Atome oder Atomgruppen verschieden, so sind zwei unterschiedliche Molekül-Anordnungen

möglich (Abb. 23-2), die sich zueinander wie Bild und Spiegelbild verhalten (A, B, D und E symbolisieren die verschiedenen Substituenten):

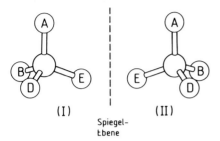

(I)   Spiegel-ebene   (II)

Abb. 23-2. Die Moleküle der stereoisomeren Verbindungen (I) und (II) verhalten sich wie Bild zu Spiegelbild, sie lassen sich nicht zur Deckung bringen.

Ein C-Atom mit vier verschiedenen Substituenten wird als *asymmetrisch substituiertes C-Atom* oder kurz als *asymmetrisches C-Atom* bezeichnet.

Die spiegelbildisomeren Moleküle I und II lassen sich nicht miteinander zur Deckung bringen. Solche Moleküle werden als **chiral** bezeichnet, das asymmetrische C-Atom auch als **Chiralitätszentrum.**. Diesen Begriffen liegt das griechische Wort cheir = Hand zugrunde; die Hände sind anschauliche Beispiele für Chiralität: sie verhalten sich wie Bild und Spiegelbild und lassen sich nicht miteinander zur Deckung bringen.

Folgende Aufstellung zeigt einige optisch aktive Verbindungen mit jeweils **einem asymmetrischen C-Atom**; die Buchstaben A, B, D und E in Abb. 23-2 wurden durch die jeweiligen Substituenten ersetzt:

| | Substituent | | | |
A	B	D	E	Verbindung
H	OH	CH_3	C_2H_5	2-Butanol
H	OH	CH_3	COOH	Milchsäure
H	NH_2	CH_3	COOH	Alanin
H	NH_2	CH_2SH	COOH	Cystein
H	OH	CH_2OH	CHO	Glycerinaldehyd

Da die Darstellung optisch aktiver Verbindungen durch Tetraeder-Modelle oder durch Formeln, welche die räumliche Anordnung in chiralen Molekülen perspektivisch wiedergeben, mühsam ist, arbeitet man häufig mit *Projektionsformeln*. Damit solche lediglich zweidimensionalen Projektionsformeln (in der Papier- oder Wandtafel-Ebene) den

als **Konfiguration** bezeichneten dreidimensionalen Bau der Moleküle in übereinstimmender Weise wiedergeben, wurden international Regeln vereinbart. Bei den *Fischer-Projektionsformeln* müssen zur Übertragung der Konfiguration in die Ebene folgende Regeln beachtet werden:
- die C-Kette wird senkrecht untereinander geschrieben,
- oben wird das C-Atom mit der höchsten Oxidationsstufe angegeben.

So ergeben sich z. B. für **Glycerinaldehyd** die spiegelbildisomeren Projektionsformeln (der Stern kennzeichnet das asymmetrische C-Atom):

$$
\begin{array}{cc}
\text{H}\diagdown\diagup\text{O} & \text{O}\diagdown\diagup\text{H} \\
\text{C} & \text{C} \\
\text{H--O--}\overset{*}{\text{C}}\text{--H} & \text{H--}\overset{*}{\text{C}}\text{--O--H} \\
\text{H--O--C--H} & \text{H--C--O--H} \\
\text{H} \quad (III) & \text{H} \quad (IV)
\end{array}
$$

L-Glycerinaldehyd   D-Glycerinaldehyd

Fischer nahm an, daß der im Stoffwechsel auftretende Glycerinaldehyd die Formel (IV) hat (was sich als richtig erwiesen hat). Glycerinaldehyd mit der Konfiguration III kommt in der Natur nicht vor. Die Hydroxy-Gruppe (OH) am asymmetrischen C-Atom ist in der Formel (III) links, in der dem natürlichen Glycerinaldehyd entsprechenden Projektionsformel (IV) dagegen rechts angeordnet. Diese unterschiedliche Konfiguration beschreibt man durch die großen Buchstaben **L** und **D**. Der natürliche Glycerinaldehyd (IV) hat D-Konfiguration, das Enantiomer (III) hat L-Konfiguration.

Diese Zuordnung zur D- oder L-Konfiguration ist bei den Kohlenhydraten und Aminosäuren üblich.

Die für den Stoffwechsel wichtigen Zucker haben D-Konfiguration (Kap. 29). Bei den proteinogenen Aminosäuren ist die Amino-Gruppe ($-NH_2$) am α-C-Atom nach links orientiert. Die natürlichen Aminosäuren haben also L-Konfiguration, sie gehören, wie man auch sagt, der L-Reihe an.

Als Beispiel ist die Projektionsformel für L-Alanin (Kap. 28) angegeben:

$$
\begin{array}{c}
\text{HO}\diagdown\diagup\text{O} \\
\text{C} \\
\text{H}_2\text{N--C--H} \\
\text{CH}_3
\end{array}
$$

Die Kenntnis der Konfiguration der Moleküle optisch aktiver Verbindungen und damit ihrer Zugehörigkeit zur D-Reihe oder L-Reihe ermöglicht *keine* Vorhersage über die Drehrichtung. Die **Drehrichtung** muß daher eigens durch das Vorzeichen (+) oder (−) bezeichnet werden. Der Drehwinkel α (in Grad) wird im Polarimeter meist bei 20 °C mit dem gelben Licht einer Natriumdampf-Lampe bestimmt. Feste optisch aktive organische Verbindungen müssen zur Bestimmung des **Drehwinkels** in Lösung gebracht werden. Die Größe von α solcher Lösungen hängt von verschiedenen Bedingungen ab:

Einfluß auf den Drehwinkel	anzugeben in
Art des Lösungsmittels	Wasser, Ethanol
Konzentration des gelösten Stoffes c	g/100 mL Lösung
Länge der durchstrahlten Strecke l (Länge des Polarimeterrohres)	dm (Decimeter) (meist 1 dm)

Als Kennzahl optisch aktiver Verbindungen ist in Tabellen ihre *spezifische Drehung* $[\alpha]_\lambda^t$ angegeben (λ: Wellenlänge in nm, t: Temperatur in °C), z. B. $[\alpha]_{589}^{20}$. Die spezifische Drehung ergibt sich aus der Formel:

$$[\alpha]_\lambda^t = \frac{\alpha \cdot 100}{l \cdot c}$$

Konzentration und Lösungsmittel, mit denen die Bestimmung des Drehwinkels α ausgeführt worden ist, werden in Klammern angegeben, z. B. ($c = 2$ in Wasser).

23.3 Optisch aktive Verbindungen mit mehreren asymmetrischen C-Atomen

Außer den Weinsäuren gibt es zahlreiche stereoisomere Verbindungen aus unterschiedlichen Stoffklassen, deren Moleküle *zwei oder mehr asymmetrische C-Atome* enthalten. Außer D-Glucose sind 15 weitere Aldohexosen (Kap. 29) der Summenformel $C_6H_{12}O_6$ bekannt. Nur eine dieser Verbindungen ist das Enantiomer, die L-Glucose. Da die übrigen Isomere dieselben funktionellen Gruppen wie Glucose, dasselbe Kohlenstoff-Gerüst und dieselbe Verknüpfung der Atome innerhalb der Moleküle aufweisen, kann der Unterschied zwischen diesen Aldohexosen nur in dem räumlichen Bau (der Konfiguration) ihrer Moleküle begründet sein.

Nicht-spiegelbildliche Stereo-Isomere mit mehreren asymmetrischen C-Atomen bezeichnet man als **Diastereomere**. Von Verbindungen mit n (2, 3, 4, 5) asymmetrischen C-Atomen in den Molekülen gibt es in der Regel insgesamt 2^n Stereo-Isomere. Aldohexosen der Summenformel $C_6H_{12}O_6$ enthalten vier asymmetrische C-Atome, daher ergeben sich $2^4 = 16$ Stereo-Isomere oder acht Enantiomeren-Paare, von denen D- und L-Glucose eines ist.

Diastereomere unterscheiden sich in physikalischen und chemischen Eigenschaften (erheblich) voneinander. Von praktischer Bedeutung sind (die bei Enantiomeren nicht vorhandenen) *Unterschiede in der Löslichkeit,* die eine *Trennung von Diastereomeren-Gemischen durch fraktionierte Kristallisation* ermöglichen.

Auf die Stereo-Isomerie der Kohlenhydrate wird in Kap. 29 noch näher eingegangen.

23.4 Cis-trans-Isomerie (Geometrische Isomerie)

Um eine C−C-Doppelbindung besteht keine freie Drehbarkeit. Bei ungesättigten Verbindungen der allgemeinen Formeln $C_2a_2b_2$ und C_2a_2bc (C ist das Symbol für C-Atome; a,b,c sind Symbole für andere Atome oder Atomgruppen) treten Stereo-Isomere auf, die man als *cis-trans-Isomere* oder geometrische Isomere bezeichnet.

Bei den cis- oder Z-Verbindungen („Z" von zusammen) liegt ein Paar identischer Substituenten (a + a) auf derselben Seite einer Bezugsebene, die man sich senkrecht zur Ebene der durch die Doppelbindung verknüpften C-Atome vorzustellen hat. Die übrigen Substituenten (b + b oder b + c) liegen auf der anderen Seite.

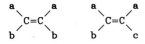

Bei den trans- oder E-Verbindungen („E" von entgegengesetzt) liegt ein Paar identischer Substituenten (a + a) auf verschiedenen Seiten.

Durch Einsetzen der in folgender Tabelle angegebenen Substituenten-Bedeutungen ergeben sich aus diesen allgemeinen Formeln die Strukturformeln für bestimmte, an anderer Stelle des Buches erwähnte cis-trans-Isomere:

Verbindung	Substituenten		
	a	b	c
cis- und trans-2-Buten	H	CH_3	–
cis- und trans-1,2-Di-chloreth(yl)en	H	Cl	–
Maleinsäure/Fumarsäure	H	COOH	–
Ölsäure/Elaidinsäure	H	H_3C- $(CH_2)_7-$	$-(CH_2)_7$ $-COOH$

Geometrische Isomere können sich in ihren physikalischen und chemischen Eigenschaften erheblich unterscheiden. So finden *bei cis- Verbindungen intramolekular verlaufende Reaktionen unter Ringschluß* statt (Maleinsäure ⟶ Maleinsäureanhydrid), bei trans-Isomeren dagegen nicht. Die folgende Tabelle zeigt Unterschiede in den Eigenschaften von Maleinsäure und Fumarsäure:

Eigenschaft	Maleinsäure (cis)	Fumarsäure (trans)
Schmp (°C)	137	287
Löslichkeit in Wasser (g/100 mL bei 25°)	78,8	0,7
pK_{S_1}	1,9	3,0
pK_{S_2}	6,5	4,5

Eine zusammenfassende Begriffserklärung gibt eine Übersicht über die besprochenen Arten der Isomerie:

Konstitutions-Isomerie: unterschiedliche Verknüpfung von Atomen in Molekülen
Gerüst-Isomere: Kohlenstoff-Gerüst unverzweigt/verzweigt
Beispiel: n-Butan/Isobutan
Stellungs-Isomere: Substituenten in unterschiedlicher Stellung am Kohlenstoff-Gerüst
Beispiel: 1-Propanol/2-Propanol
ortho-, meta-, para-Dichlorbenzol
Funktions-Isomere: unterschiedliche funktionelle Gruppen
Beispiel: 1-Butanol/Diethylether
Tautomere: (mindestens) ein bewegliches H-Atom
Beispiel: Keto-/Enol-acetessigsäureethylester

Stereo-Isomerie: unterschiedlicher räumlicher Bau von Molekülen (unterschiedliche Konfiguration bei gleicher Konstitution)
optische Isomere mit *einem* asymmetrischen C-Atom: Enantiomere/Spiegelbild-Isomere/optische Antipoden
Beispiel: D- und L-Glycerinaldehyd
optische Isomere mit *mehreren* asymmetrischen C-Atomen: Diastereomere
Beispiel: D-Glucose/D-Galactose
geometrische Isomere: cis-trans-Isomere (Z/E-Isomere)
Beispiel: Maleinsäure/Fumarsäure

24 Funktionelle Carbonsäure-Derivate

24.1 Einführung

Funktionelle Carbonsäure-Derivate entstehen aus Carbonsäuren durch chemische Reaktionen an der Carboxy-Gruppe. Die einfachsten Derivate der Carbonsäuren sind ihre Salze.

Es können jedoch auch weitergehende chemische Reaktionen an der Carboxy-Gruppe stattfinden. Die entstehenden Derivate enthalten dann nur noch den Acyl-Rest (B) der eingesetzten Carbonsäure (A):

$$R-C\overset{O}{\underset{O-H}{\diagdown}} \qquad R-C\overset{O}{\underset{\diagdown}{}}$$
$$\quad(A) \qquad\qquad (B)$$

„Acyl" ist ein allgemeiner Begriff für einen beliebigen Carbonsäure-Rest. Im Einzelfall richtet sich die Namengebung nach der Carbonsäure, von der sich der Acyl-Rest ableitet:

Carbonsäure (A)	Acyl-Rest (B)
Ameisensäure	Formyl
Essigsäure	Acetyl
Palmitinsäure	Palmitoyl
Stearinsäure	Stearoyl
Alkansäure (allg.)	Alkanoyl (allg.)
Decansäure (Bsp.)	Decanoyl (Bsp.)
Oxalsäure	Oxalyl

Folgende Aufstellung zeigt einige Reaktionen, die zu funktionellen Carbonsäure-Derivaten führen:

- Elektrolytische Dissoziation in wäßriger Lösung (Protonen-Übertragung)
  Carbonsäure $\rightleftharpoons$ H$^\oplus$ + Carboxylat-Ionen
- Salz-Bildung mit anorganischen und organischen Basen
  Carbonsäure + Base $\longrightarrow$ Salz
- Kondensations-Reaktionen unter Abspaltung von Wasser:

Carbonsäure + Alkohol $\rightleftharpoons$ Ester
Carbonsäure + Phenol $\rightleftharpoons$ Phenol-ester
Carbonsäure + Carbonsäure $\rightleftharpoons$ Anhydrid
Carbonsäure + Ammoniak oder Amin $\longrightarrow$
Ammoniumsalz $\longrightarrow$ Carbonsäure-amid (Amid)

24.2 Salze von Carbonsäuren

Die direkte Methode zur Herstellung von Salzen ist die Umsetzung der Carbonsäuren mit anorganischen oder mit organischen Basen (Aminen, Kap. 26). Carbonsäuren sind bei Raumtemperatur entweder flüssig oder fest und stets aus Molekülen aufgebaut, dagegen sind ihre Salze in der Regel bei Raumtemperatur fest und aus Ionen aufgebaut. Gegenionen der Carboxylat-Ionen können alle Metall-Kationen sein, ferner Ammonium-Ionen und auch die aus organischen Basen (Kap. 26) bei Protonen-Übertragung entstehenden Kationen. Von praktischer Bedeutung sind vor allem Carboxylate mit Na-, K-, Ammonium-, Mg-, Ca-, Ba-, Al-, Fe(II)-, Fe(III)-, Cu(II)-, Co(II)- oder Ag-Ionen.

Ein Beispiel: Bei der Umsetzung von Carbonsäuren mit wäßriger Kalilauge erhält man Kalium-Salze:

$$R-C\overset{O}{\underset{O-H}{\diagdown}} + OH^\ominus + K^\oplus \longrightarrow R-C\overset{O}{\underset{O^\ominus K^\oplus}{\diagdown}} + H_2O$$

Bei der *Benennung der Salze* wird der Name des Kations vorangestellt, dann folgt der stets auf die Silbe „at" endende Name des Säurerest-Ions, z. B. Calcium-formiat, Aluminium-acetat. Die Namen der wichtigsten Säurerest-Ionen muß man sich einprägen, sie sind auch in der Physiologischen Chemie und in der Klinischen Chemie von Bedeutung.

Carbonsäure	Carboxylat
Alkansäure (allg.)	Alkanoat (allg.)
Ameisensäure	Formiat
Essigsäure	Acetat
Propionsäure	Propionat
Buttersäure	Butyrat
Pentansäure	Pentanoat
Palmitinsäure	Palmitat
Stearinsäure	Stearat
Ölsäure	Oleat
Oxalsäure	Oxalat
Bernsteinsäure	Succinat
Glutarsäure	Glutarat
Fumarsäure	Fumarat
Benzoesäure	Benzoat
Salicylsäure	Salicylat
Trichloressigsäure	Trichloracetat
Milchsäure	Lactat
Äpfelsäure	Malat
Citronensäure	Citrat
Gluconsäure	Gluconat
Weinsäure	Tartrat
Brenztraubensäure	Pyruvat
β-Keto-buttersäure	β-Keto-butyrat
Oxalessigsäure	Oxalacetat
α-Keto-glutarsäure	α-Keto-glutarat

In der Physiologischen Chemie werden häufig nur die Namen der Carbonsäure-Anionen angegeben, weil bei physiologischen pH-Werten nicht die freien Carbonsäuren, sondern eben deren **Anionen** vorliegen. Man kann zum Beispiel die Aussage, daß (im Citronensäure-Cyclus) Bernsteinsäure zu Fumarsäure dehydriert wird, auch so formulieren: Succinat wird zu Fumarat dehydriert.

24.2.1   Seifen

Seifen sind Natrium- oder Kaliumsalze von Fettsäuren mit 12, 14, 16 oder 18 C-Atomen.

Organische Verbindungen, in denen eine elektrisch geladene funktionelle Gruppe mit einem langkettigen Kohlenstoff-Gerüst verknüpft ist, zeigen ein besonderes Löslichkeits-Verhalten.

Obwohl der langkettige Kohlenwasserstoff-Rest ausgeprägt hydrophobe (wasserabweisende) Eigenschaften hat, sind die Alkalisalze langkettiger Fett-

säuren, z. B. Na-palmitat, wasserlöslich. Die Wasserlöslichkeit wird durch die hydrophile Carboxylat-Gruppe bewirkt, die wegen ihrer negativen Ladung erheblich stärker polar ist als die nicht-dissoziierte Carboxy-Gruppe oder die Hydroxy-Gruppe (langkettige Carbonsäuren und Alkohole sind nicht wasserlöslich). Bedingt durch die wasserabweisenden Kohlenwasserstoff-Reste ordnen sich die Carboxylat-Ionen jedoch in ganz bestimmter Weise an:

- An der Wasseroberfläche derart, daß die hydrophoben C-Ketten aus dem Wasser herausragen, während die polare Seite mit der $-COO^{\ominus}$-Gruppe in das Wasser hineintaucht.
- Im Inneren der wäßrigen Lösung derart, daß sich die hydrophoben C-Ketten zueinander hin orientieren und die polaren $-COO^{\ominus}$-Gruppen dem Wasser zugewendet sind.

Durch dieses typische Verhalten wird die Oberflächenspannung (Tension) des Wassers herabgesetzt. Stoffe, die dies bewirken, werden daher auch allgemein als **Tenside** bezeichnet. Ferner werden hydrophobe Schmutzteilchen (Fette und fette Öle, Mineralöle, teerähnliche Stoffe) umhüllt und auf diese Weise von Textilfasern und von der Haut durch feine Verteilung (Emulgieren) entfernt.

Kernseifen sind Stoff-Gemische mit Na-palmitat, Na-stearat und Na-oleat als Hauptbestandteilen. Entsprechende Stoff-Gemische aus Kalium-Salzen sind Schmierseifen. Zur Seifen-Herstellung erhitzt man für die menschliche Ernährung weniger geeignete pflanzliche oder tierische Fette mit Natronlauge oder Kalilauge. Die so herbeigeführte alkalische Fett-Spaltung wird als **Verseifung** bezeichnet (Kap. 25).

Anstelle dieses alten Verseifungsverfahrens werden in zunehmendem Maße moderne Verfahren durchgeführt:

Fette werden mit Wasserdampf (nicht mehr mit Natronlauge) erhitzt. Durch **Fettspaltung (Ester-Hydrolyse)** werden die freien Fettsäuren (nicht deren Na-Salze) erhalten, die z. B. mit Natronlauge zu ihren Na-Salzen (Kernseifen) umgesetzt werden können. (Reaktions-Gleichung s. Kap. 25).

24.2.2   Komplex-Salze

Bestimmte Hydroxy-carbonsäuren, wie Weinsäure und Citronensäure, reagieren mit Metall-Ionen zu **Komplex-Salzen**.

Wenn man „einfache Salze", wie sie aus den meisten Carbonsäuren und Kationen gebildet werden, in Wasser löst, umgeben sich die Carboxylat-Ionen und Kationen mit Wasser-Molekülen. Um jedes Ion entsteht eine Hydrat-Hülle. Die im festen Salz bereits vorhandenen, jedoch nicht beweglichen Ionen werden durch den Vorgang des Auflösens in Wasser beweglich. Die Kationen lassen sich in der wäßrigen Lösung mit Analyse-Reagenzien nachweisen. Dagegen werden bei manchen Komplex-Salzen die Kationen von den Säurerest-Ionen wie von einer Krebsschere umfaßt (man spricht dann von **Chelat-Komplexen** oder kurz **Chelaten**). Solche Komplexe können sehr stabil sein, mit dem Resultat, daß in der wäßrigen Lösung der Gehalt an freien Kationen so gering ist, daß sie durch eine Fällungs-Reaktion nicht erfaßt werden. Man bezeichnet diese Kationen dann als „maskiert". So werden Calcium-Ionen beim Vermischen von Blut mit *Natriumcitrat als Antikoagulans* durch die Citrat-Ionen komplex gebunden; das erhaltene Plasma wird dann für die Bestimmung der Gerinnungsfaktoren verwendet.

In der Fehlingschen Lösung werden die Cu(II)-Ionen durch Komplex-Bildung mit **Weinsäure** (daher die Zugabe von Seignette-Salz) maskiert. So wird in der stark alkalischen Lösung die Fällungs-Reaktion zwischen Cu(II)-Ionen und OH$^\ominus$-Ionen vermieden.

24.3 Carbonsäure-Ester

Carbonsäure-ester, (kurz **Ester**), gehören zu den wichtigsten funktionellen Carbonsäure-Derivaten. Zahlreiche Ester kommen in der Natur vor, manche zeichnen sich durch angenehmen Geruch aus (Fruchtessenzen).

Ester werden als Aromastoffe in der Lebensmittel- und Getränke-Industrie verwendet oder in Parfum-Zubereitungen eingesetzt.

Auch die in Kap. 25 besprochenen **Fette** gehören in die Verbindungsklasse der Ester.

Ester entstehen in einer unter Wasser-Abspaltung verlaufenden Gleichgewichts-Reaktion aus Carbonsäuren und Alkoholen (oder Phenolen). Die als Veresterungs-Reaktion, kurz **Veresterung**, bezeichnete Umsetzung von Carbonsäuren mit Alkoholen (Phenolen) wird zur Erhöhung der Reaktions-Geschwindigkeit häufig unter Zugabe einer *katalytischen Menge* einer starken Säure, wie Schwefelsäure durchgeführt. Folgende Gleichung zeigt die Veresterung einer beliebigen Carbonsäure mit einem beliebigen Alkohol:

(Umrahmung: OH aus der Carboxy-Gruppe und H aus der Hydroxy-Gruppe ergeben Wasser).

Auf die Veresterungs-Reaktion ist das Massenwirkungs-Gesetz anwendbar:

$$\frac{c\,(\text{Ester}) \cdot c\,(\text{Wasser})}{c\,(\text{Carbonsäure}) \cdot c\,(\text{Alkohol})} = K$$

In der Praxis beeinflußt man die Lage des Gleichgewichts (im Hinblick auf eine möglichst ergiebige Ester-Herstellung) häufig, indem man
- den am besten erhältlichen Ausgangsstoff (entweder Carbonsäure oder Alkohol) im Überschuß einsetzt, oder
- das bei der Veresterung entstehende Wasser durch Abdestillieren aus dem Gleichgewicht entfernt, oder
- beide Maßnahmen anwendet.

Zur Benennung der Ester fügt man an den vollständigen Namen der eingesetzten Carbonsäure den Namen des aus dem Alkohol stammenden Kohlenwasserstoff-Restes an und nennt am Schluß die Verbindungsklasse „Ester", vgl. Tab. 24-1.

Eine andere Benennung von Estern wird hier nur deshalb erwähnt, weil sie in manchen Chemikalien-Katalogen und auf den Etiketten von Lösungsmittel-Behältern verwendet wird. So bezeichnet man Essigsäure-ethylester noch als „Ethylacetat" (andere Ester der Tab. 24-1 entsprechend). Diese Bezeichnung ist irreführend, da Acetate aus Ionen aufgebaute Salze der Essigsäure sind, das sogenannte „Ethylacetat" aber eine aus Molekülen aufgebaute Flüssigkeit ist.

Ein als Lösungsmittel häufig verwendeter Ester ist **Essigsäure-ethylester** (kurz Essigester genannt),

Tab. 24-1: Ester

Veresterung von	mit	ergibt	Sdp. (°C)	Verwendung bzw. Vorkommen
Ameisensäure	Ethanol	Ameisensäure-ethylester	54,5	Rum-, Arrak-Aroma
Essigsäure	Ethanol	Essigsäure-ethylester	77	Lösungsmittel
Essigsäure	Isobutanol	Essigsäure-isobutylester	118	Bananen-Aroma
Buttersäure	Methanol	Buttersäure-methylester	102	Apfel-Aroma
Fettsäuren	Cholesterin	Cholesterin-ester	(fest)	Stoffwechsel-Produkte
Malonsäure	Ethanol (2 mol)	Malonsäure-diethylester	198	Herstellung von Barbituraten

eine farblose Flüssigkeit mit dem Sdp. 77°C . Er wird durch Veresterung von Essigsäure mit Ethanol hergestellt:

Essigsäure-ethylester ist, wie auch die anderen **Monocarbonsäure-ester**, ein *Neutralstoff* (Säure-Eigenschaften sind nicht mehr vorhanden, da in den Ester-Molekülen keine Carboxy-Gruppe vorliegt).

Essigsäure-ethylester ist mit Wasser nicht mischbar; bei der Extraktion von Naturstoffen aus wäßriger Lösung bildet Essigsäure-ethylester (ϱ = 0,901 g/mL) die obere Schicht.

Anders als Essigsäure-Moleküle (die als Dimere vorliegen) und Ethanol-Moleküle sind Essigsäure-ethylester-Moleküle nicht über Wasserstoffbrücken-Bindungen miteinander verknüpft.

Ester des Cholesterins sind in der Klinischen Chemie von Interesse, weil sich der Gesamt-Chole-

sterin-Gehalt als Summe aus verestertem und freiem Cholesterin ergibt.

Als aromatische Hydroxy-carbonsäure läßt sich **Salicylsäure** (o-Hydroxy-benzoesäure) an beiden funktionellen Gruppen verestern:
- Bei der Umsetzung mit Methanol reagiert sie an der Carboxy-Gruppe (verhält sich somit als Carbonsäure) und ergibt Salicylsäure-methylester.
- Bei der Umsetzung mit Essigsäure reagiert sie an der phenolischen Hydroxy-Gruppe und ergibt **Acetyl-salicylsäure** (Aspirin).

24.4   Carbonsäure-Anhydride

Anhydride sind besonders reaktionsfähige Carbonsäure-Derivate. Zu ihrer Herstellung spaltet man ein Wasser-Molekül (durch Zugeben eines wasserbindenden Reagenz, wie Phosphorpentoxid) aus je zwei Carbonsäure-Molekülen ab.

Carbonsäure (2 mol)   Carbonsäure-anhydrid

Essigsäure-anhydrid (R = CH_3), auch als **Acetanhydrid** bezeichnet, ist eine farblose Flüssigkeit (Sdp. 136°). Acetanhydrid wird bei Reaktionen, bei denen eine Acetyl-Gruppe als Substituent für H-Atome eingeführt werden soll (Acetylierungen), als Reaktionspartner verwendet, so z. B. bei der Herstellung von Acetyl-salicylsäure:

24.5 Carbonsäure-Amide

Carbonsäure-amide, kurz Carbonamide, leiten sich von Ammoniak durch Substitution eines Wasserstoff-Atoms durch eine Acyl-Gruppe ab und haben die allgemeine Formel:

Als typische funktionelle Gruppe enthalten ihre Moleküle die Carbonamid-Gruppe $-CONH_2$.

Folgende Reaktions-Gleichung zeigt die Herstellung von Carbonamiden:

Eine Carbonsäure wird mit Ammoniak zu ihrem Ammoniumsalz umgesetzt, aus dem anschließend Wasser abgespalten wird. Im Gegensatz zu dem Protonen-Acceptor Ammoniak ($\bar{N}H_3$) und zu vielen Aminen ($R-\bar{N}H_2$) ist ein freies Elektronenpaar am Stickstoff-Atom der Carbonamid-Gruppe nicht lokalisiert, sondern es wird durch die $C-O$-Gruppe „mitbeansprucht". Dies läßt sich durch folgende Grenzstrukturen wiedergeben:

Infolge dieser Elektronen-Verteilung hat die *N−C-Bindung* Doppelbindungscharakter. Die Carbonamide haben daher nicht die basischen Eigenschaften von Ammoniak und von Aminen und verhalten sich in wäßriger Lösung wie Neutralstoffe.

Beispiele für wichtige Carbonamide, ihre Konstitutionsformeln und ihre Verwendung sind nachstehend aufgeführt:

Aus nahezu allen Carbonsäuren lassen sich Carbonsäure-anhydride herstellen und entsprechend wie Essigsäure-anhydrid verwenden.

Bestimmte Dicarbonsäuren, in denen die beiden Carboxy-Gruppen durch zwei oder drei C-Atome voneinander getrennt sind **(Bernsteinsäure, Maleinsäure, Phthalsäure, Glutarsäure)**, reagieren leicht unter *intramolekularer Wasser-Abspaltung* zu dem entsprechenden *cyclischen Anhydrid*, einer 5-gliedrigen oder 6-gliedrigen heterocyclischen Verbindung. Von dem Isomeren-Paar Maleinsäure/Fumarsäure:

Maleinsäure   Fumarsäure

bildet nur Maleinsäure ein cyclisches Anhydrid. Nur bei der cis-Verbindung befinden sich die beiden Carboxy-Gruppen auf *derselben* Seite, was Voraussetzung für eine zwischen ihnen stattfindende chemische Reaktion ist.

Maleinsäure   Maleinsäure-anhydrid

Formamid $H-C\overset{\displaystyle O}{\underset{\displaystyle NH_2}{}}$

Verwendung als polares Lösungsmittel (Sdp. 211 °C)

Acrylamid $H_2C=CH-C\overset{\displaystyle O}{\underset{\displaystyle NH_2}{}}$

Verwendung zur Herstellung von Polyacrylamid

Nicotinamid

Vitamin der B_2-Gruppe, Baustein von Nicotin-amid-adenin-dinucleotid (NAD)

Phenacetin
(p-Ethoxy-acetanilid) $H_3C-C\overset{\displaystyle O}{\underset{\displaystyle \underset{H}{N}}{}}\!\!-\!\!\bigcirc\!\!-OC_2H_5$

Verwendung als Analgeticum und Antipyreticum

p-Nitro-anilide $R-C\overset{\displaystyle O}{\underset{\displaystyle \underset{H}{N}}{}}\!\!-\!\!\bigcirc\!\!-NO_2$

Verwendung als Substrate in der Klinischen Chemie

Dimethylformamid $H-C\overset{\displaystyle O}{\underset{\displaystyle N(CH_3)_2}{}}$

Verwendung als polares Lösungsmittel (DMF, Sdp. 152 °C)

Die Beispiele zeigen, daß sich Carbonamide nicht nur von Ammoniak, sondern auch von primären Aminen (wie Anilin) und sekundären Aminen (wie Dimethylamin) durch Austausch eines H-Atoms durch eine Acyl-Gruppe ableiten. Die sich von Anilin und von substituierten Anilinen ableitenden Carbonamide heißen **Anilide**. In der Klinischen Chemie werden **p-Nitro-anilide** von kurzkettigen Peptiden (Kap. 28) als Substrate zur Bestimmung der enzymatischen Aktivität von Proteasen verwendet.

24.6   Harnstoff und Ureide

Die herausragende Bedeutung der Wöhlerschen Harnstoff-Synthese in der historischen Entwicklung der Chemie ist in Kap. 16 beschrieben.

Harnstoff ist kein Carbonsäureamid, sondern das Diamid der Kohlensäure:

$O=C\overset{\displaystyle OH}{\underset{\displaystyle OH}{}}$ $O=C\overset{\displaystyle NH_2}{\underset{\displaystyle NH_2}{}}$

Kohlensäure   Harnstoff

Wegen seiner ähnlichen chemischen Eigenschaften soll Harnstoff bei den Carbonamiden besprochen werden. Harnstoff bildet farblose, in Wasser lösliche Kristalle (Schmp. 133 °C). In der chemischen Großindustrie werden jährlich gewaltige Mengen Harnstoff (aus Kohlendioxid und Ammoniak) hergestellt. Harnstoff wird als Stickstoff-Dünger, als Futtermittel-Zusatz und als Ausgangsstoff zur Herstellung von Kunststoffen verwendet.

Der *Nachweis von Harnstoff* erfolgt durch die **Biuret-Reaktion**: Beim Erhitzen auf 150 bis 160 °C entsteht aus 2 mol Harnstoff unter Abspaltung von Ammoniak eine als Biuret bezeichnete Verbindung. Löst man das beim Erhitzen erhaltene Produkt in Wasser und gibt Kalilauge und $CuSO_4$-Lösung zu, so entsteht ein charakteristisch violett-rot gefärbter Chelat-Komplex aus Biuret und $Cu^{\oplus\oplus}$-Ionen (im Mol-Verhältnis 2:1).

In der Physiologischen Chemie ist Harnstoff als Endprodukt des Eiweiß- und Aminosäure-Stickstoff-Stoffwechsels des Menschen und der Säugetiere von Bedeutung. Die pro Tag mit dem menschlichen Urin ausgeschiedene Harnstoff-Menge beträgt bis zu 30 g.

In alkalisch reagierenden wäßrigen Lösungen entstehen bei der Hydrolyse von Harnstoff neben Ammoniak Carbonat-Ionen

$$O=C\overset{\displaystyle NH_2}{\underset{\displaystyle NH_2}{}} + 2\ OH^{\ominus} \longrightarrow CO_3^{\ominus\ominus} + 2\ NH_3$$

Auswertung von Elementaranalysen: Am Beispiel der Summenformel von Harnstoff sei erläutert, wie man aus dem Ergebnis einer **Elementaranalyse** das in einer organischen Verbindung vorliegende Atom-Verhältnis berechnet. Bei der quantitativen

Bestimmung des Kohlenstoff-, Wasserstoff- und Stickstoff-Gehaltes seien folgende Werte erhalten worden:

C: 19,88%   H: 6,63%   N: 46,81%

Daraus läßt sich als Differenz zu 100% der Sauerstoff-Gehalt berechnen: O: 26,68%.

Um aus diesen Daten das Atom-Verhältnis zu berechnen, wird jeder Analysenwert durch die relative Masse des betreffenden Elements dividiert.

$$C: \frac{19,88}{12,011} = 1,655 \qquad H: \frac{6,63}{1,008} = 6,58$$

$$N: \frac{46,81}{14,007} = 3,34 \qquad O: \frac{26,64}{15,999} = 1,665$$

Aus diesen Werten ergibt sich das Atom-Verhältnis in ganzen Zahlen, wenn man durch den kleinsten Zahlenwert (hier: 1,655) dividiert:

$$C : H : N : O = 1 : 3,98 : 2,02 : 1,01$$

Die sich hieraus ergebende Formel ist $(CH_4N_2O)_n$. Ob ein Molekül der analysierten Verbindung diese Anzahl an Atomen oder die n-fache (doppelte, dreifache) Anzahl enthält, muß durch eine *Bestimmung der molaren Masse* (Molekulargewichts-Bestimmung) festgestellt werden. Hierbei sei ermittelt worden:

$$M(X) = 58,4 \text{ g/mol.}$$

Da der für CH_4N_2O berechnete Wert $M(X) = 60,1$ g/mol beträgt, ist in unserem Beispiel n = 1.

Harnstoff ist einer der Ausgangsstoffe zur Herstellung der **Barbitursäure** und der substituierten Barbitursäuren (sog. **Barbiturate** mit sedativer, hypnotischer und narkotischer Wirkung). Die anderen Ausgangsstoffe leiten sich von Malonsäure ab und werden als Diethylester eingesetzt, die eine höhere Reaktivität haben. Barbiturate gehören zur Stoffklasse der **cyclischen Ureide**.

Bei der Reaktion von Harnstoff mit Malonsäure-diethylester erhält man Barbitursäure

(R = H), mit Diethylmalonsäure-diethylester entsteht **Veronal** (R = C_2H_5).

Barbitursäure ist eine stärkere Säure als Essigsäure. Auch Veronal ist eine Säure, die zusammen mit ihrem Natrium-Salz (Veronal-natrium) als Puffer-System verwendet wird.

Die Säure-Eigenschaften der cyclischen Ureide, wie Barbitursäure und Veronal, sind auf das „Wandern" eines beweglichen H-Atoms bei den Atomgruppen:

zurückzuführen (**Tautomerie**).

Man erhält so eine Struktur mit einer OH-Gruppe, die als Protonen-Donatorgruppe reagiert:

24.7 Guanidin

Der Übergang von Harnstoff zu Guanidin, bei dem eine als Imino-Gruppe bezeichnete NH-Gruppe mit dem C-Atom verknüpft ist, führt zu einer ausgeprägt basisch reagierenden Verbindung. Ein im biochemischen Labor eingesetztes Salz ist Guanidinium-chlorid:

Es ist sehr gut in Wasser löslich. Bei 20 °C werden 214 g Guanidinium-chlorid von 100 g Wasser gelöst. Der pH-Wert wäßriger Lösungen beträgt 4,5 bis 5,5 (bei 25 °C).

Guanidinium-chlorid wird als Reagenz zur reversiblen Denaturierung von Proteinen verwendet. Es ist hierfür in geringeren Konzentrationen als Harnstoff wirksam.

Die Guanidino-Gruppe ist charakteristisches Struktur-Merkmal von Creatin und Arginin (Kap. 28.4).

25 Fette und fettähnliche Stoffe (Lipide)

25.1 Einteilung der Fette

Fette werden nach ihrem **Vorkommen** in tierische und pflanzliche Fette eingeteilt.

Tierische Fette	Pflanzliche Fette
Butterfett	Kokosfett
Schweineschmalz	Olivenöl
Rindertalg	Leinöl
Gänsefett	Sojaöl
Dorschleberöl	Sonnenblumenöl
	Weizenkeimöl

Daneben kann man Fette auch nach dem Aggregatzustand einteilen, in dem sie bei Raumtemperatur vorliegen: es gibt *feste und flüssige Fette*. Die flüssigen Fette werden als Öle bezeichnet oder − zur Unterscheidung von den Mineralölen − als „fette Öle" oder Speiseöle.

Weil die natürlichen Fette Stoff-Gemische sind, schmelzen feste Fette nicht bei einer ganz bestimmten Temperatur, sondern innerhalb eines Temperaturbereiches, der hier für einige Fette angegeben ist:

feste Fette	Schmelzbereich (°C)
Rindertalg	40−50
Schweineschmalz	30−40
Gänsefett	25−35
Kokosfett	20−28

25.2 Chemische Struktur der Fette

Die Fette gehören in die Verbindungsklasse der **Ester** (Kap. 24.3). Sie entstehen aus dem dreiwertigen Alkohol **Glycerin** und bestimmten, als **Fettsäuren** bezeichneten Monocarbonsäuren. Die wichtigsten Fettsäuren weisen folgende Struktur-Merkmale auf:
- eine nicht verzweigte Kohlenstoff-Kette,
- eine durch zwei teilbare Gesamtzahl der C-Atome (einschließlich des in der Carboxy-Gruppe enthaltenen C-Atoms).

Am weitesten verbreitet sind Fettsäuren mit 16 und 18 C-Atomen. Je nachdem, ob das Kohlenstoff-Gerüst der Fettsäuren Doppelbindungen enthält, wird zwischen gesättigten und ungesättigten Fettsäuren unterschieden.

Fettsäuren	im Kohlenstoff-Gerüst
gesättigte	nur Einfachbindungen
einfach ungesättigte	eine Doppelbindung; cis-Konfiguration
mehrfach ungesättigte	2, 3 oder 4 Doppelbindungen, nicht konjugiert; cis-Konfiguration

Die wichtigsten Fettsäuren sind in den folgenden Zusammenstellungen aufgeführt. Zu ihrer Benennung sind Trivialnamen (insbesondere im Bereich der Physiologischen Chemie) gebräuchlicher als die systematischen Namen. Systematische Namen erhält man, indem man dem Namen des Kohlenwasserstoffes mit der angegebenen Anzahl an C-Atomen die Wortendung „säure" hinzufügt, z. B. Octadecansäure für **Stearinsäure**. Die Gesamtzahl der C-Atome und die Anzahl der C−C-Doppelbindungen in Fettsäuren lassen sich in einer *Kurzschreibweise* angeben. So bedeutet 18:2, daß das Fettsäure-Molekül insgesamt 18 C-Atome und zwei C−C-Doppelbindungen enthält. Zur vollständigen Bezeichnung gehört noch die Angabe darüber, von welchem C-Atom eine Doppelbindung ausgeht.

Gesättigte Fettsäuren:

Trivialname	C-Anzahl und Doppelbindungen	typischer Baustein von
Buttersäure	4:0	Milchfett
Capronsäure	6:0	Milchfett
Caprylsäure	8:0	Milchfett
Caprinsäure	10:0	Milchfett
Laurinsäure	12:0	Kokosfett
Myristinsäure	14:0	Milchfett, Kokosfett
Palmitinsäure	16:0	Schweineschmalz
Stearinsäure	18:0	Rindertalg
Arachinsäure	20:0	Erdnußöl

Ungesättigte Fettsäuren:

Trivialname	C-Anzahl und Doppelbindungen (ausgehend von den angegebenen C-Atomen)	überwiegender bzw. typischer Baustein von
Ölsäure	18:1 (9)	Olivenöl
Linolsäure	18:2 (9,12)	Sojaöl, Sonnenblumenöl
Linolensäure	18:3 (9,12,15)	Leinöl
Arachidonsäure	20:4 (5,8,11,14)	Fischölen

Die *mehrfach ungesättigten Fettsäuren* **Linolsäure, Linolensäure** und **Arachidonsäure** können vom menschlichen Organismus nicht aufgebaut werden. Man bezeichnet sie als *essentielle Fettsäuren*; sie müssen in Form entsprechend zusammengesetzter Fette mit der Nahrung aufgenommen werden.

Die Bausteine, Glycerin und Fettsäuren, sind in den Fetten über Ester-Bindungen miteinander verknüpft. Glycerin kann als dreiwertiger Alkohol durch aufeinanderfolgende Veresterung mit derselben oder mit unterschiedlichen Fettsäuren Monoester, Diester und Triester bilden. Diese Ester des Glycerins bezeichnet man als Glyceride. Die Fette sind **Triglyceride** (Triacylglycerine). Mono- und Diglyceride entstehen als Zwischenprodukte bei der Biosynthese der Fette.

In pflanzlichen und tierischen Zellen liegen stets Fettsäuren unterschiedlicher Struktur nebeneinander vor, die in statistischer Reihenfolge mit Glycerin verestert werden. Selten entstehen hierbei Triglyceride, in denen alle drei OH-Gruppen des Glycerins mit ein und derselben Fettsäure verestert sind.

Fette sind somit Stoff-Gemische, bestehend aus Triglyceriden der allgemeinen Formel:

$$\begin{array}{c}
\text{H} \quad \text{O} \\
| \quad\quad \| \\
\text{H}-\text{C}-\text{O}-\text{C}-\text{R}^1 \\
| \quad\quad \text{O} \\
\quad\quad \| \\
\text{H}-\text{C}-\text{O}-\text{C}-\text{R}^2 \\
| \quad\quad \text{O} \\
\quad\quad \| \\
\text{H}-\text{C}-\text{O}-\text{C}-\text{R}^3 \\
| \\
\text{H}
\end{array}$$

In dieser Formel drücken die Ziffern oberhalb von „R" aus, daß sich die in den Fett-Molekülen an den Glycerin-Rest gebundenen Acyl-Reste $(-\text{CO}-\text{R})$ von verschiedenen Fettsäuren ableiten, z. B.

Acyl-Rest der	R
$-\text{CO}-\text{R}^1$ Palmitinsäure	$-(\text{CH}_2)_{14}-\text{CH}_3$
$-\text{CO}-\text{R}^2$ Ölsäure	$-(\text{CH}_2)_7-\text{CH}=\text{CH}-(\text{CH}_2)_7-\text{CH}_3$
$-\text{CO}-\text{R}^3$ Stearinsäure	$-(\text{CH}_2)_{16}-\text{CH}_3$

Von größter wirtschaftlicher Bedeutung sind Fette, in denen Laurinsäure, Myristinsäure, Palmitinsäure, Stearinsäure, Ölsäure, Linolsäure und Linolensäure mit OH-Gruppen des Glycerins verestert sind.

25.3 Chemische Eigenschaften der Fette

Fette haben die chemischen Eigenschaften von Monocarbonsäure-estern. Sie gehören zu den Neutralstoffen, was durch die Bezeichnung „**Neutralfette**" ausgedrückt wird.

Chemische Reaktionen der Fette können entweder unter Erhaltung der Triglycerid-Struktur oder unter Spaltung der Ester-Bindungen verlaufen. Bei *Anlagerungs-Reaktionen an Doppelbindungen* in ungesättigten Fettsäure-Resten bleibt die Triglycerid-Struktur erhalten.

Durch Anlagerung von Iod an natürliche Fette kann man den Anteil ungesättigter Fettsäuren an der Zusammensetzung von Fetten quantitativ bestimmen. Die Iod-Addition verläuft nach dem Schema:

$$\text{\textbackslash}C=C\text{/} + I{-}I \longrightarrow -\underset{\underset{I}{|}}{\overset{\overset{|}{}}{C}}-\underset{\underset{I}{|}}{\overset{\overset{|}{}}{C}}-$$

Den Iod-Verbrauch drückt man als Iodzahl in g Iod/100 g Fett aus. Je höher der Anteil ungesättigter Fettsäure-Reste in natürlichen Fetten ist, um so höher ist ihre **Iodzahl**.

pflanzliches oder tierisches Fett	Iodzahl
Kokosfett	7– 10
Butter	30– 35
Schweineschmalz	60– 68
Olivenöl	80– 95
Sonnenblumenöl	125–136
Leinöl	175–200

Bei solchen Fetten, die einen hohen Anteil an ungesättigten Fettsäure-Resten enthalten, führt die Anlagerung von Wasserstoff zu einer Verringerung der Zahl der C–C-Doppelbindungen. Aus Ölen kann man durch **Hydrierung** halbfeste oder feste Fette herstellen, so daß man die Fett-Hydrierung auch als **Fetthärtung** bezeichnet. Die Fetthärtung ist bei der Herstellung von Margarine von Bedeutung.

Für die Verarbeitung zu Nahrungsfetten ungeeignete natürliche Fette werden industriell als Rohstoffe zur Fett-Spaltung eingesetzt. Die Spaltung der in den Triglyceriden vorliegenden Ester-Bindungen erfolgt durch Reaktion mit Wasser (Ester-Hydrolyse):

Fett + Wasser → Glycerin + Fettsäuren
1 mol 3 mol   1 mol   3 mol

Industriell führt man die **Fett-Spaltung** mit überhitztem Wasserdampf durch, d. h. bei Temperaturen über 100 °C in druckfesten Reaktionsgefäßen. Man erhält Glycerin und, je nach Art des eingesetzten Fettes, verschiedene Fettsäuren in unterschiedlichen Anteilen.

In folgendem Beispiel ergibt die Ester-Spaltung Glycerin, Palmitinsäure, Ölsäure und Stearinsäure:

$$H-\underset{H}{\overset{H}{C}}-O-\overset{O}{\overset{||}{C}}-(CH_2)_{14}-CH_3$$
$$H-C-O-\overset{O}{\overset{||}{C}}-(CH_2)_7-CH=CH-(CH_2)_7-CH_3 + 3\ H_2O$$
$$H-\underset{H}{\overset{}{C}}-O-\overset{O}{\overset{||}{C}}-(CH_2)_{16}-CH_3$$

$$\downarrow$$

$$H-\overset{H}{C}-O-H \quad HOOC-(CH_2)_{14}-CH_3$$
$$H-C-O-H + HOOC-(CH_2)_7-CH=CH-(CH_2)_7-CH_3$$
$$H-\underset{H}{C}-O-H \quad HOOC-(CH_2)_{16}-CH_3$$

In großem Ausmaß wird die Fett-Spaltung auch zur Herstellung von Seifen, als Verseifung, durchgeführt. Seifen sind Natrium- oder Kaliumsalze langkettiger Fettsäuren (Kap. 24.2.1). Sie entstehen bei der Fett-Spaltung mit Natronlauge (oder Kalilauge):

Fett + NaOH + H_2O →
1 mol 3 mol

Glycerin + Natriumsalze von Fettsäuren
1 mol   3 mol

Der Begriff **Verseifung** bezeichnete ursprünglich nur die Umsetzung von Fetten mit Alkalilaugen, d. h. eine Ester-Spaltung, die auch tatsächlich Seifen ergibt. Er wird jetzt aber allgemein zur Bezeichnung der hydrolytischen Spaltung von funktionellen Säure-Derivaten gebraucht.

25.4 Physikalische Eigenschaften der Fette

Die Moleküle der Triglyceride enthalten lange C-Ketten in Form der Alkyl- und Alkenyl-Gruppen R^1, R^2 und R^3 (die gemeinsam mit der CO-Gruppe den Acylrest bilden). Die Struktur dieser

C-Ketten bestimmt die Eigenschaften der Triglyceride, vor allem Aggregatzustand und Löslichkeit.

$$
\begin{array}{l}
\text{H}\quad\ \text{O} \\
|\qquad\ \| \\
\text{H}-\text{C}-\text{O}-\text{C}-\text{R}^1 \\
| \\
\qquad\quad\ \text{O} \\
\qquad\quad\ \| \\
\text{H}-\text{C}-\text{O}-\text{C}-\text{R}^2 \\
| \\
\qquad\quad\ \text{O} \\
\qquad\quad\ \| \\
\text{H}-\text{C}-\text{O}-\text{C}-\text{R}^3 \\
| \\
\text{H}
\end{array}
$$

Durch die cis-Konfiguration an ihren Doppelbindungen haben Acyl-Reste, die sich von Ölsäure, Linolsäure und Linolensäure ableiten, einen großen Raumbedarf. Diese „sperrigen" Acyl-Reste fügen sich schwer in ein Kristall-Gitter ein, daher sind Triglyceride mit einem hohen Anteil an solchen ungesättigten Acyl-Resten Öle (Olivenöl, Leinöl). Dagegen sind Triglyceride mit einem hohen Anteil an gesättigten, langkettigen Acyl-Resten bei Raumtemperatur fest (Rindertalg).

Die langen C-Ketten sind unpolar und bewirken, daß sich Fette in dem polaren Lösungsmittel Wasser nicht lösen. Die Fette gehören zu den ausgeprägt **hydrophoben** (wasserabweisenden) Stoffen, sie lösen sich in unpolaren Lösungsmitteln, wie Kohlenwasserstoffen (Hexan, Waschbenzin), Halogenkohlenwasserstoffen (Chloroform, Trichlorethylen) und Ethern (Diethylether).

25.5   Biologische Bedeutung der Fette

Fette sind wichtige Nahrungsbestandteile. Sie werden vom menschlichen Organismus verwertet als:
- Betriebsstoffe bei der *Deckung des Energiebedarfs*. Die Verbrennungsenergie von 1 g Fett ist mehr als doppelt so groß (38,9 kJ/g) wie die von 1 g der anderen Nahrungshauptbestandteile (Kohlenhydrate und Proteine).
- Reservestoffe, die nach Speicherung im Fettgewebe (in Fett-Depots) im Bedarfsfall als mengenmäßig wichtigster **Energiespeicher** zur Verfügung stehen.

In Form von pflanzlichen Fetten und von Margarine werden solche Fettsäuren aufgenommen, die nicht durch Stoffwechsel-Vorgänge synthetisiert werden können. Es sind dies als essentielle Fettsäuren (Vitamin F) bezeichnete mehrfach ungesättigte Fettsäuren. Außerdem werden mit den Fetten fettlösliche Vitamine, wie Vitamin D und E, aufgenommen.

Der Abbau der Nahrungs-Fette erfolgt durch Verdauungsvorgänge unter Beteiligung von Lipasen nach dem Schema:

Triglyceride $\longrightarrow$ Diglyceride $\longrightarrow$ Monoglyceride $\longrightarrow$ Glycerin und Fettsäuren.

Die Fettspaltung findet vorwiegend im Dünndarm statt unter Mitwirkung von **Pankreas-Lipase** und der **Salze von Gallensäuren**. Letztere haben Emulgator-Eigenschaften und bewirken eine sehr feine Verteilung von Fett-Tröpfchen in dem wäßrigen Milieu. Außer freien Fettsäuren können auch Monoglyceride resorbiert werden. Die in den Organismus aufgenommenen Fettsäuren dienen:
- zum Aufbau der Triglyceride in den Fett-Depots,
- als Bausteine zum Aufbau von Phospholipiden und Glycolipiden (Bestandteilen biologischer Membranen),
- dem Gewinn von Stoffwechsel-Energie durch Abbau zu „aktivierter Essigsäure" auf dem Wege der β-Oxidation.

Kenntnisse über chemische Struktur und Eigenschaften der Fette sind auch in der Klinischen Chemie erforderlich. Mit klinisch-chemischen Methoden (Bestimmung der Triglyceride, der Lipoproteine und des Cholesterins) können Fettstoffwechsel-Störungen festgestellt werden.

25.6   Lipide

Naturstoffe, die die *gleichen Löslichkeits-Eigenschaften* wie die Fette — hydrophobes Verhalten, Löslichkeit nur in unpolaren (lipophilen) Lösungsmitteln — aufweisen, werden mit den Fetten unter dem Begriff **Lipide** zusammengefaßt.

Hinsichtlich ihrer chemischen Struktur gehören Lipide sehr unterschiedlichen Verbindungsklassen an. Die Einteilung der Lipide unterscheidet zunächst zwischen nicht verseifbaren Lipiden und verseifbaren Lipiden.

Nicht verseifbare Lipide enthalten keine durch Reaktion mit Wasser spaltbaren Bindungen. Die Summenformeln dieser Lipide lassen eine Vielzahl an C- und H-Atomen und nur wenige O-Atome erkennen. Erwartungsgemäß bestimmen die zahlreichen unpolaren $C-C$- und $C-H$-Bindungen die Löslichkeits-Eigenschaften solcher Lipid-Moleküle.

Nicht verseifbare Lipide sind:
- Langkettige gesättigte und ungesättigte Fettsäuren,
- Carotinoide (z.B. β-Carotin und Vitamin A),
- Vitamin E (Tocopherol),
- Verbindungen mit dem Steroid-Ringsystem (Steroide) wie Cholesterin und Gallensäuren.

Verseifbare Lipide sind:
- Fette (Ester aus Glycerin und Fettsäuren),
- Cholesterin-Ester,
- Wachse (Ester aus einwertigen langkettigen Alkoholen und Fettsäuren, z.B. Bienenwachs),
- Phospholipide und zwar Glycero-phospholipide und Sphingomyeline,
- Glycolipide und zwar Cerebroside und Ganglioside.

Die molekularen Bausteine sämtlicher Glycerophospholipide sind:
- der dreiwertige Alkohol Glycerin,
- langkettige, gesättigte und ungesättigte Fettsäuren (2 mol),
- Phosphorsäure, die mit einer primären OH-Gruppe von Glycerin verestert ist.

Die aus diesen Bausteinen gebildeten Verbindungen heißen Phosphatidsäuren. Durch Reaktion der in diesen Stoffwechsel-Zwischenprodukten vorliegenden Phosphat-Gruppe mit der alkoholischen OH-Gruppe von Ethanolamin oder von Cholin entstehen folgende Phosphorsäure-diester (Glycero-phospholipide):
- Kephaline (Phosphatidyl-ethanolamin),
- Lecithine (Phosphatidyl-cholin).

Gemeinsame Bausteine der Sphingomyeline, Cerebroside und Ganglioside, die man als Sphingolipide zusammenfassen kann, sind:

Phosphatidsäure — Cholin

Phosphatidyl-cholin (Lecithin)

- der langkettige Amino-alkohol Sphingosin,
- langkettige Fettsäuren (1 mol), die mit der Amino-Gruppe von Sphingosin amidartig verknüpft sind.

Die aus diesen Bausteinen gebildeten Verbindungen heißen Ceramide. Von ihnen leiten sich die genannten Sphingolipide durch Reaktion an der primären alkoholischen OH-Gruppe in folgender Weise ab (Kap. 33.7):
- Sphingomyeline durch esterartige Verknüpfung mit Phosphorsäure und weitere Reaktion mit Cholin zu einem Phosphorsäure-diester,
- Cerebroside durch glycosidische Verknüpfung mit D-Galactose (Kap. 29.2.5),
- Ganglioside durch glycosidische Verknüpfung mit verschiedenen Oligosacchariden.

Cerebroside und Ganglioside gehören zu den Glycolipiden, da in ihnen ein hydrophiler, zu den Sacchariden gehörender Molekülteil mit einem lipophilen Molekülteil verknüpft ist.

26 Stickstoffhaltige organische Verbindungen

26.1 Amine

Die „Muttersubstanz" der Amine ist die anorganische Base Ammoniak. Amine entstehen aus Ammoniak durch Substitution von H-Atomen durch Kohlenwasserstoff-Reste. Mit fortschreitender Substitution erhält man folgende Amine:

– **Primäre** Amine
  (ein H substituiert)

$$\begin{matrix} R \\ H-N| \\ H \end{matrix}$$

– **Sekundäre** Amine
  (zwei H substituiert)

$$\begin{matrix} R \\ R-N| \\ H \end{matrix}$$

– **Tertiäre** Amine
  (drei H substituiert)

$$\begin{matrix} R \\ R-N| \\ R \end{matrix}$$

Wenn in den obigen Formeln die Methyl-Gruppe an die Stelle von R tritt, ergeben sich die einfachsten Amine:

$$\begin{matrix} H_3C \\ H-N| \\ H \end{matrix} \qquad \begin{matrix} H_3C \\ H_3C-N| \\ H \end{matrix} \qquad \begin{matrix} H_3C \\ H_3C-N| \\ H_3C \end{matrix}$$

pK_B 3,34	3,27	4,19
Methylamin	Dimethylamin	Trimethylamin
H_3C-NH_2	$(H_3C)_2NH$	$(H_3C)_3N$

Bei Raumtemperatur sind diese Methylamine, ebenso wie Ammoniak, farblose Gase. Ihr Geruch wird als unangenehm fischartig empfunden.

Wie Ammoniak lösen sich die gasförmigen **Methylamine** (Mono-, Di- und Trimethylamin) in Wasser, die Lösungen reagieren basisch. Diese Amine sind die einfachsten **organischen Basen**, das freie Elektronenpaar am Stickstoff reagiert als Protonen-Acceptor.

$$\begin{matrix} R \\ H-N| \\ H \end{matrix} + \begin{matrix} H \\ O \\ H \end{matrix} \rightleftharpoons \left[\begin{matrix} R \\ | \oplus \\ H-N-H \\ | \\ H \end{matrix}\right] + OH^\ominus$$

$$\begin{matrix} R \\ R-N| \\ H \end{matrix} + H_2O \rightleftharpoons \left[\begin{matrix} R \\ | \oplus \\ R-N-H \\ | \\ H \end{matrix}\right] + OH^\ominus$$

$$\begin{matrix} R \\ R-N| \\ R \end{matrix} + H_2O \rightleftharpoons \left[\begin{matrix} R \\ | \oplus \\ R-N-H \\ | \\ R \end{matrix}\right] + OH^\ominus$$

Die positive Ladung der aus den Aminen entstandenen substituierten Ammonium-Ionen wird durch $OH^\ominus$-Ionen ausgeglichen. Zur Benennung der Ammonium-Ionen wird der Name des Substituenten dem Wort „ammonium" vorangestellt, z.B.

Ammoniak	Ammonium-Ionen
Methylamin	Methylammonium-Ionen
Dimethylamin	Dimethylammonium-Ionen
Trimethylamin	Trimethylammonium-Ionen

26.1.1 Alkylamine (Aminoalkane)

Wie die Methylamine, so lassen sich Amine mit jeder anderen Alkyl-Gruppe herstellen und als organische Basen verwenden.

Die funktionelle Gruppe $-NH_2$ der primären Amine wird als Amino-Gruppe (auch *primäre Amino-Gruppe*) bezeichnet. Am Beispiel

$$H_3C-CH_2-\bar{N}\begin{matrix} H \\ \\ H \end{matrix}$$

sollen zwei Möglichkeiten der Namengebung erläutert werden:

– Man bezeichnet die Verbindungsklasse durch die Endung „amin" und stellt den Namen der Alkyl-Gruppe voran: **Ethylamin**.
– Man geht vom Namen des Kohlenwasserstoffes mit demselben C-Gerüst aus und sieht Wasserstoff als durch die Amino-Gruppe substituiert an: **Aminoethan**.

Bei der Unterscheidung von Aminen drücken die Beifügungen primär, sekundär und tertiär aus, daß das **Stickstoff**-Atom mit einem, zwei oder drei Kohlenwasserstoff-Resten verknüpft ist. Werden diese Bezeichnungen dagegen zur Kennzeichnung von Kohlenstoff-Atomen verwendet, so geben sie an, mit wievielen anderen C-Atomen ein bestimmtes C-Atom direkt verknüpft ist.

In Tab. 26-1 sind Beispiele von Aminen mit kurzkettigen Alkyl-Gruppen zusammengestellt. Die dort genannten primären und sekundären Amine sowie Trimethylamin sind in Wasser (bei 25 °C) sehr gut löslich. In dem Maße, wie die Gesamtzahl der C-Atome in den Amin-Molekülen zunimmt, wird die Wasser-Löslichkeit geringer.

Die in Tab. 26-1 aufgeführten Amine sind ausnahmslos organische Basen. Ihre pK_B-Werte (s. a. S. 203) lassen sich aus den Protolyse-Gleichgewichten ermitteln. Die Kenntnis der pK_B-Werte ist wichtig, wenn man Amine als Bestandteile von Puffer-Mischungen einsetzen will.

Aus Aminen und anorganischen oder organischen Säuren entstehen die entsprechenden Salze, z. B. aus Triethylamin und Salzsäure das Salz **Triethylammonium-chlorid**, auch als Triethylamin-hydrochlorid bezeichnet:

$$H_5C_2\diagdown$$
$$H_5C_2\text{--}N| + H^\oplus + Cl^\ominus \longrightarrow \left[\begin{array}{c} C_2H_5 \\ | \\ H_5C_2\text{--}\overset{\oplus}{N}\text{--}H \\ | \\ C_2H_5 \end{array} \right] Cl^\ominus$$
$$H_5C_2\diagup$$

Das einfachste Diamin enthält zwei primäre Amino-Gruppen und wird als **Ethylendiamin** (1,2-Diamino-ethan) bezeichnet:

$$\begin{array}{ccc} H\diagdown & & \diagup H \\ N\text{--}CH_2\text{--}CH_2\text{--}N \\ H\diagup & & \diagdown H \end{array}$$

Ethylendiamin ist Ausgangsmaterial zur Herstellung von **Ethylendiamin-tetraessigsäure** (EDTA), die mit zweiwertigen Metall-Ionen (auch $Mg^{\oplus\oplus}$ und $Ca^{\oplus\oplus}$) Chelat-Komplexe bildet und z. B. als Wasserenthärtungsmittel und Zusatz zu Seifen und Waschmitteln verwendet wird (s. S. 207).

1,6-Diamino-hexan (Hexamethylendiamin) ist Ausgangsmaterial zur Herstellung der Kunstfaser Nylon.

26.1.2 Amine mit alkoholischen Hydroxy-Gruppen

Bestimmte Amine entstehen bei Stoffwechsel-Reaktionen aus Aminocarbonsäuren (Kap. 28) und werden daher als biogene Amine bezeichnet. Hierzu gehört **Ethanolamin** (Amino-ethanol),

$$HO\text{--}CH_2\text{--}CH_2\text{--}NH_2$$

das Baustein von Phospholipiden ist.

Ein unter der Abkürzung TRIS bekanntes Amin (pK_B 5,7 bei 20 °C) wird häufig in Puffer-Mischungen verwendet. TRIS hat die Formel

$$\begin{array}{c} CH_2OH \\ | \\ HOH_2C\text{--}C\text{--}CH_2OH \\ | \\ NH_2 \end{array}$$

Tab. 26-1: Einige Amine und ihre Siedetemperaturen

Name	Formel	Sdp. (°C)
Methylamin	$H_3C\text{--}NH_2$	−6
Ethylamin	$H_3C\text{--}CH_2\text{--}NH_2$	16
n-Propylamin	$H_3C\text{--}CH_2\text{--}CH_2\text{--}NH_2$	49
n-Butylamin	$H_3C\text{--}CH_2\text{--}CH_2\text{--}CH_2\text{--}NH_2$	78
Dimethylamin	$(H_3C)_2NH$	7
Diethylamin	$(H_5C_2)_2NH$	56
Trimethylamin	$(H_3C)_3N$	4
Triethylamin	$(H_5C_2)_3N$	89
Pyrrolidin	$\begin{array}{c} H_2C\text{--}CH_2 \\ H_2C\diagdown\diagup CH_2 \\ N \\ H \end{array}$	89
Piperidin	$\begin{array}{c} H_2 \\ C \\ H_2C\diagup\diagdown CH_2 \\ H_2C\diagdown N\diagup CH_2 \\ H \end{array}$	106
Morpholin	$\begin{array}{c} O \\ H_2C\diagup\diagdown CH_2 \\ H_2C\diagdown N\diagup CH_2 \\ H \end{array}$	130

und die systematische Bezeichnung 2-Amino-2-(hydroxymethyl)-1,3-propandiol.

Ersetzt man die H-Atome der **Methyl**-Gruppe von Aminomethan formal durch drei (tris = dreimal) Hydroxymethyl-Gruppen (HO−CH₂−), so ergibt sich der besser bekannte Name Tris-(hydroxymethyl)-amino-methan.

26.1.3 Physiologisch wirksame Amine

Als Beispiel für ein körpereigenes Amin mit stark ausgeprägter physiologischer Wirksamkeit soll **Adrenalin** erwähnt werden:

26.1.4 Aromatische Amine

Bei aromatischen Aminen ist die Amino-Gruppe direkt mit einem C-Atom eines aromatischen Ring-Systems verknüpft. Das einfachste aromatische Amin ist **Anilin** (Aminobenzol):

Sdp. 184 °C   pK_B 9,42 (25 °C)

Die **direkte** Verknüpfung der Amino-Gruppe mit dem aromatischen Ring ist die Ursache für die großen Unterschiede zwischen dem chemischen Verhalten aromatischer Amine und dem aller übrigen Amine, in denen die Amino-Gruppe mit dem C-Atom einer kettenförmigen Struktur verknüpft ist.

Aromatische Amine sind um Größenordnungen schwächer basisch. Besondere Reaktionen (Diazotierung und Kupplung) führen von aromatischen Aminen über Diazoniumsalze zu Azofarbstoffen. Hierauf basieren manche Farbreaktionen in der Klinischen Chemie und Histologie.

26.1.5 Heterocyclische Amine

Gesättigte Verbindungen mit Stickstoff im Ring: Der Amino-Stickstoff kann auch am Aufbau eines Ring-Systems beteiligt sein. Die als **Pyrrolidin** und **Piperidin** bezeichneten heterocyclischen sekundären Amine haben Eigenschaften, die denen kettenförmiger sekundärer Amine weitgehend entsprechen.

Diethylamin	Pyrrolidin (Tetrahydropyrrol)	Piperidin (Hexahydropyridin)
pK_B 3,51	2,73	2,88

26.1.6 Ungesättigte Verbindungen mit Stickstoff im Ring

Fünf- und sechsgliedrige Ring-Verbindungen mit einem oder zwei N-Atomen im Ring sind als Grundkörper wichtiger Naturstoffe von Bedeutung. Zu diesen Stickstoff-Heterocyclen gehören:

Name	Ringgröße Atome insgesamt	davon N-Atome	vorliegend in
Pyrrol	5	1	rotem Blutfarbstoff
Imidazol	5	2	Histamin, Histidin, Globin, Enzymen
Pyridin	6	1	Nicotinamid, NAD
Pyrimidin	6	2	Pyrimidin-Basen, Nucleinsäuren
Indol	(6 + 5) (zwei Ringe)	1	Tryptophan, Serotonin
Purin	(6 + 5) (zwei Ringe)	2 + 2	Purin-Basen, Nucleinsäuren

Die Formeln ungesättigter cyclischer Verbindungen werden oft als „Kurzfassungen" wiedergegeben: man zeichnet ein regelmäßiges Fünf- oder Sechseck als Symbol für ein fünfgliedriges oder sechsgliedriges Ring-System und gibt nur die **Hetero-Atome** im Ring (O, N und S) an, außerdem bei Stickstoff-Heterocyclen die N−H-Bindungen.

Vollständige Formel	Kurzfassung	Name
		Pyrrol
		Imidazol
		Pyridin
		Pyrimidin
		Indol
		Purin

Zur eindeutigen Benennung von Substitutions-Produkten cyclischer Grundkörper werden die das Ring-System bildenden Atome numeriert. Bei Heterocyclen mit **einem** Hetero-Atom beginnt die Numerierung an diesem Hetero-Atom. Bei Heterocyclen mit mehreren Hetero-Atomen wurden Regeln für die Numerierung international vereinbart, z.B. bei Purin.

Pyridin ist nicht nur als Grundkörper wichtiger Substitutions-Produkte zu erwähnen, sondern wird auch oft als Lösungsmittel (Sdp. 116 °C) mit schwach basischen Eigenschaften (pK_B 8,75) ver-

wendet (z.B. in Lösungsmittel-Mischungen für chromatographische Zwecke).

26.2 Quartäre Ammoniumsalze

Ammoniak reagiert mit Säuren zu Ammoniumsalzen, in denen Stickstoff eine positive Ladung trägt, z.B. mit Chlorwasserstoff zu Ammoniumchlorid. Sind alle vier H-Atome des Ammonium-Ions durch Kohlenwasserstoff-Reste substituiert, dann liegen **quartäre Ammonium-Ionen** vor:

Ammonium-Ion	Tetramethyl-ammonium-Ion	quartäres Ammonium-Ion

Die positive Ladung der quartären Ammonium-Ionen wird durch die Anionen von anorganischen oder organischen Säuren ausgeglichen.

Die vier Substituenten müssen nicht gleichartig sein. Ein wichtiges Beispiel für ein quartäres Ammoniumsalz mit unterschiedlichen Atomgruppen am Stickstoff ist **Cholin**, hier als Cholinchlorid wiedergegeben:

$$\text{HO}-\text{CH}_2-\text{CH}_2-\overset{\oplus}{\underset{|}{\text{N}}}-\text{CH}_3 \quad \text{Cl}^{\ominus}$$
$$\text{CH}_3 \text{ (oben)} \quad \text{CH}_3 \text{ (unten)}$$

Cholin ist ein Baustein der Lecithine (Kap. 25). Acetylcholin, das als cholinerger Neurotransmitter wirkt, ist der Essigsäure-ester von Cholin.

26.3 Stickstoffhaltige organische Verbindungen als Komplexbildner

Von dem freien Elektronenpaar der Stickstoff-Atome in Amino-Gruppen und in Stickstoff-Heterocyclen können koordinative Bindungen zu Reaktions-Partnern mit einer „Elektronenlücke" ausgehen. Dies führt zur Entstehung von Komplexen (Kap. 5.5).

Diamine reagieren bei der Komplex-Bildung als *zweizähnige Liganden*. Die einfachsten zweizähnigen Amin-Liganden sind die Moleküle von Ethylendiamin:

Auch organische Verbindungen mit einer Amino-Gruppe und einer andersartigen, ebenfalls ein freies Elektronenpaar aufweisenden Atomgruppe sind zweizähnige Liganden, so z. B. das Anion der einfachsten Aminosäure Glycin, das **Glycinat**-Ion:

Glycin-Anion (Glycinat)

Auch die Anionen anderer Aminocarbonsäuren (Kap. 28) haben die Eigenschaften von zweizähnigen Liganden. Da Aminocarbonsäuren die Bausteine der Peptide und Proteine sind, sind auch Eiweißstoffe zur Komplex-Bildung befähigt. Diese Eigenschaft ist biologisch von großer Bedeutung. Im Organismus liegen bestimmte Metallionen (z. B. $Ca^{\oplus\oplus}$, $Fe^{\oplus\oplus}$, $Cu^{\oplus\oplus}$, $Zn^{\oplus\oplus}$) an Transport- und Speicher-Proteine gebunden vor. Die Wirksamkeit bestimmter Enzyme beruht auf ihrer Fähigkeit zur Bildung von Metall-Komplexen.

Eine Nachweis-Reaktion für Proteine beruht darauf, daß diese mit $Cu^{\oplus\oplus}$-Ionen violett gefärbte Komplexe bilden. Diese Reaktion wird als „Biuret-Probe" bezeichnet, weil die aus Harnstoff durch Erhitzen entstehende Verbindung Biuret (ein zweizähniger Ligand) mit $Cu^{\oplus\oplus}$-Ionen ebenfalls einen violett gefärbten Komplex bildet.

Aus Ethylendiamin kann man **Ethylendiamintetraessigsäure** (EDTA) herstellen, deren Tetra-anionen als sechszähnige Liganden mit zahlreichen Metallkationen (auch $Mg^{\oplus\oplus}$ und $Ca^{\oplus\oplus}$) reagieren. Auf dieser Komplex-Bildung mit EDTA („Komplexon", „Titriplex") beruhen zahlreiche Bestimmungsmethoden für Metallkationen (komplexometrische Titrationen)

Ethylendiamintetraessigsäure-Tetraanion

Auf der Komplex-Bildung mit Calcium-Ionen beruht die Verwendung des Dinatrium- oder Dikalium-Salzes von EDTA als gerinnungshemmende Substanz **(Antikoagulans)** bei der Gewinnung von Plasma für hämatologische Untersuchungen. Durch die Komplex-Bildung mit EDTA-Ionen wird die für die Blutgerinnung erforderliche physiologische Konzentration an freien Ca-Ionen so stark verringert, daß die Gerinnung ausbleibt.

Im folgenden ist die Zähnigkeit einiger Liganden zusammengestellt. Die Zähnigkeit gibt an, wieviele Bindungen von einem Liganden-Teilchen zu **demselben** Zentralion ausgehen. In dieser Aufstellung sind Sauerstoff und Kohlen(stoff)monoxid (CO) mit aufgeführt, weil Sauerstoff durch komplexe Bindung an das Eisen(II)-Zentralion von Hämoglobin transportiert und bei Einatmen von CO von diesem aus der komplexen Bindung verdrängt wird.

Liganden	Zähnigkeit
O_2 CO NH_3 $[|C\equiv N|]^{\ominus}$	einzähnig
Biuret, Glycin, Aminosäuren	zweizähnig
Porphyrine (Protoporphyrin)	vierzähnig
EDTA	sechszähnig

Porphyrin ist ein großes (vielgliedriges) Ring-System, in das vier Pyrrol-Ringe einbezogen sind. Durch Bindungen der N-Atome dieser Pyrrol-Ringe an Eisen(II)-Ionen entsteht ein tiefroter Chelat-Komplex, der als **Häm** bezeichnet wird.

Aus diesem Häm (Farbstoff) entsteht Hämoglobin durch Verknüpfung mit dem Imidazol-Stickstoff eines **Histidin**-Restes von Globin (Protein). Hierdurch ist die fünfte Koordinationsstelle des Eisen(II)-Zentralions besetzt, an die sechste wird Sauerstoff (O_2) reversibel gebunden.

26.4 Weitere stickstoffhaltige Verbindungen

Als weitere Stoffklassen stickstoffhaltiger organischer Verbindungen sind zu erwähnen:

Verbindungsklasse	funktionelle Gruppe	allg. Formel
Nitrosamine	$\diagdown$N—NO $\diagup$	R^1 $\diagdown$N—NO R^2 $\diagup$
Nitro-Verbindungen	—NO$_2$	R—NO$_2$
Ester der Salpetersäure	—O—NO$_2$	R—O—NO$_2$
Azo-Verbindungen	—N=N—	R^1—N=N—R^2

Nitroso-amine, kurz **Nitrosamine**, entstehen bei der Einwirkung von salpetriger Säure (HNO$_2$) auf sekundäre Amine:

$$R^1 \diagdown N \dot{-} H + H \dot{-} O \dot{-} NO \longrightarrow R^1 \diagdown N{-}NO + H_2O$$
$$R^2 \diagup \qquad\qquad\qquad\qquad R^2 \diagup$$

Nitrosamine gehören zu den **cancerogenen** (krebserregenden) Stoffen. Salpetrige Säure entsteht aus ihren Salzen, den Nitriten, bei Einwirkung stärkerer Säuren. Mit sekundären Aminen, die z. B. in Fischprodukten vorhanden sind, kann HNO$_2$ unter Entstehung von Nitrosaminen reagieren. Deshalb ist es nach dem Lebensmittelgesetz untersagt, Nitrite zu Pökelsalzen für Fischerzeugnisse zuzugeben.

Aromatische primäre Amine sind wichtige Ausgangsstoffe für Synthesen. Vielfach werden sie in einer **Diazotierungs-Reaktion** zu den reaktionsfähigen **Diazonium-Salzen** umgesetzt: Reaktion mit salpetriger Säure in eisgekühlter wäßriger Lösung nach dem Zugeben einer starken Säure, wie Salzsäure.

(X = Substituent — z. B. ein Halogen-Atom oder eine Nitro-Gruppe — in ortho-, meta- oder para-Stellung.)

Das entstandene Diazonium-chlorid wird anschließend weiter umgesetzt. Durch **Kupplungs-Reaktionen** mit Phenolen, Naphtholen oder tertiären aromatischen Aminen können zahlreiche **Azofarbstoffe** hergestellt werden (Y = Substituent).

Die Azo-Gruppe —N=N— ist eine chromophore (farbgebende) Gruppe, aromatische Azo-Verbindungen sind daher farbig (vielfach gelb, orange oder rot).

Bei den wichtigsten Nitro- und Azo-Verbindungen sind die funktionellen Gruppen (—NO$_2$ bzw. —N=N—) direkt mit einem Benzol- oder Naphthalin-Ringsystem verknüpft. Die einfachsten derartigen Verbindungen sind:

Nitrobenzol   Azobenzol

Nitrobenzol sowie o- und p-Nitrophenol sind durch eine als **Nitrierung** bezeichnete Substitutions-Reaktion aus Benzol bzw. Phenol und (konzentrierter) Salpetersäure erhältlich.

Durch Reduktion von Nitroverbindungen erhält man die entsprechenden primären aromatischen Amine und aus diesen schließlich Azo-Verbindungen.

In der Klinischen Chemie werden einige Farbreaktionen durchgeführt, bei denen Azofarbstoffe entstehen. Ferner werden Substrate eingesetzt, bei deren enzymatischer Spaltung p-Nitro-phenol oder p-Nitro-anilin entsteht, das photometrisch bestimmt wird.

(Bei den Amylase-Substraten leitet sich R^1 von einem Oligosaccharid ab. Bei den Peptidase-Substraten entspricht R^2 einem Aminosäure- oder Peptid-Rest.)

Substrat für	Formel-Ausschnitt	photometrische Bestimmung von
Amylase	R^1–O–⬡–NO_2	p-Nitro-phenol
Peptidasen	R^2–C(=O)–N(H)–⬡–NO_2	p-Nitro-anilin

Im Gegensatz zu den eigentlichen Nitro-Verbindungen, bei denen die Nitro-Gruppe mit einem C-Atom verknüpft ist, werden **Ester der Salpetersäure** fälschlicherweise ebenfalls als „Nitro-Verbindungen" bezeichnet, wie das bei „Nitroglycerin" und „Nitrocellulose" geschieht. Diese Stoffe sind jedoch keine Nitro-Verbindungen, sondern Salpetersäure-ester von Glycerin bzw. Cellulose. Das sogenannte Nitroglycerin, ein Sprengstoff, ist der Trisalpetersäure-ester von Glycerin.

$$
\begin{array}{l}
H-\overset{\displaystyle H}{\underset{\displaystyle }{C}}-O\!\mid\!H + H-O\!\mid\!NO_2 \\
H-C-O\!\mid\!H + H-O\!\mid\!NO_2 \\
H-\underset{\displaystyle H}{C}-O\!\mid\!H + H-O\!\mid\!NH_2
\end{array}
\longrightarrow
\begin{array}{l}
H-\overset{\displaystyle H}{\underset{\displaystyle }{C}}-O-NO_2 \\
H-C-O-NO_2 \;+\; 3\,H_2O \\
H-\underset{\displaystyle H}{C}-O-NO_2
\end{array}
$$

27 Schwefelhaltige organische Verbindungen

27.1 Einführung

Alkohole, Ether und Ester enthalten sauerstoffhaltige funktionelle Gruppen. Tauscht man – formal – die Sauerstoff-Atome gegen Schwefel-Atome aus, dann erhält man Thioalkohole, Thioether und Thioester. Die Vorsilbe „Thio" weist darauf hin, daß Sauerstoff durch Schwefel ersetzt ist, wie das Beispiel Sulfat ($SO_4^{\ominus\ominus}$) und Thiosulfat ($S_2O_3^{\ominus\ominus}$) zeigt.

Verbindungsklasse	allgemeine Formel
Alkohole	$R-O-H$
Thioalkohole	$R-S-H$
Ether	R^1-O-R^2
Thioether	R^1-S-R^2
Ester	$R^1-C\begin{smallmatrix}\nearrow O\\\searrow O-R^2\end{smallmatrix}$
Thioester	$R^1-C\begin{smallmatrix}\nearrow O\\\searrow S-R^2\end{smallmatrix}$

Als weitere Stoffklassen schwefelhaltiger Verbindungen kommen hinzu:

Disulfide	$R-S-S-R$
Sulfonsäuren	$R-SO_3H$
Schwefelsäuremonoester	$R-O-SO_3H$

27.2 Thioalkohole (Thiole)

Thioalkohole (Thiole, Mercaptane) enthalten als funktionelle Gruppe die Thiol-Gruppe (Mercapto-Gruppe) $-SH$. Aus der Stoffklasse der Alkanthiole sei lediglich Ethanthiol dem entsprechenden Alkohol, Ethanol, gegenübergestellt.

Verbindung	Formel	M (g/mol)	Sdp. (°C)
Ethanol	H_5C_2-O-H	46,1	78
Ethanthiol	H_5C_2-S-H	62,1	35

Thioalkohole lassen sich bereits mit schwachen Oxidationsmitteln an den SH-Gruppen zu den entsprechenden **Disulfiden** oxidieren:

$$R-S-H + H-S-R \xrightarrow[-H_2O]{+[O]} R-S-S-R$$

Die Aminosäure Cystein (Kap. 28) enthält eine Thiolgruppe. Bei Peptiden (z. B. Insulin) und Proteinen (z. B. Keratin des Haares), an deren Aufbau Cystein beteiligt ist, entstehen durch diese Oxidation Disulfid-Bindungen. Die Reduktion von Disulfiden führt zurück zu den Thiolen, diese beiden Verbindungsklassen gehen leicht ineinander über.

Die strukturelle Analogie zwischen Hydroxy-Gruppe ($-OH$) und Thiol-Gruppe ($-SH$) läßt sich auch beim Struktur-Vergleich der biogenen Amine Ethanolamin und **Cysteamin** erkennen. Diese Stoffwechsel-Produkte entstehen durch Decarboxylierung aus der entsprechenden Aminocarbonsäure, Serin oder **Cystein**.

$$\underset{\text{Serin}}{\overset{H_2C-CH-COOH}{\underset{HO\quad NH_2}{|\quad\;|}}} \xrightarrow{-CO_2} \underset{\text{Ethanolamin}}{\overset{H_2C-CH_2}{\underset{HO\quad NH_2}{|\quad\;|}}}$$

$$\underset{\text{Cystein}}{\overset{H_2C-CH-COOH}{\underset{HS\quad NH_2}{|\quad\;|}}} \xrightarrow{-CO_2} \underset{\text{Cysteamin}}{\overset{H_2C-CH_2}{\underset{HS\quad NH_2}{|\quad\;|}}}$$

Cysteamin ist ein Baustein von Coenzym A.

27.3 Thioether

Die Bedeutung der essentiellen Aminosäure **L-Methionin** beruht auf der Thioether-Gruppe.

$$H_3\overset{\oplus}{N}-\underset{\underset{CH_2-CH_2-S-CH_3}{|}}{\overset{\overset{COO^{\ominus}}{|}}{C}}-H$$

Für die im Organismus ablaufenden Transmethylierungs-Reaktionen ist Methionin der wichtigste Methyl-Gruppen-Donator, da die an das S-Atom gebundene Methyl-Gruppe leicht übertragen werden kann.

27.4 Thioester

Der Abbau der aus pflanzlichen und tierischen Fetten stammenden langkettigen Fettsäuren zu *„aktivierter Essigsäure"* verläuft in allen Stufen über **Thioester**. Diese Thioester werden aus den Fettsäuren und **Coenzym A** gebildet, wobei die von dem Baustein Cysteamin in das Coenzym A-Molekül eingebrachte Thiol-Gruppe mit der Carboxy-Gruppe der Fettsäure reagiert. Die so entstandenen Thioester

$$R-C\overset{\displaystyle O}{\underset{\displaystyle S-CoA}{}}$$

sind wesentlich reaktionsfähiger als die Fettsäuren selbst und werden daher als *aktivierte Fettsäuren* bezeichnet.

Der Abbau der langkettigen aktivierten Fettsäuren führt schließlich zu aktivierter Essigsäure, Acetyl-Coenzym A

$$H_3C-C\overset{\displaystyle O}{\underset{\displaystyle S-CoA}{}}$$

(In diesen Formeln bedeutet „CoA" den Teil des Coenzym A-Moleküls, mit dem das S-Atom verknüpft ist.)

Aktivierte Essigsäure nimmt eine zentrale Stellung im Stoffwechsel ein, da Acetyl-CoA nicht nur beim Fettsäure-Abbau, sondern auch beim Kohlenhydrat-Abbau entsteht und selbst wiederum zum Aufbau zahlreicher körpereigener Stoffe dient.

27.5 Sulfonsäuren

Bei den **Sulfonsäuren** ist die funktionelle Gruppe $-SO_3H$ mit einem Kohlenstoff-Atom verknüpft. Zur Namengebung fügt man an den Namen des Kohlenwasserstoffes die Bezeichnung „Sulfonsäure" an.

allgemeine Formel

$$R-\overset{\displaystyle O}{\underset{\displaystyle O}{\overset{\displaystyle \|}{\underset{\displaystyle \|}{S}}}}-O-H$$

Methansulfonsäure $\qquad H_3C-SO_3H$

Benzolsulfonsäure $\qquad$ $-SO_3H$

Sulfonsäuren sind **starke** organische **Säuren**, ihre Säurestärke entspricht der von Schwefelsäure. Der Wasserstoff der $-SO_3H$-Gruppe (Sulfonsäure-Gruppe) wird als Proton übertragen. Die Säurerest-Ionen $R-SO_3^{\ominus}$ heißen Sulfonat-Ionen, die Salze der Sulfonsäuren Sulfonate, z. B. Natriumbenzolsulfonat.

Natrium-sulfonate der allgemeinen Formel

$$R-SO_3^{\ominus}Na^{\oplus},$$

in denen R eine Alkyl-Gruppe mit 12 bis 18 C-Atomen (**Alkansulfonate**) oder ein entsprechend substituierter Phenylrest ist (**Alkylbenzolsulfonate**), sind synthetisch in großen Mengen hergestellte *Detergentien*, die als waschaktive Stoffe in zahlreichen Waschmitteln enthalten sind.

Als weitere funktionelle Derivate der Sulfonsäuren sind vor allem die Sulfonsäureamide, kurz **Sulfonamide**, zu nennen. Die Einführung von Arzneimitteln mit Sulfonamid-Wirkstoffen begründete die Chemotherapie bakterieller Infektionen.

Die antibakteriell wirksamen Sulfonamide haben die allgemeine Formel

$$H_2N-\underset{O}{\overset{O}{\underset{\|}{\overset{\|}{S}}}}-N\underset{H}{\overset{R}{\diagdown}}$$

Die therapeutische Anwendung von Sulfonamiden ist mit Einführung der Antibiotika zurückgegangen, sie werden derzeit bei Infektionen der Harnwege und bei bakteriellen Darminfektionen eingesetzt.

Die bakteriostatische Wirksamkeit der Sulfonamide beruht darauf, daß sie auf Grund ihrer dem Bakterienwuchsstoff p-Amino-benzoesäure ähnlichen chemischen Konstitution eine kompetitive Hemmung im Bakterien-Stoffwechsel bewirken.

$$H_2N-\underset{\text{p-Amino-benzoesäure}}{\bigcirc}-COOH \qquad H_2N-\underset{\text{Sulfanilamid}}{\bigcirc}-SO_2NH_2$$

27.6 Amino-sulfonsäuren

Die Amino-sulfonsäure mit der einfachsten Struktur ist Amino-ethansulfonsäure (**Taurin**):

$$\underset{H}{\overset{H}{\diagdown}}N-\underset{H}{\overset{H}{\underset{|}{\overset{|}{C}}}}-\underset{H}{\overset{H}{\underset{|}{\overset{|}{C}}}}-SO_3H$$

Taurin enthält je eine funktionelle Gruppe mit Base- und mit Säure-Eigenschaften: Das freie Elektronenpaar am Stickstoff der Amino-Gruppe reagiert (wie von Ammoniak bekannt) als Protonen-Acceptor, die Sulfonsäure-Gruppe gibt ihren Wasserstoff als Proton ab. Da bei den Amino-sulfonsäuren (ebenso wie bei den Amino-carbonsäuren, Kap. 28) sowohl Protonen-Acceptor- als auch Protonen-Donator-Gruppen vorhanden sind, kommt es zu einer intramolekularen Protonen-Übertragung, die dazu führt, daß als kleinste Teilchen dieser Stoffe nicht Moleküle, sondern Ionen vorliegen. Diese Ionen weisen sowohl eine positive als auch eine negative Ladung auf, man bezeichnet

sie als **Zwitterionen**. Taurin besteht aus den Zwitterionen:

$$\underset{H}{\overset{H}{\diagdown}}\overset{\oplus}{N}-\underset{H}{\overset{H}{\underset{|}{\overset{|}{C}}}}-\underset{H}{\overset{H}{\underset{|}{\overset{|}{C}}}}-SO_3^{\ominus}$$

Bestimmte Amino-sulfonsäuren werden als **zwitterionische Puffer-Substanzen** im physiologischen pH-Bereich beim Arbeiten mit Zell- und Gewebekulturen eingesetzt. Sie sind im Labor unter folgenden Abkürzungen bekannt:

Puffer	pK_S (20 °C)
HEPES	7,55
PIPES	6,80
MOPS	7,20
TES	7,50

Für folgende Anwendungsgebiete sind diese Puffer besser geeignet als Bicarbonat-, Phosphat- oder TRIS-Puffer (Kap. 26):
- Virologie (Identifizierung und Vermehrung von Viren),
- Impfstoff-Herstellung,
- Aufbewahrung von biologischem Material (Gewebe, Blut, Samen) bei tiefen Temperaturen,
- Wachstum von Bakterien-Kulturen,
- Präparieren von Gewebe für elektronenmikroskopische Untersuchungen,
- Gewinnung bestimmter Inhaltsstoffe biologischen Materials durch chromatographische Trennung,
- Pflanzen-Wachstum in optimal gepufferten Nährlösungen.

Bei allen diesen Verbindungen reagieren die Zwitterionen als Puffer.

Abfangen von $OH^{\ominus}$-Ionen durch:

$$\underset{/}{\overset{\diagdown}{\overset{\oplus}{N}}}-H + OH^{\ominus} \rightleftharpoons \underset{/}{\overset{\diagdown}{N}}| + H_2O$$

Abfangen von $H^{\oplus}$-Ionen durch:

$$-SO_3^{\ominus} + H^{\oplus} \rightleftharpoons -SO_3H$$

Gegenüber den herkömmlichen Puffern weisen die genannten Zwitterionen-Puffer folgende Vorteile auf:
- Biologische Membranen werden nur in geringem Maße passiert (geringe Penetrationsfähigkeit),

- das biologische Reaktionsgeschehen wird nicht gestört,
- vorhandene Metall-Kationen werden nicht oder nur in geringem Maße komplex gebunden.

Kohlenwasserstoff-Rest verknüpfte, *negativ geladene* hydrophile Atomgruppe ist.

$$R-C\overset{O}{\underset{O^{\ominus}}{\diagup}}\qquad R-\overset{O}{\underset{O}{\overset{\|}{\underset{\|}{S}}}}-O^{\ominus}\qquad R-O-\overset{O}{\underset{O}{\overset{\|}{\underset{\|}{S}}}}-O^{\ominus}$$

27.7   Schwefelsäuremonoester

Große Bedeutung als synthetische Detergentien haben auch die Natrium-Salze der Monoester aus Schwefelsäure und Alkanolen mit 12 bis 18 C-Atomen (sogenannten Fettalkoholen). Diese Ester nennt man Monoalkylsulfate, kurz **Alkylsulfate** oder **Fettalkoholsulfate**, sie haben die allgemeine Formel

$R-O-SO_3H$

Die Formeln zeigen die in den Seifen, Sulfonaten und Alkylsulfaten vorliegenden Anionen.

Die Verwendung der synthetischen Aniontenside hat gegenüber den Seifen bestimmte Vorteile:
- Ihre wäßrigen Lösungen reagieren praktisch neutral, eine (bei den Seifen zur alkalischen Reaktion führende) Salz-Protolyse findet nicht statt, da sich die Na-Sulfonate und Na-Alkylsulfate von starken Säuren ableiten.
- Selbst in hartem Wasser werden mit Calcium- und Magnesium-Ionen keine unlöslichen Salze gebildet, während bei Verwendung von Seifen in hartem Wasser die Ca- und Mg-Salze langkettiger Fettsäuren ausfallen.

Das Natriumsalz des Monoesters aus Schwefelsäure und Dodecanol, Natrium-dodecylsulfat (SDS),

$$H_3C-CH_2-CH_2-CH_2-CH_2-CH_2-CH_2-CH_2-CH_2-CH_2-CH_2-CH_2-O-SO_3^{\ominus}Na^{\oplus}$$

Alkylsulfate sind stark sauer, ihre Natrium-Salze sind oberflächenaktiv. Diese Detergentien bilden zusammen mit den langkettigen Natriumsulfonaten und den Seifen die Gruppe der **Aniontenside**, deren gemeinsames Struktur-Merkmal eine mit dem jeweiligen langkettigen hydrophoben

wird bei einer Standard-Methode zur Bestimmung der relativen Molekülmassen von Proteinen verwendet: Als Detergens bewirkt es die Denaturierung der Proteine und bildet mit diesen Komplexe, deren Beweglichkeit bei der Polyacrylamid-Gelelektrophorese direkt von der relativen Molekülmasse der Proteine abhängt.

28 Aminosäuren, Peptide und Proteine

28.1 Einführung

Zur Verbindungsklasse der **Amino-carbonsäuren** (kurz als Aminosäuren bezeichnet) gehören die Carbonsäuren, deren Kohlenstoff-Gerüst durch eine Amino-Gruppe ($-NH_2$) substituiert ist. Die Aminosäuren enthalten also zwei funktionelle Gruppen: die Carboxy-Gruppe ($-COOH$) und die Amino-Gruppe ($-NH_2$).

Zur eindeutigen Bezeichnung der Stellung dieser beiden funktionellen Gruppen zueinander bestehen zwei Möglichkeiten:
- Die Bezifferung der C-Atome, beginnend mit dem C-Atom der Carboxy-Gruppe, und
- die Bezeichnung der auf die Carboxy-Gruppe folgenden C-Atome mit kleinen griechischen Buchstaben.

Konstitution	Name
$\overset{\beta}{H_3C}-\overset{\alpha}{CH}-COOH$ $\quad\quad$ NH_2	Alanin (α-Amino-propionsäure) (2-Amino-propansäure)
$\overset{\beta}{H_2C}-\overset{\alpha}{CH_2}COOH$ $\quad$ NH_2	β-Alanin (β-Amino-propionsäure) (3-Amino-propansäure)
$\overset{\gamma}{H_2C}-\overset{\beta}{CH_2}-\overset{\alpha}{CH_2}-COOH$ $\quad$ NH_2	γ-Amino-buttersäure (4-Amino-butansäure)

In der Aminosäure-Chemie ist die Verwendung von griechischen Buchstaben und von Trivialnamen üblich.

20 Aminosäuren, die *proteinogenen Aminosäuren*, sind die Bausteine der Eiweißstoffe (Proteine). Ihre Aufeinanderfolge (Sequenz) bei der Verknüpfung zu bestimmten Proteinen ist durch den genetischen Code festgelegt. Alle proteinoge-

nen Aminosäuren sind α-Aminosäuren. Ihre in die Papier-Ebene projizierte Formel

$$H_2N\overset{COOH}{\underset{R}{\underset{|}{-C-}}}H \qquad H_2N-\overset{COOH}{\underset{R}{\underset{|}{\overset{|}{C}}}}H$$

zeigt, daß die beiden für Aminosäuren typischen funktionellen Gruppen ($-COOH$ und $-NH_2$) mit demselben C-Atom (dem α-C-Atom) verknüpft sind. Das **α-C-Atom** ist ferner mit einem H-Atom und mit dem übrigen Teil des Kohlenstoff-Gerüstes verknüpft, den man in der Aminosäure- und Protein-Chemie als **Seitenkette R** bezeichnet. Die proteinogenen Aminosäuren unterscheiden sich nur in der Zusammensetzung der Seitenkette R, die auch eine weitere COOH-Gruppe oder eine weitere NH_2-Gruppe enthalten kann. Nach der Anzahl der funktionellen Gruppen unterteilt man:

Anzahl der Gruppen		Stoffklasse
$-COOH$	H_2N-	
1	1	Monoamino-monocarbonsäuren
2	1	Monoamino-dicarbonsäuren
1	2	Diamino-monocarbonsäuren

Die einfachste Aminosäure, Glycin (Aminoessigsäure) enthält keine Seitenkette (R = H). Mit Ausnahme von Glycin sind alle α-Aminosäuren optisch aktiv. Das α-C-Atom ist mit vier verschiedenen Substituenten verknüpft: Drei unterschiedlichen Atomgruppen und einem Wasserstoff-Atom:

$$-COOH \qquad -NH_2 \qquad -R \qquad -H$$

Somit ist das α-C-Atom ein asymmetrisches C-Atom. *Die proteinogenen Aminosäuren haben stets L-Konfiguration*, in ihren Projektionsformeln (mit oben stehender Carboxy-Gruppe) ist die Amino-Gruppe links von dem α-C-Atom angeordnet.

Im Stoffwechsel von Mikroorganismen treten auch Aminosäuren mit D-Konfiguration auf. So enthalten Bakterienzellwände Glycoproteine mit D-Alanin-Resten. L- und D-Alanin sind optische Antipoden (Enantiomere) mit spiegelbildlichem räumlichen Aufbau.

$$H_2N-\overset{\overset{COOH}{|}}{\underset{\underset{CH_3}{|}}{C}}-H \qquad H-\overset{\overset{HOOC}{|}}{\underset{\underset{H_3C}{|}}{C}}-NH_2$$

L-Alanin   D-Alanin

Die proteinogenen Aminosäuren sind farblose kristalline Verbindungen, die erst bei Temperaturen im Bereich zwischen 220 und 340 °C unter Zersetzung schmelzen. Die meisten organischen Verbindungen schmelzen schon bei erheblich niedrigeren Temperaturen. Niedrigschmelzende organische Feststoffe sind aus Molekülen aufgebaut; bei ihnen werden die schwachen zwischenmolekularen Kräfte schon durch Erhitzen auf relativ niedrige Temperaturen überwunden. Aminosäuren sind dagegen nicht aus Molekülen, sondern aus **Zwitterionen** mit negativer und positiver Ladung aufgebaut, sie liegen als innere Salze vor. Zur Überwindung der im Kristallgitter wirksamen starken Anziehungskräfte sind wesentliche höhere Temperaturen erforderlich.

Die Zwitterionen, aus denen die kristallinen Aminosäuren bestehen und die nach dem Auflösen von Aminosäuren in Wasser auch in den wäßrigen Lösungen vorliegen, haben folgende Struktur (die rechtsstehende Formel ist die übliche Kurzschreibweise):

$$H-\overset{H}{\underset{H}{\overset{|}{N^{\oplus}}}}-\overset{\overset{C\overset{O}{\diagdown}}{\underset{|}{\underset{\underset{R}{|}}{}}}{\underset{\underset{R}{|}}{C}}-H \qquad \overset{\oplus}{H_3N}-\overset{\overset{COO^{\ominus}}{|}}{\underset{\underset{R}{|}}{C}}-H$$

Zwitterionen enthalten an ein und demselben Kohlenstoff-Gerüst die gleiche Anzahl an negativen Ladungen (hier an der Carboxylat-Gruppe) **und** positiven Ladungen (hier an der Ammonium-Gruppe).

Die Amino-Gruppe mit dem freien Elektronenpaar am Stickstoff-Atom reagiert als Protonen-Acceptor:

$$R-\bar{N}H_2 + H^{\oplus} \rightleftharpoons R-\overset{\oplus}{N}H_3$$

Carbonsäuren sind Protonen-Donatoren, wie ihre Dissoziation zeigt:

$$R-COOH \rightleftharpoons R-COO^{\ominus} + H^{\oplus}$$

Bei den Aminocarbonsäuren sind Protonen-Acceptorgruppe und Protonen-Donatorgruppe mit demselben Kohlenstoff-Gerüst verknüpft, die Protonen-Übertragung führt zu Zwitterionen.

28.2 Eigenschaften von Mono-amino-monocarbonsäuren

Die proteinogenen **Monoamino-monocarbonsäuren** sind in Tab. 28-1 aufgeführt, daneben sind die international vereinbarten, aus drei Buchstaben bestehenden Abkürzungen angegeben.

Monoamino-monocarbonsäuren bezeichnet man auch als *neutrale Aminosäuren*. Die Seitenkette R enthält bei neutralen Aminosäuren entweder
- keine funktionelle Gruppe oder
- eine funktionelle Gruppe mit geringem Einfluß auf die Protolyse-Reaktionen in wäßriger Lösung.

Seitenkette R enthält	Aminosäure(n)
keine funktionelle Gruppe (nur C−H-Bindungen)	Gly, Ala, Val, Leu, Ile, Phe, Pro
eine alkoholische OH-Gruppe	Ser, Thr
eine Thiol-Gruppe (−SH)	Cys
eine H₃CS-Gruppe	Met
eine Carbonamid-Gruppe (H₂N−CO−)	Asn, Gln
eine phenolische OH-Gruppe	Tyr
einen heterocyclischen Ring	Trp

Tab. 28-1: Proteinogene Monoamino-monocarbonsäuren

Glycin
Gly

Alanin
Ala

Valin
Val

Leucin
Leu

Isoleucin
Ile

Phenylalanin
Phe

Prolin
Pro

Mit einer funktionellen Gruppe in der Seitenkette:

Serin
Ser

Threonin
Thr

Tyrosin
Tyr

Tryptophan
Trp

Cystein
Cys

Methionin
Met

Asparagin
Asn

Glutamin
Gln

Kationen

$+ H^{\oplus}$

Zwitterionen

$+ OH^{\oplus}$

Anionen

Ihre Eigenschaften in wäßrigen Lösungen ergeben sich daraus, daß Zwitterionen **amphotere Elektrolyte**, kurz **Ampholyte**, sind; sie können sowohl als Protonen-Donator als auch als Protonen-Acceptor reagieren. Ihr jeweils vorherrschendes Verhalten hängt von der Wasserstoffionen-Konzentration in ihren wäßrigen Lösungen ab. In Lösungen hoher $H^{\oplus}$-Ionen-Konzentration reagiert die Carboxylat-Gruppe als Protonen-Acceptor, es entstehen Kationen. In Lösungen niedriger $H^{\oplus}$-Ionen-Konzentration reagiert die Ammonium-Gruppe als Protonen-Donator, es entstehen Anionen.

Die angegebenen **Kationen** verhalten sich wie eine zweiprotonige Säure. Die erste Dissoziationsstufe entspricht dem Gleichgewicht:

$$\text{Kationen} \rightleftharpoons H^\oplus + \text{Zwitterionen}$$

Die Dissoziations-Konstante K_1 ergibt sich aus:

$$K_1 = \frac{c(H^\oplus) \cdot c(\text{Zwitterionen})}{c(\text{Kationen})}$$

Aus den Zwitterionen entstehen durch Protonen-Abgabe die angegebenen **Anionen**:

$$\text{Zwitterion} \rightleftharpoons H^\oplus + \text{Anionen}$$

Die Dissoziations-Konstante K_2 ergibt sich aus:

$$K_2 = \frac{c(H^\oplus) \cdot c(\text{Anionen})}{c(\text{Zwitterionen})}$$

Bei keinem pH-Wert sind ausschließlich Zwitterionen vorhanden, bei einem bestimmten pH-Wert ist der Zwitterionen-Anteil jedoch besonders hoch und der Anteil an Kationen und Anionen gleich groß und besonders gering. Bei diesem pH-Wert gilt

$$c(\text{Kationen}) = c(\text{Anionen})$$

und die Multiplikation der beiden obigen Gleichungen ergibt:

$$K_1 \cdot K_2 = c(H^\oplus) \cdot c(H^\oplus) = c^2(H^\oplus)$$

Die Formulierung auf der Grundlage der entsprechenden pK-Werte ergibt für diesen pH-Wert:

$$\text{pH} = \text{pI} = \frac{pK_1 + pK_2}{2}$$

Der pH-Wert, bei dem nahezu alle Aminosäure-Teilchen als Zwitterionen vorliegen, ist für jede Aminosäure charakteristisch und wird als ihr **isoelektrischer Punkt** (pI) bezeichnet.

Die isoelektrischen Punkte neutraler Aminosäuren ohne eine weitere funktionelle Gruppe (A) oder mit einer die Protolyse nur geringfügig beeinflussenden Gruppe (B) sind in folgender Tabelle zusammengestellt:

(A)	pI	(B)	pI
Gly	5,97	Ser	5,68
Ala	6,01	Thr	6,16
Val	5,96	Tyr	5,66
Leu	5,98	Met	5,74
Ile	6,02	Trp	5,89
Phe	5,48	Asn	5,41
Pro	6,30	Gln	5,65

Am isoelektrischen Punkt hat die betreffende Aminosäure die geringste Wasser-Löslichkeit.

Die Tatsache, daß jede Aminosäure einen charakteristischen isoelektrischen Punkt besitzt, erlaubt die Auftrennung von Aminosäure-Gemischen durch **Elektrophorese**. Mit Hilfe von Puffer-Lösungen stellt man einen bestimmten pH-Wert ein. Bei den Aminosäuren, deren isoelektrischer Punkt mit dem eingestellten pH-Wert zusammenfällt, tritt keine nach außen hin wirksame elektrische Ladung *(keine Überschuß-Ladung)* auf, sie wandern im elektrischen Feld nicht. Die übrigen Aminosäuren hingegen wandern entsprechend der Überschuß-Ladung ihrer kleinsten Teilchen zur Kathode oder zur Anode, so daß man auf diese Weise eine Auftrennung herbeiführen kann.

Die Eigenschaften von Aminosäure-Lösungen lassen sich wie folgt zusammenfassen:

pH-Wert der wäßrigen Lösung	Ionen in der Lösung	Eigenschaften
stark sauer	überwiegend Kationen	Wanderung zur Kathode
pH = pK_1	$c(\text{Kationen}) = c(\text{Zwitterionen})$	gute Puffer-Eigenschaften
pH = pI	Zwitterionen-Anteil maximal $c(\text{Kationen}) = c(\text{Anionen})$ (sehr gering)	keine Puffer-Eigenschaften keine Wanderung im elektrischen Feld geringste Löslichkeit
pH = pK_2	$c(\text{Zwitterionen}) = c(\text{Anionen})$	gute Puffer-Eigenschaften
stark alkalisch	überwiegend Anionen	Wanderung zur Anode

Aus Aminosäuren kann man durch Reaktion mit starken Säuren Ammonium-Salze herstellen und in kristalliner Form gewinnen. Die durch Reaktion mit Salzsäure erhaltenen Salze nennt man Aminosäure-hydrochloride, z. B. **Glycin-hydrochlorid** (HCl · H_2N-CH_2-COOH):

$$H_3\overset{\oplus}{N}-CH_2-C\overset{\displaystyle O}{\underset{O^{\ominus}}{\diagup}} + H^{\oplus} + Cl^{\ominus} \longrightarrow H_3\overset{\oplus}{N}-CH_2-C\overset{\displaystyle O}{\underset{O-H}{\diagup}} \quad Cl^{\ominus}$$

Auch aus Hydroxiden, z. B. Natriumhydroxid, und Aminosäuren entstehen Salze, z. B. **Natriumglycinat** ($H_2N-CH_2-COONa$):

$$H_3\overset{\oplus}{N}-CH_2-C\overset{\displaystyle O}{\underset{O^{\ominus}}{\diagup}} + OH^{\ominus} + Na^{\oplus} \longrightarrow$$

$$H_2N-CH_2-C\overset{\displaystyle O}{\underset{O^{\ominus}}{\diagup}} \quad Na^{\oplus} + H_2O$$

Die pH-Änderungen in Aminosäure-Lösungen durch Säure- oder Base-Zugabe lassen sich für jede einzelne Aminosäure durch Aufzeichnen einer Titrationskurve darstellen. In die Titrationskurven der Monoamino-monocarbonsäuren werden die beiden pK-Werte und der isoelektrische Punkt eingetragen.

Der Verlauf einer **Titrationskurve** ist am Beispiel Glycin in Abb. 28-1 wiedergegeben. Man geht dabei von reinem, kristallinem Glycin-hydrochlorid aus und mißt die pH-Änderungen beim Zugeben von Natronlauge bekannter Konzentration.

Für Glycin ergeben sich:
$pK_1 = 2,34$ (als Wendepunkt des unteren Kurvenastes)
$pK_2 = 9,60$ (als Wendepunkt des oberen Kurvenastes).

Nach der durch die Henderson-Hasselbalchsche Gleichung festgelegten Beziehung zwischen pK- und pH-Wert liegen vor:
bei pH = 2,34: gleiche Konzentration an Glycin-Kationen und Zwitterionen
bei pH = 9,60: gleiche Konzentration an Zwitterionen und Glycin-Anionen.

Der isoelektrische Punkt der einzelnen Aminosäuren ergibt sich aus der Gleichung

$$pI = \frac{1}{2}(pK_1 + pK_2)$$

Für Glycin ist

$$pI = \frac{1}{2}(2,34 + 9,60) = 5,97$$

Bei pH = 5,97 liegt nahezu die gesamte Glycin-Menge in Form von Zwitterionen vor.

Enthalten Aminosäuren in der Seitenkette funktionelle Gruppen, dann können diese spezielle Reaktionen eingehen. So reagiert die **Thiol-Gruppe** des Cysteins in charakteristischer Weise, indem bei Einwirkung schwacher Oxidationsmittel aus zwei Mol Cystein ein Mol **Cystin** entsteht:

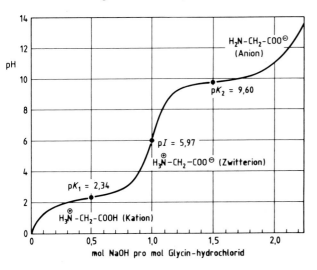

Abb. 28-1. Änderung des pH-Wertes einer wäßrigen Lösung von Glycinhydrochlorid in Abhängigkeit von der Stoffmenge Natriumhydroxid (als Natronlauge; Titrationskurve).

$$H_3\overset{\oplus}{N}-\overset{\overset{\displaystyle COO^{\ominus}}{|}}{C}-H \quad + \quad H_3\overset{\oplus}{N}-\overset{\overset{\displaystyle COO^{\ominus}}{|}}{C}-H \quad \overset{+[O]}{\underset{+2H}{\underset{-H_2O}{\rightleftharpoons}}}$$

$$\underset{H_2C-S-H}{} \qquad \underset{H-S-CH_2}{}$$

Cystein

$$H_3\overset{\oplus}{N}-\overset{\overset{\displaystyle COO^{\ominus}}{|}}{C}-H \qquad H_3\overset{\oplus}{N}-\overset{\overset{\displaystyle COO^{\ominus}}{|}}{C}-H$$

$$H_2C-S\text{———}S-CH_2$$

Cystin

Durch Reduktion (Aufnahme von Wasserstoff) geht Cystin in Cystein über.

28.3   Monoamino-dicarbonsäuren

Es gibt nur zwei proteinogene Aminosäuren aus dieser Stoffklasse, die jedoch eine vielseitige Rolle im Stoffwechsel spielen.

L-Asparaginsäure
pI = 2,77

L-Glutaminsäure
pI = 3,24

Wäßrige Lösungen dieser Monoamino-dicarbonsäuren reagieren erwartungsgemäß sauer. Die in der Seitenkette R vorhandene zweite Carboxy-Gruppe liegt bei physiologischen pH-Werten dissoziiert vor: **Asparaginsäure** und **Glutaminsäure** sind *saure Aminosäuren*.

Ihre Titrationskurven sind komplizierter als die von neutralen Aminosäuren und ergeben drei pK-Werte.

An dieser Stelle sei darauf hingewiesen, daß Asparagin und Glutamin nicht zu den sauren Aminosäuren gehören, weil ihre Seitenkette keine zweite Carboxy-Gruppe, sondern an deren Stelle

eine neutral reagierende Carbonamid-Gruppe,

enthält.

28.4   Diamino-monocarbonsäuren

Von den proteinogenen Aminosäuren ist nur Lysin den Diamino-monocarbonsäuren zuzuordnen. Bei Lysin ist das letzte C-Atom der Seitenkette mit der zweiten Amino-Gruppe verknüpft.

Außer **Lysin** sind noch Arginin und Histidin *basische Aminosäuren*.

L-Lysin
pI = 9,82

L-Arginin
pI = 10,76

L-Histidin
pI = 7,59

Die schwach basischen Eigenschaften von **Histidin** sind auf das Imidazol-Ringsystem zurückzuführen. **Arginin** ist die am stärksten basische Aminosäure, was auf das Vorhandensein der Guanidino-Gruppe   in der Seitenkette zurückzuführen ist.

Als nicht proteinogene Aminosäure ist **Creatin** (N-Methyl-guanidinoessigsäure) von Bedeutung, das bei der Muskelkontraktion aus Creatin-phosphat (einem energiereichen Phosphat, Kap. 30.2) freigesetzt wird. Während die überwiegende Menge des Creatins dann wieder phosphoryliert wird, reagiert ein kleiner Anteil spontan unter Wasser-Abspaltung und Ringschluß zu **Creatinin**, das als stickstoffhaltiges Endprodukt mit dem Harn ausgeschieden wird.

$$\underset{\text{Creatin}}{\overset{\displaystyle H_2C-COOH}{\underset{\displaystyle \underset{NH}{\overset{\Vert}{C}}}{H_3C-N}}\diagdown NH_2} \quad \xrightarrow{-H_2O} \quad \underset{\text{Creatinin}}{\overset{\displaystyle H_2C-C=O}{\underset{\displaystyle \underset{NH}{\overset{\Vert}{C}}}{H_3C-N}}\diagdown N-H}$$

28.5 Aminosäuren in der Physiologischen Chemie

Der menschliche Organismus braucht Aminosäuren vor allem zum Aufbau der außerordentlichen Vielfalt an körpereigenen Eiweißstoffen, wie Enzymen, Transportproteinen, Proteinen des Immunsystems und Faserproteinen. Der Bedarf an Aminosäuren wird hauptsächlich durch Aufnahme von Nahrungsproteinen gedeckt. Die verschiedenen mit der Nahrung aufgenommenen Eiweißstoffe werden im Verdauungstrakt zu Aminosäuren abgebaut. Die Protein-Verdauung erfolgt durch hydrolytische Spaltung von Peptid-Bindungen im Inneren und an den Enden von Peptid-Ketten unter Mitwirkung bestimmter Enzyme: der Proteinasen (Pepsin, Trypsin, Chymotrypsin) und der Peptidasen. Die erhaltenen Aminosäuren werden durch die Darmwand aufgenommen (resorbiert).

Von den 20 proteinogenen Aminosäuren kann der Organismus des Erwachsenen die folgenden acht nicht synthetisieren: Valin, Leucin, Isoleucin, Phenylalanin, Tryptophan, Threonin, Methionin, Lysin.

Der Körper ist also auf die Zufuhr von Nahrungsproteinen angewiesen, welche diese essentiellen (lebensnotwendigen) *Aminosäuren* als Bausteine enthalten.

Im Organismus sind Aminosäuren nicht nur in den Proteinen gebunden, sondern auch in einem als „Aminosäure-Pool" bezeichneten Reservoir an freien Aminosäuren in Geweben und Körperflüssigkeiten vorhanden. Dieser Aminosäure-Pool enthält Ausgangsstoffe für zahlreiche wichtige Stoffwechsel-Reaktionen:

– Aufbau von Oligopeptiden und Polypeptiden.
– *Transaminierungen,* bei denen die Aminogruppe einer α-Aminosäure (z. B. L-Alanin) auf das α-C-Atom einer α-Ketosäure (z. B. α-Ketoglutarsäure) übertragen wird. Aus der Aminosäure entsteht dabei die entsprechende α-Ketosäure (z. B. Brenztraubensäure), aus der α-Ketosäure die entsprechende α-Aminosäure (z. B. L-Glutaminsäure).

$$\underset{\text{L-Alanin}}{\overset{\displaystyle COOH}{\underset{\displaystyle CH_3}{H_2N-\overset{|}{\underset{|}{C}}-H}}} \quad + \quad \underset{\substack{\text{α-Keto-}\\\text{glutarsäure}}}{\overset{\displaystyle COOH}{\underset{\displaystyle \underset{COOH}{\overset{|}{CH_2}}}{\underset{|}{\overset{|}{C}}=O}}} \rightleftharpoons$$

$$\underset{\substack{\text{Brenztrau-}\\\text{bensäure}}}{\overset{\displaystyle COOH}{\underset{\displaystyle CH_3}{\overset{|}{\underset{|}{C}}=O}}} \quad + \quad \underset{\substack{\text{L-Glutamin-}\\\text{säure}}}{\overset{\displaystyle COOH}{\underset{\displaystyle \underset{COOH}{\overset{|}{CH_2}}}{H_2N-\overset{|}{\underset{|}{C}}-H}}}$$

Die durch Transaminasen katalysierte Umwandlung von α-Aminosäuren in α-Ketosäuren und umgekehrt ist ein Stoffwechsel-Weg von allgemeiner Bedeutung.

– *Decarboxylierungen zu biogenen Aminen:* Durch Abspaltung von Kohlenstoffdioxid aus der α-Carboxy-Gruppe von Aminosäuren entstehen als **biogene Amine** bezeichnete Verbindungen mit eigener physiologischer Wirkung. Die Decarboxylierung erfolgt nach dem Schema:

$$\alpha\text{-Aminosäure} \longrightarrow \text{biogenes Amin} + CO_2$$

$$\underset{\displaystyle R}{H_2N-\overset{|}{\underset{|}{C}}-H} \quad \underset{\displaystyle O+H}{\overset{\displaystyle O}{C}} \longrightarrow R-CH_2-NH_2 + CO_2$$

Die Decarboxylierung von Asparaginsäure und Glutaminsäure an der α-Carboxy-Gruppe führt zu biogenen Aminen, die selbst Aminosäuren sind: zu β-Alanin und zu γ-Amino-buttersäure.

Aminosäure	biogenes Amin	Funktion
Serin	Ethanolamin	Baustein von Phospholipiden
Cystein	Cysteamin	Baustein von Coenzym A
Histidin	Histamin	Gewebshormon
Asparaginsäure	β-Alanin	Baustein von Coenzym A
Glutaminsäure	γ-Aminobutter-säure	Neurotrans-mitter

– *Oxidative Desaminierungen,* bei denen durch Abspaltung der α-Amino-Gruppe die betreffende α-Ketosäure und Ammoniak entstehen, nach dem Schema:

$$\underset{NH_2}{\underset{|}{\overset{H}{\overset{|}{R-C-COOH}}}} \xrightarrow{-2H} \underset{NH}{\underset{||}{R-C-COOH}} \xrightarrow[-NH_3]{+H_2O} \underset{O}{\underset{||}{R-C-COOH}}$$

Dem ersten Stoffwechsel-Schritt, bei dem die α-Aminosäure durch **Dehydrierung** (Oxidation) in die als Zwischenprodukt auftretende α-Imi-no-carbonsäure übergeht, schließt sich die **hydrolytische Spaltung** zur α-Ketosäure und Ammoniak an.

– Reaktionen bestimmter Aminosäuren, z. B. von Tyrosin zum Aufbau des Schilddrüsen-Hormons Thyroxin, von Methionin zur biologischen Übertragung von Methyl-Gruppen, z. B. bei der Synthese von Cholin und Creatin.

28.6 Peptide

Aminosäuren sind die Bausteine (Monomere) von Peptiden und Proteinen.

Der Aufbau höhermolekularer Verbindungen aus Aminosäuren erfolgt schrittweise:

Verbindungen aus Amino-säure-Bausteinen	Anzahl der Aminosäure-Reste
Dipeptide	2
Tripeptide	3
Tetrapeptide ...	4 ...
... Decapeptide	... 10
Oligopeptide	3–10
Polypeptide	11–100
Proteine	mehr als 100

Zu den **Oligopeptiden** gehören Verbindungen, die die Freisetzung von Hormonen auslösen (Releasing-Hormone) sowie zahlreiche Peptide mit spezifischer physiologischer Wirkung.

Polypeptide und bestimmte **Proteine** (z. B. das aus 190 Aminosäure-Resten aufgebaute Wachstumshormon) bilden neben den Steroid-Hormonen die wichtigste Hormongruppe *(Peptid- und Proteohormone).* Die folgende Zusammenstellung soll einen Eindruck von der physiologischen Bedeutung von Peptiden vermitteln:

Peptid	Aminosäure-Reste	biologische Funktion
Enkephaline	5	Verringerung der Schmerzempfindung (endogene Opiate)
Angiotensin II	8	Erhöhung des Blutdrucks durch Gefäßkontraktion
Gastrin	17	Anregung zur Produktion von Magensäure und Pepsin
Glucagon	29	Glykogenolyse fördernd
Calcitonin	32	Erniedrigung des $Ca^{\oplus\oplus}$-Spiegels im Plasma, Ca-Einbau in das Skelett
Adrenocortico-tropes Hormon (ACTH)	39	Anregung der Nebennierenrinde
Insulin	51	Senkung des Blutzucker-Spiegels
Parathormon	84	Mobilisierung von $Ca^{\oplus\oplus}$ aus dem Skelett, Erhöhung der $Ca^{\oplus\oplus}$-Konzentration im Plasma

Beim *Aufbau von Peptiden besteht das Verknüpfungs-Prinzip in der Wasser-Abspaltung (Kondensations-Reaktion) zwischen den Aminosäure-Bausteinen,* im einfachsten Fall:

Aminosäure + Aminosäure → Dipeptid + H_2O

Dabei reagiert die **α-Carboxy**-Gruppe einer Aminosäure mit der **α-Amino**-Gruppe einer zweiten Aminosäure. Jede dieser beiden funktionellen Gruppen muß in „reaktionsbereiter" Form vorliegen. Bei der Formulierung der Peptid-Synthese kann man nicht von der Zwitterionen-Form der Aminosäuren ausgehen, weil die Wasser-Abspaltung nur zwischen den ungeladenen funktionellen Gruppen -COOH und -NH₂ stattfinden kann. Die Entstehung eines Dipeptids verläuft nach dem Schema:

$$R^1 \qquad\qquad R^2$$
$$H_2N-CH-C\!-\!OH \ + \ H\!-\!N-CH-COOH$$
$$\overset{\|}{O} \qquad\qquad\quad \overset{|}{H}$$

$$\downarrow$$

$$R^1 \qquad R^2$$
$$H_2N-CH-C-N-CH-COOH \ + \ H_2O$$
$$\overset{\|}{O}\ \overset{|}{H}$$

Die beiden Aminosäure-Reste sind durch die $-CO-NH$-Bindung miteinander verknüpft. Diese Bindung entspricht der Carbonamid-Bindung, wird jedoch wegen der großen Bedeutung der Peptide mit dem eigenen Namen **Peptid-Bindung** bezeichnet.

Aus zwei Molekülen derselben Aminosäure kann nur ein Dipeptid entstehen, z. B. aus Glycin Glycyl-glycin, das einfachste Dipeptid:

Gly-Gly
$$H_2N-\overset{H}{\underset{H}{C}}-\overset{H}{\underset{O}{C}}-\overset{H}{\underset{H}{N}}-\overset{}{\underset{H}{C}}-C\overset{O}{\underset{OH}{}}$$

Reagieren zwei verschiedene Aminosäuren miteinander, dann entstehen Dipeptide unterschiedlicher Konstitution. Zum einen erhält man aus Glycin und Alanin **Glycyl-alanin**:

Gly-Ala
$$H_2N-\overset{H}{\underset{H}{C}}-\overset{}{\underset{O}{C}}-\overset{}{\underset{H}{N}}-\overset{CH_3}{\underset{H}{C}}-C\overset{O}{\underset{OH}{}}$$

entstanden durch die Reaktion der Carboxy-Gruppe von Glycin mit der Amino-Gruppe von Alanin.

Als zweites Dipeptid erhält man **Alanyl-glycin**:

Ala-Gly
$$H_2N-\overset{CH_3}{\underset{H}{C}}-\overset{}{\underset{O}{C}}-\overset{}{\underset{H}{N}}-\overset{H}{\underset{H}{C}}-C\overset{O}{\underset{OH}{}}$$

entstanden durch die Reaktion der Carboxy-Gruppe von Alanin und der Aminogruppe von Glycin.

Zur Wiedergabe von Peptid- und Protein-Strukturen benutzt man die aus drei Buchstaben bestehenden Kurzbezeichnungen für die Aminosäuren (s. Tab. 28-1). Um die Position der Aminosäure-Reste in diesen Strukturen eindeutig beziffern zu können, wurde international vereinbart, am Anfang ihrer Aufeinanderfolge den Aminosäure-Rest mit freier α-Amino-Gruppe *(N-terminal)* und am

Ende den Aminosäure-Rest mit freier α-Carboxy-Gruppe *(C-terminal)* aufzuführen, z. B.:

Peptid	N-terminal	C-terminal
Gly-Ala	Gly	Ala
Ala-Gly	Ala	Gly

Die unvorstellbare Vielzahl an Peptiden und Proteinen ergibt sich daraus, daß die **Aufeinanderfolge** (Sequenz) der Aminosäure-Reste in Peptid-Strukturen so außerordentlich variationsfähig ist. Bereits aus drei Aminosäuren (hier mit A, B, C bezeichnet) können sechs verschiedene Tripeptide entstehen:

$$A-B-C \qquad A-C-B$$
$$B-A-C \qquad B-C-A$$
$$C-A-B \qquad C-B-A$$

Die Aufeinanderfolge der Aminosäure-Reste in einem Peptid oder Protein bezeichnet man als dessen **Primär-Struktur.**

Mit modernen analytischen Methoden hat man die Aminosäure-Sequenzen und somit die Primär-Strukturen zahlreicher Peptide und Proteine ermittelt. Die Sequenz

Tyr-Gly-Gly-Phe-Met

beschreibt ein **Pentapeptid,** dessen vollständige Bezeichnung Tyrosyl-glycyl-glycyl-phenylalanyl-methionin lautet. Dieses Pentapeptid kommt in Gehirn-Zellen vor und setzt das Schmerzempfinden in ähnlich starkem Maße herab wie Morphin. Da es im Körper selbst gebildet wird, hat man es als „endogenes Opiat" bezeichnet. Die angegebene Aufeinanderfolge der Aminosäure-Bausteine ist für die biologische Wirksamkeit ganz entscheidend.

Auch in längerkettigen Peptiden erfolgt die Verknüpfung der Aminosäure-Reste miteinander stets durch Peptid-Bindungen. Das Pentapeptid Tyr-Gly-Gly-Phe-Met hat die Konstitution:

Ein weiteres Beispiel: Das den Blutdruck erhöhende Hormon Angiotensin II ist ein **Octapeptid** der Sequenz

Asp-Arg-Val-Tyr-Ile-His-Pro-Phe

Die Ermittlung der Primär-Struktur ist jedoch nur der erste Schritt zum Verständnis der äußerst vielfältigen biologischen Funktionen von Peptiden und Proteinen.

Die Raum-Struktur von Peptiden und Proteinen wird dadurch geprägt, daß die *freie Drehbarkeit um die C-N-Bindung der Peptid-Verknüpfung stark eingeschränkt* ist, weil folgende Grenzstrukturen vorliegen (vgl. auch Carbonsäureamide Kap. 24.5):

Aus der angegebenen Elektronen-Verteilung geht hervor, daß die C-N-Bindung Doppelbindungscharakter hat; die zur Peptid-Bindung gehörenden vier Atome liegen in einer Ebene und sind trans-ständig angeordnet (vgl. auch Kap. 23.4).

Die typischen Struktur-Merkmale von Peptiden und Proteinen sind:
– das **„Rückgrat"** der Peptid-Kette, das ist die Aufeinanderfolge von Peptid-Bindungen und α-C-Atomen **und**
– die mit den α-C-Atomen verknüpften **Seitenketten** (R^1, R^2, R^3 ...).

Es hängt nun entscheidend von der Primär-Struktur ab, welche **Konformation** eine Peptid-Kette einnimmt.

Eine Peptid-Kette mit vorgegebener Primär-Struktur erhält dadurch eine ganz bestimmte **Sekundär-Struktur,** *daß zwischen den* $\diagup C{=}O{-}$ *und* $H{-}N\diagdown$ *-Gruppen des Peptid-Rückgrats intramolekulare Wasserstoffbrücken-Bindungen ausgebildet werden.* Diese Wasserstoffbrücken-Bin-

dungen tragen dazu bei, daß die Peptid-„Ketten" nicht als langgestreckte Aneinanderreihung der $N{-}C(\alpha){-}C$-Atome des Peptid-Rückgrats vorliegen, sondern als schraubenförmig gewundene, gefaltete oder knäuelförmig angeordnete Gebilde. Vielfach bilden Peptid-Ketten oder bestimmte Bereiche (Teilsequenzen) von Proteinen eine rechtsgängige Helix (Schraube), in der 18 Aminosäure-Reste auf fünf Helix-Windungen (d. h. 3,6 Aminosäure-Reste auf eine Windung) entfallen. Diese Konformation heißt **α-Helix.** *Die Seitenketten R der verschiedenen Aminosäure-Bausteine, die mit dem jeweiligen α-C-Atom verknüpft sind, sind nach außen weisend angeordnet.* Bei der α-Helix befinden sich jeweils drei Aminosäure-Reste zwischen der CO-Gruppe und der NH-Gruppe, zwischen denen die Wasserstoffbrücken-Bindung ausgebildet worden ist.

An der Ausbildung der **Tertiär-Struktur** von Peptiden und Proteinen sind die Seitenketten R^1, R^2, R^3 ... und ihre funktionellen Gruppen beteiligt. Dabei treten folgende Bindungen und Wechselwirkungskräfte auf:
– **Disulfid-Bindungen** ($-S-S-$) als Verknüpfung zwischen Cysteinyl-Resten innerhalb einer Peptid-Kette oder zwischen zwei verschiedenen Peptid-Ketten. Disulfid-Bindungen sind kovalente Bindungen, von ihrer Ausbildung hängt die Tertiär-Struktur, und damit auch die physiologische Wirksamkeit von Peptiden, in besonderem Maße ab.

Ebenso wie zwei Moleküle der Aminosäure Cystein (Kap. 28.2) reagieren auch zwei Cysteinyl-Reste einer Peptid-Kette oder je ein Cysteinyl-Rest verschiedener Peptid-Ketten an der Thiol-Gruppe ihrer Seitenkette, deren Oxidation zu Cystinyl-Resten führt:

In dem Polypeptid Insulin sind drei Disulfid-Bindungen vorhanden. Disulfid-Bindungen enthält z. B. auch das Keratin des Haars. Um das

Haar in eine bestimmte Form zu bringen, werden Disulfid-Bindungen reduziert, danach erfolgt die „Formgebung" und zu ihrer Erhaltung die zu Cystinyl-Resten zurückführende Oxidation (Dauerwelle).

- **Elektrostatische Kräfte** (Ionen-Beziehungen) zwischen geladenen polaren Gruppen, z. B.

$- \overset{\oplus}{N}H_3$ in der Seitenkette von Lys und

$-C \overset{\displaystyle \parallel O}{\underset{\displaystyle O^{\ominus}}{}}$ in der Seitenkette von Asp oder Glu.

(Auch die Seitenketten von Arginin- und Histidin-Resten enthalten funktionelle Gruppen mit positiver Ladung an Stickstoff-Atomen.)
- *Wasserstoffbrücken-Bindungen* unter Beteiligung von *polaren Atomgruppen in den Seitenketten* von Aminosäure-Resten, z. B. von Hydroxy-Gruppen der Seryl-, Threonyl- und Tyrosyl-Reste und von Carbonamid-Gruppen der Asparaginyl- und Glutaminyl-Reste.
- **Hydrophobe Wechselwirkungen** zwischen den wasserabweisenden Alkyl- und Phenyl-Seitenketten, die in den Aminosäure-Resten Val, Leu, Ile und Phe vorliegen.

Folgende Tabelle faßt die verschiedenen Polypeptid- und Protein-Strukturen zusammen:

Polypeptid- und Protein-Strukturen	Struktur-Merkmale
Primär-Struktur (durch die Synthese festgelegt)	Peptid-Bindungen, Aufeinanderfolge und Anzahl der Aminosäure-Bausteine (Aminosäure-Sequenz)
Sekundär-Struktur (Konformation)	Wasserstoffbrücken-Bindungen am Peptid-Rückgrat, intramolekular oder zwischenmolekular
Tertiär-Struktur (Konformation)	Wechselwirkungen zwischen den Seitenketten der Aminosäure-Reste: Disulfid-Bindungen $(-S-S-)$ elektrostatische Kräfte (Ionen-Beziehungen, z. B. zwischen $-COO^{\ominus}$ und $-\overset{\oplus}{N}H_3$) Wasserstoffbrücken-Bindungen hydrophobe Wechselwirkung zwischen wasserabweisenden Seitenketten
Quartär-Struktur (bei mehrkettigen Proteinen)	Struktur der „Untereinheiten"

Bestimmte Proteine haben einen besonders komplexen Aufbau, weil sie eine **Quartär-Struktur** aus mehreren Polypeptid-Ketten (die man in diesen Fällen als „Untereinheiten" bezeichnet) aufbauen, z. B.:
- Hämoglobin aus vier Protein-Untereinheiten,
- γ-Globuline aus zwei Protein-Untereinheiten.

28.7 Proteine

Proteine sind Biopolymere; ihre Makromoleküle sind aus Aminosäure-Resten mit L-Konfiguration aufgebaut.

Im Vergleich mit den anderen Biopolymeren, den Polysacchariden und Nucleinsäuren, zeichnen sich Proteine durch die Vielfalt ihrer biologischen Funktionen aus.

Fibrilläre Proteine (Skleroproteine) sind unlöslich in Wasser und üben die Funktionen von Gerüst- und Struktur-Proteinen aus. Durch langgestreckte und parallel zueinander angeordnete Polypeptid-Ketten ergibt sich eine hohe Zugfestigkeit. Zu diesen Proteinen gehören:
- die Keratine der Hornhaut, Haare, Nägel und Wolle;
- die Kollagene im Bindegewebe und in der Knochensubstanz;
- Elastin im elastischen Bindegewebe (Sehnen).

Als **kontraktile Proteine** im Muskel sind Myosin und Actin zu nennen.

Schließlich bilden die **globulären Proteine** (Sphäroproteine) die größte und vielfältigste Gruppe von Proteinen. Allein aus dem Blutplasma des Menschen hatte man bis 1980 mehr als 100 Proteine isoliert. Der Bereich ihrer Konzentration erstreckt sich von

3,5–5,5 g pro 100 mL Plasma für Albumin bis 5 μg pro 100 mL Plasma für Immunglobulin E (IgE).

Zu den Plasma-Proteinen gehören:
- die Proteine des Gerinnungssystems (z. B. Prothrombin),
- die Proteine des Komplementsystems,
- die Immunglobuline,
- Transportproteine (z. B. Albumin, Transferrin).

Als Biokatalysatoren wirksame Proteine (**Enzyme**) sind an nahezu allen Stoffwechsel-Reaktionen beteiligt.

Darüber hinaus sind Proteine Bestandteil noch komplizierter gebauter Verbindungen (früher als „Proteide" bezeichnet). Solche Biopolymere aus Proteinen und Nicht-Protein-Verbindungen sind:

Bezeichnung	Nicht-Protein-Anteil
Lipoproteine (wie β-Lipoprotein)	Lipide
Glycoproteine (Mucoproteine)	Kohlenhydrate
Chromoproteine (wie Hämoglobin)	Farbstoffe, z. B. Häm
Nucleoproteine	Nucleinsäuren
Phosphoproteine (wie Casein)	Phosphorsäure mit OH-Gruppen von Seryl-, Threonyl- oder Tyrosyl-Resten verestert
Metalloproteine	Proteine (Enzyme) mit komplex gebundenen Metall-Ionen
Holoenzyme	eine fest gebundene prosthetische Gruppe oder ein Coenzym

Die unter physiologischen Bedingungen vorliegende räumliche Anordnung eines Proteins bezeichnet man als native Konformation. Proteine sind empfindliche Substanzen, sie können unter **Konformations-Änderung** denaturiert werden. Wenn die Denaturierung reversibel ist (rückgängig gemacht werden kann), erlangt das Protein seine biologische Aktivität wieder. Dagegen führt eine irreversibel verlaufende Denaturierung zum Verlust der biologischen Aktivität, so sind z. B. Enzyme nach irreversibler Denaturierung als Biokatalysatoren unwirksam.

Proteine können aus einer einzigen langen, Helix-förmig angeordneten Peptid-Struktur oder aus mehreren Polypeptid-Ketten aufgebaut sein (mehrkettige Proteine). Die *Säure-Base-Eigenschaften von Proteinen* werden durch die in den Seitenketten der folgenden Aminosäure-Reste vorliegenden Protonen-Donator- oder Protonen-Acceptor-Gruppen bestimmt:

Aminosäure-Rest	pH-Wert abhängige Reaktion der Seitenkette
Asp, Glu	$-COO^{\ominus} + H^{\oplus} \rightleftharpoons -COOH$
Tyr	
Lys	$-\overset{\oplus}{N}H_3 \rightleftharpoons -NH_2 + H^{\oplus}$
Arg, His	Protonen-Aufnahme durch N-haltige basische Atomgruppen (Guanidino-Gruppe, Imidazol-Ring) Protonen-Abgabe durch die entsprechenden Ammonium-Gruppen

Auch für Proteine lassen sich pH-Werte angeben, bei denen sie die geringste Löslichkeit in Wasser haben und im elektrischen Feld nicht wandern (isoelektrische Punkte). Unterschiede in den pI-Werten verschiedener Proteine werden zur fraktionierten Fällung und bei der Auftrennung durch Elektrophorese genutzt.

Die elektrostatischen Kräfte zwischen den geladenen Atomgruppen der Seitenketten von Proteinen hängen stark ab von:
- der Wasserstoffionen-Konzentration des umgebenden Milieus sowie von
- der Konzentration anderer Ionen (Salz-Konzentration).

Wenn diese Konzentrationen erheblich verändert werden, führt dies zu einer **Denaturierung der Proteine**. Irreversible Denaturierung erfolgt durch Zugeben von starken Säuren, starken Basen oder Schwermetallsalzen und durch Erhitzen (thermische Koagulation).

Als Verfahren zur Ausfällung von Proteinen unter schonenden Bedingungen sind das Aussalzen (z. B. durch Zugeben gut wasserlöslicher Neutralsalze wie Ammoniumsulfat) oder das Zugeben von Alkohol oder Aceton (hydrophile, mit Wasser mischbare Lösungsmittel) zu nennen.

29 Kohlenhydrate

29.1 Einführung

Zur Verbindungsklasse der Kohlenhydrate gehören:

Monosaccharide	Disaccharide	Polysaccharide
Glucose	Saccharose	Stärke
Galactose	Lactose	Glykogen
Fructose	Maltose	Cellulose
Ribose	Cellobiose	Heparin

Die Bezeichnung Kohlenhydrate drückt aus, daß die meisten **Monosaccharide** eine Summenformel haben, die der Zusammenhang von „Hydraten des Kohlenstoffs" (daraus kurz: Kohlenhydrate) entspricht:

$$C_n(H_2O)_n \qquad \text{oder} \qquad C_nH_{2n}O_n$$

Für Glucose ergibt sich mit n = 6 $C_6H_{12}O_6$.
Die wissenschaftlichen Namen der Zucker enden auf **-ose**. So ergeben sich Bezeichnungen wie: Glucose für Traubenzucker (Dextrose), Fructose für Fruchtzucker (Lävulose), Saccharose für Rohrzucker und Rübenzucker, Lactose für Milchzucker, Maltose für Malzzucker.
Für den *Energie-Stoffwechsel* des Organismus ist die Aufnahme von Zuckern und von Kohlenhydrat-haltigen Nahrungsmitteln von großer Bedeutung. Die Verbrennungs-Energie von Kohlenhydraten im Stoffwechsel beträgt etwa 16 kJ/g. Der Energie-Bedarf des Körpers wird mindestens zur Hälfte durch Zufuhr von Zuckern (in Nahrungsmitteln, Süßwaren, Früchten, Getränken) und von Stärke (in Brot, Kartoffeln, Reis, Mais) gedeckt. Lediglich Monosaccharide, vor allem Glucose, werden unmittelbar resorbiert, Disaccharide und Stärke müssen zunächst durch hydrolytische Spaltung zu den Monosaccharid-Bausteinen abgebaut werden. Dies geschieht bei den Verdauungs-Vorgängen unter Mitwirkung der Enzyme Saccharase, Lactase, Maltase und α-Amylase. Glucose wird entweder unmittelbar im Energie-Stoffwechsel verwertet oder in Form des Polysaccharids Glykogen (tierische Stärke) in der Leber und im Muskel-Gewebe gespeichert.

29.2 Monosaccharide

In der typischen Kohlenhydrat-Formel $C_nH_{2n}O_n$ hat „n" die Zahlenwerte 3, 4, 5, 6 oder 7. Zur Bezeichnung der Anzahl der Kohlenstoffatome in den Zucker-Molekülen werden die üblichen Vorsilben verwendet; durch Kombination mit der Endung „ose" ergeben sich die Monosaccharid-Stoffklassen Triosen, Tetrosen, Pentosen, Hexosen, Heptosen, von denen Triosen, Pentosen und Hexosen von größter Bedeutung sind.
Zucker-Moleküle enthalten Sauerstoff-Atome in verschiedenartigen funktionellen Gruppen:
- Ein Sauerstoff-Atom gehört entweder zu einer Aldehyd-Gruppe oder zu einer Keto-Gruppe.
- Alle weiteren Sauerstoff-Atome liegen als primäre oder sekundäre alkoholische OH-Gruppen vor und werden durch die Bezeichnung „Polyhydroxy" zusammengefaßt.

Monosaccharide sind somit entweder Polyhydroxy-aldehyde (Aldosen) oder Polyhydroxy-ketone (Ketosen).
Zur genaueren Kennzeichnung der Zucker stellt man daher die Silben Aldo- oder Keto- den Namen voran. Dies führt zu folgender *Einteilung der Monosaccharide:*

Aldotriose	Ketotriose
(Glycerinaldehyd)	(Dihydroxy-aceton)

Aldopentosen
  (Ribose, 2-Desoxy-ribose)
Aldohexosen   Ketohexosen
  (Glucose, Galactose)   (Fructose)

29.2.1   Triosen

Die beiden Triosen **Glycerinaldehyd** und **Dihydroxy-aceton** sind die einfachsten Monosaccharide. Sie haben die Strukturformeln:

Dihydroxy-   D-Glycerin-
aceton   aldehyd

Die Triosen sind Zwischenprodukte bei der **Glykolyse**, das ist der Stoffwechsel-Weg, auf dem Glucose unter Energie-Gewinn zu Pyruvat abgebaut wird. Die Glykolyse beginnt mit der Übertragung einer Phosphat-Gruppe (Phosphorylierung) auf Glucose, hierdurch entsteht ein Phosphorsäureester der Glucose. In der Biochemie werden die **Phosphorsäure-ester** als **„Phosphate"** bezeichnet. Auch alle folgenden Reaktionen der Glykolyse verlaufen über Phosphate. Hier sollen nur die ersten Glykolyse-Schritte bis zur Spaltung von einem Mol Hexose in je ein Mol der beiden Triosen skizziert werden (die Formeln der Hexose-phosphate und ihre Benennung sind bei Fructose erläutert). Außer den Stoffwechsel-Produkten sind der Reaktions-Typ und das beteiligte Enzym erwähnt:

Glucose
  | (Phosphorylierung durch ATP [Kap. 30.2];
  ↓ Hexokinase)

Glucose-6-phosphat
  | (Isomerisierung; Phosphogluco-Isomerase)
  ↓

Fructose-6-phosphat
  | (Phosphorylierung durch ATP;
  ↓ Phosphofructokinase)

Fructose-1,6-bisphosphat
  | (Spaltung; Aldolase)
  ↓

Dihydroxyaceton-phosphat
            + D-Glycerinaldehyd-3-phosphat

Zwischen den beiden Triose-phosphaten stellt sich unter der Katalyse von Triosephosphat-Isomerase ein chemisches Gleichgewicht ein.

Dihydroxyaceton-   D-Glycerinaldehyd-
phosphat   3-phosphat

Glycerinaldehyd-phosphat wird im Stoffwechsel weiter umgesetzt, das hierdurch gestörte Gleichgewicht stellt sich erneut ein, indem Glycerinaldehyd-phosphat durch **Isomerisierung** von Dihydroxyaceton-phosphat „nachgeliefert" wird.

Glycerinaldehyd ist als gemeinsames Zwischenprodukt des Kohlenhydrat- und des Fett-Stoffwechsels anzusehen, da er noch auf einem zweiten Stoffwechsel-Weg entsteht:

Durch Hydrolyse von Nahrungsfetten entstandenes Glycerin wird wie ein primärer Alkohol dehydriert:

Das C-Atom 2 des Glycerinaldehyds ist asymmetrisch. Der natürliche Glycerinaldehyd hat D-Konfiguration, was in seiner Projektionsformel durch die rechts stehende OH-Gruppe zum Ausdruck kommt.

Die einfachste Ketose, Dihydroxy-aceton, ist der einzige nicht optisch aktive Zucker, weil die Moleküle kein asymmetrisches C-Atom enthalten.

29.2.2   Pentosen

Die beiden Aldopentosen **Ribose** und **2-Desoxy-ribose** haben große Bedeutung als Bausteine der Nucleinsäuren: Ribose als Baustein der Ribonucleinsäuren (RNA), 2-Desoxy-ribose als Baustein der Desoxyribonucleinsäuren (DNA).

Ribose ist außerdem Baustein von: Adenosin-monophosphat (AMP), Adenosin-diphosphat

(ADP), Adenosin-triphosphat (ATP), Nicotin-amid-adenin-dinucleotid (NAD) und Flavin-adenin-dinucleotid (FAD).

Die Strukturformeln von Ribose und 2-Desoxyribose werden hier zunächst in der in wäßrigen Lösungen vorhandenen sogenannten offenkettigen Form wiedergegeben. Beide Pentosen haben D-Konfiguration, die Anordnung der OH-Gruppen an den asymmetrischen C-Atomen ist aus den *Projektionsformeln* ersichtlich.

D-Ribose
$C_5H_{10}O_5$

2-Desoxy-D-ribose
$C_5H_{10}O_4$

(Die Vorsilbe „Des" weist stets auf das Fehlen eines Atoms oder einer Atomgruppe hin, „2-Desoxy"- hier auf das Fehlen eines Sauerstoffatoms am C^2.)

Im kristallinen Zustand liegen die Pentosen, ebenso wie die Hexosen sowie die Di- und Polysaccharide, nicht in offenkettiger Form vor, sondern haben cyclische Strukturen, die durch Ringschluß-Reaktionen aus der offenkettigen Form entstehen.

Wie schon erwähnt (S. 171), reagieren Aldehyde mit Alkoholen zu Halbacetalen:

Aldehyd + Alkohol   Halbacetal

Aldopentosen enthalten sowohl eine Aldehyd-Gruppe als auch mehrere alkoholische Hydroxy-Gruppen. Zwischen diesen Gruppen findet ebenfalls eine **Additions-Reaktion** statt, die aber *intramolekular* verläuft und daher zu **cyclischen Halbacetalen führt**. Dabei reagiert die Aldehyd-Gruppe mit der OH-Gruppe am C-Atom 4, es entsteht ein Ring-System aus vier C-Atomen und einem O-Atom. Fünfgliedrige Ringe sind so stabil, daß sie sich bevorzugt bilden. Man nennt diese fünfgliedrigen cyclischen Halbacetale der Zucker **Furanosen**.

Um diese Ringschluß-Reaktion besser verständlich zu machen, kann man die offenkettige Form z. B. von D-Ribose so darstellen, daß die miteinander reagierenden Gruppen in räumlicher Nähe zueinander stehen (punktierte Linien: entstehende Bindungen):

Aus der offenkettigen Form von D-Ribose entstehen zwei Verbindungen mit Furanose-Struktur (ebenso aus 2-Desoxy-D-ribose), weil der Ringschluß zu einem unterschiedlichen räumlichen Aufbau der cyclischen Halbacetale führt. Die fünf die Furanose-Struktur bildenden Atome liegen in einer Ebene. Die durch die intramolekulare Addition entstandene OH-Gruppe am C-Atom 1 ist bei einer Furanose-Struktur oberhalb (β-**Konfiguration**), bei der anderen unterhalb (α-**Konfiguration**) der Ring-Ebene angeordnet.

Bei der Formelschreibweise für cyclische Halbacetale ist es üblich, das Symbol C für die Ring-Kohlenstoffatome und H für die mit diesen verknüpften H-Atome wegzulassen:

α-D-Ribofuranose   β-D-Ribofuranose

Baustein von RNA und der genannten Nucleotide ist β-D-Ribofuranose, Baustein von DNA ist 2-Desoxy-β-D-ribofuranose, die sich von β-D-Ribofuranose nur dadurch unterscheidet, daß mit dem C-Atom 2 zwei Wasserstoff-Atome verknüpft sind.

29.2.3 Glucose

Glucose (Traubenzucker) ist als bekanntestes Monosaccharid am besten dazu geeignet, die chemischen und physikalischen Eigenschaften der gesamten Stoffklasse und den räumlichen Aufbau der Moleküle ausführlich zu besprechen.

Glucose enthält eine Aldehyd-Gruppe und fünf alkoholische OH-Gruppen. Auf die Aldehyd-Gruppe ist es zurückzuführen, daß Glucose sowie ganz allgemein folgende Zucker *reduzierende Eigenschaften* haben:
- Aldosen in offenkettiger Struktur (Glycerinaldehyd),
- Aldosen im Gleichgewicht mit ihren cyclischen Halbacetalen,
- Ketosen in alkalischer Lösung, soweit sie sich hierin zu Aldosen umlagern,
- Disaccharide, sofern Ringöffnung eines Monosaccharid-Bausteins zur Aldehyd-Struktur stattfinden kann.

Die Aldosen werden dabei zu den entsprechenden Carbonsäuren oxidiert, z. B. Glucose zu Gluconsäure oder deren Salzen.

Auf den reduzierenden Eigenschaften von Mono- und Disacchariden beruhen zahlreiche Nachweis- und Bestimmungs-Methoden. So reduziert Glucose $Ag^{\oplus}$-Ionen zu metallischem Silber (Entstehung eines als „Silberspiegel" bezeichneten Überzugs aus metallischem Silber an der Glaswand) und $Cu^{\oplus\oplus}$-Ionen zu $Cu^{\oplus}$-Ionen (Ausfällung eines rötlichen Niederschlags von Cu_2O in alkalischer Lösung).

Nachweis-Reagentien sind dabei:
- ammoniakalische Silbernitrat-Lösung (Tollenssche Probe) bzw.
- eine wäßrige Lösung von Kupfer(II)-sulfat, die Natronlauge und Seignettesalz (Kalium-natrium-tartrat) enthält (Fehlingsche Probe).

Die meisten Methoden zur Bestimmung von Glucose in der Klinischen Chemie beruhen auf ihrer reduzierenden Wirkung.

Als weitere charakteristische Reaktion der Aldehyd-Gruppe ist die Anlagerung von Wasserstoff zu nennen. Durch Hydrierung von Zuckern entstehen

Zuckeralkohole, z. B. aus Glucose der (als Zuckeraustauschstoff verwendete) sechswertige Alkohol **Sorbit**.

Da alle Zucker mehrere alkoholische OH-Gruppen enthalten, sind von ihnen die Eigenschaften mehrwertiger Alkohole zu erwarten:
- Sehr gute Löslichkeit in Wasser, bedingt durch die Wasserstoffbrücken-Bindungen zu den Wasser-Molekülen,
- süßer Geschmack
- die Eigenschaft, mit Säuren Ester zu bilden (z. B. im Stoffwechsel Monosaccharid-phosphorsaure-ester, die Zucker-phosphate).

Konfiguration der Glucose

In Glucose- und anderen Monosaccharid-Molekülen sind *alle mit asymmetrischen C-Atomen verknüpften OH-Gruppen in ganz bestimmter Weise räumlich angeordnet.*

Der räumliche Aufbau eines Moleküls läßt sich am besten mit Hilfe von dreidimensionalen Modellen wiedergeben. Da diese jedoch nicht immer zur Verfügung stehen, hat man Regeln vereinbart, die es erlauben, räumliche Strukturen durch zweidimensionale Projektionsformeln wiederzugeben. Diese Regeln lauten für die sogenannte Fischer-Projektion:
- Die C-Atome der kettenförmigen Struktur werden senkrecht untereinander geschrieben.
- Ganz oben steht bei Aldosen das C-Atom der Aldehyd-Gruppe (C-1); das C-Atom der Keto-Gruppe (C-2) von Ketosen ist das zweite von oben.

Bei optisch aktiven Verbindungen, die der D-Reihe angehören, steht die OH-Gruppe am untersten asymmetrischen C-Atom rechts, bei Verbindungen der L-Reihe steht sie links, dieses C-Atom ist bei Pentosen C-4, bei Hexosen C-5.

Die wichtigsten in der Natur vorkommenden Zucker, wie Glycerinaldehyd, Ribose, Desoxy-ribose, Glucose, Galactose und Fructose sowie die aus den genannten Hexosen aufgebauten Disaccharide, gehören der D-Reihe an, sie haben **D-Konfiguration**.

Die Anordnung der OH-Gruppen an den asymmetrischen C-Atomen wurde auf experimentellem Wege und durch Vergleiche mit optisch aktiven Verbindungen bekannter Konfiguration ermittelt.

Die C-Atome 2, 3, 4 und 5 sind asymmetrisch (durch * hervorgehoben).

Die OH-Gruppe an C-5 steht rechts. Somit gehört die Verbindung in die D-Reihe.

Daraus ergibt sich für D-Glucose folgende *Fischer-Projektionsformel:*

H\C¹⫽O
H–*C²–O–H
H–O–*C³–H
H–*C⁴–O–H
H–*C⁵–O–H
H–C⁶–O–H
H

D-Glucose

Die Projektionsformeln von D-Fructose und von D-Galactose kann man sich leicht einprägen: D-Fructose unterscheidet sich von D-Glucose nur darin, daß bei Fructose das C-Atom 2 als Keto-Gruppe vorliegt und das C-Atom 1 mit einer OH-Gruppe verknüpft ist.

Zwischen Glucose (Aldose) und Fructose (Ketose) liegt somit Funktions-Isomerie vor.

D-Galactose unterscheidet sich von D-Glucose nur durch die entgegengesetzte Konfiguration an C-4. In der Projektionsformel von D-Galactose ist die OH-Gruppe an diesem asymmetrischen C-Atom links angeordnet. So ergeben sich folgende Projektionsformeln:

H–C–OH
C=O
HO–C–H
H–C–OH
H–C–OH
H–C–OH
H

D-Fructose

H\C⫽O
H–C–OH
HO–C–H
H–C–OH
H–C–OH
H–C–OH
H

D-Glucose

H\C⫽O
H–C–OH
HO–C–H
HO–C–H
H–C–OH
H–C–OH
H

D-Galactose

D-Glucose und D-Galactose sind Stereo-Isomere. Ihre Moleküle verhalten sich zueinander aber nicht wie Bild und Spiegelbild (das Spiegelbild von D-Glucose ist die in der Natur nicht vorkommende L-Glucose), D-Glucose und D-Galactose sind **Diastereomere**. Diastereomere können sich in ihrem räumlichen Aufbau an mehreren asymmetrischen C-Atomen oder auch − wie Glucose und Galactose − nur an einem einzigen asymmetrischen C-Atom unterschieden. Diastereomere, die sich in der Konfiguration nur an einem asymmetrischen C-Atom unterscheiden, nennt man **Epi-**

mere, diese Art der Stero-Isomerie Epimerie. Glucose und Galactose sind epimere Aldosen.

In einer wäßrigen D-Glucose-Lösung beträgt der Anteil offenkettiger Glucose-Moleküle weniger als 1%. Nahezu die gesamte Glucose-Menge liegt vor in Form von zwei *ringförmigen Verbindungen* **(cyclische Halbacetale)**, *die über die offenkettige Form im Gleichgewicht miteinander stehen.*

An dieser Stelle sei an den Zusammenhang zwischen Ring-Größe (Anzahl der Atome, die ein Ring-System bilden) und Ring-Stabilität erinnert: Fünf- und sechsgliedrige Ringe sind besonders stabil. Bei den Kohlenhydraten enthalten diese Ringe stets ein O-Atom sowie vier oder fünf C-Atome. Da solche Ring-Systeme in den − nicht zu den Kohlenhydraten gehörenden − Sauerstoff-Heterocyclen Furan und Pyran vorliegen, bezeichnet man ringförmige Zucker-Moleküle als *Furanose- und Pyranose-Strukturen.*

Ringgröße	Grundkörper	Kohlenhydrate
1 O + 4 C	Furan	Furanosen
1 O + 5 C	Pyran	Pyranosen

Die beiden aus der offenkettigen Glucose-Struktur entstehenden cyclischen Halbacetale sind Glucopyranosen. Mit der C-O-Doppelbindung am C-1 reagiert die alkoholische OH-Gruppe am C-5. Hierdurch entstehen aus der offenkettigen Form α und β-D-Glucopyranose

α-D-Glucopyranose   β-D-Glucopyranose

Die für die cyclischen Halbacetale angegebenen Strukturformeln bezeichnet man nach dem englischen Chemiker Haworth als *Haworth-Formeln*.

Der Ringschluß zum cyclischen Halbacetal hat folgende Auswirkungen auf die Struktur:

- Am C-1 entsteht eine OH-Gruppe. Diese OH-Gruppe ist keine alkoholische OH-Gruppe; sie ist reaktionsfähiger als alkoholische OH-Gruppen. Man bezeichnet diese OH-Gruppe am C-1 (bei Fructose am C-2) als **glycosidische OH-Gruppe.**

- Für den Ringschluß zum Halbacetal bestehen zwei Möglichkeiten: Die entstehende glycosidische OH-Gruppe kann entweder unterhalb (α-) oder oberhalb (β-) der Ring-Ebene angeordnet sein (in den Haworth-Formeln bilden die Ring-Atome eine Ebene).

- Die cyclischen Halbacetale enthalten ein asymmetrisches C-Atom mehr als die offenkettigen Verbindungen. Das durch den Ringschluß entstehende asymmetrische C-Atom ist bei Aldosen das C-1 (Ribofuranosen, Glucopyranosen), bei Ketosen das C-2.

- α- und β-D-Glucopyranose (kurz: α- und β-D-Glucose) *unterscheiden sich nur in der räumlichen Anordnung der glycosidischen OH-Gruppe.* Man bezeichnet sie als **Anomere.** Die Anomerie ist eine für cyclische Strukturen der Kohlenhydrate typische Art der Stereo-Isomerie.

Bei den Kohlenhydraten treten folgende Stereo-Isomere auf:

- **Enantiomere** (optische Antipoden, Spiegelbild-Isomere); Beispiele: D-Glycerinaldehyd/L-Glycerinaldehyd, D-Glucose/L-Glucose.

- **Diastereomere** (optische Isomere mit mehreren asymmetrischen C-Atomen, die sich zueinander nicht wie Bild und Spiegelbild verhalten), im besonderen:

- **Epimere** (Diastereomere, die sich durch die Konfiguration an nur einem asymmetrischen C-Atom unterscheiden); Beispiel: D-Glucose/D-Galactose (Unterschied am C-4).

- **Anomere** (Diastereomere, die sich durch die Konfiguration an demjenigen C-Atom unterscheiden, das mit der glycosidischen OH-Gruppe verknüpft ist); Beispiele: α-D-Glucopyranose/β-D-Glucopyranose (Unterschied an C-1), α- und β-D-Fructofuranose (Unterschied an C-2).

Sowohl α- als auch β-D-Glucose kann man in reiner Form aus Glucose-Lösungen erhalten. Die beiden Glucosen unterscheiden sich in folgenden Eigenschaften:

Eigenschaft	α-D-Glucose	β-D-Glucose
spezifische Drehung $[\alpha]_{589}^{20}$	+ 112,2	+ 18,7
Schmelztemperatur (°C)	146	150
Gewichts-Anteil in wäßriger Lösung im Gleichgewicht	36%	64%

Löst man reine α-D-Glucose in Wasser und mißt *unmittelbar danach* den Drehwert (bei 20 °C im Polarimeter mit gelbem Natrium-Licht), dann ergibt sich als spezifische Drehung + 112,2. Bei weiteren Messungen in zeitlichen Abständen stellt man eine stetige Abnahme des Drehwertes fest, bis schließlich nach mehr als 5 Stunden bei 20 °C die spezifische Drehung $[\alpha]$ + 52,7 erreicht ist.

Durch entsprechende Messungen an einer Lösung reiner β-D-Glucose läßt sich eine Änderung der anfänglich ermittelten spezifischen Drehung $[\alpha]$ + 18,7 auf ebenfalls $[\alpha]$ + 52,7 nachweisen.

Da es sich um eine allmählich erfolgende Änderung (Mutation) der optischen Drehung (Rotation) handelt, bezeichnet man diesen Vorgang als **Mutarotation.**

Die Mutarotation entsteht dadurch, daß sich in wäßriger Lösung sowohl reine α-D-Glucose als auch reine β-D-Glucose solange in das andere Anomer umwandelt, bis sich ein **chemisches Gleichgewicht** eingestellt hat. Unter den angegebenen Meßbedingungen beträgt die spezifische Drehung dann $[\alpha]$ + 52,7 ($c = 10$ in Wasser).

Die Umwandlung von α-D-Glucose in β-D-Glucose (und umgekehrt) ist nur über die offenkettige Form möglich: Durch Ringöffnung entsteht die offenkettige Form, durch Ringschluß unter anderer räumlicher Anordnung der glycosidischen OH-Gruppe dann das andere Anomere. Im Gleichgewicht liegen neben nur ca. 0,1% offenkettiger D-Glucose die folgenden Massen-Anteile vor:

α-D-Glucose ⇌ offenkettige ⇌ β-D-Glucose
(36%)   Glucose   (64%)

Die Geschwindigkeit, mit der sich dieses Gleichgewicht einstellt, hängt von der Temperatur der wäßrigen Glucose-Lösung ab. Bei 20 °C dauert die Einstellung des Gleichgewichts mehr als fünf Stunden. Höhere Temperaturen und Katalysatoren (wie das Enzym **Mutarotase**) beschleunigen die Gleichgewichts-Einstellung.

Werden zu Glucose-Bestimmungen in der Klinischen Chemie *die Enzyme Glucose-Dehydrogenase oder Glucose-Oxidase* eingesetzt, die auf Grund ihrer Stereo-Spezifität nur Umsetzungen von β-D-Glucose (nicht dagegen von α-D-Glucose) katalysieren, so ist die Einhaltung einer bestimmten Inkubationszeit erforderlich. In dem Maße, wie der anfangs vorliegende Anteil an β-D-Glucose enzymatisch umgesetzt wird, wird dieses Substrat durch Umwandlung von α-D-Glucose nachgeliefert, die erneute Einstellung des chemischen Gleichgewichtes zwischen den Anomeren erfordert jedoch eine gewisse Zeit.

Die bisher erwähnten und weitere wichtige *Reaktionen der Glucose* lassen sich wie folgt zusammenfassen (Pentosen und andere Hexosen reagieren entsprechend):

Reaktionen der offenkettigen Struktur:
- Hydrierung an der Aldehyd-Gruppe zu mehrwertigen Alkoholen (Zuckeralkohole, Glucose ⟶ Sorbit)
- Oxidation an der Aldehyd-Gruppe zu Carbonsäuren.

' Wird D-Glucose in alkalischer Lösung oxidiert, so entstehen **D-Gluconat**-Ionen. Durch Ansäuern einer solchen Lösung erhält man D-Gluconsäure, eine Polyhydroxy-carbonsäure, aus der in stärker saurer Lösung durch intramolekulare Wasser-Ab-

spaltung zwischen der Carboxy-Gruppe und der alkoholischen OH-Gruppe am C-Atom 5 (δ-C-Atom in der Nomenklatur der Hydroxy-carbonsäuren, vgl. Kap. 22.6.2) ein cyclischer Ester entsteht. Derartige Ester nennt man **Lactone**. Aus D-Gluconsäure entsteht durch Ringschluß das D-Gluconsäure-δ-lacton, kurz **D-Gluconolacton**.

Reaktionen der cyclischen Halbacetale:
- Kondensation mit Monosacchariden zu Disacchariden
- Kondensation mit „Nicht-Zuckern" (Aglykone, z. B. Alkohole, Phenole, Stickstoff-Heterocyclen) zu Glycosiden (Glucose ⟶ Glucoside)
- Dehydrierung am C-Atom 6 zu Uronsäuren (Glucose ⟶ Glucuronsäure)
- Veresterung alkoholischer OH-Gruppen mit Phosphorsäure (Glucose-, Fructose-, Ribose-, Desoxy-ribose-phosphate) oder mit Carbonsäuren.

Die **Oxidation** am C-Atom 1 der Glucose führt, wie gezeigt wurde, zu D-Gluconat-Ionen. Bei der Glucose-Bestimmung mittels Glucose-Oxidase (GOD) ist Sauerstoff das Oxidationsmittel:

$$\beta\text{-D-Glucose} + O_2 + H_2O \rightarrow \text{D-Gluconat} + H_2O_2$$

Bei der Glucose-Bestimmung mittels Glucose-Dehydrogenase erfolgt **Dehydrierung** am C-Atom 1 der β-D-Glucose:

β-D-Glucose   D-Gluconolacton

D-Glucose   D-Gluconat

D-Gluconsäure   D-Gluconolacton

Das Dehydrierungs-Produkt ist hierbei unmittelbar das Lacton der Gluconsäure.

In alkalisch eingestellten wäßrigen Lösungen öffnet sich der Lacton-Ring, es entstehen die Gluconat-Ionen mit kettenförmiger Struktur.

Die Oxidation der primären alkoholischen OH-Gruppe am C-Atom 6 der β-D-Glucose ergibt **Glucuronsäure**. Ihre Anionen sind die **Glucuronat**-Ionen. Da die Oxidation selektiv am C-Atom 6 erfolgt, bleibt das Ring-System unverändert, so daß auch Glucuronsäure als cyclisches Halbacetal vorliegt.

Glucuronsäure bildet mit zahlreichen körpereigenen und körperfremden Alkoholen, Phenolen und Aminen wasserlösliche **Glucuronide**, die auch zur Ausscheidung (Entgiftung) von Arzneimittel-Metaboliten dienen.

β-D-Glucose   β-D-Glucuronsäure

29.2.4   Glycoside

Als kristalline Verbindungen liegen Monosaccharide in der Furanose- oder Pyranose-Struktur vor. In wäßrigen Lösungen stellt sich ein chemisches Gleichgewicht zwischen α- und β-Anomeren auf dem Wege über die offenkettige Struktur ein.

Aus Halbacetalen und Alkoholen entstehen in einer durch Wasserstoffionen katalysierten Kondensations-Reaktion Vollacetale, kurz Acetale.

Halbacetal + Alkohol $\rightleftharpoons$ Acetal + H_2O

Cyclische Halbacetale reagieren entsprechend:

cycl. Halbacetal + Alkohol $\rightleftharpoons$ cycl. Acetal + H_2O

Die aus Furanosen und Pyranosen durch *Kondensations-Reaktion* mit Alkoholen entstehenden Vollacetale bilden eine eigene Verbindungsklasse, die man **Glycoside** nennt. Glycoside sind säureempfindliche Verbindungen: Während sie in neutraler und alkalischer Lösung stabil sind, erfolgt in saurer Lösung hydrolytische Spaltung der Glycosid-Bindung unter Rückbildung der Ausgangsstoffe. Glysocide zeigen *keine Mutarotation.* Zu den Glycosiden gehören wichtige Arzneistoffe (z. B. Digitalis-Glycoside).

Reaktions-Partner zur Herstellung von Glycosiden aus Furanosen und Pyranosen sind nicht nur Alkohole, sondern auch Phenole, ferner NH-Gruppen oder SH-Gruppen enthaltende Verbindungen. Die Glycosid-Bildung erfolgt nach dem Schema:

(Formelausschnitt; „X" bezeichnet ein Sauerstoff- oder Schwefel-Atom oder eine NH-Gruppe.)

Im einzelnen erhält man durch Kondensation der glycosidischen OH-Gruppe:

mit Alkanolen $\longrightarrow$ Alkyl-Glycoside $\Big\}$ O-Glycoside
mit Phenolen $\longrightarrow$ Phenol-glycoside

mit NH-haltigen Verbindungen $\longrightarrow$ N-Glycoside
mit SH-haltigen Verbindungen $\longrightarrow$ S-Glycoside

Der Name Glycoside ist die allgemeine Bezeichnung der Stoffklasse. Die sich von den einzelnen Sacchariden ableitenden Glycoside heißen z. B. **Glucoside** (Glucopyranoside) oder **Riboside** (Ribofuranoside).

So erhält man aus α-D-Glucose und Methylalkohol Methyl-α-D-glucopyranosid:

Phenol-glycoside sind im Gegensatz zu vielen Phenolen gut wasserlöslich, weil die alkoholischen OH-Gruppen am Zuckerrest die Löslichkeit in Wasser erhöhen. Um körperfremde Phenole auszuscheiden, entstehen aus ihnen und Glucuronsäure im Zuge der „Entgiftung" die entsprechenden Glycoside, z. B. Phenol-β-D-**glucuronid**:

Die wichtigsten N-Glycoside sind die aus β-D-Ribofuranose und 2-Desoxy-β-D-ribofuranose und Purin- sowie Pyrimidin-Basen entstehenden Nucleoside.

S-Glycoside kommen als Pflanzeninhaltsstoffe (Senföle) vor.

29.2.5 Weitere Hexosen

Die Aldohexose **D-Galactose** ist als Baustein des Disaccharids Lactose (Milchzucker) von Bedeutung. Sie unterscheidet sich von D-Glucose nur in der räumlichen Anordnung der OH-Gruppe am C−4: Galactose und Glucose sind Epimere. β-D-Galactose hat folgende Haworth-Formel:

Fructose: D-Fructose (Fruchtzucker) ist die wichtigste Ketose. Als Monosaccharid kommt Fructose in Fruchtsäften und im Honig vor. Von großer Bedeutung ist D-Fructose als Baustein des Disaccharids Saccharose (Rohrzucker, Rübenzucker).

Ebenso wie Glucose besitzt die in der Natur vorkommende Fructose die D-Konfiguration. Die Ebene des polarisierten Lichtes wird durch Fructose-Lösungen nach links gedreht, dies erklärt den nur noch selten gebrauchten Namen Lävulose für Fructose ([α] − 92,4).

D-Glucose und D-Fructose haben an den asymmetrischen C-Atomen 3, 4 und 5 denselben räumlichen Aufbau. In den Fructose-Kristallen liegt nicht die offenkettige Struktur vor, sondern β-D-Fructopyranose.

D-Fructose   β-D-Fructopyranose

In alkalischer Lösung lagert sich D-Fructose über ein Zwischenprodukt, das man als „Endiol" bezeichnet, in die isomere D-Glucose um **(Isomerisierung)**. Von den beiden durch eine Doppelbindung („en") verknüpften C-Atomen 1 und 2 geht eine Bindung zu je einer OH-Gruppe aus („diol").

D-Fructose   (Endiol)   D-Glucose

(In den Formeln bezeichnet „R" den unverändert bleibenden Teil der Moleküle mit den C-Atomen 3 bis 6.)

Da sich ein chemisches Gleichgewicht von beiden Seiten her einstellt, ist auch eine Umlagerung von D-Glucose in D-Fructose möglich.

Bei der Glykolyse wird das durch Übertragung einer Phosphat-Gruppe von ATP auf Glucose entstandene **Glucose-6-phosphat** zu **Fructose-6-phosphat** isomerisiert, aus dem anschließend durch Übertragung einer Phosphat-Gruppe von ATP **Fructose-1,6-bisphosphat** entsteht. Der Name besagt, daß die OH-Gruppen an den C-Atomen 1 und 6 der Fructose mit Phosphorsäure verestert sind („bis" bedeutet zweimal).

In diesen Verbindungen liegt Fructose in der Furanose-Struktur vor.

α-D-Glucose-6-phosphat

α-D-Fructose-6-phosphat

Fructose-1,6-bisphosphat

(Bei physiologischem pH-Wert liegen die An-ionen der Hexosephosphate vor.)

Saccharose enthält den Fructose-Baustein in der β-D-Fructofuranose-Struktur (als 5-gliedriges Ring-System).

Aminozucker: Die wichtigsten Aminozucker sind **D-Glucosamin** und **D-Galactosamin**. Sie unter-scheiden sich von Glucose und Galactose dadurch, daß sie am C-Atom 2 statt der OH-Gruppe eine primäre Amino-Gruppe aufweisen und daher basi-sche Eigenschaften haben.

β-D-Galactosamin   β-D-Glucosamin

Beide Aminozucker sind Bausteine von Polysac-chariden, D-Glucosamin z. B. von Chitin (Panzer von Krebsen und Insekten), D-Galactosamin von Chondroitin, dem Polysaccharid des Knorpels. Ferner ist Galactosamin Baustein von Glycoli-piden.

29.3   Disaccharide

Disaccharide entstehen durch *Kondensations-Re-aktion* aus zwei gleichen oder zwei verschiedenen Monosacchariden, z. B. aus Glucose und Glucose oder aus Fructose und Glucose.

Monosaccharid + Monosaccharid $\longrightarrow$

Disaccharid + H_2O

Die Eigenschaften von Disacchariden (wie auch von Polysacchariden) hängen entscheidend von dem Verknüpfungs-Prinzip zwischen den Mono-saccharid-Bausteinen ab. Jedes Monosaccharid-Halbacetal enthält:
- Eine glycosidische OH-Gruppe,
- mehrere alkoholische OH-Gruppen.

Hieraus ergeben sich zwei grundlegend verschie-dene Verknüpfungs-Prinzipien:

Die **glycosidische OH-Gruppe** des einen Mono-saccharids reagiert *mit der glycosidischen OH-Gruppe* des zweiten Monosaccharids. Das entste-hende Disaccharid enthält keine glycosidische OH-Gruppe mehr: Disaccharide dieses Typs können nicht an einer glycosidischen OH-Gruppe zu hö-hermolekularen Sacchariden weiterreagieren, Di-saccharide dieses Typs sind nicht reduzierend, ihre wäßrigen Lösungen zeigen keine Mutarotation. Das wichtigste Beispiel für diesen Disaccharid-Typ ist Saccharose

Fructose + Glucose $\longrightarrow$ Saccharose + H_2O

Der zweite, in seinem chemischen Verhalten grundlegend verschiedene Disaccharid-Typ ergibt sich aus der Reaktion der **glycosidischen OH-Gruppe** eines Monosaccharids *mit einer alkoholi-schen OH-Gruppe* eines anderen Monosaccharids. Die wichtigsten Disaccharide entstehen durch Re-aktion mit der alkoholischen OH-Gruppe am C-Atom 4.

Monosaccharid, dessen glycosidische OH-Gruppe reagiert	+	Monosaccharid, dessen alkoholische OH-Gruppe reagiert	Disaccharid
α-D-Glucose		D-Glucose α (1→4)	Maltose
β-D-Glucose		D-Glucose β (1→4)	Cellobiose
β-D-Galactose		D-Glucose β (1→4)	Lactose

Bei Disacchariden dieses Typs besitzt ein Mono-saccharid-Baustein (hier: Glucose) *noch seine gly-cosidische OH-Gruppe*. Folglich sind hier α- und β-Anomere sowie, in wäßriger Lösung, offenket-tige Aldehyd-Strukturen vorhanden, die reduzie-rend wirken. Disaccharide dieses Typs können zu höhermolekularen Sacchariden (Tri-, Tetra- ... → Polysacchariden) weiterreagieren, indem ihre glycosidische OH-Gruppe nunmehr mit der alko-holischen OH-Gruppe am C-4 des nächsten Mono-saccharid-Bausteins reagiert und so fort. Nach die-sem Verknüpfungs-Prinzip entstehen die wichtig-sten Polysaccharide.

29.3.1   Saccharose (Rohrzucker, Rübenzucker)

Saccharose ist das am weitesten verbreitete Disac-charid und kommt in allen Pflanzen vor, die Koh-lenhydrate unter Nutzung der Sonnenenergie durch Photosynthese aus CO_2 und Wasser aufbauen; man gewinnt sie aus Zuckerrüben und Zuckerrohr. Die Bausteine dieses Disaccharids sind die beiden Monosaccharide α-D-Glucopyranose und β-D-Fructofuranose. Durch Wasser-Abspaltung zwischen den glycosidischen OH-Gruppen entsteht Saccharose:

α-D-Glucopyranose $\longrightarrow$

β-D-Fructofuranose   Saccharose

Durch diese Verknüpfung unter Beteiligung beider glycosidischer OH-Gruppen entsteht ein Disaccharid, das in wäßriger Lösung nicht im Gleichgewicht mit einer offenkettigen Struktur stehen kann. Saccharose hat weder reduzierende Eigenschaften (sie gehört zu den nicht-reduzierenden Zuckern), noch beobachtet man Mutarotation. Saccharose dreht die Ebene des polarisierten Lichtes nach rechts. Durch Einwirkung von Säuren (Protonen-Katalyse) oder des Enzyms Saccharase findet hydrolytische Spaltung statt, bei der gleiche Anteile D-Glucose und D-Fructose entstehen. Die entstehende D(−)-Fructose dreht die Ebene des polarisierten Lichtes um einen größeren Winkel nach links als D(+)-Glucose nach rechts. Man beobachtet daher eine Umkehrung der Drehrichtung von anfangs rechtsdrehend nach linksdrehend. Diese Umkehrung nennt man **Inversion**, das die hydrolytische Spaltung von Saccharose katalysierende Enzym heißt auch Invertase und das entstehende Stoff-Gemisch aus Glucose und Fructose Invertzucker. Invertzucker ist übrigens der Hauptbestandteil von Bienenhonig.

Ein Saccharose-Molekül enthält insgesamt acht alkoholische OH-Gruppen. Man kann sechs, sieben oder sämtliche acht OH-Gruppen der Saccharose mit Fettsäuren verestern. Mit solchen Saccharose-estern können Speisen ebenso zubereitet werden wie mit natürlichen Fetten, den Triestern des Glycerins. Diese **Saccharose-fettsäureester** werden

− im Gegensatz zu den Nahrungsfetten − im Dünndarm nicht gespalten, weil die Lipasen des Verdauungstraktes keine Substrat-Spezifität zu diesem synthetischen „Fettersatz" aufweisen; eine Fettsäure-Aufnahme findet nicht statt (Anwendung bei der Diät adipöser Patienten).

Folgende Tabelle gibt die spezifische Drehung für vier Zucker-Lösungen in Wasser, gemessen bei 20 °C, an (Polarimeter mit gelbem Natrium-Licht):

Zucker	spezifische Drehung [α]
Saccharose	+66,5
Glucose	+52,7
Fructose	−92,4
Invertzucker	−19,8

29.3.2 Maltose (Malzzucker)

Das Disaccharid **Maltose** entsteht durch Kondensation von zwei α-D-Glucose-Molekülen. Die Wasser-Abspaltung findet zwischen der glycosidischen OH-Gruppe eines α-Glucose-Moleküls und der alkoholischen OH-Gruppe am C-Atom 4 des zweiten Moleküls statt. Es entsteht eine **α (1→4)-Verknüpfung**.

Ebenso wie von Glucose gibt es auch von Maltose ein α-Anomer (Strukturformel) und ein β-Anomer, die über die Ring-Öffnung des rechts gezeichneten Glucose-Restes miteinander im Gleichgewicht stehen. Im Gegensatz zu Saccharose ist eine Ring-Öffnung zur offenkettigen Form bei Maltose, Cellobiose und Lactose möglich und findet in wäßriger Lösung auch statt. Diese Disaccharide haben daher − im Gegensatz zu Saccharose − reduzierende Eigenschaften, kommen als α- und β-Anomere vor und zeigen in wäßriger Lösung Mutarotation. Die Erscheinung der Mutarotation ist also keineswegs auf Monosaccharide beschränkt, sondern typisch auch für alle Disaccharide, die durch Wasser-Abspaltung zwischen der glycosidischen OH-Gruppe eines Monosaccharid-

Moleküls und einer alkoholischen OH-Gruppe des zweiten Monosaccharid-Moleküls entstanden sind.

Maltose entsteht beim Abbau des Polysaccharids Stärke durch Einwirkung von α-Amylasen und wird ihrerseits mit Hilfe des Enzyms Maltase zu α-Glucose hydrolysiert.

29.3.3 Cellobiose

Cellobiose ist das durch 1→4-Verknüpfung aus β-D-Glucose entstehende Disaccharid. Die enzymatische Hydrolyse von Cellobiose wird durch β-Glucosidasen katalysiert.

29.3.4 Lactose (Milchzucker)

Das Disaccharid **Lactose** entsteht durch Wasser-Abspaltung zwischen der glycosidischen OH-Gruppe von β-D-Galactose und der alkoholischen OH-Gruppe am C-Atom 4 von Glucose.

Die enzymatische Hydrolyse von Milchzucker mittels Lactase ergibt die epimeren Monosaccharide *Galactose und Glucose.*

Lactose ist in vielen pharmazeutischen Präparaten neben den Wirkstoffen als gut verträglicher Füllstoff enthalten.

29.4 Polysaccharide

Die wichtigsten Polysaccharide sind Stärke, Glykogen und Cellulose. In der Struktur ihrer Makromoleküle und in ihrer biologischen Funktion unterscheiden sich diese Biopolymere erheblich voneinander.

Cellulose ist der wichtigste pflanzliche Gerüststoff, die Zellwände pflanzlicher Zellen bestehen überwiegend aus Cellulose. Zur technischen Gewinnung von Cellulose werden Holz (ca. 50% Cellulose) und Stroh (ca. 30% Cellulose) verwendet. Cellulose ist in Wasser unlöslich, ihre Makromoleküle haben faserförmige Struktur. Die Cellulose-Fasern sind in Längsrichtung ineinander verdrillt, ihr Zusammenhalt wird durch eine Vielzahl von Wasserstoffbrücken-Bindungen bewirkt, die von den alkoholischen OH-Gruppen ausgehen. So ergibt sich die hohe Zugfestigkeit von Baumwollfäden (Baumwolle ist nahezu reine Cellulose). Der Baustein von Cellulose ist β-D-Glucopyranose. Wasser-Abspaltung zwischen der glycosidischen OH-Gruppe eines β-Glucose-Moleküls und der alkoholischen OH-Gruppe am C-Atom 4 eines zweiten Moleküls führt zu dem Disaccharid Cellobiose, dessen glycosidische OH-Gruppe dann ebenfalls unter β (1→4)-Verknüpfung reagiert und so fort. *Als alleiniges Verknüpfungs-Prinzip liegt in den Cellulose-Makromolekülen die β (1→4)-Verknüpfung der D-Glucopyranose-Bausteine vor.* Hierdurch ist die unverzweigte Struktur der aus bis zu mehreren tausend Glucose-Einheiten aufgebauten Cellulose-Moleküle bedingt. Die im menschlichen Verdauungstrakt vorhandenen Glucosidasen (Amylasen) können nur α-glycosidische Verknüpfungen spalten. Da in der Cellulose ausschließlich β-glycosidische Verknüpfung vorliegt, werden cellulose-haltige Nahrungsbestandteile unverdaut ausgeschieden.

Stärke und **Glykogen** sind Reserve-Kohlenhydrate (Glucose-Speicherstoffe). Die durch Photosynthese aufgebaute Glucose wird in Form des Polysaccharids Stärke (als Stärkekörner) in den Wurzeln, Knollen und Samen der Pflanzen gespeichert. Stärkekörner bestehen aus zwei Polysacchariden unterschiedlicher Struktur und molarer Masse. Hauptbestandteil pflanzlicher (wie auch tierischer) Stärke ist das die Hülle der Stärkekörner bildende hochmolekulare, wasserunlösliche **Amylopektin**. Das Innere der Stärkekörner bildet **Amylose**, die in Wasser kolloidal löslich ist. Stärke wird hauptsächlich aus Kartoffeln, Mais und Weizen gewonnen, der Amylose-Gehalt dieser Stärken beträgt ca. 20%, ihr Amylopektin-Gehalt ca. 80%. Baustein dieser Polysaccharide ist stets α-D-Glucopyranose. Die Unterschiede in der Makromolekül-Gestalt und -Größe zwischen Amylose und Amylopektin sind auf verschiedenartige Verknüpfung der α-Glucose-Bausteine zurückzuführen. In dem Biopolymer Amylose liegt ausschließlich α (1→4)-Verknüpfung der Glucopyranose-Einheiten vor nach dem Schema:

α-D-Glucopyranose → Maltose → Maltotriose
················→ Amylose.

Dieses α (1→4)-Verknüpfungsprinzip führt zu einer unverzweigten, spiralförmigen (helixförmigen) Aneinanderreihung einiger hundert Glucopyranose-Bausteine. In dieser Amylose-Helix sind Hohlräume (Kanäle) vorhanden (Abb. 29-1), in die

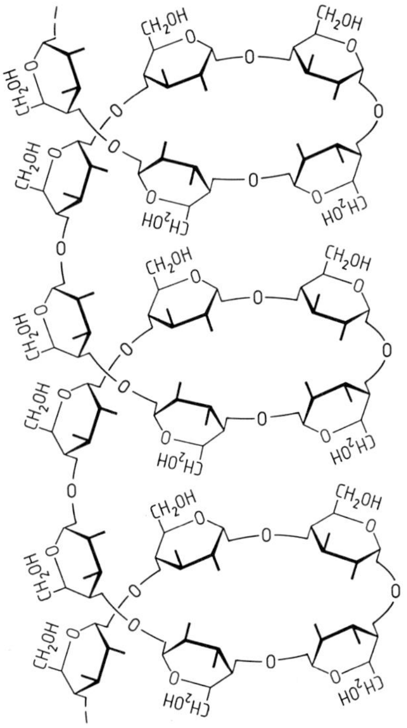

Abb. 29-1. In den Makromolekülen der Amylose sind die α-D-Glucose-Bausteine (anstelle der OH-Gruppen an C-2 und C-3 stehen senkrechte Striche, H-Atome am Ring sind nicht eingezeichnet) zu einer Hohlräume bildenden Struktur verknüpft, in die sich z. B. Iod-Moleküle einlagern können (Iod-Stärke-Reaktion).

Stoffe passender Molekülform eingelagert werden können. Auf der Entstehung einer solchen Einlagerungsverbindung beruht die charakteristische Blaufärbung beim Zusammengeben von Amylose (löslicher Stärke) und Iod/Kaliumiodid-Lösung. Diese „Iod-Stärke-Reaktion" ermöglicht einen empfindlichen Nachweis von Iod bei iodometrischen Titrationen.

Zur Gewinnung von Amylose erhitzt man pflanzliche Stärke mit Wasser auf ca. 90 °C. Hierbei quillt das unlösliche Amylopektin auf, während Amylose kolloidal in Lösung geht und hieraus als „lösliche Stärke" abgetrennt wird. Amylopektin ist höhermolekular als Amylose und liegt in Form verzweigter (verknäuelter) Makromoleküle vor: mit der −CH₂OH-Gruppe mancher Glucopyranose-Bausteine sind „Seitenketten" aus jeweils 20 bis 25 Glucose-Einheiten verknüpft. Zur α (1→4)-Verknüpfung kommt beim Aufbau von Amylopektinen immer dort eine α (1→6)-Verknüpfung hinzu, wo eine Glucopyranose-Seitenkette abzweigt. Innerhalb solcher Seitenketten liegt wiederum α (1→4)-Verknüpfung vor.

Der Amylopektin-Anteil von **Glykogen** ist in viel stärkerem Maße verzweigt, die Glucopyranose-Seitenketten sind jedoch kürzer. Aufgrund seiner sehr hohen molaren Masse und seiner kompakten Struktur ist *Glykogen als tierisches Reserve-Kohlenhydrat* besonders geeignet. Glykogen wird im Muskelgewebe und in der Leber gespeichert.

Überwiegend durch α (1→6)-Verknüpfung von D-Glucose-Bausteinen bauen Lactobakterien das schleimartige Polysaccharid **Dextran** auf. Durch partielle Hydrolyse und anschließende Auftrennung kann man aus dem sehr hochmolekularen nativen Dextran Fraktionen von Dextranen mit einer relativen Molekülmasse im Bereich von 60000 bis 75000 gewinnen, die als Plasmaersatzmittel verwendet werden.

Durch chemische Reaktionen, die zu einer Quervernetzung von Dextran-Molekülen führen, werden in Wasser unlösliche Dextran-Gele (Sephadex) hergestellt, die vielfach zur Trennung von Proteinen durch Gelfiltration verwendet werden.

Im Gegensatz zu den bisher erwähnten Polysacchariden ist **Heparin** aus zwei unterschiedlichen Monosaccharid-Bausteinen aufgebaut, die abwechselnd miteinander durch α (1→4)-Bindungen verknüpft sind. Die Bausteine D-Glucuronsäure und D-Glucosamin liegen im Polysaccharid Heparin jedoch in strukturell abgewandelter Form vor, weil Schwefelsäure-Reste esterartig an OH-Gruppen bzw. amidartig an die NH₂-Gruppe gebunden sind. Bei physiologischem pH-Wert sind die sauren funktionellen Gruppen dissoziiert.

Heparin wird in den Granulocyten des Blutes und in den Mastzellen des Bindegewebes gebildet. Es ist im Blut in geringen Konzentrationen vorhanden und wird auf Grund seiner **gerinnungshemmenden Wirkung** als physiologisches Antikoagulans bezeichnet.

Polysaccharide bezeichnet man auch als **Glycane** und unterteilt sie nach der Struktur ihrer molekularen Bausteine in:
- Homoglycane, die durchgehend aus einem bestimmten Monosaccharid aufgebaut sind, z. B. Galactan, sowie die aus Glucose aufgebauten Glucane wie Stärke und Cellulose,
- Heteroglycane, die aus unterschiedlichen Monosacchariden aufgebaut sind, und
- Proteoglycane, in denen Heteroglycane als mengenmäßig überwiegende Komponente (mehr als 90%) mit geringen Protein-Anteilen verknüpft sind.

Die wichtigsten Heteroglycane enthalten Derivate von Aminozuckern als einen der unterschiedlichen Monosaccharid-Bausteine und werden daher **Glycosamino-glycane** genannt. *Die ältere Bezeichnung für diese Verbindungen ist Mucopolysaccharide.*

Die Vorsilbe „Muco" weist darauf hin, daß derartige Stoffe aus Mucinen isoliert worden sind. Mit dem Namen Mucine hat man hochmolekulare Substanzen bezeichnet, die in den schleimartigen Sekreten enthalten sind. Chemisch sind sie meist den Proteoglycanen zuzuordnen.

Typische Monosaccharid-Bausteine von Glycosamino-glycanen sind D-Glucuronsäure und N-Acetyl-D-glucosamin oder N-Acetyl-D-galactosamin, die jeweils abwechselnd zu einer sich regelmäßig wiederholenden Disaccharid-Einheit miteinander verknüpft sind. Die Monosaccharid-Bausteine von **sauren** Mucopolysacchariden enthalten Carboxy ($-COOH$)-Gruppen und/oder Schwefelsäuremonoester ($-O-SO_3H$)- oder Schwefelsäuremonoamid ($-NH-SO_3H$)-Gruppen, die dissoziiert sind, so daß diese Biopolymeren als Polyanionen vorliegen.

Als Beispiel für ein nicht an ein Protein gebundenes Glycosamino-glycan ist die im Bindegewebe, im Glaskörper des Auges und in der Synovialflüssigkeit vorkommende Hyaluronsäure (Hyaluronat) zu nennen.

Zu den Proteoglycanen gehören Chondroitinsulfat und Keratan-sulfat, die im Knorpelgewebe vorkommen.

30 Nucleotide

30.1 Nucleinsäuren

Nucleinsäuren (Polynucleotide) sind Biopolymere.
Desoxyribonucleinsäuren (DNA) sind die Träger der gesamten Erbinformation, des genetischen Code. **Ribonucleinsäuren** (RNA) erfüllen wichtige biologische Funktionen bei der Protein-Biosynthese, dem Aufbau der Eiweißstoffe in der Zelle.
DNA und RNA sind nach dem gleichen Bauprinzip aufgebaut, unterscheiden sich jedoch in der Art zweier Bausteine und in der Molekül-Größe. Ihre Bausteine sind in der folgenden Gegenüberstellung aufgeführt:

Bausteine	DNA	RNA
Phosphorsäure	Phosphorsäure	Phosphorsäure
Pentose	**2-Desoxy-**D-ribose	D-Ribose
Purin-Basen	Adenin	Adenin
	Guanin	Guanin
Pyrimidin-Basen	Cytosin	Cytosin
	Thymin	**Uracil**

Um das Verknüpfungsprinzip der Bausteine und den räumlichen Aufbau der Nucleinsäuren verstehen zu können, muß man die Strukturformeln der Bausteine kennen:

Phosphorsäure

Pentosen: Desoxy-ribose   Ribose

Beide Pentosen liegen in der D-Konfiguration als β-Anomere vor, die glycosidische OH-Gruppe liegt also in der Haworth-Formel oberhalb der Ring-Ebene. Sie unterscheiden sich dadurch voneinander, daß das C-Atom 2 der Desoxy-ribose mit zwei Wasserstoff-Atomen, das der Ribose dagegen mit einer OH-Gruppe und einem H-Atom verknüpft ist.

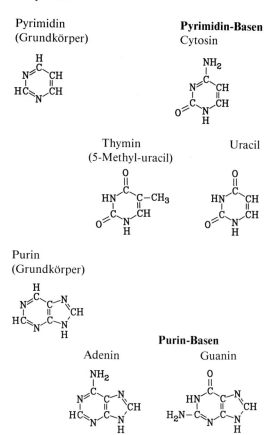

Durch Reaktion der glycosidischen OH-Gruppe der Pentose mit einer NH-Gruppe des Base-Ringsystems entstehen unter Wasser-Abspaltung die entsprechenden N-Glycoside, die als **Nucleoside** bezeichnet werden. So entsteht aus β-D-Ribose und Adenin das Adenosin genannte N-Glycosid: (In den folgenden Formeln sind die C-Atome im

Ringsystem der Pentose und der Basen nicht mehr gesondert eingezeichnet; zur Kennzeichnung der Ring-Atome werden die Ziffern für die C-Atome der Pentose mit einem Strich versehen, z. B. 5′.)

Adenin + Ribose ⟶ Adenosin

Guanin und die Pyrimidin-Basen reagieren mit Ribose und Desoxy-ribose zu den entsprechenden Nucleosiden. Die Verknüpfung eines Nucleosids mit Phosphorsäure geschieht durch Veresterung. Dabei reagiert die alkoholische OH-Gruppe am C-Atom 3′ oder am C-Atom 5′ der Pentose mit Phosphorsäure. Die so entstehenden Phosphorsäuremonoester, die **Nucleotide**, sind die eigentlichen Bausteine der Nucleinsäuren.

Das bekannteste Nucleotid ist **Adenosin-monophosphat** (AMP), in dem die OH-Gruppe am C-Atom 5′ der Ribose mit Phosphorsäure verestert ist (die Formel zeigt die bei physiologischem pH-Wert vorliegenden Anionen):

Das **Verknüpfungsprinzip** zwischen den Bausteinen der Nucleotide ist:
- Die N-glycosidische Bindung zwischen Pentose und Purin- oder Pyrimidin-Base und
- die Ester-Bindung zwischen Pentose und Phosphorsäure.

Von großer Bedeutung für den Aufbau der Polynucleotide (DNA, RNA) aus den Mononucleotiden auf dem Wege über Di-, Tri- und Oligonucleotide ist nun die Eigenschaft der Phosphorsäure, auch Di-ester zu bilden. So entsteht aus einem

5′-Phosphorsäure-monoester durch eine weitere Ester-Bindung zur alkoholischen OH-Gruppe am C-Atom 3′ der Pentose eines anderen Mononucleotids ein *Phosphorsäure-diester* und damit ein Dinucleotid. Über diese Phosphorsäure-3′,5′-diester-Bindungen werden schließlich die Nucleinsäuren aufgebaut, die aus langen fadenförmigen Makromolekülen (Einzelsträngen) bestehen. Das Rückgrat dieser Moleküle bilden die Diester der Struktur

...Pentose-Phosphorsäure-Pentose-Phosphorsäure...

Von jedem Pentose-Baustein geht die N-glycosidische Bindung zur Purin- oder Pyrimidin-Base aus. Je zwei Einzelstränge der DNA orientieren sich so zueinander, daß die hydrophoben Strukturen der Purin- und Pyrimidin-Basen innen und die hydrophilen, über Phosphorsäure-diester-Bindungen miteinander verknüpften Pentose-Gruppen außen angeordnet sind. Es entsteht eine DNA-**Doppelhelix** (Doppelspirale), in der zwei spiralförmige Einzelstränge durch **Wasserstoffbrücken-Bindungen** miteinander verknüpft sind. Entscheidend ist nun, daß diese Wasserstoffbrücken-Bindungen stets nur von je zwei ganz bestimmten Basen (Basen-Paaren) gebildet werden, die man als **komplementäre Basen** bezeichnet. Komplementäre Basen sind:
Thymin und Adenin
Cytosin und Guanin.

Zwischen Thymin und Adenin werden zwei, zwischen Cytosin und Guanin drei Wasserstoffbrücken-Bindungen ausgebildet.

Thymin   Adenin

Guanin   Cytosin

Durch die Aufeinanderfolge der Basen in einem Nucleinsäure-Einzelstrang ist daher genau festgelegt, wie der am Aufbau eines Doppelstranges beteiligte zweite, komplementäre Einzelstrang strukturell beschaffen sein muß.

Durch diese festgelegte **Basen-Paarung** ist die Weitergabe der Erbinformation gewährleistet. Je drei aufeinander folgende Basen in der Nucleinsäure-Struktur bezeichnet man als Basen-**Triplett**. Von der Aufeinanderfolge der Basen in einem Triplett hängt es ab, welcher Aminosäure-Baustein an eine im Aufbau befindliche Protein-Kette angefügt wird.

Abb. 30-1 gibt einen Ausschnitt aus einem DNA-Einzelstrang wieder. Auf der rechten Seite hätten

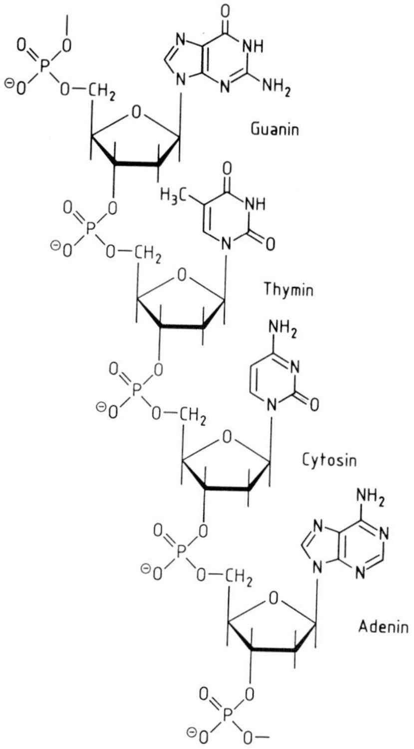

Abb. 30-1. Der Ausschnitt aus einem DNA-Einzelstrang zeigt das aus Phosphorsäure und 2-Desoxy-D-ribose aufgebaute „Rückgrat" dieser Makromoleküle und die N-glycosidische Verknüpfung mit den Purin- und Pyrimidin-Basen. In den Ring-Systemen sind die C-Atome und die an diese gebundenen H-Atome nicht eingezeichnet. Die von den Basen ausgehenden Wasserstoffbrücken-Bindungen zu den komplementären Basen eines weiteren Einzelstranges führen zur Entstehung der DNA-Doppelhelix.

wir uns den zur Entstehung der Doppelhelix erforderlichen komplementären Strang vorzustellen, dessen Aufeinanderfolge von oben nach unten wie folgt lautet:
Cytosin, Adenin, Guanin, Thymin.

30.2 Mononucleotide im Zellstoffwechsel

Mononucleotide sind nicht nur als Bausteine der Polynucleotide (Nucleinsäuren) von Bedeutung, sondern dienen auch zum Aufbau von energiereichen Phosphaten. Der aus den Bausteinen Adenin, *β*-D-Ribose und Phosphorsäure entstandene Phosphorsäure-monoester **Adenosin-5′-monophosphat** (AMP) wird von der Zelle zum Aufbau von **Adenosin-diphosphat** (ADP) und **Adenosin-triphosphat** (ATP) genutzt. In diesen Verbindungen ist lediglich der erste Phosphorsäurerest durch eine Ester-Bindung mit dem Sauerstoff-Atom am C-Atom 5′ der Ribose verknüpft. Der zweite und der dritte Phosphorsäurerest sind mit dem übrigen Teil des Moleküls durch *Phosphorsäureanhydrid-Bindungen* verknüpft. In den Formeln der so entstehenden energiereichen Phosphate kann man die Anhydrid-Bindung durch eine Wellenlinie (statt des üblichen Valenzstriches) hervorheben. Anhydrid-Bindungen zwischen Phosphorsäure-Gruppen sind aus der Anorganischen Chemie bekannt und entstehen beim Übergang von Orthophosphorsäure in Diphosphorsäure (Pyrophosphorsäure) und Triphosphorsäure.

Monophosphorsäure $HO-\overset{O}{\overset{\|}{\underset{OH}{\underset{|}{P}}}}-OH$

Diphosphorsäure **(Pyrophosphorsäure)** $HO-\overset{O}{\overset{\|}{\underset{OH}{\underset{|}{P}}}}\sim O-\overset{O}{\overset{\|}{\underset{OH}{\underset{|}{P}}}}-OH$

Triphosphorsäure $HO-\overset{O}{\overset{\|}{\underset{OH}{\underset{|}{P}}}}\sim O-\overset{O}{\overset{\|}{\underset{OH}{\underset{|}{P}}}}\sim O-\overset{O}{\overset{\|}{\underset{OH}{\underset{|}{P}}}}-OH$

Diese Struktur-Merkmale sind auch in den Nucleosid-phosphaten AMP, ADP und ATP vorhanden. Zu beachten ist, daß die an Phosphor-Atome gebundenen OH-Gruppen Säure-Eigenschaften haben, bei physiologischem pH-Wert liegen die entsprechenden **Anionen** vor.

Bevor wir uns den Strukturformeln zuwenden, soll die *fundamentale Bedeutung des Systems ATP-ADP für den Energie-Austausch in allen Zellen* skizziert werden. Der Energie-Bedarf des Organismus zum Aufbau körpereigener Stoffe, zur Ausführung mechanischer Arbeit und zum Ablauf von energieverbrauchenden Transport-Vorgängen muß durch den Abbau von Nahrungsbestandteilen gedeckt werden. Beim Abbau von Glucose durch Glykolyse entstehen zwei besonders energiereiche Verbindungen:

– Das Anhydrid aus 3-Phosphoglycerinsäure und Phosphorsäure, nämlich **1,3-Bisphosphoglycerat** und
– der Phosphorsäureester der Enol-Form der Brenztraubensäure, **Phosphoenolpyruvat.**

1,3-Bisphosphoglycerat   Phosphoenolpyruvat

Von der in diesen *energiereichen Phosphaten* enthaltenen Energie wird ein Teilbetrag freigesetzt, ein anderer „aufbewahrt", indem die an der energiereichen Bindung ~ beteiligte Phosphat-Gruppe auf ADP übertragen wird:

1,3-Bisphosphoglycerat + ADP →
Phosphoglycerat + ATP

Phosphoenolpyruvat + ADP → Pyruvat + ATP

So kann ein Energie-Betrag in Form von ATP gespeichert werden. Das Stoffwechsel-Geschehen beruht nun darauf, daß in der Zelle energieverbrauchende chemische Reaktionen stets gekoppelt mit energieliefernden Reaktionen stattfinden *(Prinzip der energetischen Kopplung)*. Das **universell** als Energie-Überträger genutzte energiereiche Phosphat ist ATP. Die Übertragung der endständigen Phosphat-Gruppe von ATP auf zahlreiche Verbindungen, z. B. auf Glucose oder Glycerin, verläuft unter Energie-Gewinn und führt gleichzeitig zu reaktionsfähigen Stoffwechselprodukten:

Glucose + ATP → Glucose-6-phosphat + ADP
Glycerin + ATP → Glycerin-phosphat + ADP

Da eine Phosphat-Gruppe von ATP auch auf zahlreiche andere Stoffwechselprodukte (R-OH) übertragen wird, die ebenso wie Glucose und Glycerin Hydroxy-Gruppen enthalten, kann man als Reaktions-Gleichung formulieren:

Diese als **Phosphorylierung** bezeichneten Übertragungen von Phosphat-Gruppen werden durch **Kinasen** genannte Enzyme katalysiert; die als Beispiel genannten Phosphorylierungen durch Hexokinase bzw. Glycerinkinase. Durch solche Phosphorylierungs-Reaktionen wird naturgemäß ATP verbraucht, das aus ADP wieder regeneriert werden muß, so daß folgender Cyclus stattfindet:

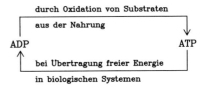

Zur Veranschaulichung seiner Bedeutung als universell nutzbarer Energie-Überträger hat man ATP als „Energie-Währung" aller Zellen bezeichnet.

Ähnlich, wie man Geld ansammeln und wieder ausgeben kann, nutzt die Zelle die bei bestimmten Stoffwechsel-Reaktionen gewonnene Energie zur Synthese von ATP (Ansammeln der Energie-Währung ATP), das dann bei energieverbrauchenden Reaktionen als Energie-Überträger zur Verfügung steht.

In der Biochemie ist es üblich, durch gebogene Pfeile auszudrücken, welche Stoffwechsel-Reaktionen miteinander gekoppelt stattfinden. Zur Verdeutlichung dieses Prinzips greifen wir auf ein bereits erwähntes Beispiel zurück, das zeigt, daß die Stoffwechsel-Reaktion A (Spaltung von Phosphoenolpyruvat) und die Stoffwechsel-Reaktion B (Synthese von Glucose-6-phosphat) nicht direkt miteinander, sondern *über die Synthese bzw. die Spaltung von ATP gekoppelt sind.*

30.3 Harnsäure

Harnsäure ist das *Endprodukt des Stoffwechsels der Purin-Basen* und wird mit dem Harn ausgeschieden. Aus den Nucleosiden Adenosin und Guanosin entstehen in mehreren Stoffwechselschritten die Purin-Verbindungen Hypoxanthin und Xanthin; ihre durch Xanthin-Oxidase katalysierte Oxidation ergibt Harnsäure:

Die voranstehenden Struktur-Formeln enthalten Lactam-Gruppen (**Lactame** sind cylische Verbindungen mit einer Carbonamid-Gruppe -CO-NH-

im Ring). Bei Harnsäure tritt dieselbe Art der Tautomerie auf, wie bei substituierten Barbitursäuren (vgl. Kap. 24.6): Die Lactam-Form steht im Gleichgewicht mit tautomeren Verbindungen mit der funktionellen Gruppe,

$$-\underset{\underset{OH}{|}}{C}=N-$$

die Säure-Eigenschaften haben. Die beiden abgebildeten Harnsäure-Formeln zeigen zwei tautomere Strukturen. Die aus Harnsäure entstehenden Anionen heißen **Urat**-Ionen, die Salze der Harnsäure Urate.

Harnsäure   Urat-Ion

In der Klinischen Chemie wird zur Bestimmung von Harnsäure im Urin (wie auch im Serum) im ersten Verfahrensschritt eine durch das Enzym Uricase katalysierte Ringöffnung (an der durch die Pfeilspitze bezeichneten Bindung) durchgeführt. Unter Abspaltung von CO_2 (Decarboxylierung) entstehen die Reaktions-Produkte Allantoin und Wasserstoffperoxid nach der Gleichung:

$$\text{Harnsäure} + 2\ H_2O + O_2 \longrightarrow \text{Allantoin} +$$

$$CO_2 + H_2O_2$$

Bemerkenswert ist die sehr geringe Löslichkeit von Harnsäure und von Uraten. Ein erhöhter Urat-Spiegel im Serum kann zur Ausfällung von kristallinem Natrium-urat führen, das Gelenk-Entzündungen (Gicht) auslöst.

31 Organische Polymere

31.1 Einführung

Polymere (hochmolekulare Verbindungen) sind aus Makromolekülen bestehende Stoffe. Physikalische und chemische Eigenschaften der Polymere sind erheblich verschieden von denen ihrer niedermolekularen Bausteine (Monomere). Große Unterschiede bestehen z. B. in der Löslichkeit: Viele Polymere sind in Wasser unlöslich, andere Polymere, wie globuläre Proteine, lösen sich und bilden kolloidale Lösungen, in denen Teilchen mit Durchmessern von 10^{-5} bis 10^{-7} cm vorliegen.

Die polymeren organischen Verbindungen kann man einteilen in: **Biopolymere**.

Dies sind die als Naturstoffe in allen Organismen gebildeten

- Nucleinsäuren (DNA und RNA),
- Proteine (Eiweißstoffe) und
- Polysaccharide (Stärke, Glykogen und Cellulose).

Fette und Lipide sind selbst keine Polymere. Erst dann, wenn sie mit hochmolekularen Verbindungen, wie Proteinen oder Polysacchariden, verknüpft sind, liegen Polymere (Lipoproteine und Lipopolysaccharide) vor.

Strukturell abgewandelte Biopolymere

Durch chemische Reaktionen kann man die Struktur und infolgedessen auch die Eigenschaften von Biopolymeren, wie Cellulose, Stärke, Casein, modifizieren, um sie dann für bestimmte Verwendungen einsetzen zu können.

Aus Cellulose kann man durch Veresterung von alkoholischen OH-Gruppen jedes β-D-Glucose-Bausteins mit Essigsäure Acetylcellulose (Cellulose-acetat) herstellen und diese zu dünnen Folien verarbeiten.

Man kann auch OH-Gruppen des Markomoleküls Cellulose zu substituierten Ether-Gruppen umsetzen und so die im biochemischen Labor vielfach verwendeten Cellulose-Ionentauscher herstellen.

Synthetisch hergestellte Polymere (Kunststoffe)

Aus den Rohstoffen Erdöl und Erdgas wird eine Vielzahl an Polymeren hergestellt und zu Kunststoffen weiterverarbeitet.

Die Verwendung von Kunststoffen reicht in nahezu alle Bereiche hinein und erstreckt sich vom Haushalt über viele Industriezweige (als Werkstoffe, die Metalle an vielen Stellen verdrängt haben) bis hin zu zahlreichen Anwendungen in der Medizin.

31.2 Einteilung der synthetischen Polymere

Für die Einteilung der synthetisch hergestellten Polymere sind zwei Gesichtspunkte entscheidend:
- Die chemische Struktur der als Monomere bezeichneten Ausgangsstoffe für die Polymer-Herstellung und
- der Reaktions-Typ, durch den die Monomer-Bausteine miteinander zum Polymer verknüpft werden.

31.3 Polymerisation

Monomere mit mindestens einer *C-C-Doppelbindung* können miteinander zu Polymeren reagieren,

$$\begin{array}{c}H\\ \end{array}\!\!\!\!\!\overset{H}{\underset{H}{C=C}}\overset{H}{} + \overset{H}{\underset{H}{C=C}}\overset{H}{\underset{H}{}} + \overset{H}{\underset{H}{C=C}}\overset{H}{\underset{H}{}} + \overset{H}{\underset{H}{C=C}}\overset{H}{\underset{H}{}} + \cdots$$

$$\cdots -\!\!\!\overset{H}{\underset{H}{C}}\!-\!\overset{H}{\underset{H}{C}}\!-\!\overset{H}{\underset{H}{C}}\!-\!\overset{H}{\underset{H}{C}}\!-\!\overset{H}{\underset{H}{C}}\!-\!\overset{H}{\underset{H}{C}}\!-\!\overset{H}{\underset{H}{C}}\!-\!\overset{H}{\underset{H}{C}}\!-\!\overset{H}{\underset{H}{C}}\!-\!\overset{H}{\underset{H}{C}}\!-\!\overset{H}{\underset{H}{C}}\!-\!\overset{H}{\underset{H}{C}}\!-\cdots$$

deren C-Atome durch Einfachbindungen zu langen Ketten verknüpft sind.

Führt man eine solche, als **Polymerisation** bezeichnete Reaktion mit dem Gas **Ethylen** (Ethen) durch, so entsteht der Feststoff **Polyethylen**.

An der Polymerisation beteiligen sich nicht nur die wenigen, hier wiedergegebenen Ethylen-Moleküle, sondern jeweils einige hundert oder tausend Monomer-Moleküle. Entlang der gepunkteten Linie müssen wir uns demnach die C-Kette nach beiden Seiten fortgesetzt vorstellen.

Das Ziel besteht darin, Polymere mit ganz bestimmten Eigenschaften zu erzeugen. Aus demselben Monomer lassen sich durch Polymerisation unter unterschiedlichen Reaktions-Bedingungen Polymere mit unterschiedlichen Eigenschaften herstellen.

Tab. 31-1: Polymerisation

R	$\begin{array}{c}H \ R\\ \mid \ \mid\\ C=C\\ \mid \ \mid\\ H \ H\end{array}$	$\left[\begin{array}{c}H \ R\\ \mid \ \mid\\ C-C\\ \mid \ \mid\\ H \ H\end{array}\right]_n$
	Monomer	Polymer
Cl−	Vinylchlorid	Polyvinylchlorid
H_3C-	Prop(yl)en	Polypropylen
⟨⟩	Styrol	Polystyrol
H_3CO ﹨ C− ⁄⁄ O	Acrylsäureester	Polyacrylsäureester
H_2N ﹨ C− ⁄⁄ O	Acrylamid	Polyacrylamid
$N\equiv C-$	Acrylnitril	Polyacrylnitril

Auch die in Tab. 31-1 aufgeführten Monomere mit C-C-Doppelbindung reagieren wie Ethylen zu Polymeren. Ihre Eigenschaften hängen − außer von der Kettenlänge − stark von der funktionellen Gruppe R ab.
(In folgendes Reaktionsschema ist der in Tab. 31-1 für R angegebene Substituent einzusetzen. n hat Zahlenwerte von 100 und mehr.)

$$\overset{H}{\underset{H}{\overset{\mid}{C}=\overset{\mid}{C}}}\overset{R}{} + n\ \overset{H}{\underset{H}{\overset{\mid}{C}=\overset{\mid}{C}}}\overset{R}{} + \overset{H}{\underset{H}{\overset{\mid}{C}=\overset{\mid}{C}}}\overset{R}{}$$

$$\cdots\overset{H}{\underset{H}{\overset{\mid}{C}-\overset{\mid}{C}}}\overset{R}{}\left[\overset{H}{\underset{H}{\overset{\mid}{C}-\overset{\mid}{C}}}\overset{R}{}\right]_n\overset{H}{\underset{H}{\overset{\mid}{C}-\overset{\mid}{C}}}\overset{R}{}\cdots$$

Besonders zu erwähnen ist das sehr wärme- und korrosionsbeständige Polytetrafluorethylen (Teflon).

Der Vergleich von Ethylen mit Tetrafluorethylen

$$\overset{H}{\underset{H}{C=C}}\overset{H}{\underset{H}{}} \qquad \overset{F}{\underset{F}{C=C}}\overset{F}{\underset{F}{}}$$

und von Polyethylen mit Teflon zeigt den großen Einfluß der Monomer-Struktur auf die Polymer-Eigenschaften.

31.4 Polykondensation

Der Reaktions-Typ der **Polykondensation** unterscheidet sich grundlegend von dem der Polymerisation, er erfordert Monomere mit mehreren funktionellen Gruppen.

Bei der Kondensation zweier Moleküle reagieren ihre funktionellen Gruppen unter Wasser-Abspaltung miteinander.

Eine zu Polymeren führende Kondensation bezeichnet man als Polykondensation.

Am wichtigsten sind folgende Polykondensationen:

Dicarbonsäure + Diol   ⟶ **Polyester** + Wasser
Dicarbonsäure + Diamin ⟶ **Polyamid** + Wasser

Aus Terephthalsäure (Benzol-1,4-dicarbonsäure) und Ethandiol (Glykol) erhält man einen Polyester, der zu Textilfasern verarbeitet wird (Trevira, Diolen).

····· + HO−C−⬡−C⦙OH + H⦙O−CH₂−CH₂−O⦙H + HO⦙C−⬡−C−OH + ·····
       ‖   ‖   ‖   ‖
       O   O   O   O

                    ↓

····· C−⬡−C−O−CH₂−CH₂−O−C−⬡−C ·····
    ‖   ‖   ‖   ‖
    O   O   O   O

Aus Adipinsäure (Butan-1,4-dicarbonsäure) und Hexamethylen-diamin (1,6-Diamino-hexan) erhält man Nylon-Fasern.

Polyamide finden vielseitige Verwendung, z. B. als chirurgisches Nahtmaterial.

····· + HO−C−(CH₂)₄−C⦙OH + H⦙N−(CH₂)₆−N−H + ·····
        ‖   ‖ | |
        O   O   H   H

                    ↓

····· C−(CH₂)₄−C−N−(CH₂)₆−N−C−(CH₂)₄−C ·····
   ‖   ‖ | | ‖   ‖
   O   O H   H O   O

32 Chemie und Umwelt

32.1 Wechselwirkung zwischen Organismus und Stoffen

Die **pharmakologischen** Wirkungen von Arzneimittel-Wirkstoffen im Organismus resultieren stets daraus
- wie der jeweilige Stoff die Lebensfunktionen des Organismus beeinflußt (Pharmakodynamik) und
- wie sich der Organismus gegenüber diesem Stoff verhält (Pharmakokinetik).

Die Pharmakodynamik wird bestimmt durch die chemische Struktur und die Eigenschaften der Stoffe, insbesondere ihre Affinität zu körpereigenen Rezeptoren, durch die Art der Verabreichung und durch die Höhe der Dosis.

Für die Pharmakokinetik sind die Aufnahme in das Körperinnere und die Verteilung der Stoffe sehr wesentlich. Mit dem Ziel der Elimination von Fremdstoffen finden im Organismus Stoffwechsel-Reaktionen mit mehr oder weniger weitgehenden Veränderungen der chemischen Struktur des jeweiligen Stoffes statt. Neben der Ausscheidung von Stoffen und/oder ihren Metaboliten kann auch eine Speicherung erfolgen.

Bei der Arzneimittel-Therapie laufen somit im wesentlichen folgende Vorgänge ab:
- Verabreichung (Applikation) einer festgelegten Dosis
- Aufnahme in das Körperinnere (Resorption)
- Verteilung in der Blutbahn und Organen
- unmittelbare Wirkung oder Wirkung von Metaboliten nach Biotransformation, d.h. chemischen Veränderungen durch Stoffwechsel-Reaktionen unter Bildung von Metaboliten
- Ausscheidung (Exkretion).

Den **toxischen** Wirkungen von Schadstoffen im Organismus liegen im Prinzip die gleichen Vorgänge zugrunde. Man spricht hier von Toxikodynamik oder Toxikokinetik.

Die Art und das Ausmaß der toxischen Wirkung, die ein Stoff entfaltet, hängen von seinen chemischen und physikalischen Eigenschaften, der in den Organismus gelangenden Menge und anderen Faktoren ab. So ist es von erheblicher Bedeutung, auf welchem Wege der Stoff in den Organismus gelangt, ob über die Atemwege (den Respirationstrakt), den Magen-Darm-Trakt (Gastrointestinaltrakt), durch die Schleimhäute oder durch die Haut.

Gase und Dämpfe von niedrigsiedenden und leichtflüchtigen Stoffen (die schon bei Raumtemperatur einen hohen Dampfdruck haben), ferner in der Luft enthaltene Feststoffe in feiner Verteilung (Stäube, Aerosole) werden über die Atemwege aufgenommen.

Die Löslichkeits-Eigenschaften (hydrophil oder lipophil) des jeweiligen Stoffes haben großen Einfluß auf die Resorption und die Verteilung im Organismus. Zur Aufnahme eines Stoffes in den Körper ist stets der Durchtritt (die Passage) durch Membranen erforderlich, z.B. in den Lungenalveolen oder in der Darmwand.

Stoffe, aus denen im Magen-Darm-Trakt schwerlösliche oder unlösliche Verbindungen entstehen, werden nur in geringem Maße oder gar nicht resorbiert.

Lipophile Verbindungen wie die Chlorkohlenwasserstoffe (Kap. 32.4.!) Lindan, DDT und Polychlorbiphenyle passieren die aus Phospholipiden bestehenden Strukturen von Zellmembranen in freier Diffusion. Dagegen können in Form von hydratisierten Kationen vorliegende **Metalle** biologische Membranen meist nicht durch Diffusion überwinden, sondern werden von den nach außen gerichteten Phosphat-Gruppen der Phospholipide adsorbiert. Lediglich dann, wenn ein Metall in Form eines nicht-geladenen oder anionischen Komplexes vorliegt, gelangt es ähnlich wie ein lipophiler Stoff durch die Membran hindurch.

Bestimmte körperfremde Metall-Kationen, die einen ähnlichen Ionen-Radius wie physiologisch notwendige Kationen (z. B. $K^{\oplus}$ und $Ca^{\oplus\oplus}$) haben, können durch solche Membranen gelangen, die Ionenkanäle für physiologisch notwendige Kationen aufweisen.

Sind Metalle in die Blutbahn gelangt, werden sie dort an hydrophile Proteine oder Peptide oder auch an niedermolekulare Liganden gebunden und können hiernach in Körpergewebe eindringen. Dort konkurrieren sie mit physiologischerweise vorhandenen Kationen, verdrängen diese aus ihrer Bindung an Proteine, insbesondere Enzyme, und beeinträchtigen somit die Enzym-Aktivität.

Die chemische Reaktionsfähigkeit einer resorbierten Verbindung ist maßgebend dafür, auf welche Weise und mit welcher Geschwindigkeit ein solcher Stoff mit körpereigenen Substanzen reagiert oder im Stoffwechsel umgesetzt und schließlich in Form von Metaboliten ausgeschieden wird. Sehr reaktive Stoffe können mutagene oder cancerogene Wirkungen auslösen, indem sie Nucleinsäuren oder Proteine durch chemische Reaktionen so weitgehend verändern, daß diese ihre ursprüngliche biologische Funktion nicht mehr ausüben können.

Bei der Diskussion über die Toxizität von Stoffen ist nicht nur die Beschaffenheit des Stoffes sondern auch die aufgenommene **Dosis** zu berücksichtigen. Nachdem bereits Paracelsus lehrte: „Alles ist Gift, nur die Dosis macht, daß etwas kein Gift ist", ist es eine vereinfachende Betrachtungsweise, von toxischen Elementen, wie Blei, Cadmium, Quecksilber, zu sprechen, da diese Stoffe nicht an sich toxisch sind. Erst wenn die von Organismen aufgenommene Dosis oberhalb eines von Stoff zu Stoff unterschiedlichen Grenzwertes liegt, treten in dem entsprechenden Konzentrations-Bereich toxische Wirkungen auf.

Bei den Spurenelementen wird die Abhängigkeit der biologischen Wirkung von der Konzentration besonders deutlich. Für den Menschen essentielle Elemente (Kap. 14.8.1) müssen mit der Nahrung in einer solchen Menge aufgenommen werden, daß der für die Aufrechterhaltung bestimmter Lebensfunktionen erforderliche Konzentrations-Bereich erhalten bleibt. Bei unzureichender Zufuhr mit der Nahrung und somit zu niedriger Konzentration im Körper treten Mangelerscheinungen auf, während die Aufnahme zu hoher Konzentrationen toxische Wirkungen hervorruft.

Mit hochempfindlichen analytischen Methoden läßt sich nachweisen, daß Lebensmittel geringe oder geringste Anteile nahrungsfremder Stoffe enthalten können, die bei der Herstellung und Verarbeitung in die Lebensmittel hineingelangen. Vielfach sind dies Rückstände von Schädlingsbekämpfungsmitteln oder von bei der Tieraufzucht verwendeten Mitteln sowie Verunreinigungen aus der Umwelt, wie bestimmte Schwermetalle. Akute gesundheitliche Schädigungen werden durch diese Verunreinigungen nicht hervorgerufen, weil ihr Gehalt sehr niedrig ist.

Zur Festlegung von zulässigen Grenzwerten für den Gehalt an toxischen Stoffen in der Nahrung dient die im Tierversuch ermittelte höchste **un**wirksame Dosis (no effect level). Dividiert man diesen Wert durch 100 (als Sicherheitsfaktor), so erhält man die „duldbare Tagesdosis" (acceptable daily intake, ADI). ADI-Werte werden in mg je kg Körpergewicht angegeben und bedeuten, daß auch bei jahrelanger Aufnahme dieser Tagesdosis für den Menschen keine gesundheitlichen Schäden zu erwarten sind.

32.2 Gase in der Umwelt

Durch die Verbrennung von fossilen Brennstoffen (Kohle, Erdöl, Erdgas) und von Treibstoffen, durch vielfältige industrielle Verfahren und durch Zersetzung organischen Materials gelangen die Luft verunreinigende Stoffe (Emissionen) in die Atmosphäre. Zum einen sind dies kleine Partikel fester Stoffe (Stäube), wie Ruß, Schwermetalle und deren Verbindungen. Zum anderen sind es Gase und Dämpfe, insbesondere:
- Kohlenstoffdioxid (CO_2)
- Kohlenstoffmonoxid (CO)
- Stickstoffmonoxid (NO) und
- Stickstoffdioxid (NO_2), zusammenfassend als Stickstoffoxide (NO_x) bezeichnet,
- Schwefeldioxid (SO_2)
- Kohlenwasserstoffe, wie Methan (CH_4) und nicht verbrannte Anteile von Kraftstoffen, und
- organische Halogen-Verbindungen, wie Chlorkohlenwasserstoffe und Fluor-chlorkohlenwasserstoffe (FCKW).

Diese Schadstoffe werden durch Luft-Strömungen in der Atmosphäre verteilt und wirken oft noch weit entfernt von dem Ort der Emission auf Menschen und Umwelt ein. Mit empfindlichen analytischen Verfahren werden Emissionen gemessen und es wird ständig überprüft, ob festgelegte Grenzwerte (angegeben in mg/m³) für die jeweiligen Schadstoffe, die durch Kraftwerke, Müllverbrennungsanlagen, Industrieanlagen, Verkehr, Gewerbe und Haushalte erzeugt werden, eingehalten werden.

Außerdem werden die nach der Verteilung der Schadstoffe an anderen Orten vorliegenden Konzentrationen, die man als Immissionen bezeichnet, gemessen und mit festgelegten Grenzwerten (in mg/m^3) für Immissionen verglichen. Die Immissionswerte geben die in Bodennähe vorliegenden Konzentrationen von Schadstoffen an.

Das in der Luft enthaltene **Kohlenstoffdioxid** ist für den Wärmehaushalt der Erde von großer Bedeutung. Die in den letzten Jahrzehnten durch die gewaltige Zunahme der Verbrennung fossiler Energierohstoffe und das Abbrennen tropischer Regenwälder ständig gestiegene Emission an CO_2 in die Atmosphäre hat wesentlichen Anteil an den auf den sog. Treibhauseffekt zurückgeführten klimatischen Veränderungen.

Zu dem Treibhauseffekt trägt auch Methan bei, das bei der Zersetzung organischen Materials in die Atmosphäre gelangt.

Kohlenstoffmonoxid entsteht als Reaktions-Produkt der unvollständigen Verbrennung von kohlenstoffhaltigen Materialien (Kap. 14.4), z.B. von Treibstoffen. Die mit dem Einatmen von CO oder CO-haltigen Gasen verbundene hohe Toxizität beruht auf seiner im Vergleich mit Sauerstoff höheren Affinität gegenüber den Eisen(II)-Zentralionen im Hämoglobin. Dies führt zu einer Verdrängung von Sauerstoff durch CO und damit zu unzureichendem Sauerstoff-Transport.

Stickstoffoxide (Kap. 14.5) bilden sich bei den auftretenden hohen Temperaturen als Nebenprodukte bei allen mit Luft ablaufenden Verbrennungsvorgängen. Dabei entsteht überwiegend NO neben geringen Mengen NO_2. Eine Teilmenge des entstandenen Stickstoffmonoxids reagiert mit dem Sauerstoff der Luft weiter zu Stickstoffdioxid.

Neben Kohlenstoffmonoxid und Schwefeldioxid tragen Stickstoffoxide als Schadstoffe in großem Ausmaß zur Luft-Verschmutzung bei. NO und NO_2 sind auch im Zigarettenrauch enthalten.

Stickstoffdioxid ist ein starkes Atemgift.

Stickstoffoxide verursachen neben Schwefeldioxid den sauren Regen, der durch Umwandlung von Stickstoffoxiden zu Salpetersäure und von Schwefeldioxid zu Schwefelsäure-Tröpfchen oder Ammoniumsulfat-Aerosolen entsteht.

Die primär von NO ausgehende Bildung von Salpetersäure ist das Ergebnis einer Aufeinanderfolge von Einzelreaktionen, in denen NO durch Ozon oder durch freie Radikale von Peroxiden zunächst zu NO_2 oxidiert wird.

Freie Radikale sind kleinste Teilchen, die als charakteristisches Merkmal ein nicht-gepaartes Elektron besitzen. Derartige Atome oder Moleküle sind extrem reaktionsfähig, existieren daher in der Regel jeweils nur sehr kurze Zeit und können bei Kettenreaktionen gebildet oder weiter umgesetzt werden.

Durch Hydroxyl-Radikale (HO·) wird NO_2 dann seinerseits im Tageslicht zu Salpetersäure oxidiert.

Der wichtigste zu Hydroxyl-Radikalen, die überall in der Atmosphäre gebildet werden, führende Reaktionsweg ist die Einwirkung von Strahlung auf Ozon in Gegenwart von Wasserdampf (Photolyse).

Nicht-gepaarte Elektronen sind auch in den zweiatomigen Molekülen des Elementes **Sauerstoff** vorhanden. Molekularer Sauerstoff ist ein Diradikal, da die kleinsten Teilchen zwei nicht-gepaarte Elektronen aufweisen: $\cdot\overline{O}-\overline{O}\cdot$

In dieser Elektronen-Konfiguration sind auch der Paramagnetismus (Ausrichtung beim Einbringen in ein Magnetfeld, die nach dem Entfernen aus dem Magnetfeld jedoch nicht fortbesteht) von Sauerstoff und dessen blaue Farbe in flüssigem Zustand begründet. Durch photochemische Aktivierung (Anregung durch Energie-Zufuhr) geht molekularer Sauerstoff in als Oxidationsmittel wesentlich reaktionsfähigere Teilchen über.

Schwefeldioxid entsteht bei den Verbrennungsvorgängen durch Oxidation des in fossilen Brennstoffen in Form organischer Schwefel-Verbindungen enthaltenen Schwefels. Schwefeldioxid reizt die Schleimhäute und führt bei längerer Einwirkung zu Schädigungen der Atemwege.

Zur Verringerung der Emission an Schwefeldioxid wird zum einen eine Herabsetzung des Schwefel-Gehaltes in den Brennstoffen vorgenommen (z.B. die Abtrennung von Schwefelwasserstoff aus rohem Erdgas), zum anderen wird eine Rauchgas-Entschwefelung durchgeführt. Das in die Atmosphäre gelangende SO_2 wird dort wahrscheinlich durch Wasserstoffperoxid und Ozon in wässriger Phase (Wasserdampf) letztlich zu Schwefelsäure oxidiert.

Die Entstehung von Ammonium-sulfaten erfolgt durch Reaktion mit dem in der Atmosphäre vorhandenen Ammoniak, das aus der Zersetzung organischer Materie stammt. Aus den von Wasser umhüllten Ammonium-sulfaten bilden sich Aerosole, die als eine Form von saurem Regen auf die Erdoberfläche gelangen.

32.3 Metalle

32.3.1 Eigenschaften und Verwendung von Metallen

Die überwiegende Zahl der chemischen Elemente sind Metalle. Typische Eigenschaften vieler Metalle sind ihr Oberflächenglanz (metallischer Glanz), ihre hohe elektrische Leitfähigkeit, ihre Wärmeleitfähigkeit und ihre Verformbarkeit. Mit Ausnahme von Quecksilber sind die Metalle bei Raumtemperatur feste Stoffe. Viele Metalle bilden Kristall-Gitter mit ganz bestimmter geometrischer Struktur. Die kleinsten Teilchen in diesen Kristall-Gittern sind zum einen positiv geladene Metall-Ionen, die an durch die Gitter-Struktur vorgegebenen Plätzen angeordnet sind, zum anderen die jeweiligen Valenzelektronen, die gemeinsam ein Elektronengas bilden und somit den Zusammenhalt innerhalb des Metalls bewirken. Man bezeichnet diese Bindungsverhältnisse als **metallische Bindung** (Tab. 5-1).

Mit Hilfe dieses Elektronengas-Modells läßt sich die hohe elektrische Leitfähigkeit der Metalle so erklären, daß sich der regellosen Bewegung der Valenzelektronen beim Anlegen einer Spannung eine gerichtete Bewegung zum positiven Pol überlagert und ein Stromfluß erfolgt.

Die Unterteilung der Metalle kann nach unterschiedlichen Gesichtspunkten vorgenommen werden. Zum einen unterscheidet man die **Leichtmetalle** der ersten und zweiten Gruppe des Periodensystems der Elemente und Aluminium mit einer Dichte bis zu $5 \mathrm{g/cm^3}$ von den **Schwermetallen,** d.h. von allen übrigen Metallen, deren Dichte bei $20\,^\circ\mathrm{C} > 5 \mathrm{g/cm^3}$ ist.

Zum anderen unterscheidet man zwischen unedlen und edlen Metallen (Edelmetallen). Maßgebend hierfür ist die Stellung eines Metalls in der *elektrochemischen Spannungsreihe.* Die Aufstellung der elektrochemischen Spannungsreihe erfordert zunächst die Festlegung einer Bezugselektrode und die Messung des Elektrodenpotentials des jeweiligen Metalls (Kap. 13.2.2) unter Standard-Bedingungen gegenüber dieser Bezugselektrode. Vereinbarungsgemäß ist hierbei die Standard-Wasserstoffelektrode die Bezugselektrode. Sie besteht aus einem platinierten (d.h. mit feinverteiltem Platinschwarz überzogenen) Platinblech, das von gasförmigem Wasserstoff mit einem Druck

von 1 bar bei $25\,^\circ\mathrm{C}$ umströmt wird und in eine Salzsäure-Lösung mit einer Wasserstoffionen-Aktivität von 1 mol/L eintaucht. Hierbei läuft folgende elektrochemische Reaktion ab:

$$2\,\mathrm{H}^{\oplus} + 2\,\mathrm{e}^{\ominus} \rightleftharpoons \mathrm{H_2\,(g)}$$

Werden nun aus dem jeweiligen Metall und einer Lösung, in der die Aktivität der Metall-Ionen 1 mol/L beträgt, bestehende Halbzellen mit der Standard-Wasserstoffelektrode, deren Potential vereinbarungsgemäß E − 0,000 V gesetzt wird, kombiniert, so ergibt sich das Standard-Elektrodenpotential dieser Halbzelle.

In Tab. 32-1 sind Metalle nach ihrem Standard-**Reduktionspotential** (E_0) entsprechend der Reaktion

$$\mathrm{M}^{n\oplus} + n\,\mathrm{e}^{\ominus} \rightleftharpoons \mathrm{M}$$

geordnet (M bedeutet Metall, n bezeichnet die Anzahl der Elektronen). Die tabellierten Werte er-

Tab. 32-1: Standard-Elektrodenpotentiale (Reduktionspotentiale) von Metallen

$\mathrm{M}^{n\oplus} + n\,\mathrm{e}^{\ominus}$	$\rightleftharpoons \mathrm{M}$	E_0 (Volt)
$\mathrm{Li}^{\oplus} + \mathrm{e}^{\ominus}$	$\rightleftharpoons \mathrm{Li}$	$-3{,}04$
$\mathrm{K}^{\oplus} + \mathrm{e}^{\ominus}$	$\rightleftharpoons \mathrm{K}$	$-2{,}93$
$\mathrm{Cs}^{\oplus} + \mathrm{e}^{\ominus}$	$\rightleftharpoons \mathrm{Cs}$	$-2{,}92$
$\mathrm{Ba}^{\oplus\oplus} + 2\,\mathrm{e}^{\ominus}$	$\rightleftharpoons \mathrm{Ba}$	$-2{,}91$
$\mathrm{Ca}^{\oplus\oplus} + 2\,\mathrm{e}^{\ominus}$	$\rightleftharpoons \mathrm{Ca}$	$-2{,}87$
$\mathrm{Na}^{\oplus} + \mathrm{e}^{\ominus}$	$\rightleftharpoons \mathrm{Na}$	$-2{,}71$
$\mathrm{Mg}^{\oplus\oplus} + 2\,\mathrm{e}^{\ominus}$	$\rightleftharpoons \mathrm{Mg}$	$-2{,}37$
$\mathrm{Al}^{\oplus\oplus\oplus} + 3\,\mathrm{e}^{\ominus}$	$\rightleftharpoons \mathrm{Al}$	$-1{,}66$
$\mathrm{Mn}^{\oplus\oplus} + 2\,\mathrm{e}^{\ominus}$	$\rightleftharpoons \mathrm{Mn}$	$-1{,}18$
$\mathrm{Zn}^{\oplus\oplus} + 2\,\mathrm{e}^{\ominus}$	$\rightleftharpoons \mathrm{Zn}$	$-0{,}76$
$\mathrm{Cr}^{\oplus\oplus\oplus} + 3\,\mathrm{e}^{\ominus}$	$\rightleftharpoons \mathrm{Cr}$	$-0{,}74$
$\mathrm{Fe}^{\oplus\oplus} + 2\,\mathrm{e}^{\ominus}$	$\rightleftharpoons \mathrm{Fe}$	$-0{,}45$
$\mathrm{Cd}^{\oplus\oplus} + 2\,\mathrm{e}^{\ominus}$	$\rightleftharpoons \mathrm{Cd}$	$-0{,}40$
$\mathrm{Tl}^{\oplus} + \mathrm{e}^{\ominus}$	$\rightleftharpoons \mathrm{Tl}$	$-0{,}34$
$\mathrm{Co}^{\oplus\oplus} + 2\,\mathrm{e}^{\ominus}$	$\rightleftharpoons \mathrm{Co}$	$-0{,}28$
$\mathrm{Ni}^{\oplus\oplus} + 2\,\mathrm{e}^{\ominus}$	$\rightleftharpoons \mathrm{Ni}$	$-0{,}26$
$\mathrm{Sn}^{\oplus\oplus} + 2\,\mathrm{e}^{\ominus}$	$\rightleftharpoons \mathrm{Sn}$	$-0{,}14$
$\mathrm{Pb}^{\oplus\oplus} + 2\,\mathrm{e}^{\ominus}$	$\rightleftharpoons \mathrm{Pb}$	$-0{,}13$
$2\,\mathrm{H}^{\oplus} + 2\,\mathrm{e}^{\ominus}$	$\rightleftharpoons \mathrm{H_2}$	$\pm 0{,}00$
$\mathrm{Cu}^{\oplus\oplus} + 2\,\mathrm{e}^{\ominus}$	$\rightleftharpoons \mathrm{Cu}$	$+0{,}34$
$\mathrm{Ag}^{\oplus} + \mathrm{e}^{\ominus}$	$\rightleftharpoons \mathrm{Ag}$	$+0{,}80$
$\mathrm{Hg}^{\oplus\oplus} + 2\,\mathrm{e}^{\ominus}$	$\rightleftharpoons \mathrm{Hg}$	$+0{,}85$
$\mathrm{Pt}^{\oplus\oplus} + 2\,\mathrm{e}^{\ominus}$	$\rightleftharpoons \mathrm{Pt}$	$+1{,}12$
$\mathrm{Au}^{\oplus\oplus\oplus} + 3\,\mathrm{e}^{\ominus}$	$\rightleftharpoons \mathrm{Au}$	$+1{,}50$

möglichen die Aussage, welches Metall bei Kombination von zwei Halbzellen reduziert wird. Unter Beachtung des Vorzeichens ergibt sich, daß bei Kombination der Halbzellen $Zn/Zn^{\oplus\oplus}$ und $Cu/Cu^{\oplus\oplus}$ eine Potential-Differenz von 1,1 V ($-0,76$ V gegenüber $+0,34$ V) auftritt und Zink-Metall als stärkeres Reduktionsmittel $Cu^{\oplus\oplus}$-Ionen zu metallischem Kupfer reduziert (Kap. 13.2.2).

Für den Fall, daß Standard-Bedingungen für eine bestimmte Halbzelle *nicht* vorliegen, kann man das jeweilige Elektrodenpotential (E) mit Hilfe der **Nernstschen Gleichung** berechnen:

$$E = E_0 + \frac{R \cdot T}{n \cdot F} \ln a$$

Es bedeuten: E_0 das (tabellierte) Standard-Elektrodenpotential, R die universelle Gaskonstante (Kap. 7.2.4), T die absolute Temperatur (in K), n die Ladung des Metall-Ions, F die Faraday-Konstante (molare Ladung in F = 96 485 C/mol; C bedeutet hier Coulomb) und ln a der natürliche Logarithmus der zur Konzentration in Beziehung stehenden Aktivität der betreffenden Metall-Ionen in der Lösung.

Die Berechnung von E bei Kenntnis von E_0, der Ionen-Ladung n und der bei verdünnten Lösungen der Stoffmengen-Konzentration (mol/L) gleichzusetzenden Aktivität a vereinfacht sich dadurch sehr stark, daß sich für $\frac{R \cdot T}{F}$ für die Temperatur von 25 °C durch Übergang vom natürlichen zum dekadischen Logarithmus der Wert 0,059 ergibt. Die Nernstsche Gleichung nimmt somit die Form an:

$$E = E_0 + \frac{0,059}{n} \lg a$$

Zusammenfassend ergibt sich, daß sämtliche *Metalle, deren Standard-Elektrodenpotential das negative Vorzeichen aufweist, als unedle* Metalle (in Tab. 32-1 oberhalb von Wasserstoff angeordnet) *bezeichnet werden.* Dementsprechend werden die übrigen Metalle als Edelmetalle eingestuft.

Für zahlreiche Metalle, vor allem für zu den Übergangselementen gehörende Metalle, ist besonders charakteristisch, daß sie in einfachen ebenso wie in komplexen Verbindungen mit unterschiedlichen Oxidationszahlen vorkommen. Für den Übergang von einer höheren zu einer niederen Oxidationsstufe lassen sich ebenfalls Standard-

Elektrodenpotentiale (Tab. 13-1) angeben. So ist E = 0,77 V für das Redox-Paar

$$Fe^{\oplus\oplus\oplus} + e^{\ominus} \rightleftharpoons Fe^{\oplus\oplus}$$

Die am häufigsten auftretenden Oxidationszahlen wichtiger Metalle sind in Tab. 32-2 zusammengestellt.

Tab. 32-2: Oxidationszahlen einiger Metalle in Verbindungen und Komplexen

Metall	Symbol	Oxidationszahl		
Aluminium	Al	+III		
Thallium	Tl	+I	+III	
Zinn	Sn	+II	+IV	
Blei	Pb	+II	+IV	
Kupfer	Cu	+I	+II	
Silber	Ag	+I		
Gold	Au	+I	+III	
Zink	Zn	+II		
Cadmium	Cd	+II		
Quecksilber	Hg	+I	+II	
Molybdän	Mo	+V	+VI	
Chrom	Cr	+III	+VI	
Mangan	Mn	+II	+IV	+VII
Eisen	Fe	+II	+III	
Cobalt	Co	+II	+III	
Platin	Pt	+II	+IV	

Zur Herstellung von Industrie-Erzeugnissen aller Art werden vielfach zwei oder mehrere Metalle in der Schmelze zu **Legierungen** verarbeitet, um für spezielle Anwendungen besonders vorteilhafte Eigenschaften zu erzielen, die ein einzelnes Metall nicht besitzt. In Tab. 32-3 sind Beispiele für Legierungen angegeben. Außer den dort genannten Metallen werden auch Blei, Molybdän, Chrom und Cobalt vielfach in Legierungen eingesetzt.

Tab. 32-3: Einige Legierungen

Hauptbe-standteil	Legierungs-zusatz	Name der Legierungen
Al	Cu, Mg, Mn, Si	Duraluminium
Cu	Sn (25%)	Bronze
Cu	Zn (20–30%)	Messing
Cu	Zn (25%) + Ni (25%)	Neusilber
Ag	Cu (7,5%)	Sterling-Silber
Au	Pt (10%) + Pd (9%)	z. B. Degudent
Hg	verschiedene Metalle	Amalgame
Fe	verschiedene Metalle	Edelstähle

32.3.2 Ausgewählte Metalle

Wichtige Metalle aus der ersten bis vierten Hauptgruppe des Periodensystems der Elemente sind in Kapitel 14 beschrieben, ebenso wie Kupfer, Zink, Molybdän, Mangan, Eisen und Cobalt als essentielle Spurenelemente hinsichtlich ihrer Bedeutung für die Aufrechterhaltung von Lebensfunktionen.

Das Alkalimetall **Caesium,** das die niedrigste Elektronegativität aufweist, kommt aufgrund seiner hohen Reaktivität in der Natur nur in Form seiner Verbindungen vor. Aus diesen hergestelltes Caesium-Metall wird in Photozellen eingesetzt. Caesium-bromid und Caesium-iodid finden bei der Infrarot-Spektroskopie und in Szintillationszählern Verwendung. In biochemischen Laboratorien werden Caesium-Salze bei der Dichte-Gradienten-Zentrifugation eingesetzt.

Die Caesium-Isotope ^{134}Cs und ^{137}Cs waren neben den Isotopen weiterer mittelschwerer Elemente, die bei der Kernspaltung von ^{235}Uran entstehen, in dem radioaktiven Fallout enthalten, der durch den Reaktor-Unfall in Tschernobyl freigesetzt wurde. Caesium-137 ist ein γ-Strahler und findet sich im menschlichen Körper verteilt insbesondere in den Nieren, den Keimdrüsen und der Leber.

Der gleiche radioaktive Fallout enthielt das **Strontium**-Isotop ^{90}Sr, einen β-Strahler, das jedoch vor allem bei Kernwaffen-Tests freigesetzt wurde. Nicht-radioaktives Strontium, das in der Gruppe der Erdalkalimetalle auf Calcium folgende Element, ist in geringen Mengen in Form von Strontium-Verbindungen in der Nahrung enthalten. Resorbierte Strontium-Ionen werden zu 98% in den Knochen gespeichert, indem sie anstelle von Calcium-Ionen in das Ionen-Gitter der anorganischen Knochensubstanz eingebaut werden. Enthält die Nahrung nun das radioaktive Strontium-90, so reichert sich dieses in der Knochensubstanz an und beeinträchtigt die Bildung von Erythrocyten im Knochenmark.

Aluminium und Thallium gehören zur dritten Hauptgruppe des Periodensystems der Elemente. In Form von Mineralien ist **Aluminium** das in der Erdkruste am häufigsten vorkommende Metall. Aluminium wird als Werkstoff zur Herstellung einer Vielzahl von Industrie-Erzeugnissen verwendet, außerdem als Verpackungsmaterial (Folien) und als Reduktionsmittel.

Die Aufnahme von Aluminium-Ionen durch den Magen-Darm-Kanal ist sehr gering, da diese nur im stark sauren Milieu des Magensaftes in Lösung sind. Dagegen liegen Aluminium-Verbindungen im Darm-Trakt unter den alkalischen Bedingungen in unlöslicher Form vor und werden nicht resorbiert.

Die Toxizität von $Al^{\oplus\oplus\oplus}$-Ionen wird auf ihre feste Bindung an Phosphat-Gruppen zurückgeführt, wie z. B. auf die Blockierung von in den Nucleinsäuren vorliegenden Phosphodiester-Gruppen. Metallisches **Thallium** hat ähnliche Eigenschaften wie Blei. Thallium wird in Legierungen insbesondere mit Blei, Silber und Quecksilber verwendet. In seinen Verbindungen tritt Thallium jedoch im Gegensatz zu Aluminium nicht ausschließlich dreiwertig auf. In einer Anzahl von Ionen-Verbindungen liegt Thallium mit der Oxidationszahl +I vor, z. B. in Thallium(I)-chlorid ($Tl^{\oplus}Cl^{\ominus}$). Die Thallium(I)-Salze haben ähnliche Löslichkeitseigenschaften wie entsprechende Alkalimetall- und Silbersalze.

Thallium und Thallium-Verbindungen sind stark toxisch, sie sind in Mitteln zur Schädlingsbekämpfung und Holzimprägnierung enthalten.

Metallisches **Zinn** (Kap. 14.4) wird als Überzug auf Eisenblech aufgebracht, um Eisen vor Korrosion zu schützen. Aus dem zur Herstellung von Konservendosen verwendeten Weißblech kann, je nach Art des Inhaltes der Konservendosen und den Bedingungen der Aufbewahrung, Zinn herausgelöst werden, das beim Verzehr in hohen Konzentrationen eine akute Vergiftung hervorruft (Erbrechen und Durchfall). Dagegen hat sich Zinn nach Aufnahme in niedriger Konzentration als nicht-toxisch erwiesen.

Metallisches **Blei** (Kap. 14.4) wird zur Herstellung von Akkumulatoren (Auto-Batterien) verwendet. Blei-Verbindungen werden als Pigmente eingesetzt, beispielsweise das Bleioxid Mennige als Rostschutzpigment, ferner als Pigmente für Druckfarben und zur Färbung von Kunststoffen. Tetraethylblei [$Pb(C_2H_5)_4$], eine organische Blei-Verbindung, wird einigen Benzinsorten zur Verbesserung der Klopffestigkeit zugesetzt.

Blei wird zum großen Teil durch die Kraftfahrzeug-Abgase, aber auch durch Verbrennung von Kohle und Erdöl, über die Luft in die Nahrungskette eingetragen. Blei ist auch im Kompost und in Klärschlamm vorhanden.

Bei Pflanzen finden sich Blei-Ablagerungen hauptsächlich auf Blättern und Früchten, so daß sie bei der Zubereitung von Obst und Gemüse zum größeren Anteil durch Waschen entfernt werden können.

Von der Weltgesundheitsorganisation (WHO) wurden gesundheitliche Bewertungen der Aufnahme von Schwermetallen herausgegeben und darin für Blei, Cadmium und Quecksilber eine wöchentliche Aufnahme der in der folgenden Aufstellung angegebenen Mengen durch einen Erwachsenen (70 kg Körpergewicht) als duldbar angesehen.

Wenn diese Mengen nicht überschritten werden, so sind auch bei ständiger Aufnahme Gesundheitsschädigungen nicht zu erwarten. Die in der letzten Spalte angegebenen Zahlen bezeichnen die durch einen Erwachsenen in einer Woche durchschnittlich aufgenommenen Mengen.

Metall	WHO-Wert	wöchentliche Aufnahme
Blei	3,5 mg	0,85 mg
Cadmium	0,53 mg	0,35 mg
Quecksilber	0,35 mg	0,052 mg

Nach der Aufnahme von Blei oder toxischen Blei-Verbindungen werden Blei-Ionen überwiegend in den Knochen abgelagert und nur langsam ausgeschieden. Die Halbwertzeit von im Skelett gebundenen Blei beträgt zwei Jahre.

Silber kommt in der Natur nur in geringen Mengen in elementarer Form, sondern überwiegend als Sulfid vor, das meist in Blei- und Kupfererzen enthalten ist. Bei ihrer Verhüttung gewinnt man Silber zunächst durch Umsetzung mit Natrium-cyanid und Luftsauerstoff (Cyanid-Laugung) in Form seines Komplexes mit Cyanid-Ionen.

$$4\,Ag + O_2 + 2\,H_2O + 8\,CN^{\ominus} \rightleftharpoons$$
$$4\,[Ag(CN)_2]^{\ominus} + 4\,OH^{\ominus}$$

Silber zeichnet sich durch eine sehr hohe elektrische Leitfähigkeit aus. Es wird in der Elektrotechnik und zur Herstellung chirurgischer Instrumente verwendet.

In seinen Verbindungen hat Silber meist die Oxidationszahl +I. Die lichtempfindlichen Silberhalogenide dienen zur Herstellung photographischer Materialien. Silber-nitrat ist in Wasser gut löslich, es besitzt bakterizide Wirkung.

Gold kommt auf dem Festland überwiegend in elementarer Form vor. Zur Anreicherung kann man es mit Quecksilber in ein Amalgam überführen. Ausgehend von einem goldhaltigen Schlamm wird Gold durch Cyanid-Laugung ebenfalls zu einem Cyano-Komplex umgesetzt.

Gold liegt in seinen Verbindungen mit den Oxidationszahlen +I und +III vor. Die technisch wichtigste Verbindung ist Tetrachlorogold(III)-säure, $H[AuCl_4]$.

Gold-Komplexe mit organischen Liganden werden zur Behandlung von rheumatoider Arthritis eingesetzt, z. B. bei der oralen Applikation von Auranofin.

Aufgrund der Ähnlichkeit der chemischen Eigenschaften kommt **Cadmium** in vielen Mineralien in der Natur vergesellschaftet mit Zink vor. Auch handelsübliches Zink enthält in der Regel etwa 1% Cadmium.

Cadmium wird zur Herstellung von Nickel-Cadmium-Akkumulatoren und für galvanische Beschichtungen verwendet. Cadmium-sulfid (CdS) dient als gelbes Pigment zur Färbung von Kunststoffen. Cadmium-Verbindungen werden derzeit auch noch als Stabilisatoren für Polyvinylchlorid (PVC) verwendet.

Cadmium kann bei der Verhüttung von Zink- und Bleierzen, der Schrott-Aufarbeitung, der Müllverbrennung und über auf Felder aufgebrachten Klärschlamm in die Umwelt gelangen. Anders als Blei wird im Boden befindliches Cadmium von Pflanzen vor allem über die Wurzeln aufgenommen, so daß bei der Zubereitung von Obst und Gemüse durch Waschen nur etwa 10% des Cadmium-Anteils entfernt werden können. Von der über die Nahrung zugeführten Cadmium-Menge wird jedoch nur ein geringer Anteil (5–10%) resorbiert. Da die biologische Halbwertzeit von Cadmium ca. 30 Jahre beträgt, kann die ständige Zufuhr selbst geringer Cadmium-Mengen durch diese Bioakkumulation schließlich zu einer toxische Wirkungen auslösenden Konzentration führen. Cadmium wird überwiegend in der Leber und in den Nieren abgelagert. Chronische Cadmium-Vergiftungen führen häufig zu Nierenschädigung.

Quecksilber ist das einzige bei Raumtemperatur flüssige Metall (Schmp. -39°C). Da sein Siedepunkt bei 357°C liegt, hat Quecksilber bei Raumtemperatur bereits einen beträchtlichen Dampfdruck, so daß erhebliche Anteile verdunsten und die Gefahr des Einatmens von Quecksilber-Dampf bestehen kann.

Erhebliche Mengen Quecksilber werden bei der Herstellung von Alkali-Mangan-Batterien und Quecksilberoxid-Batterien eingesetzt. Außerdem dient Quecksilber als Elektrodenmaterial bei der großtechnisch durchgeführten Chlor-Alkali-Elektrolyse. Quecksilber wird auch in physikalischen Meßinstrumenten und zur Herstellung von Amalgamen, insbesondere in der Zahnmedizin, verwendet. *Amalgame sind Quecksilber enthaltende Legierungen.* Für Amalgame als im Munde erhärtende Werkstoffe ist die Zulassung durch das

Bundesgesundheitsamt erforderlich. Amalgame als Dentalwerkstoffe bestehen aus einem Silber, Kupfer und Zinn enthaltenden Metall-Pulver (Massen-Anteil etwa 54%) und aus elementarem Quecksilber (Massen-Anteil etwa 46%).

Fragen der Belastung der Patienten, des zahnmedizinischen Personals und der Umwelt mit Quecksilber bei der Füllungs-Therapie mit Amalgam wurden 1990 in der Deutschen Medizinischen Wochenschrift (115. Jg., Nr. 39, Seite 1490–1494) eingehend erörtert. Demzufolge unterscheiden sich gasförmiges metallisches Quecksilber (Hg^0) und Quecksilber(II)-Ionen hinsichtlich ihrer Resorption erheblich. Diese Ionen werden im Gastrointestinaltrakt zu 7–15% resorbiert. Dagegen gelangt das gasförmige Hg^0 aufgrund seines ausgeprägt lipophilen Verhaltens über die kurze alveolare Resorptionsstrecke ins Blut. Die Resorptions-Quote liegt hier bei etwa 80%. Da die Resorption von metallischem Quecksilber über die Lungen besonders hoch ist, führt das Einatmen von Quecksilber-Dampf in hoher Konzentration zu schweren Lungenschäden. In den Blutstrom aufgenommenes Quecksilber passiert die Blut-Hirn-Schranke in elementarer Form und wird erst im Gehirn zu Quecksilber(II)-Ionen oxidiert, die dann Nervenschäden hervorrufen.

Quecksilber und bestimmte Quecksilber-Verbindungen nehmen aufgrund ihrer hohen Flüchtigkeit ständig an dem natürlichen Kreislauf zwischen der Erdoberfläche, den Gewässern und der Atmosphäre teil. Durch ungereinigte Abwässer können sich Quecksilber-Verbindungen in den Sedimenten von Gewässern anreichern.

Chrom ist ein zur Herstellung von Legierungen, insbesondere von Edelstählen, vielfach verwendetes Metall. Durch Verchromen werden Metallgegenstände mit einer Chrom-Schicht überzogen und auf diese Weise gegen Korrosion geschützt.

In seinen Verbindungen hat Chrom die Oxidationzahl +III und +VI. Chrom-Verbindungen werden beim Gerben von Leder und Färben von Textilien verwendet oder als Pigmente eingesetzt, z. B. das grüne Chrom(III)-oxid (Cr_2O_3) und das gelbe Bleichromat ($PbCrO_4$).

Chromate leiten sich von der Chromsäure ab. Durch Ansäuern ihrer Lösungen gehen Chromat-Ionen (unter Beibehaltung der Oxidationszahl +VI des Chroms) in Dichromat-Ionen über:

$$2\,CrO_4^{\ominus\ominus} + 2\,H^{\oplus} \rightleftharpoons Cr_2O_7^{\ominus\ominus} + H_2O$$

Kalium-dichromat ($K_2Cr_2O_7$) ist ein starkes Oxidationsmittel. Chrom (VI)-Verbindungen

rufen in stärkerem Maße Allergien hervor als Chrom(III)-Verbindungen. Besonders gefährlich ist jedoch das Einatmen von in der Luft feinverteilten schwerlöslichen Chromaten, wie Bleichromat und Zinkchromat ($ZnCrO_4$), das Lungenkrebs hervorrufen kann.

Platin wird in erheblichem Umfang zur Herstellung von Katalysatoren für großtechnische Verfahren in der chemischen Industrie und für die Nachverbrennung von Abgasen verwendet, des weiteren als Elektroden-Material.

Das Edelmetall Platin ist gegen Säuren beständig. Es löst sich lediglich in einer Mischung aus konzentrierter Salzsäure und Salpetersäure (Königswasser) unter Bildung von Hexachloroplatin(IV)-säure, $H_2[PtCl_6]$.

Der Platin-Komplex cis-Diammin-dichloroplatin(II) wird unter der Bezeichnung Cis-platin zur Chemotherapie von Tumoren angewendet. Da die Anordnung der Liganden um das zentrale Platin(II)-Ion quadratisch planar ist, tritt auch bei derartigen Komplexen cis-trans-Isomerie auf.

32.3.3 Ursachen für die toxische Wirkung von Metallen

Metalle und ihre Verbindungen sind in der Erdkruste in sehr unterschiedlichen Anteilen enthalten. Hier kommen Schwermetalle in der Regel (mit Ausnahme einiger Edelmetalle) nicht als Elemente vor, sondern als chemische Verbindungen in Erzen, Mineralien und Gesteinen. In dieser Form werden Schwermetalle bereits auf natürliche Weise durch Witterungseinflüsse wie Wind und Regen, durch fließende Gewässer oder durch Vulkantätigkeit ständig über die Erdoberfläche verbreitet. Diese Vorgänge führen dazu, daß alle natürlich vorkommenden Elemente allgegenwärtig sind, mit der Einschränkung, daß sich die jeweiligen Anteile an bestimmten Elementen um viele Größenordnungen unterscheiden. So liegen die *Allgegenwarts-Konzentrationen* für einige sehr seltene Elemente wie die Edelmetalle Gold und Platin in biologischen Systemen unterhalb von 0,01 ng/g.

Über Mikroorganismen, Pflanzen und Tiere gelangen somit auch Schwermetalle in pflanzliche und tierische Lebensmittel. Hinzu kommt jedoch, daß durch Tätigkeiten des Menschen wie Bergbau, Verhüttung von Erzen, industrielle Verarbeitung von Metallen, Lagerung und Beseitigung von Abfall, Verbrennung fossiler Brennstoffe, zusätzlich weitere Schwermetall-Mengen in der Umwelt verbreitet werden.

Durch unzureichende Maßnahmen hinsichtlich Emissionsschutz und/oder Abwasser-Reinigung kommt es in bestimmten Gebieten zu Anreicherungen von Schwermetallen, die den natürlichen Gehalt erheblich überschreiten. Hierbei handelt es sich um eine durch den Menschen verursachte (anthropogene) Anreicherung von Elementen und deren Verbindungen, die über den durch die natürlichen Anteile in der Erdkruste vorgegebenen Bereich hinausgeht. Die Anreicherung von Schadstoffen in lebenden Organismen bezeichnet man als Bioakkumulation. So liegen zahlreiche Schwermetalle in Organismen in Konzentrationen vor, die mehr als 1000 mal höher sind als in Wasser.

Am Beispiel Quecksilber wird besonders deutlich, daß die Toxizität sehr erheblich von der Art der chemischen Bindung eines Elements abhängt, nachdem sich gezeigt hat, daß organische Quecksilber-Verbindungen besonders toxisch sind. Andererseits ist die Beweglichkeit von Quecksilber in Böden gering, der größte Anteil liegt fest gebunden vor, so daß Quecksilber nicht in das Grundwasser gelangt.

In Zusammenhang mit der *toxischen Wirkung von Schwermetallen* sei daran erinnert, daß die Funktionsfähigkeit von Proteinen an das Vorliegen einer ganz bestimmten Tertiär-Struktur (Kap. 28.6) des jeweiligen Proteins geknüpft ist. Nur wenn ein Protein in seiner unter physiologischen Bedingungen nativen Konformation vorliegt, entfaltet es uneingeschränkt seine biologische Aktivität.

Zahlreiche Proteine gehen Komplexbindungen mit Metall-Ionen ein. Derartige **Metalloproteine** (Kap. 28.7) dienen im Organismus dem Transport von Metallen, Sauerstoff oder Elektronen oder der Speicherung von Metallen oder besitzen katalytische Aktivität (Metalloenzyme). Nachstehende Aufstellung ergänzt die in Kap. 14.8.1 angeführten Beispiele:

Metalloprotein	gebundenes Metall	biologische Funktion
Cytochrome	Fe(II)/Fe(III)	Elektronen-Transport
Ferritin	Fe(III)	Eisen-Speicherung
Transferrin	Fe(III)	Eisen-Transport
Coeruloplasmin	Cu	Kupfer-Speicherung
Aminopeptidase	Mg, Zn	Peptid-Hydrolyse
Phosphatase	Mg, Zn	Phosphat-Hydrolyse
Oxidoreduktasen	Fe, Cu, Mo	Redox-Reaktionen

Die Toxizität bestimmter Schwermetall-Ionen ist nun darauf zurückzuführen, daß diese Ionen die physiologischerweise im aktiven Zentrum von Enzymen gebundenen Ionen essentieller Elemente verdrängen. Damit wird die biologische Aktivität beeinträchtigt oder aufgehoben. Beispielsweise wird nach Aufnahme toxischer Konzentrationen an Cadmium-Ionen das Spurenelement Zink aus dem aktiven Zentrum des Enzyms Carboxypeptidase verdrängt, was zum Verlust der enzymatischen Aktivität führt.

Eine weitere Ursache für die toxische Wirkung von Schwermetallen besteht darin, daß deren Ionen eine hohe Affinität zu solchen funktionellen Gruppen haben, die in den Seitenketten der Proteine vorliegen und deren native Konformation stabilisieren. So sind in Lösung vorliegende Quecksilber(II)-, Blei(II)- und Cadmium-Ionen durch ihre sehr hohe Affinität zu **Thiol-Gruppen** ($-SH$) gekennzeichnet, die in den Seitenketten cysteinhaltiger Peptide und Proteine vorliegen. Die Bindung dieser Schwermetall-Ionen über Schwefel-Atome an Peptide und Proteine führt gleichfalls zum Verlust der biologischen Aktivität.

Auf demselben Prinzip der Bindung von Schwermetall-Ionen durch Reaktion mit Thiol-Gruppen beruht aber auch eine der Verringerung toxischer Konzentrationen dienende Reaktion. Hierbei bindet ein als **Metallothionein** bezeichnetes Polypeptid sehr erhebliche Anteile an Schwermetall-Ionen. Metallothionein zeichnet sich durch einen ungewöhnlich hohen Gehalt an dem molekularen Baustein Cystein aus, da von der insgesamt 61 Aminosäure-Reste umfassenden Sequenz (Molekülmasse 6800 Da) 20 auf Cysteinyl-Reste entfallen.

32.4 Organische Halogen-Verbindungen

32.4.1 Chlorkohlenwasserstoffe

Die einfachsten Chlorkohlenwasserstoffe (CKW) sind die in Tab. 17-3 aufgeführten Chloralkane mit ein und zwei Kohlenstoff-Atomen. Darüber hinaus finden höhere Homologe wie auch Chloralkene,

Chlor-cycloalkane und aromatische Chlorkohlenwasserstoffe industriell Verwendung. Zur Herstellung bestimmter Chlorkohlenwasserstoffe sind folgende Reaktions-Typen anwendbar:
- Substitution von Wasserstoff-Atomen durch Chlor-Atome,
- Addition von Chlor oder Chlorwasserstoff an ungesättigte Kohlenwasserstoffe.

Je nach Ausmaß der Substitution kann nur ein Wasserstoff-Atom durch ein Chlor-Atom ersetzt worden sein oder es können im Extremfall sämtliche substituierbaren Wasserstoff-Atome durch Chlor-Atome (oder allgemein durch Halogen-Atome) ausgetauscht worden sein. Zur Kennzeichnung der vollständigen Substitution verwendet man die Vorsilbe „Per". So bezeichnet Perchlorethylen das vollständig chlorierte Ethylen, d. h. Tetrachlorethylen.

Durch die Vorsilbe „Poly" wird in diesem Zusammenhang ausgedrückt, daß zahlreiche Wasserstoff-Atome durch Halogen-Atome ersetzt worden sind, z. B. in der Bezeichnung Polychlorbiphenyle (PCB). Die Vorsilbe „Poly" ist hier keineswegs in dem Sinne zu verstehen, daß hochmolekulare Verbindungen (Polymere) vorliegen.

Organische Chlor-Verbindungen werden unmittelbar für bestimmte Anwendungen eingesetzt oder sie dienen ihrerseits als Zwischenprodukte zur Herstellung weiterer organischer Halogen-Verbindungen, z. B. von Pestiziden. Diese Bezeichnung umfaßt Schädlingsbekämpfungsmittel allgemein, in einzelnen kann es sich dabei z. B. um Mittel gegen Insekten (Insektizide) oder gegen Unkräuter (Herbizide) handeln.

Aufgrund ihres *guten Lösungsvermögens für lipophile Stoffe* werden Chlorkohlenwasserstoffe in großem Umfang als Lösungsmittel für Fette in der Textil-Fertigung, bei der chemischen Reinigung und zur Entfettung von Metallteilen wie auch in Industrielacken eingesetzt, insbesondere:

Dichlormethan	H_2CCl_2
1,1,1-Trichlorethan	H_3C-CCl_3
Pentachlorethan	$Cl_2HC-CCl_3$
Trichlorethylen	$ClHC=CCl_2$
Tetrachlorethylen	$Cl_2C=CCl_2$

Tetrachlorethylen ist ein für die genannten Verwendungen großtechnisch hergestellter chlorierter Kohlenwasserstoff (Sdp. 121 °C; Dichte $\varrho = 1,62$ g/cm³ bei 20 °C). Die langjährige technische Verwendung als Lösungsmittel hat dazu geführt, daß man Spuren von Tetrachlorethylen in Umweltproben und in Nahrungsmitteln findet. Die mögliche Belastung durch Tetrachlorethylen als Umweltschadstoff liegt nach derzeitigem Kenntnisstand weit unterhalb der Werte, von denen einen akute Giftwirkung zu erwarten ist. Für die Beurteilung der möglichen Gefährdung durch chronische Exposition von Chlorkohlenwasserstoffen ist deren gute Fettlöslichkeit von Bedeutung, die bei wiederholter Aufnahme eine Anreicherung im Fettgewebe (Depotfett) bewirkt.

Am Beispiel von Tetrachlorethylen läßt sich auch zeigen, daß toxische Wirkungen nicht zwangsläufig von dem aufgenommenen Stoff selbst ausgehen, sondern von reaktiven Metaboliten, die als Zwischenprodukte bei Stoffwechsel-Vorgängen gebildet werden. Als Endprodukte entstehen hierbei Trichloressigsäure und Oxalsäure, die als Hauptmetabolite von Tetrachlorethylen im menschlichen Urin nachgewiesen worden sind.

Durch Oxidation an der C-C-Doppelbindung entsteht zunächst ein Epoxid, Tetrachlorethylenoxid, das aufgrund der hohen Ring-Spannung in dem vorliegenden dreigliedrigen Heterocyclus besonders reaktionsfähig ist. Durch Umlagerung geht dieses Epoxid in ein funktionelles Derivat, das Säurechlorid, der Trichloressigsäure (Trichlor-acetylchlorid) über, dessen Hydrolyse zu Trichloressigsäure führt. Das Epoxid kann andererseits unter Ring-Öffnung mit Wasser zu dem nicht stabilen Tetrachlor-ethandiol reagieren, dessen Hydrolyse zu Oxalsäure führt.

Als organische Zwischenprodukte werden in großen Mengen verwendet:
- Monochlormethan (H_3CCl) zur Einführung der Methyl-Gruppe bei organischen Synthesen, d. h. zur Methylierung, z. B. von Cellulose zu Methylcellulose,
- Trichlormethan ($HCCl_3$) zur Herstellung von Kühlmitteln,
- Monochlorethylen (Vinylchlorid; $H_2C=CHCl$) zur Herstellung von Polyvinylchlorid (PVC),

– aromatische Chlorkohlenwasserstoffe wie Monochlorbenzol und die stellungsisomeren Chlortoluole.

Hexachlorbenzol (HCB) wird als Weichmacher in Kunststoffen verwendet.

Einige Chlorkohlenwasserstoffe werden auch als Insektizide eingesetzt, insbesondere ein bestimmtes Stereoisomer von 1,2,3,4,5,6-Hexachlor-cyclohexan (Lindan), während das als DDT bezeichnete Pestizid in Deutschland nicht mehr eingesetzt werden darf.

Durch Chlorierung von Biphenyl entsteht ein aus zahlreichen chlorierten Biphenylen bestehendes technisches Produkt-Gemisch, das als **polychlorierte Biphenyle** (PCB) bezeichnet wird und in dem von den mehr als 200 meist stellungsisomeren Verbindungen Tri-, Tetra-, Penta- und Hexachlorbiphenyle als Hauptbestandteile enthalten sind.

Die chemische Konstitution dieser Verbindungen läßt sich durch folgende allgemeine Formel wiedergeben, in der die beiden aromatischen Ringe jeweils durch eine bestimmte Anzahl (m oder n) an Chlor-Atomen substituiert sind. Die Stellung der Chlor-Atome ist durch die allgemeine Formel nicht festgelegt, da sie an die Stelle jedes der in den Phenyl-Resten mit den Kohlenstoff-Atomen verknüpften Wasserstoff-Atome treten können. In der beispielhaft für 2,3,5,3′,4′-Pentachlor-biphenyl wiedergegebenen Formel hat m den Wert 2, n den Wert 3 und die Stellung der Chlor-Atome ist durch die Bezifferung festgelegt.

Aufgrund ihrer dielektrischen Eigenschaften werden Polychlor-biphenyle in der Elektrotechnik in Transformatoren, Isolatoren und Gleichrichtern verwendet, seit einiger Zeit jedoch nur noch in geschlossenen Systemen.

Mit den in den letzten Jahren ständig zu höherer Empfindlichkeit weiterentwickelten Analyse-Methoden hat man PCB überall (ubiquitär) in der Umwelt nachgewiesen. PCB verhalten sich lipophil und können sich daher über die Nahrungskette im Fettgewebe von Menschen und Tieren anreichern. Sie werden als Substanzen eingestuft, bei denen starker Verdacht auf teratogene und cancerogene Wirkung besteht. Die Toxizität der PCB steigt mit zunehmendem Chlor-Gehalt der Verbindungen an, bei chronischer Intoxikation rufen sie Leberschäden und Chlorakne hervor.

Nicht nur polychlorierte Biphenyle sondern auch zahlreiche andere organische Chlorverbindungen sind chemisch und thermisch sehr stabil. Dies hat zur Folge, daß derartige Verbindungen, nachdem sie unmittelbar oder auf dem Wege über die Müllverbrennung in die Umwelt gelangt sind, chemisch nicht abgebaut werden und daher unverändert erhalten bleiben, d. h. sich persistent verhalten. So ist es auf die **Persistenz** von DDT zurückzuführen, daß dieser Stoff noch viele Jahre nach seiner Ausbringung in der Umwelt vorhanden ist. Der mikrobiologischen Forschung ist es jedoch gelungen, Mikroorganismen-Stämme zu selektionieren, die zum Abbau persistenter und umweltbelastender organischer Chlorverbindungen befähigt sind.

32.4.2 Fluor-chlorkohlenwasserstoffe

Die als Fluor-chlorkohlenwasserstoffe (FCKW) bezeichneten Verbindungen bestehen aus Molekülen, die keine Wasserstoff-Atome enthalten. An ihrer Stelle sind *ausschließlich* Fluor- und Chlor-Atome mit Kohlenstoff-Atomen verknüpft. Die industriell verwendeten FCKW enthalten ein oder zwei C-Atome.

Sie sind nicht brennbar, nicht korrosiv und physiologisch unbedenklich. Unter den Handelsnamen Frigen, Kaltron und Freon werden sie als Sicherheitstreibmittel für Aerosole, zum Aufschäumen von Kunststoffen, als Kältemittel für Kühlaggregate und Klimaanlagen, für das Schockgefrieren von Lebensmitteln und als Lösungsmittel für die Reinigung von elektronischen Bauteilen und Textilien verwendet.

Mengenmäßig von größter Bedeutung sind:

Trichlor-fluormethan CCl_3F Sdp. 24 °C
Dichlor-difluormethan CCl_2F_2 Sdp. −30 °C

Fluor-chlorkohlenwasserstoffe sind sehr stabile Verbindungen, die sich im unteren Bereich der Atmosphäre (Troposphäre) inert verhalten, d. h. durch chemische Vorgänge nicht verändert werden. Erst nachdem sie in die **Stratosphäre** (ab etwa 15 km Höhe) gelangt sind, bewirkt die dort sehr intensive, harte UV-Strahlung der Sonne die Spaltung von Kohlenstoff-Chlor-Bindungen nach einem Mechanismus, bei dem freie Radikale entstehen. So verläuft z. B. die Spaltung von Dichlordifluormethan (FCKW 12) nach der Gleichung:

Die so entstandenen, sehr reaktionsfähigen Chlor-Atome reagieren ihrerseits mit Ozon, was zu einer Verringerung des Ozon-Gehaltes der Stratosphäre und somit zu einer Erhöhung der Durchlässigkeit der Atmosphäre für die hautkrebserzeugende harte UV-Strahlung beiträgt.

In einer Aufeinanderfolge von Radikal-Reaktionen (Ketten-Reaktionen) kann ein einziges der entstandenen Chlor-Atome die Spaltung von tausenden von Ozon-Molekülen bewirken, bevor es durch eine konkurrierende Reaktion mit einem anderen Reaktionspartner abgefangen wird.

Diese Erkenntnis über die Schädigung der Ozon-Schicht hat dazu geführt, daß 1987 in Montreal ein Abkommen über Stoffe, die zu einem Abbau der Ozon-Schicht führen, unterzeichnet wurde, durch das eine sehr erhebliche Beschränkung der Verwendung von FCKW festgelegt wurde.

Die intensive Suche nach Verbindungen mit ähnlich vorteilhaften anwendungstechnischen Eigenschaften, die anstelle der FCKW als Treibmittel bei der Herstellung von Kunststoffschäumen sowie als Kältemittel in Kühlanlagen eingesetzt werden können, ohne jedoch bei ihrer Freisetzung die Ozon-Schicht zu schädigen, hat zu den folgenden Verbindungen geführt:

Chlor-difluormethan H-CClF$_2$ Sdp. $-41\,°C$
1-Chlor-1,1-difluor-ethan H$_3$C$-$CClF$_2$ Sdp. $-9\,°C$

Ihre Moleküle enthalten noch mindestens ein Wasserstoff-Atom, so daß diese Ersatzprodukte als **H-FCKW** bezeichnet werden. Im Gegensatz zu den

FCKW werden die *nicht vollständig halogenierten* H-FCKW bereits in dem unteren Bereich der Atmosphäre weitgehend chemisch umgesetzt, so daß die Schädigung der Ozon-Schicht vermieden wird.

32.4.3 Polychlorierte Dibenzo-dioxine und Dibenzo-furane

1976 kam es in einem Chemie-Werk in Seveso zu einem schweren Unfall, als die Umsetzung von 1,2,4,5-Tetrachlor-benzol mit Natriumhydroxid in Ethylenglycol als Lösungsmittel zu dem Natrium-Salz von 2,4,5-Trichlor-phenol außer Kontrolle geriet und bei hoher Temperatur eine weitergehende Umsetzung unter Cyclisierung zu 2,3,7,8-Tetrachlor-dibenzo-para-dioxin (2,3,7,8-TCDD) erfolgte:

Diese zur Stoffklasse der **Dioxine** gehörende Verbindung gelangte in die Atmosphäre und verursachte in der Umgebung den Tod zahlreicher Tiere und schwere Vergiftungserscheinungen, insbesondere Chlorakne, bei Menschen.

2,3,7,8-TCDD ist nur eines von zahlreichen stellungsisomeren Polychlordibenzo-para-dioxinen (PCDD) und Polychlordibenzo-furanen (PCDF), die in Spuren als Verunreinigungen in industriell hergestellten chlorierten Phenolen, daraus synthetisierten Herbiziden und polychlorierten Biphenylen (PCB) enthalten sind.

Die chemische Konstitution dieser Verbindungen leitet sich von den Sauerstoff-Heterocyclen Dibenzo-dioxin und Dibenzo-furan ab und läßt sich durch folgende allgemeine Formeln wiedergeben:

Die Verbindungen dieser Stoffklassen sind chemisch und thermisch stabil, in Wasser sehr wenig, in lipophilen Lösungsmitteln dagegen gut löslich. Die chemische Beständigkeit nimmt mit zunehmender Chlor-Substitution zu und bedingt die weite Verbreitung und Beständigkeit dieser Stoffe in der Umwelt, in die sie insbesondere aus Müllverbrennungsanlagen gelangen können. Bei der Müllverbrennung werden PCDD und PCDF durch Thermolyse (z. B. beim Erhitzen auf ca. 700 °C in Gegenwart von Sauerstoff) aus Polychlor-biphenylen, polychlorierten Benzolen und Chlor-phenolen gebildet. Die geltenden gesetzlichen Bestimmungen sehen vor, daß aus den Schornsteinen von Müllverbrennungsanlagen keine gesundheitsgefährdenden Mengen an ,,Problemstoffen" wie Dioxine emittiert werden dürfen.

32.5 Desinfektionsmittel

Bestimmte chemische Elemente sowie anorganische und organische Verbindungen werden als Desinfektionsmittel eingesetzt. Maßnahmen zur Desinfektion zielen darauf ab, den Bestand pathogener Bakterien, Pilze, Viren und Protozoen weitgehendst zu verringern, diese zu inaktivieren oder abzutöten.

Von den Halogenen wirken **Chlor** und **Iod** mikrobizid und sporizid. Vor allem elementares Chlor sowie Verbindungen, die Chlor in einer leicht abspaltbaren Form (aktives Chlor) enthalten, wie Hypochlorite (Kap. 14.7; Calcium- und Lithium-hypochlorit) und Chloramine (mit einer Stickstoff-Chlor-Bindung), werden zu Desinfektionszwecken verwendet, desweiteren Chlordioxid (ClO_2).

Ozon (Kap. 14.6) wird vielfach zum Entkeimen von Wasser und zur Sterilisation von Luft eingesetzt.

Wasserstoffperoxid hat bakterizide und sporizide Eigenschaften. Als organische Derivate von Wasserstoffperoxid besitzen die Persäuren ebenfalls stark desinfizierende Wirkung. Percarbonsäuren haben die allgemeine Formel

$$R-C\overset{\nearrow O}{\underset{\searrow O-OH}{}}$$

Setzt man für R eine Methyl-Gruppe ein, so ergibt sich die Formel von **Peressigsäure**, die in wäß-riger Lösung in einem chemischen Gleichgewicht mit Essigsäure und Wasserstoffperoxid vorliegt:

$$H_3C-C\overset{\nearrow O}{\underset{\searrow O-OH}{}} + H_2O \rightleftharpoons H_3C-C\overset{\nearrow O}{\underset{\searrow OH}{}} + H_2O_2$$

Bei der Desinfektion im klinischen Bereich und in Wäschereien werden vielfach auf Peressigsäure basierende Desinfektionsmittel verwendet.

Die Alkohole **Ethanol** und **Isopropanol** gehören zu den rasch wirkenden Desinfektionsmitteln mittlerer Stärke. Ethanol ist zur Desinfektion nur mit einem Gehalt von 70–80% Alkohol geeignet.

Auch Phenol und die stellungsisomeren Methylphenole (Kresole) finden in Desinfektionsmitteln Verwendung.

Von den Aldehyden haben sich Formaldehyd und folgende Verbindungen aus der homologen Reihe der gesättigten **Dialdehyde** als hochwirksame Desinfektionsmittel erwiesen. Ihre Konstitutionsformeln ergeben sich durch Einsetzen des jeweiligen Wertes von n in die allgemeine Formel

$$\overset{H}{\underset{O}{}}C-(CH_2)_n-C\overset{H}{\underset{O}{}}$$

In den Glyoxal-Molekülen sind zwei Aldehyd-Gruppen direkt miteinander verknüpft.

Dialdehyd	n	C-Atome insges.
Glyoxal	0	2
Malondialdehyd	1	3
Succindialdehyd	2	4
Glutardialdehyd	3	5

Formaldehyd wird zur Desinfektion und Sterilisation verwendet. Wegen der hohen Reaktivität von Formaldehyd (Kap. 21.2.2) ist bei der Flächendesinfektion mit Formaldehyd-Lösungen für gute Belüftung der Räume zu sorgen und die Raumdesinfektion mit gasförmigem Formaldehyd auf seuchenhygienische Ausnahmefälle zu beschränken.

Von den organischen Stickstoff-Verbindungen haben grenzflächenaktive **quartäre** (auch als quaternäre bezeichnet) **Ammonium-Verbindungen** (Kap. 26.2) antibakterielle Wirksamkeit. In diesen Verbindungen ist eine langkettige Alkyl-Gruppe, z. B. eine Hexadecyl(Cetyl)-Gruppe, gemeinsam mit drei Methyl-Gruppen an ein N-Atom gebunden, das somit eine positive Ladung trägt:

$$[H_3C-(CH_2)_{14}-CH_2-\overset{\oplus}{N}(CH_3)_3]Cl^{\ominus}$$

Verbindungen wie Cetyl-trimethylammonium-
chlorid sind Kationtenside, da eine lipophile Alkyl-
Gruppe hier mit einer positiv geladenen Endgruppe verknüpft ist.

Dagegen zeigen die zusammenfassend als Aniontenside bezeichneten Seifen (Kap. 24.2.1), langkettigen Sulfonate (Kap. 27.5) und Fettalkoholsulfate (Kap. 27.7), in denen die polare Endgruppe negativ geladen ist, keine antibakterielle Wirksamkeit.

Als Desinfektionsmittel für Schwimmbäder
zeichnet sich das nicht toxische geruchlose 1-Brom-
3-chlor-4,4,5,5-tetramethyl-imidazolidin-2-on
durch langanhaltende Wirkung aus. Es ist eine N-
Halogenverbindung, die sich von Imidazolidin
(Tetrahydro-imidazol; Kap. 26.1.6) ableitet.

33 Anhang zur Organischen und Physiologischen Chemie

33.1 Benennung und Klassifizierung organischer Verbindungen

Das Angebot an chemischen Verbindungen, Lösungsmitteln, Reagenzien und Hilfsmitteln zur Durchführung von Analysen, Synthesen und Stofftrennungsverfahren im Laboratorium ist äußerst vielfältig, wie die Durchsicht von Katalogen und Firmenschriften bestätigt. Zur Benennung der Stoffe hat die systematische Nomenklatur breite Anwendung gefunden, die es ermöglicht, *aus dem systematischen Namen einer organischen Verbindung ihre Zugehörigkeit zu einer bestimmten Verbindungsklasse und ihre Strukturformel abzuleiten.*

Für das Verständnis der Fachausdrücke ist es wesentlich, sich die Bedeutung der wichtigsten aus Fremdsprachen stammenden Wortbestandteile einzuprägen. Durch Vorsilben wird z. B. angegeben, **wieviele Atome oder Atomgruppen** einer bestimmten Art in einem Molekül vorhanden sind

oder aus wievielen Bausteinen ein größeres Molekül aufgebaut ist (Tab. 33-1).

Andere Vorsilben zeigen z. B. an, ob ring- oder kettenförmige Verbindungen vorliegen, ob Reaktionen zwischen mehreren Molekülen stattfinden und in welcher Stellung zueinander Substituenten angeordnet sind (Tab. 33-2).

Schließlich bezeichnen Vorsilben auch das Vorliegen bestimmter Atome in Molekülen oder Ionen oder sie dienen der *Benennung von funktionellen Gruppen* (Tab. 33-3).

Ebenso wie Vorsilben dienen auch Endsilben (Endungen) zur Kennzeichnung organischer Stoffe. Tab. 33-4 zeigt die Einordnung organischer Verbindungen mit einer und mit **mehreren gleichartigen** funktionellen Gruppen in Verbindungsklassen (mit Angabe der Endung der systematischen Bezeichnung).

Abweichungen von der international vereinbarten Verwendung bestimmter Endsilben liegen dann vor, wenn Stoffe schon lange bekannt sind und Trivialnamen haben. So gehören Benzol, Toluol und Xylol weder zu den Alkoholen noch zu den Phenolen (wie die Endung „ol" bei korrekter Anwendung ausdrückt), sondern sind aromatische Kohlenwas-

Tab. 33-1: Die Bezeichnung der **Anzahl** an Atomen, Ionen, Bindungen, Atomgruppen, Bausteinen oder Molekülen durch Vorsilben

Vorsilbe	Anzahl	Beispiel	Erläuterung
mono	1	Monocarbonsäure	Säure mit einer COOH-Gruppe
di	2	Oxalsäure-dihydrat	Oxalsäure mit 2 mol Kristallwasser
tri	3	Triglycerid	Ester aus Glycerin und 3 mol Fettsäuren
tetra	4	Tetrachlormethan	4 Chlor-Atome als Substituenten (CCl_4)
penta	5	Pentaen	Kohlenwasserstoff mit 5 Doppelbindungen
hexa	6	Hexamethylbenzol	6 Methylgruppen als Substituenten
hepta	7	Heptafluorbuttersäure	7 Fluor-Atome als Substituenten
octa	8	Octan	das Alkan mit 8 C-Atomen
nona	9	Nonapeptid	Peptid aus 9 Aminosäure-Bausteinen
deca	10	Decansäure	Carbonsäure mit insgesamt 10 C-Atomen
oligo	einige	Oligonucleotid	Verbindung aus einigen Nucleotid-Bausteinen
poly	viele	Polysaccharid	Biopolymer aus vielen Monosaccharid-Bausteinen

Tab. 33-2: Die Bedeutung von Vorsilben

Vorsilbe	Bedeutung	Beispiel	Erläuterung
a	nicht	acyclisch	nicht cyclisch
carbo	C enthaltend	carbocyclisch	nur C-Atome enthaltendes Ring-System
cis	diesseits	cis-ständig	auf derselben Seite
co	mit	Coenzyme	mit Enzymen zusammenwirkende niedermolekulare Stoffe
cyclo	ringförmig	Cycloalkane	ringförmige Kohlenwasserstoffe
de	Hinweis auf Abspaltung	Decarboxylierung	Abspaltung von CO_2
des	Nichtvorhandensein	2-Desoxy-ribose	mit dem C-Atom 2 ist kein O-Atom verknüpft
hetero	verschieden(artig)	Heteroatome	andere Atome als C und H, vor allem O-, N- und S-Atome
hydro	Wasser	Hydrolyse	Reaktion mit Wasser
inter	zwischen	intermolekular	zwischen Molekülen
intra	in(nerhalb)	intracellulär	in der Zelle
iso	gleich	Isomere	Verbindungen mit gleicher Summenformel
lipo	Fette oder fettähnliche Stoffe betreffend	Lipoproteine	Verbindungen mit Fett- und Protein-Struktur
makro	groß	Makromoleküle	Moleküle von Polymeren, z. B. Proteinen
meta ⎫	1,3-Stellung	m-Dinitro-benzol	⎫ zur Unterscheidung von stellungsisomeren
ortho ⎬	1,2-Stellung	o-Chlor-phenol	⎬ Disubstitutionsprodukten
para ⎭	1,4-Stellung	p-Amino-benzoesäure	⎭ des Benzols
trans	jenseits	trans-ständig	auf verschiedenen Seiten

Tab. 33-3: Bezeichnung von Atomen und funktionellen Gruppen durch Vorsilben

Vorsilbe	Bedeutung	Beispiel
amino	$-NH_2$	Amino-benzol
azo	$-N=N-$	Azobenzol
carboxy	$-COOH$	Carboxymethylcellulose
hydroxy	$-OH$	β-Hydroxybuttersäure
keto	$-CO-$	α-Ketocarbonsäure
nitro	$-NO_2$	p-Nitrophenol
oxo	$=O$	2-Oxoglutarsäure
sulfo	Schwefel	Methansulfonsäure
thio	Schwefel	Thioethanol

Tab. 33-4: Funktionelle Gruppen und Verbindungsklassen

Funktionelle Gruppen, Art und Anzahl	Bezeichnung der Gruppen und der Verbindungsklassen	Endung
$\rangle C=C\langle$	C-C-Doppelbindung	-en
1	**Alkene, Cycloalkene,**	
2	Diene	
zahlreiche	Polyene	
$-C\equiv C-$	C-C-Dreifachbindung	-in
1	**Alkine**	
$-O-H$	Hydroxy-Gruppe	-ol
1	**Alkohole/Phenole**	
2	Diole/zweiwertige Phenole	
3	Triole/dreiwertige Phenole	

Forts. Tab. 33-4

Funktionelle Gruppen, Art und Anzahl	Bezeichnung der Gruppen und der Verbindungsklassen	Endung
$-C\langle^O_H$	Aldehyd-Gruppe	-al
1	**Aldehyde**	
2	Dialdehyde	
$-C-$ ‖ O	Keto-Gruppe	-on
	Ketone	
$-C\langle^O_{O-H}$	Carboxy-Gruppe	-säure
1	**Mono**carbonsäuren	
2	Dicarbonsäuren	
3	Tricarbonsäuren	
$-SO_3H$	Sulfonsäure-Gruppe	-sulfon-
	Sulfonsäuren	säure
$-SH$	Thiol-Gruppe	-thiol
	Thiole	
$-NH_2$	Amino-Gruppe	-amin
1	primäre **Amine** (Monoamine)	
2	Diamine	

serstoffe. Andererseits tragen die Namen der wichtigen Alkohole Glycerin und Cholesterin nicht die Endung „ol" (es gibt Bestrebungen, auch im deutschsprachigen Raum die Bezeichnungen Glycerol und Cholesterol zu verwenden).

Will man aus der allgemeinen Formel einer **Verbindungsklasse** (s. folgende Tabelle) die Formel für eine ganz bestimmte Verbindung ableiten, so muß man anstelle von R, R^1, R^2 die *speziellen Bedeutungen,* z.B. H$_3$C$-$ (Methyl) oder H$_3$C$-$CH$_2-$ (Ethyl) *einsetzen.*

Verbindungsklasse	allg. Formel	einfachste Verbindung
Alkene	R^1-C=C-R^2 (je ein H an den C)	H-C=C-H
Alkine	R^1-C≡C-R^2	H-C≡C-H
Alkohole	R-OH	H$_3$C-OH
Ether	R^1-O-R^2	H$_3$C-O-CH$_3$
Aldehyde	R-CHO	H-CHO
Ketone	R^1-CO-R^2	H$_3$C-CO-CH$_3$
Carbonsäuren	R-COOH	H-COOH
Ester	R^1-CO-O-R^2	H-CO-O-CH$_3$
Amine	R-NH$_2$	H$_3$C-NH$_2$
	R^{1}R^{2}N-H	(H$_3$C)$_2$N-H
	R^{1}R^{2}R^{3}N	(H$_3$C)$_3$N
Amide	R-CO-NH$_2$	H-CO-NH$_2$
Sulfonsäuren	R-SO$_3$H	H$_3$C-SO$_3$H

Die folgende Zusammenstellung umfaßt organische Verbindungen mit solchen funktionellen Gruppen, die *durch Reaktion anderer funktioneller Gruppen entstanden* sind:

Allgemeine Formel	Verbindungsklasse	entstanden aus
R^1-O-R^2	Ether Phenol-ether	Alkohol + Alkohol Alkohol + Phenol Phenol + Phenol
R^1-CO-O-R^2	Carbonsäure-ester Phenol-ester	Alkohol + Carbonsäure Phenol + Carbonsäure
R^1-CO-O-CO-R^2	Carbonsäure-anhydride (Anhydride)	Carbonsäure + Carbonsäure
R^1-CO-NH-R^2	Carbonsäure-amide (Amide)	Carbonsäure + Ammoniak oder primäres Amin
R^1-S-R^2	Thioether	Thioalkoholen
R^1-S-S-R^2	Disulfide	Thioalkoholen
R^1-CO-S-R^2	Thioester	Thioalkohol + Carbonsäure
R-O-PO(OH)-OH	Phosphorsäure-ester („organische Phosphate")	Alkohol oder Zucker + Phosphorsäure

Vor allem in der Physiologischen Chemie sind organische Verbindungen *mit mehreren, unterschiedlichen funktionellen Gruppen* als Stoffwechsel-Produkte und als Bausteine körpereigener, hochmolekularer Stoffe von großer Bedeutung.

Verbindungsklasse	funktionelle Gruppen
ungesättigte Carbonsäuren z.B. Ölsäure, essentielle Fettsäuren, Fumarsäure	C=C und -COOH
Hydroxy-carbonsäuren z.B. Milchsäure, β-Hydroxybuttersäure, Äpfelsäure, Citronensäure	-OH und -COOH
Keto-carbonsäuren z.B. Brenztraubensäure, Acetessigsäure, Oxalessigsäure, α-Keto-glutarsäure	-CO- und -COOH

Verbindungsklasse	funktionelle Gruppen
Aminosäuren z.B. Alanin, Asparaginsäure, Glutaminsäure, Lysin	$-NH_2$ und $-COOH$
Aldosen (Aldehydzucker) z.B. Glycerinaldehyd, Glucose, Galactose	$-OH$ und $-C\overset{O}{\underset{H}{}}$
Ketosen (Ketozucker) z.B. Dihydroxy-aceton, Fructose	$-OH$ und $-CO-$
Amino-alkohole z.B. Amino-ethanol	$-OH$ und $-NH_2$

Zur Klassifizierung organischer Verbindungen kann man auch von anorganischen Verbindungen ausgehen und in diesen H-Atome nacheinander durch Kohlenwasserstoff-Reste ersetzen. So ergeben sich:

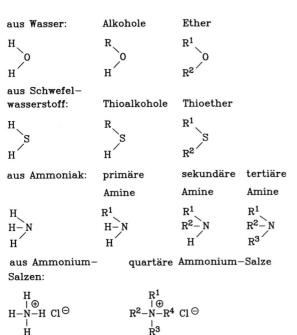

aus Wasser: Alkohole   Ether

aus Schwefel-wasserstoff: Thioalkohole   Thioether

aus Ammoniak: primäre   sekundäre   tertiäre
Amine   Amine   Amine

aus Ammonium-Salzen: quartäre Ammonium-Salze

Des weiteren leiten sich wichtige organische Verbindungen von bestimmten anorganischen Säuren ab:

von Salpetersäure:	Nitro-Verbindungen	Ester der Salpetersäure
$HO-NO_2$	$R-NO_2$	$R-O-NO_2$
von Schwefelsäure:	Sulfonsäuren	Monoester der Schwefelsäure

$HO-SO_3H$ $R-SO_3H$ $R-O-SO_3H$

von Phosphorsäure: Monoester   Diester
der Phosphorsäure

$$HO-\overset{O}{\underset{OH}{\overset{\|}{P}}}-OH \qquad R-O-\overset{O}{\underset{OH}{\overset{\|}{P}}}-OH \qquad R^1-O-\overset{O}{\underset{OH}{\overset{\|}{P}}}-O-R^2$$

Da Schwefelsäure und Phosphorsäure zu den mehrprotonigen Säuren gehören, haben die angegebenen, von diesen Säuren abgeleiteten organischen Verbindungen ebenfalls Säure-Eigenschaften. Durch Protonen-Übertragung entstehen so folgende Anionen:

aus Sulfonsäuren: $R-SO_3^{\ominus}$

aus Schwefelsäure-monoestern: $R-O-SO_3^{\ominus}$

aus Phosphorsäure-monoestern: $R-O-\overset{O}{\underset{O^{\ominus}}{\overset{\|}{P}}}-O^{\ominus}$

aus Phosphorsäure-diestern: $R^1-O-\overset{O}{\underset{O^{\ominus}}{\overset{\|}{P}}}-O-R^2$

33.2 Chemische Konstitution und physikalische Eigenschaften

Die **Konstitutionsformeln** organischer Verbindungen geben Aufschluß über deren Zugehörigkeit zu bestimmten Verbindungsklassen und über ihr chemisches Verhalten.

Sie sind auch die Grundlage zur qualitativen Beurteilung der Löslichkeits-Eigenschaften der Stoffe und der Stärke zwischenmolekularer Anziehungskräfte, von der die Schmelztemperatur fester Stoffe (Kap. 28.1) sowie der Dampfdruck, und damit die Siedetemperatur, flüssiger Stoffe (Kap. 18.2.1) abhängt.

Insgesamt bestimmen folgende Konstitutions-Merkmale die **Löslichkeit** organischer Verbindungen:

– die Art der funktionellen Gruppe (elektrisch geladen/nicht geladen, polar/unpolar),

– die Anzahl der funktionellen Gruppen,
– die Anzahl der C-Atome des Kohlenstoff-Gerüstes,
– die Konstitution des C-Gerüstes (nicht verzweigt/verzweigt).

An den folgenden Beispielen soll gezeigt werden, welche Löslichkeits-Eigenschaften zu erwarten sind:

Glycerin
Kohlenwasserstoff-Rest:

$$H_2C-CH-CH_2$$

funktionelle Gruppe: $OH-$ (dreimal)

Gesamt-Molekül:

$$H_2C-CH-CH_2$$
$$\quad OH \quad OH \quad OH$$

Palmitinsäure
Kohlenwasserstoff-Rest:

$$H_3C-(CH_2)_{14}-$$

funktionelle Gruppe: $-COOH$

Gesamt-Molekül:

$$H_3C-(CH_2)_{14}-COOH$$

Der kurzkettige Kohlenwasserstoff-Rest in den Glycerin-Molekülen beeinträchtigt die Wasser-Löslichkeit nicht, die durch das Vorliegen von drei **hydrophilen** Gruppen gegeben ist. Glycerin ist in Wasser unbegrenzt löslich, d.h. mit Wasser in jedem Verhältnis mischbar.

Dagegen ist Palmitinsäure in Wasser unlöslich. Der Einfluß der polaren Carboxy-Gruppe auf die Löslichkeit ist hier nur gering, da die Löslichkeits-Eigenschaften durch den langkettigen **hydrophoben** Kohlenwasserstoff-Rest bestimmt werden.

Zur Vorhersage des Löslichkeits-Verhaltens ist die Regel „Ähnliches löst sich in Ähnlichem" von Nutzen. In einem polaren Lösungsmittel lösen sich demnach polare Stoffe. *Das wichtigste polare Lösungsmittel ist Wasser*, das aus Dipol-Molekülen besteht. Falls der jeweilige Kohlenwasserstoff-Rest nicht zu ausgeprägt hydrophob ist, lösen sich aus Molekülen bestehende organische Säuren und Basen sowie innere Salze in Wasser. Die betreffenden Verbindungen gehören zu folgenden Verbindungsklassen:

Verbindungsklasse	funktionelle Gruppe(n)
Phenole	$-OH$
Carbonsäuren	$-COOH$
Sulfonsäuren	$-SO_3H$
Ester der Schwefelsäure	$-O-SO_3H$
Ester der Phosphorsäure	$-O-PO(OH)_2$
Amine	$-NH_2$
Aminocarbonsäuren (innere Salze)	$-COO^{\ominus}$ und $-NH_3^{\oplus}$
Aminosulfonsäuren (innere Salze)	$-SO_3^{\ominus}$ und $-NH_3^{\oplus}$

Im Vergleich mit der entsprechenden organischen Säure oder Base zeigen aus Ionen bestehende **Salze** meist eine beträchtlich höhere Löslichkeit in Wasser.

Verbindungsklasse	funktionelle Gruppe	Gegenionen
Salze von Carbonsäuren	$-COO^{\ominus}$	$Na^{\oplus}$, $K^{\oplus}$, $NH_4^{\oplus}$, $Mg^{\oplus\oplus}$
Salze von Sulfonsäuren	$-SO_3^{\ominus}$	$Na^{\oplus}$
Salze von Schwefelsäureestern	$-O-SO_3^{\ominus}$	$Na^{\oplus}$
Salze von Aminen	$-NH_3^{\oplus}$	$Cl^{\ominus}$, $SO_4^{\ominus\ominus}$
Salze aus Carbonsäuren und Aminen	$-COO^{\ominus}$	$R-NH_3^{\oplus}$

Selbst dann, wenn *ein ausgeprägt hydrophober Kohlenwasserstoff-Rest mit einer geladenen Atomgruppe verknüpft ist*, sind diese Salze gut wasserlöslich und zudem oberflächenaktiv. So ist das typische Struktur-Merkmal der **Aniontenside** die Verknüpfung eines langkettigen Kohlenwasserstoff-Restes mit einer negativ geladenen funktionellen Gruppe. Die folgende Tabelle zeigt einige Beispiele (im Vergleich mit Palmitinsäure):

Verbindung	in Wasser	Stoffklasse
$C_{15}H_{31}-COOH$	unlöslich	Fettsäuren
$C_{15}H_{31}-COO^{\ominus}Na^{\oplus}$	löslich	Seifen
$C_{16}H_{33}-SO_3^{\ominus}Na^{\oplus}$	löslich	Alkansulfonate
$C_{16}H_{33}-O-SO_3^{\ominus}Na^{\oplus}$	löslich	Fettalkoholsulfate

Wesentlich ist auch die Stärke der Wechselwirkung zwischen dem gelösten Stoff und dem Lösungsmittel. Aus der Anorganischen Chemie ist bekannt, daß Ionen in wäßriger Lösung von einer Wasser-Hülle umgeben (hydratisiert) sind. Folglich ist eine gute Wasser-Löslichkeit von solchen organischen Verbindungen zu erwarten, deren gelöste Teilchen entweder (wie die Wasser-Moleküle selbst) Wasserstoffbrücken-Bindungen zu Wasser-Molekülen eingehen können oder um die sich eine **Hydrat-Hülle** bildet.

Die Anzahl der Wasser-Moleküle, die sich um ein einzelnes Ion herumgruppieren, hängt von dessen Größe und Ladung ab.

Von herausragender Bedeutung für das Verhalten von Stoffen, z.B. für die Ausbildung der Sekundär-Struktur der Proteine und für die Basen-Paarung der Nucleinsäuren, wie auch für das Löslichkeits-Verhalten sind **Wasserstoffbrücken-Bindun-**

gen, die sich innerhalb organischer Moleküle (intramolekular), zwischen organischen Molekülen (intermolekular) und zwischen organischen Molekülen und Wasser ausbilden können.

Wasserstoffbrücken-Bindungen entstehen zwischen den an Sauerstoff-Atome und an Stickstoff-Atome gebundenen Wasserstoff-Atomen **und** den an Sauerstoff-Atomen und an Stickstoff-Atomen vorhandenen freien Elektronenpaaren.

An Wasserstoffbrücken-Bindungen sind folgende funktionelle Gruppen beteiligt:

Wasserstoffbrücken-Bindungen liegen nicht nur zwischen Wasser-Molekülen untereinander vor, sondern auch zwischen den Molekülen von Wasser und z.B. Alkoholen, Phenolen, Carbonsäuren, Carbonamiden und Mono- und Disacchariden (Zuckern). Viele dieser Verbindungen sind gut wasserlöslich, andere hingegen, wie Ether und Ketone, sind nur in geringem Maße in Wasser löslich. Zwar kommt es auch hier zur Ausbildung von Wasserstoffbrücken-Bindungen, es überwiegen jedoch die hydrophoben Eigenschaften der in den Ether- und Keton-Molekülen enthaltenen Kohlenwasserstoff-Reste.

33.3 Reaktions-Typen in der Organischen Chemie

Die wichtigsten Reaktions-Typen in der Organischen Chemie sind:
- Substitutions-Reaktionen (Substitutionen)
- Additions-Reaktionen (Anlagerungs-Reaktionen)
- Eliminierungs-Reaktionen (intramolekular verlaufende Abspaltungs-Reaktionen)
- Kondensations-Reaktionen (meist intermolekular verlaufende Abspaltungs-Reaktionen)
- Hydrolyse-Reaktionen (hydrolytische Spaltung)
- Polymerisations-Reaktionen (Polymerisationen)
- Umlagerungs-Reaktionen (Isomerisierungen)
- Säure-Base-Reaktionen
- Oxidations-Reaktionen

Substitutions-Reaktionen (Austausch-Reaktionen) sind für alle Moleküle typisch, deren Kohlenstoff-Gerüst keine Mehrfachbindungen enthält (gesättigte Verbindungen). Dabei wird ein Atom oder eine Atomgruppe im Molekül durch ein anderes Atom oder eine andere Atomgruppe ersetzt (substituiert). (Z. B. wird in einem Methan-Molekül CH_4 ein Wasserstoff-Atom durch ein Chlor-Atom ersetzt.) Aus Methan entsteht das Substitutions-Produkt Chlormethan, und das substituierte H-Atom ist im Reaktions-Produkt Chlorwasserstoff enthalten.

Substitutions-Reaktionen sind auch für Benzol und andere aromatische Verbindungen typisch. Das besondere Struktur-Merkmal dieser Verbindungen ist der aromatische Bindungszustand. Seine Aufhebung ist nur durch zusätzlichen Energie-Aufwand möglich. Bei den meisten Reaktionen wird dieser Energie-Betrag nicht zugeführt, so daß sie als Substitutions-Reaktionen unter Erhaltung des aromatischen Ring-Systems verlaufen, wie z.B. die Substitution von Benzol zu Brombenzol:

Die durch Substitutions-Reaktionen an gesättigten oder aromatischen Kohlenstoff-Gerüsten eingeführten Atome oder Atom-Gruppen nennt man Substituenten. Es handelt sich häufig um Halogen-Atome (F,Cl,Br,I), Nitro-Gruppen ($-NO_2$) oder Sulfonsäure-Gruppen ($-SO_3H$).

Viele aromatische Verbindungen sind Substitutions-Produkte des Grundkörpers Benzol.

Durch Substitution von H-Atomen ergeben sich z.B. folgende Stoffklassen aromatischer Verbindungen:

Verbindungsklasse	Substituent X	einfachste Verbindung
Phenole	−OH	Phenol
aromatische Aldehyde	−C(=O)H	Benzaldehyd
aromatische Carbonsäuren	−C(=O)OH	Benzoesäure
aromatische Sulfonsäuren	−SO$_3$H	Benzolsulfonsäure
aromatische Amine	−NH$_2$	Anilin
aromatische Nitroverbindungen	−NO$_2$	Nitrobenzol

Ausgangsstoff	Anlagerung von	Reaktions-Produkt
Alken	Wasserstoff	Alkan
Alkin	Wasserstoff	Alken oder Alkan
ungesättigte Fettsäure	Wasserstoff	gesättigte Fettsäure
Aldehyd	Wasserstoff	primärer Alkohol
Keton	Wasserstoff	sekundärer Alkohol
Keto-carbonsäure	Wasserstoff	Hydroxy-carbonsäure
Alken	Wasser	Alkanol
ungesättigte Carbonsäure	Wasser	Hydroxy-carbonsäure
Aldehyd	Wasser	Aldehyd-hydrat
Aldehyd	Alkohol	Halbacetal
Alken	Halogenen (Chlor, Brom, Iod)	Dihalogen-alkane
Alken	Halogenwasserstoff	Halogen-alkan

Additions-Reaktionen (Anlagerungs-Reaktionen) sind für alle (nicht-aromatischen) Moleküle typisch, die *Mehrfachbindungen* enthalten. Solche Mehrfachbindungen sind Doppel- und Dreifachbindungen zwischen Kohlenstoff-Atomen in kettenförmigen oder ringförmigen Molekülen ungesättigter Verbindungen sowie Doppelbindungen zwischen Kohlenstoff-Atomen einerseits und Sauerstoff- oder Stickstoff-Atomen andererseits.

Typische Ausgangsstoffe bei Anlagerungs-Reaktionen sind:

Struktur-Merkmal	Verbindungsklasse
C=C	Alkene, Cycloalkene, Diene, ungesättigte Fettsäuren
−C≡C−	Alkine
−C(=O)H	Aldehyde
−C(=O)−, O	Ketone, Keto-carbonsäuren
−C=N−	Stickstoff-Heterocyclen

Reaktions-Partner für Additions-Reaktionen sind z. B. Wasserstoff und Wasser. Die Addition von Wasserstoff heißt **Hydrierung**, durch die Aufnahme von Wasserstoff werden die Moleküle der Ausgangsstoffe reduziert.

Die Addition von Wasser heißt **Hydratisierung**. Folgende Tabelle nennt einige typische Additions-Reaktionen und ihre Reaktions-Produkte.

In entgegengesetzter Weise wie die erwähnten Additions-Reaktionen verlaufen **Eliminierungs-Reaktionen**. Wichtige Eliminierungs-Reaktionen sind die **Dehydrierung** (Abspaltung von Wasserstoff) und die **Dehydratisierung** (Abspaltung von Wasser).

Im Stoffwechsel finden z. B. folgende Dehydrierungen

$$-\overset{|}{\underset{H}{C}}-\overset{|}{\underset{H}{C}}- \longrightarrow -\overset{|}{C}=\overset{|}{C}-$$

$$\overset{/}{\underset{\backslash}{C}}\overset{OH}{\underset{H}{}} \longrightarrow \overset{\backslash}{\underset{/}{C}}=O$$

und Dehydratisierungen nach folgendem Schema statt:

$$-\overset{|}{\underset{H}{C}}-\overset{|}{\underset{OH}{C}}- \longrightarrow -\overset{|}{C}=\overset{|}{C}-$$

Die Tabelle nennt einige Eliminierungs-Reaktionen:

Ausgangsstoff	Abspaltung von	Reaktions-Produkt
gesättigte Carbonsäure	Wasserstoff	ungesättigte Carbonsäure
primärer Alkohol	Wasserstoff	Aldehyd
sekundärer Alkohol	Wasserstoff	Keton
Hydroxy-carbonsäure	Wasserstoff	Keto-carbonsäure
Hydroxy-carbonsäure	Wasser	ungesättigte Carbonsäure

Die meisten **Kondensations-Reaktionen** verlaufen zwischen zwei funktionellen Gruppen unter *Abspaltung von Wasser*.

In der folgenden Zusammenstellung wichtiger Kondensations-Reaktionen wird durch einen Kasten angezeigt, aus welchen funktionellen Gruppen das jeweils entstehende Wasser-Molekül gebildet wird.

Ausgangsstoff(e)	Reaktions-Produkt

Alkohol (Phenol) + Alkohol   **Ether (Phenol-ether)**

$$R^1-O\!\mid\!H + H\!\mid\!O-R^2 \longrightarrow R^1-O-R^2$$

Carbonsäure + Alkohol (Phenol)   **Ester (Phenol-ester)**

$$R^1-C\overset{O}{\underset{O-H + H\mid O-R^2}{\diagup}} \longrightarrow R^1-C\overset{O}{\underset{O-R^2}{\diagup}}$$

Carbonsäure + Amin   **Amid**

$$R^1-C\overset{O}{\underset{O-H + H\mid NH-R^2}{\diagup}} \longrightarrow R^1-C\overset{O}{\underset{NH-R^2}{\diagup}}$$

Nicht bei jeder Kondensations-Reaktion wird Wasser abgespalten, z. B. reagieren als reaktionsfähige Derivate der Carbonsäuren Ester mit Aminen und Ammoniak leicht unter Abspaltung des betreffenden Alkohols. Die Reaktions-Produkte sind die entsprechenden Amide.

Ester + Amine (Ammoniak) → Amide + Alkohol

$$R^1-C\overset{O}{\underset{O-R^2 + H\mid NH-R^3}{\diagup}} \longrightarrow R^1-C\overset{O}{\underset{NH-R^3}{\diagup}} + R^2-OH$$

Besonders zu erwähnen sind **intra**molekular verlaufende Anlagerungs- und Kondensations-Reaktionen, die jedoch nur stattfinden können, wenn die Moleküle eines bestimmten Ausgangsstoffes bereits alle an der Addition oder Kondensation teilnehmenden funktionellen Gruppen enthalten.

Dabei entstehen aus kettenförmigen Ausgangsstoffen ringförmige Reaktions-Produkte. Wesentlich für den Ablauf solcher **Ringschluß**-Reaktionen ist jedoch, daß der Abstand zwischen den beteiligten funktionellen Gruppen am Kohlenstoff-Gerüst groß genug ist, um die Bildung eines ausreichend stabilen Ringes zu ermöglichen. Die größte

Stabilität weisen aus fünf und sechs Atomen bestehende Ringe auf.

Die Stellung von funktionellen Gruppen an einer Kohlenstoff-Kette kann man durch Numerierung der C-Atome oder mit Hilfe von griechischen Buchstaben genau bezeichnen, wie folgende Formel-Ausschnitte zeigen:

$$-\overset{4}{C}-\overset{3}{C}-\overset{2}{C}-\overset{1}{C}-$$
$$\quad \mid \qquad \mid$$
$$\quad OH \quad\; OH$$ 1,4-Butandiol

$$-\overset{\gamma}{C}-\overset{\beta}{C}-\overset{\alpha}{C}-C\overset{O}{\underset{OH}{\diagup}}$$
$$\quad \mid$$
$$\quad NH_2$$ γ-Amino-buttersäure

$$-\overset{\delta}{C}-\overset{\gamma}{C}-\overset{\beta}{C}-\overset{\alpha}{C}-C\overset{O}{\underset{OH}{\diagup}}$$
$$\quad \mid$$
$$\quad OH$$ eine δ-Hydroxy-carbonsäure

Bei der intramolekularen Wasser-Abspaltung entstehen aus 1,4-Butandiol und γ-Amino-buttersäure Reaktions-Produkte mit fünfgliedrigen Ringen. Die wichtigsten aus *intramolekularen Kondensations-Reaktionen* hervorgegangenen Verbindungsklassen sind:

Ausgangsstoff	Reaktions-Produkt
Diol	cyclischer Ether
Dicarbonsäure	cyclisches Anhydrid
γ- oder δ-Hydroxy-carbonsäure	γ- oder δ-Lacton ("innere Ester")
γ-Aminocarbonsäure	γ-Lactam

Polymerisations-Reaktionen führen von niedermolekularen organischen Verbindungen (Monomeren) zu hochmolekularen Verbindungen (Polymeren).

Die zu Polymeren führenden chemischen Reaktionen (Polymerisationen) verlaufen entweder als *Polyaddition* oder *Polykondensation*. Ausgangsstoffe für Polyadditions-Reaktionen sind bestimmte Monomere, die eine $C-C$-Doppelbindung enthalten, das Monomer mit der einfachsten Struktur ist Ethylen (Ethen, $H_2C=CH_2$). Bei Polyadditionen lagern sich die Monomer-Moleküle an „ihresgleichen" an. Dieser Reaktionsschritt wiederholt sich sehr oft, so daß Polymere mit langen Kohlenstoff-Ketten entstehen. Beispiele für durch Polyadditions-Reaktionen hergestellte Kunststoffe sind (s. Abschn. 31.3):

Monomer	Polymer
Ethylen	Polyethylen
Tetrafluor-ethylen	Teflon
Vinylchlorid	Polyvinylchlorid (PVC)
Methacrylsäure-ester	Plexiglas

Auch **Polykondensations-Reaktionen** unter Wasser-Abspaltung zwischen den Molekülen der Ausgangsstoffe können zu Polymeren, wie **Polyestern** (Trevira) und **Polyamiden** (Nylon), führen. Voraussetzung ist hier, daß jeder als Monomer eingesetzte Ausgangsstoff (mindestens) zwei funktionelle Gruppen enthält, die mit denen eines anderen Monomers unter Wasser-Abspaltung reagieren; so entstehen z. B. durch Polykondensation aus:

Dicarbonsäuren + Diolen ⟶ Polyester
(2 COOH-Gruppen) (2 OH-Gruppen)

Dicarbonsäuren + Diaminen ⟶ Polyamide
(2 COOH-Gruppen) (2 NH$_2$-Gruppen)

Hydrolyse-*Reaktionen* (hydrolytische Spaltung): Im Gegensatz zu Kondensations-Reaktionen ist eine **hydrolytische Spaltung** stets eine Abbau-Reaktion (von Ring-Öffnungen abgesehen). Durch Reaktion mit Wasser entstehen aus einem Ausgangsstoff unter Spaltung kovalenter Bindungen Reaktions-Produkte (Hydrolyse-Produkte), deren Moleküle eine kleinere molare Masse haben. Durch Hydrolyse werden im Organismus größere Moleküle − vor allem der Nahrungsbestandteile − wie Fette, Kohlenhydrate und Proteine, in ihre molekularen Bausteine zerlegt, die durch die Darmwand resorbiert werden können. Jede Hydrolyse verläuft nach dem Schema:

Ausgangsstoff + H$_2$O ⟶ Reaktions-Produkt(e)

Zur Beschleunigung der hydrolytischen Spaltung werden meist Katalysatoren zugegeben, häufig Säuren (zur H$^{\oplus}$-Ionen-Katalyse) oder Laugen, wie Natronlauge oder Kalilauge (zur OH$^{\ominus}$-Ionen-Katalyse). Bei den Verdauungs-Vorgängen sind dies Enzyme, die zusammenfassend als **Hydrolasen** bezeichnet werden.
Ist der Ausgangsstoff ein Biopolymer, z. B. ein Protein oder ein Polysaccharid, so muß nacheinander eine Vielzahl hydrolytischer Spaltungs-Reaktionen stattfinden, bis schließlich die Monomer-Bausteine (Aminosäuren oder Glucose) vorliegen.

Bei allen Hydrolyse-Reaktionen sind Wasser-Moleküle (als einer der Ausgangsstoffe) in den Reaktions-Gleichungen aufzuführen, z. B.:

1 mol Triglycerid (Fett) + 3 mol H$_2$O ⟶

1 mol Glycerin + 3 mol Fettsäure

Durch hydrolytische Spaltung werden diejenigen funktionellen Gruppen wiederhergestellt, die bei der entsprechenden Kondensation der Moleküle miteinander reagiert haben.
So entstehen durch zahlreiche aufeinanderfolgende Hydrolyse-Reaktionen, z. B.:
Dipeptide aus Proteinen,
Maltose aus Stärke oder Glykogen.
Die folgende Tabelle enthält Beispiele für die **Hydrolyse** unter Enzym-Katalyse:

Ausgangsstoffe	Enzym	Reaktions-Produkte
Harnstoff	Urease	CO$_2$ + 2 NH$_3$
Dipeptide	Peptidasen	Aminosäuren
Maltose	Maltase	Glucose + Glucose
Lactose	Lactase	Galactose + Glucose
Saccharose	Saccharase	Glucose + Fructose
Ester	Esterasen	Alkohol + Säure
Fette	Lipasen	Glycerin + Fettsäuren

Enzymkatalysierte Hydrolysen sind wichtige Stoffwechsel-Reaktionen.
Typisch für **Isomerisierungen** (Umlagerungs-Reaktionen) ist, daß *Ausgangsstoff und Reaktions-Produkt dieselbe Summenformel* haben. Die kleinsten Teilchen dieser Stoffe unterscheiden sich jedoch durch die Verknüpfung der Atome oder durch ihren räumlichen Aufbau. Chemische Verbindungen mit derselben Summenformel, jedoch unterschiedlicher Struktur heißen Isomere: So erklärt sich die Bezeichnung Isomerisierung für eine **Umlagerungs-Reaktion**.
Umlagerungs-Reaktionen können durch Erhitzen (thermische Isomerisierung) oder durch Bestrahlen (photochemische Isomerisierung) des Ausgangsstoffes herbeigeführt werden. Auch katalytische Isomerisierungen sind von großer Bedeutung. Die Katalysatoren können einfache chemische Verbindungen oder Enzyme (Isomerasen) sein. Eine Umlagerungs-Reaktion von historischer Bedeutung ist die Wöhlersche Harnstoff-Synthese aus Ammoniumcyanat. Aus den Ionen des anorganischen Salzes der Zusammensetzung CH$_4$N$_2$O entstehen durch Erhitzen Harnstoff-Moleküle mit

derselben Summenformel. Beispiele für **Isomerisierungen** sind:

Ausgangsstoff	Reaktions-Produkt	übereinstimmende Summenformel
Ammoniumcyanat	Harnstoff	CH_4N_2O
Maleinsäure	Fumarsäure	$C_4H_4O_4$
Glucose	Fructose	$C_6H_{12}O_6$

Die folgenden Reaktions-Gleichungen zeigen die andersartige Verknüpfung der Atome nach erfolgter Umlagerung (von den Glucose-Molekülen sind nur die an der Isomerisierung beteiligten beiden C-Atome gesondert aufgeführt).

$$NH_4^{\oplus} \; CNO^{\ominus} \longrightarrow O=C \begin{smallmatrix} NH_2 \\ \\ NH_2 \end{smallmatrix}$$

$$\underset{HOOC}{\overset{H}{\diagdown}}C=C\underset{COOH}{\overset{H}{\diagup}} \longrightarrow \underset{HOOC}{\overset{H}{\diagdown}}C=C\underset{H}{\overset{COOH}{\diagup}}$$

$$\begin{matrix} H \diagdown \;\; O \\ C \\ H-\overset{|}{\underset{R}{C}}-O-H \end{matrix} \longrightarrow \begin{matrix} H \\ H-\overset{|}{C}-O-H \\ \overset{|}{\underset{R}{C}}=O \end{matrix}$$

Säure-Base-Reaktionen verlaufen analog zu den aus der Anorganischen Chemie bekannten Protonen-Übertragungen auch zwischen:
organischen Säuren und anorganischen Basen,
organischen Säuren und organischen Basen,
anorganischen Säuren und organischen Basen.

Organische Protonen-Donatoren (Säuren)	Organische Protonen-Acceptoren (Basen)
Carbonsäuren	Amine
Phenole	Stickstoff-enthaltende
Phosphorsäure-ester	Ring-Verbindungen
Sulfonsäuren	(N-Heterocyclen)

Bei bestimmten organischen Verbindungen sind sowohl eine Protonendonator-Gruppe als auch eine Amino-Gruppe mit demselben Kohlenstoff-Gerüst verknüpft, so daß die Protonen-Übertragung zu **Zwitterionen** führt. Das einfachste Beispiel sind die Zwitterionen der Aminosäure Glycin:

$$\begin{matrix} H_2C-C \overset{\diagup O}{\diagdown} \\ \overset{|}{H_2N} \quad O-H \end{matrix} \longrightarrow \begin{matrix} H_2C-C \overset{\diagup O}{\diagdown} \\ \overset{|}{H_3N^{\oplus}} \quad O^{\ominus} \end{matrix}$$

Weitere Beispiele nennt folgende Tabelle:

Verbindungen	Protonen-Donator	Protonen-Acceptor
Aminocarbonsäuren	Carboxy-Gruppe	Amino-Gruppe
Phosphatide (Kephaline)	Phosphorsäure-ester-Gruppe	Amino-Gruppe
Aminosulfonsäuren	Sulfonsäure-Gruppe	Amino-Gruppe

Protonen-Übertragungen finden auch in allen Körperflüssigkeiten statt und führen dazu, daß im Stoffwechsel auftretende Säuren bei physiologischen pH-Werten nicht undissoziiert vorliegen, sondern in Form ihrer **Anionen** (Säurerest-Ionen).

Die wichtigsten dieser Anionen leiten sich von folgenden Säuren und Stoffwechsel-Zwischenprodukten ab:

Säuren	bei physiologischen pH-Werten vorliegende **Anionen**
Carbonsäuren	Acetat, Succinat, Fumarat
Hydroxy-carbonsäuren	Lactat, Malat, Citrat
Keto-carbonsäuren	Pyruvat, Oxalacetat
Amino-dicarbonsäuren	Aspartat, Glutamat
Glucuronide	Phenol-glucuronid
Phosphate (Monoester der Phosphorsäure)	Glucose-6-phosphat, Glycerin-phosphat
Nucleotide	ATP als Tetra-anion
Sulfate (Monoester der Schwefelsäure)	Heparin als Poly-anion

Auch dann, wenn Stoffwechsel-Produkte mit dem Namen der freien Säure (z. B. Brenztraubensäure) bezeichnet werden, sind darunter die bei physiologischen pH-Werten vorliegenden Anionen (z. B. Pyruvat) zu verstehen.

Oxidations-Reaktionen sind entweder direkt mit der Aufnahme von Sauerstoff verbunden oder sie verlaufen als Abgabe von Wasserstoff (Dehydrierung), so daß das Reaktions-Produkt einen höheren Sauerstoff-Gehalt (bzw. einen geringeren Wasserstoff-Gehalt) aufweist als der Ausgangsstoff. Der abzuspaltende Wasserstoff wird durch Zugeben von Oxidationsmitteln (z. B. von Luftsauerstoff oder Kaliumdichromat) gebunden:

Ausgangsstoff	Vorgang	Oxidations-Produkt
Aldehyd	+[O]	Carbonsäure
Glucose	+[O]	Gluconsäure
prim. Alkohol	−[2H]	Aldehyd
sek. Alkohol	−[2H]	Keton

Im Stoffwechsel werden **Dehydrierungen** durch bestimmte Enzyme, die Dehydrogenasen, katalysiert, und der Wasserstoff geht von dem Substrat auf einen Wasserstoff-Acceptor über, der mit dem Enzym zusammenwirkt und daher als Coenzym bezeichnet wird.

Bei diesen enzymkatalysierten Dehydrierungen laufen zwei *miteinander gekoppelte Reaktionen* ab:
- das Substrat wird dehydriert,
- der Wasserstoff-Acceptor geht durch Aufnahme des Wasserstoffs aus seiner oxidierten Form in die reduzierte Form über.

Bei allen folgenden Dehydrierungen ist das Coenzym **Nicotinamid-adenin-dinucleotid** (NAD) der **Wasserstoff-Acceptor**, seine reduzierte Form wird mit NADH abgekürzt.

Substrate	Dehydrierungs-Produkte
α-Hydroxy-carbonsäuren	α-Keto-carbonsäuren
Lactat	Pyruvat
Malat	Oxalacetat
β-Hydroxy-fettsäuren	β-Keto-fettsäuren
β-Hydroxy-buttersäure	β-Keto-buttersäure
prim. Alkohole	Aldehyde
Ethanol	Acetaldehyd

Die miteinander gekoppelt ablaufenden Reaktionen entsprechen stets dem Schema:

Die Bausteine von NAD sind Nicotinsäureamid (kurz: Nicotinamid, das ist Pyridin-3-carbonsäureamid), D-Ribose (2 Mol), Phosphorsäure (2 Mol) und Adenin. *Die Aufnahme von Wasserstoff erfolgt im Pyridin-Ringsystem*, dessen N-Atom glycosidisch mit D-Ribose verknüpft ist. Im folgenden Ausschnitt aus dem NAD-Molekül ist der übrige Molekülteil als „R" zusammengefaßt worden, weil er bei der Wasserstoff-Aufnahme unverändert bleibt.

NAD (oxidierte Form)   NADH (reduzierte Form)

Die Anzahl der in der Zelle vorhandenen Wasserstoffacceptor-Moleküle ist begrenzt. Damit die Wasserstoff-Übertragung nicht zum Erliegen kommt, müssen Reaktionen stattfinden, bei denen die oxidierte Form des Wasserstoff-Acceptors aus seiner (durch Wasserstoff-Aufnahme entstandenen) reduzierten Form regeneriert wird. Dies bedeutet jedoch, daß der in NADH gebundene Wasserstoff an einen anderen Wasserstoff-Acceptor – und letztlich an den mit der Atemluft aufgenommenen Sauerstoff – weitergegeben werden muß.

Der Übergang von NAD in NADH oder umgekehrt ist in der Klinischen Chemie vielfach die Indikatorreaktion bei der Bestimmung der Aktivität von Enzymen und der Konzentration von Substraten.

Die Absorptionsspektren von NAD und NADH zeigen im ultravioletten Bereich einen charakteristischen Verlauf. Da nur die reduzierte Form, NADH, ein Absorptionsmaximum bei 340 nm hat, kann man die Extinktion bei dieser Wellenlänge bestimmen und sie zur NADH-Konzentration in Beziehung setzen (optimierte UV-Tests).

Die enzymkatalysierten Reaktionen des Typs

$$\text{NADH} + \text{Substrat} \xrightarrow{\text{Enzym}}$$
$$\text{NAD} + \text{Hydrierungsprodukt}$$

bei denen Wasserstoff von NADH auf ein bestimmtes Substrat übertragen wird, führen zu einem Verbrauch an NADH und daher zu einer *Abnahme der Extinktion* bei 340 nm, die der Konzentration des Substrats bzw. der Aktivität des beteiligten Enzyms proportional ist. In den folgenden Beispielen sind die Indikator-Reaktionen zur Bestimmung des Gehalts bzw. der Aktivitäten der angegebenen Substrate und Enzyme aufgeführt:

Harnstoff:
α-Ketoglutarat + NH_3 ⟶ Glutamat + H_2O

Triglyceride:
Pyruvat ⟶ Lactat

Lactat-Dehydrogenase (LDH):
Pyruvat ⟶ Lactat

Alanin-Aminotransferase
(Glutamat-Pyruvat-Transaminase GPT):
Pyruvat ⟶ Lactat

Aspartat-Aminotransferase
(Glutamat-Oxalacetat-Transaminase, GOT):
Oxalacetat ⟶ Malat

Man kann auch enzymkatalysierte Reaktionen des Typs

$$NAD + Substrat \xrightarrow{Enzym}$$
$$NADH + Dehydrierungsprodukt$$

durchführen. Diesmal wird die mit fortschreitender Wasserstoff-Übertragung auf NAD verbundene *Zunahme der Extinktion* bei 340 nm bestimmt.

33.4 Enzym-Klassen

Die stets unter Mitwirkung von Enzymen (Biokatalysatoren) erfolgenden Stoffwechsel-Leistungen sind sehr beeindruckend, zumal sie unter hinsichtlich Temperatur, Druck, Lösungsmittel und pH-Wert eng begrenzten Reaktions-Bedingungen mit sehr hoher Wirkungs- und Substrat-Spezifität verlaufen.

Das Stoffwechsel-Geschehen umfaßt die in Kap. 33.3 genannten Reaktions-Typen, die auch die Grundlage für die Einordnung der Enzyme in die folgenden sechs Enzym-Klassen sind.

1. **Oxidoreduktasen** katalysieren Oxidations- und Reduktions-Vorgänge. Zu ihnen gehören Glucose-Oxidase (Glucose $\longrightarrow$ Gluconsäure) und Xanthin-Oxidase (Xanthin $\longrightarrow$ Harnsäure). Eine weitere wichtige Untergruppe sind die **Dehydrogenasen**, deren Namen unter Nennung des Substrats, dessen Dehydrierung sie katalysieren, gebildet werden. Sie binden nicht nur das umzusetzende niedermolekulare Substrat (z. B. Lactat) zu einem Enzym-Substrat-Komplex, sondern auch eine weitere niedermolekulare Verbindung, das *Coenzym* (z. B. NAD), das für die Wasserstoff-Übertragung *in stöchiometrischer Menge* benötigt wird. Zu ihnen gehören Lactat-Dehydrogenase, Malat-Dehydrogenase und Alkohol-Dehydrogenase.

2. **Transferasen** katalysieren die Übertragung von Atomgruppen von einem Stoffwechselprodukt auf ein anderes, z. B. die Übertragung von Methyl-Gruppen (Transmethylierung). Besonders hervorzuhebende Untergruppen sind:
   - **Aminotransferasen**, das sind Transaminasen (z. B. GPT, GOT), die die Übertragung von

   $-NH_2$-Gruppen von Aminosäuren auf α-Ketosäuren katalysieren (Transaminierung).
   - Phosphotransferasen, zu denen die **Kinasen** gehören, welche die Übertragung einer Phosphat-Gruppe von ATP auf Acceptor-Moleküle mit alkoholischen OH-Gruppen katalysieren, z. B. auf Glucose (Glucokinase).

3. **Hydrolasen** katalysieren die Spaltung von Bindungen zwischen C- und O-Atomen sowie zwischen C- und N-Atomen durch Reaktion mit Wasser. Beispiele sind:

Hydrolasen	Spaltung von
Lipasen	Fetten
Esterasen	Estern
Phosphatasen	Phosphorsäureestern
α-Amylase	Stärke
Prote(in)asen	Proteinen
Endopeptidasen	Peptiden (im Inneren)
Carboxypeptidasen	Peptiden (C-terminal)
Aminopeptidasen	Peptiden (N-terminal)

4. **Lyasen** katalysieren die Spaltung von $C-C$-Bindungen und Eliminierungs-Reaktionen unter Entstehung von $C-C$-Doppelbindungen. Beispiele sind Decarboxylasen (Abspaltung von CO_2), Aldolase (Spaltung von 1 Mol Hexose zu 2 Mol Triose) und Fumarase (Dehydratisierung von Malat zu Fumarat).

5. **Isomerasen** katalysieren Isomerisierungs-Reaktionen. Beispiele sind:

   Glucose-Isomerase   Glucose $\rightleftharpoons$ Fructose
   Mutarotase α-D-Glucose $\rightleftharpoons$ β-D-Glucose

6. **Ligasen** katalysieren unter ATP-Verbrauch verlaufende Biosynthesen.

Enzyme haben außerordentlich bedeutsame praktische Anwendungen gefunden. Als Beispiele sollen hier lediglich einige Enzyme erwähnt werden, die zur Durchführung wichtiger *Bestimmungs-Methoden in der Klinischen Chemie* eingesetzt werden.

Bestimmung von	hierbei eingesetzte Enzyme
Glucose	Glucose-Oxidase/Peroxidase
Glucose	Glucose-Dehydrogenase
Glucose	Hexokinase/Glucose-6-phosphat-Dehydrogenase
Triglyceride	Lipase/Esterase
Glycerin	Glycero-Kinase/Pyruvat-Kinase/LDH
Cholesterin	Cholesterin-Oxidase
Harnstoff	Urease/Glutamat-Dehydrogenase
Harnsäure	Uricase

33.5 Vitamine

Unter der Bezeichnung Vitamine faßt man die nachstehend genannten niedermolekularen organischen Verbindungen zusammen, die der menschliche Organismus nicht selbst synthetisieren kann. Da Vitamine für die Aufrechterhaltung von Lebensfunktionen unentbehrlich sind, müssen sie in geringen Mengen (meist im mg-Bereich) ständig mit der Nahrung zugeführt werden. Vitamine sind essentielle Nahrungsbestandteile.

Die Vitamine gehören sehr unterschiedlichen Verbindungsklassen an, wie die Betrachtung ihrer Strukturformeln zeigt. Geht man von den Löslichkeits-Eigenschaften der Vitamine aus, so ergibt sich die Einteilung in wasserlösliche und fettlösliche Vitamine (Kap. 16.2).

Die meisten **wasserlöslichen Vitamine** werden vom Organismus zur Synthese von Coenzymen benötigt. Die Abschnitte 33.3 (Dehydrierungen) und 33.4 (Enzyme) lassen schon erkennen, daß Coenzyme im Zusammenwirken mit Enzymen für den Stoffwechsel zahlreicher Substrate unerläßlich sind.

Tabelle 33-5 gibt einen Überblick über die wasserlöslichen Vitamine, über die aus ihnen gebildeten aktiven Verbindungen und Vitamin-abhängigen Coenzyme und über ihre biochemische Funktion.

Die wasserlöslichen Vitamine werden im oberen Dünndarm resorbiert. Da eine Speicherung nicht benötigter Mengen nicht stattfindet, werden wasserlösliche Vitamine oder ihre Metabolite mit dem Harn ausgeschieden.

Die überwiegend ebenfalls im oberen Dünndarm erfolgende Resorption der **fettlöslichen Vitamine** ist von der Resorption der Fette abhängig. Fettlösliche Vitamine können aufgrund ihrer lipophilen Eigenschaften gespeichert werden. In Tabelle 33-6 sind physiologische Vorgänge zusammengestellt, an denen fettlösliche Vitamine unmittelbar beteiligt sind.

Tab. 33-6: Fettlösliche Vitamine

Vitamin	Name	unentbehrlich für
A	Retinol $\rightarrow$ Retinal	Sehvorgang; Erhaltung der Funktion epithelialer Gewebe
D_3	Cholecalciferol	Calcium- und Phosphat-Stoffwechsel
E	Tocopherole (α-Tocopherol)	Schutz biolog. Membranen vor Oxidation
K	Phyllochinon (K_1) Menachinone (K_2)	Blutgerinnungs-System

Vitamin C, Vitamin E und β-Carotin (als Provitamin A) haben außerdem die Eigenschaft, daß sie im menschlichen Organismus gebildete sauerstoffhaltige Radikale abfangen und Zellen auf diese Weise schützen können. Aufgrund ihrer antioxidativen Eigenschaften wirken sie möglicherweise der Entstehung von Krebszellen entgegen. Im Folgenden sind die einzelnen Vitamine näher beschrieben:

Vitamin B_1 (Thiamin) ist besonders in Getreidekeimlingen und Hefe enthalten. Das hieraus in der Darmmucosa gebildete Thiamin-diphosphat (TDP) wirkt als Coenzym mit verschiedenen Enzymen zusammen, z. B. in dem als Pyruvat-Dehydrogenase bezeichneten Enzym-System. Als erster Schritt auf dem Weg von Pyruvat zu aktivierter Essigsäure wird dieses mittels Pyruvat-Decarboxylase und TDP zu Hydroxyethyl-thiamindiphosphat (dem aktivierten Acetaldehyd) decarboxyliert.

Vitamin B_2 (Riboflavin) wird in den Mucosazellen der Darmwand zu Riboflavin-5'-phosphat

Tab. 33-5: Wasserlösliche Vitamine

Vitamin	aktive Verbindungen	Funktion
B_1 Thiamin	$\rightarrow$ Thiamin-diphosphat	Coenzym bei Decarboxylierung
B_2 Riboflavin	$\rightarrow$ Riboflavin-5'-phosphat (FMN) $\rightarrow$ Flavin-adenin-dinucleotid (FAD)	Coenzyme bei Wasserstoff-Transfer
Pantothen-säure	$\rightarrow$ Coenzym A	Transfer von Acyl-Gruppen
Folsäure	$\rightarrow$ Tetrahydrofolsäure	Transfer von Gruppen mit 1 C
Niacin (Nicotin-säure)	$\rightarrow$ Nicotinsäureamid $\rightarrow$ NAD $\rightarrow$ NADP	Coenzyme bei Wasserstoff-Transfer
B_6 Pyridoxin	$\rightarrow$ Pyridoxal $\rightarrow$ Pyridoxal-5'-phosphat	Coenzym bei Transaminierung u. Decarboxylierung von Amino-säuren
B_{12} Cyanoco-balamin	$\rightarrow$ 5'-Desoxyadenosyl-cobalamin	Coenzym B_{12} Wanderung von Methyl-Gruppen
Biotin	$\rightarrow$ N-Carboxybiotin	prosthetische Gruppe bei Carboxylierung
C L-Ascorbin-säure		Hydroxylierung von Kollagen

(Flavin-mononucleotid, FMN) phosphoryliert. Durch Verknüpfung mit Adenosin-monophosphat entsteht hieraus Flavin-adenin-dinucleotid (FAD).

Die üblichen Bezeichnungen für diese beiden Coenzyme sind deshalb nicht korrekt, weil Nucleotide (Kap. 30) zu den N-Glycosiden gehören, die durch Reaktion an einer glycosidischen Hydroxy-Gruppe, z.B. von D-Ribose, entstehen. Dagegen enthalten FMN und FAD den mehrwertigen Alkohol Ribitol als molekularen Baustein.

FMN und FAD wirken als Coenzyme beim Wasserstoff- und Elektronen-Transfer mit verschiedenen Dehydrogenasen und Oxidasen zusammen. Das im Riboflavin vorliegende Isoalloxazin-System kann Wasserstoff reversibel binden:

Beispiele für die zahlreichen Stoffwechsel-Reaktionen, an denen Flavin-adenin-dinucleotid (FAD) beteiligt ist, sind die durch Succinat-Dehydrogenase katalysierte Dehydrierung von Succinat zu Fumarat und die durch Acyl-CoA-Dehydrogenase katalysierte Dehydrierung von aktivierten Fettsäuren zu aktivierten α, β-ungesättigten Fettsäuren.

Pantothensäure ist das Carbonamid aus α, γ-Dihydroxy-β,β-dimethyl-buttersäure (Pantoinsäure) und β-Alanin. Pantothensäure wird als molekularer Baustein für die Biosynthese von Coenzym A benötigt.

Durch Umsetzung mit Coenzym A werden Carbonsäuren für Stoffwechsel-Reaktionen, wie z.B. den Abbau langkettiger Fettsäuren, aktiviert. Als Thioester (Kap. 27.4) sind in dieser Weise aktivierte Carbonsäuren leicht zur Übertragung von Acyl-Gruppen befähigt.

Folsäure (Pteroyl-glutaminsäure) kommt besonders in der Leber, in Hefe und grünen Pflanzen vor. Die biochemisch aktive Form der Folsäure ist die Tetrahydro-folsäure. Verschiedene ihrer Derivate sind als Coenzyme an solchen Stoffwechsel-Reaktionen beteiligt, bei denen aktive, ein Kohlenstoff-Atom enthaltende Atomgruppen übertragen werden, wie dies z.B. bei der Biosynthese von Purinen geschieht.

Das Vitamin **Niacin** (Nicotinsäure) und Nicotinsäure-amid sind unentbehrliche molekulare Bausteine für die Synthese von Nicotinamid-adenin-dinucleotid (NAD) sowie von dessen Phosphat (NADP). Diese beiden Coenzyme sind an einer Vielzahl von Stoffwechsel-Reaktionen beteiligt, bei denen Wasserstoff- und Elektronen-Transfer erfolgen. Wichtige Beispiele für derartige Umsetzungen von NAD aus dem Bereich des Stoffwechsels und der klinischen Chemie sind in den voranstehenden Abschnitten aufgeführt.

Vitamin B$_6$ (Pyridoxin, auch Pyridoxol genannt) wird zunächst am C-Atom 4′ oxidiert und der so entstehende Aldehyd, Pyridoxal, dann mit Phosphorsäure verestert. Das gebildete Pyridoxal-5′-phosphat wirkt als Coenzym, insbesondere im Aminosäure-Stoffwechsel (Kap. 28.5), mit unterschiedlichen Enzymen zusammen. Zum einen ist es an den von Transaminasen katalysierten Transaminierungs-Reaktionen beteiligt, zum anderen an der von Decarboxylasen katalysierten Decarboxylierung von Amino-carbonsäuren zu biogenen Aminen.

Vitamin B$_{12}$ (Cyanocobalamin) ist ein kompliziert strukturierter Chelat-Komplex eines porphyrinähnlichen Ring-Systems mit Cobalt(III)-Ionen.

Das hieraus gebildete Coenzym B$_{12}$ (5'-Desoxy-adenosyl-cobalamin) ist an Stoffwechsel-Reaktionen beteiligt, bei denen die Wanderung einer Methyl-Gruppe stattfindet, z.B. bei der Umlagerung des verzweigtkettigen Methylmalonyl-CoA in Succinyl-CoA.

Biotin ist als prosthetische Gruppe an bestimmte Carboxylasen, z.B. an Acetyl-CoA-Carboxylase gebunden. Nach Übergang in eine N-Carboxy-biotinyl-Struktur kann die Carboxy-Gruppe übertragen werden, z.B. bei der Schlüsselreaktion der Fettsäure-Synthese, der Carboxylierung von Acetyl-CoA zu Malonyl-CoA.

Vitamin C [(+)-L-Ascorbinsäure] enthält eine Endiol-Gruppierung und hat demzufolge stark reduzierende Eigenschaften. Die wäßrigen Lösungen reagieren sauer und enthalten Ascorbat-Ionen. Durch Oxidation von Ascorbinsäure entsteht Dehydro-ascorbinsäure.

Bei der enzymatischen Reduktion des Vitamins Folsäure zu Tetrahydro-folsäure ist Ascorbinsäure Wasserstoff-Donator, ebenso wie bei vielen anderen biochemischen Redox-Vorgängen.

Zusammen mit Eisen(II)-Ionen und molekularem Sauerstoff ist Ascorbinsäure Cofaktor bei Hydroxylierungs-Reaktionen. So werden unter Beteiligung von Ascorbat in den *Kollagenen (fibrillären Proteinen, die den Hauptanteil des Bindegewebes bilden)* nach erfolgter Protein-Biosynthese enthaltene Prolyl-Reste unter Mitwirkung von Prolin-Hydroxylase in 4-Hydroxyprolyl-Reste und Lysyl-Reste unter Mitwirkung von Lysin-Hydroxylase in 5-Hydroxylysyl-Reste umgewandelt. Ascorbinsäure ist für die Funktion der genannten Enzyme essentiell. Ihr Mangel beeinträchtigt den Kollagen-Stoffwechsel erheblich und kann zu dem als Skorbut bekannten Krankheitsbild führen.

Vitamin A (Retinol) ist ein mehrfach ungesättigter primärer Alkohol. Ester von Vitamin A mit Fettsäuren kommen im Fettgewebe, in der Milch, im Eidotter sowie in Leberölen von Seefischen vor.

Der mit der Nahrung aufgenommene Karotten-Farbstoff β-Carotin wird als Provitamin A bezeichnet, weil daraus in den Mucosazellen der Darmwand durch oxidative Spaltung zwei Mol Vitamin A-Aldehyd (Retinal) entstehen. Dessen Reduktion zu Retinol und anschließende Veresterung mit Palmitinsäure ergibt Vitamin A-Palmitat, das in der Leber gespeichert wird.

Vitamin A hat eine wichtige Funktion beim Sehvorgang. Im Sehpurpur (Rhodopsin) ist Retinal kovalent mit dem Protein Opsin verknüpft. In Verbindung mit einer cis-trans-Isomerisierung von Retinal wird Licht in Nervenimpulse transformiert.

Die Verbindungen Cholecalciferol (Vitamin D$_3$) und Ergocalciferol (Vitamin D$_2$) werden als antirachitische Vitamine bezeichnet. Aus **Vitamin D$_3$** entsteht 1,25-Dihydroxy-cholecalciferol, das eine hormonähnliche Wirkung bei der Regulation des Calcium- und Phosphat-Stoffwechsels, der Bildung und Erhaltung normaler Knochen-Strukturen und der Stimulation des Wachstum entfaltet.

Von der Bezeichnung **Vitamin E** (Tocopherole) werden mehrere Verbindungen umfaßt, die sich von 6-Hydroxy-chroman ableiten und sich nur durch die Anzahl der Methyl-Gruppen am aromatischen Ring und die Anzahl der Wasserstoff-Atome in der Seitenkette unterscheiden. Die wichtigste Verbindung ist α-Tocopherol.

Chemisch sind die Tocopherole als cyclische Monoether des Hydrochinons (Kap. 20.2) aufzufassen und daher, ähnlich wie dieses, leicht oxidierbar. Ihre wesentliche biologische Wirkung besteht darin, spontane Oxidationen mehrfach ungesättigter Fettsäure-Reste zu verhindern und somit zur Erhaltung der Funktionsfähigkeit biologischer Membranen beizutragen.

Alle von der Bezeichnung **Vitamin K** umfaßten Verbindungen sind durch Alkyl-Gruppen substituierte 1,4-Naphthochinone. Das als Vitamin K_1 bezeichnete Phyllochinon ist 2-Methyl-3-phytyl-1,4-naphthohochinon (der Phytyl-Rest leitet sich von dem langkettigen Alkohol Phytol ab).

Ihre phyiologische Bedeutung liegt in der Funktionserhaltung des Blutgerinnungs-Systems. K-Vitamine sind an der Biosynthese bestimmter Gerinnungsfaktoren in der Leber beteiligt.

33.6   Glycoproteine

Viele Proteine sind *durch kovalente Bindungen* mit Oligosacchariden oder Polysacchariden verknüpft. Diese Protein-Konjugate werden als **Glycoproteine** bezeichnet. Die meisten Proteine an den Oberflächen der Zellmembranen und nahezu alle extrazellulären Proteine sind Glycoproteine.

Man unterscheidet zwischen N- und O-Glycoproteinen. Am weitesten verbreitet sind die **N**-Glycoproteine. Die kovalente Bindung des Saccharids an das Protein erfolgt bei ihnen durch glycosidische Bindungen, die in der Regel von N-Acetyl-β-D-glucosamin ausgehen, zu N-Atomen, die in den Carbonamid-Gruppen von Asparagin-Resten enthalten sind.

In den **O**-Glycoproteinen gehen die glycosidischen Bindungen von N-Acetyl-α-D-galactosamin aus und führen zu in den Hydroxy-Gruppen von Serin- und Threonin-Resten enthaltenen O-Atomen. Die Formeln zeigen einen Ausschnitt aus einem N- und einem O-Glycoprotein. Die gepunktete Linie soll darauf hinweisen, daß sich dort der Oligosaccharid-Teil der Glycoprotein-Moleküle und die Protein-Kette fortsetzen.

Nachstehend sind wichtige molekulare Bausteine von Oligosaccharid-Komponenten der Glycoproteine zusammengestellt:

Monosaccharid	Abkürzung
N-Acetyl-D-glucosamin	GlcNAc
N-Acetyl-D-galactosamin	GalNAc
N-Acetyl-neuraminsäure	NeuNAc
D-Galactose	Gal
D-Mannose	Man

Mannose ist mit Glucose epimer, die Verbindungen unterscheiden sich lediglich durch die Konfiguration der OH-Gruppe am C-Atom 2.

N-Acetyl-neuraminsäure ist die bekannteste Sialinsäure. Die Stoffgruppen-Bezeichnung „**Sialinsäuren**" umfaßt mehr als zwanzig natürlich vorkommende substituierte Neuraminsäuren, in denen eine Acetyl- oder Glycolyl-Gruppe [von der Glycolsäure (Hydroxy-essigsäure) abgeleiteter Acyl-Rest] mit dem N-Atom der Amino-Gruppe oder eine Acetyl-, Lactyl-, Methyl- oder Schwefelsäuremonoester-Gruppe mit dem O-Atom einer Hydroxy-Gruppe verknüpft sind.

Sialinsäuren sind auch molekulare Bausteine der Ganglioside des Nervengewebes. Mit weiteren Saccharid-Resten ist die jeweilige Sialinsäure über die glycosidische OH-Gruppe am C-Atom 2 verknüpft.

Nach erfolgter **Glycosylierung**, d.h. nach Verknüpfung mit dem jeweiligen Oligosaccharid-Rest, sind zahlreiche Proteine vor der Einwirkung proteolytischer Enzyme geschützt.

Glycoproteine sind im Blut und in zahlreichen Sekreten enthalten. In **Membran**-Doppelschichten sind sie mit den Oberflächen verknüpft, ihr Oligosaccharid-Teil ist hierbei extrazellulär angeordnet. Seine Struktur ist wesentlich für die Erkennung von Zellen, für Wechselwirkungen zwischen Zellen und für die Kontrolle des Zellwachstums. Darüber hinaus fungiert dieser Teil von Glycoproteinen als Rezeptor für Enzyme, wie auch für Hormone, bakterielle Toxine und Viren und er determiniert spezifische Immunreaktionen.

Als Beispiele für Glycoproteine seien genannt:

N-Glycoproteine	O-Glycoproteine
Amylase	Blutgruppen-
Fibrinogen	Glycoproteine
Transferrin	Glycophorin
Immunglobuline	(in der Erythrocyten-Membran)

33.7 Lipoproteine

Im Blutplasma liegen die in Wasser nicht löslichen Triglyceride (Fette), Cholesterol, Cholesterol-Ester und Phospholipide in Form von Zusammenlagerungen mit bestimmten Proteinen, den Apolipoproteinen, als **Plasma-Lipoproteine** vor. Anders als bei den Glycoproteinen sind ihre Bestandteile nicht durch kovalente Bindungen miteinander verknüpft.

In Gestalt der Plasma-Lipoproteine werden ihre jeweiligen Bestandteile zu den verschiedenen Geweben transportiert und dort durch das Zusammenwirken von Rezeptoren und Enzymen gebunden und chemisch verändert.

Die Plasma-Lipoproteine bestehen aus einem
- hydrophoben inneren Bereich mit Triglyceriden und Cholesterol-Estern als Hauptbestandteilen, der von einer
- Phospholipid-Einzelschicht umgeben ist, in die freies Cholesterol und Apolipoproteine eingelagert sind.

Die polaren Gruppen der Phospholipide, die OH-Gruppe von Cholesterol und die hydrophilen Teilsequenzen der Apolipoproteine sind hierbei nach außen weisend angeordnet. So wird trotz des hohen Lipid-Gehaltes Löslichkeit in wäßrigem Medium erreicht.

In Abhängigkeit von ihrer **Dichte** lassen sich die im Plasma enthaltenen Lipoproteine durch Ultrazentrifugation in folgende Fraktionen auftrennen:
- Chylomikronen (0,94 g/mL),
- VLDL (0,94–1,006 g/mL)
  Lipoproteine sehr niedriger Dichte (very low density lipoproteins),
- LDL (1,006–1,063 g/mL)
  Lipoproteine niedriger Dichte (low density lipoproteins),
- HDL (1,063–1,210 g/mL)
  Lipoproteine hoher Dichte (high density lipoproteins).

Mit zunehmender Dichte der Lipoproteine nehmen ihre Teilchengröße und ihr Lipid-Gehalt ab. Die Gehalte der Lipoprotein-Fraktionen an den einzelnen Bestandteilen liegen *innerhalb bestimmter Bereiche.* Die folgende Aufstellung enthält die Massen-Anteile (in %) zur Kennzeichnung ihrer Zusammensetzung (nach Behring Institute Mitteilungen 86, 1990, Seite 14):

Anteil (in %)	Chylomikronen	VLDL	LDL	HDL
Triglyceride	80–95	45–65	4– 8	2– 7
Cholesterol und Cholesterol-Ester	4– 6	20–26	45–50	18–23
Phospholipide	3– 6	15–20	18–24	26–32
Apolipoproteine	1– 2	6–10	18–25	45–55

Chylomikronen bilden sich nach einer fetthaltigen Mahlzeit und transportieren Lipide, vor allem Fette, von der Darmwand zu peripheren Geweben.

Die Aufgabe von VLDL ist es, Lipide von der Leber zu anderen Geweben zu transportieren. Die im Blutplasma zirkulierenden Chylomikronen und VLDL werden an die Kapillarwände von Körpergeweben gebunden. Nach Aktivierung von Lipoprotein-Lipase katalysiert dieses Enzym die hydrolytische Spaltung der herantransportierten Triglyceride. Die hierbei entstehenden Fettsäuren werden von den Zellen aufgenommen.

Außer der Spaltung von Triglyceriden erfolgt bei den VLDL auch eine Veränderung ihrer Apolipoprotein-Zusammensetzung, was schließlich zur Entstehung von LDL führt. Diese Lipoprotein-Fraktion ist durch den höchsten Gehalt an Cholesterol gekennzeichnet und versorgt die peripheren Gewebe überwiegend mit dem für den Aufbau biologischer Membranen unerläßlichen Cholesterol.

Zunächst erfolgt die Bindung von LDL an spezifische Rezeptoren. Nach einer Reihe von Vorgängen werden LDL-Partikel von Lysosomen aufgenommen, wo Cholesterol-Ester, Triglyceride und Ester-Bindungen der Phospholipide durch Einwirkung von Lipasen gespalten werden.

HDL werden von der Leber sezerniert. Sie nehmen in den peripheren Geweben nicht benötigtes (überschüssiges) Cholesterol auf und transportieren es zur Leber, wo es abgebaut und in Form von Gallensäuren mit der Galle ausgeschieden wird.

Den Lipoproteinen hoher Dichte (HDL) kommt somit eine Schutzfunktion im Hinblick auf durch Cholesterol-Ablagerungen bedingte atherosklerotische Gefäßveränderungen zu.

Dagegen ist als hydrophiler Molekülteil bei Cholesterol (Kap. 33.9) lediglich eine alkoholische Hydroxy-Gruppe vorhanden, die an ein hydrophobes Ring-System gebunden ist.

Als hydrophobe Molekülteile sind bei den Glycero-phospholipiden die einer Diglycerid-Struktur entsprechenden Bereiche vorhanden.

Bei den Sphingolipiden bilden die den **Ceramiden** *entsprechenden Molekülteile den hydrophoben Bereich.* In den nachstehenden Formeln leiten sich die Acyl-Reste jeweils von langkettigen Fettsäuren mit 16 bis 24 Kohlenstoff-Atomen ab.

In wäßrigem Medium bilden die Phospholipide und Glycolipide Doppelschichten aus und verhalten sich somit anders als die kleinsten Teilchen von

33.8   Lipide in biologischen Membranen

Biologische Membranen bestehen aus bestimmten Lipiden und Proteinen. Während Plasmamembranen Zellen von ihrer Umgebung abgrenzen, umgeben innere Membranen die in Zellen von Eukaryoten vorhandenen Kompartimente (Zell-Organellen), wie z. B. die Lysosomen-Membran.

Als Membram-Lipide kommen Phospholipide (Kap. 25.6.), Glycolipide und Cholesterol vor. Phospholipide sind als überwiegender Anteil in allen biologischen Membranen vorhanden.

Die als Bestandteile biologischer Membranen vorkommenden Lipide weisen *übereinstimmend* das Strukturmerkmal auf, daß ein ausgeprägt hydrophober (lipophiler) Molekülbereich mit einem hydrophilen Molekülteil verknüpft ist.

Bei den **Phospholipiden** (Kephalinen, Lecithinen und Sphingomyelinen) bilden die folgenden, elektrische Ladungen tragenden Atomgruppen den hydrophilen Molekülteil:

Bei den **Glycolipiden** bilden Zucker-Reste den hydrophilen Molekülteil. Bei den Cerebrosiden besteht er aus dem mehrere alkoholische OH-Gruppen aufweisenden Galactose-Rest, bei den Gangliosiden aus unterschiedlichen Oligosaccharid-Resten.

Detergentien, die sich lediglich zu Micellen zusammenlagern.

Ausgedehnte **Lipid-Doppelschichten,** an deren Aufbau auch Cholesterol beteiligt ist, bilden die Grundstrukturen der biologischen Membranen. Hierbei sind die hydrophilen Molekülteile jeweils außen angeordnet, so daß sie dem wäßrigen extrazellulären Medium und dem Zellplasma zugewandt sind.

Dagegen befinden sich die hydrophoben Molekülbereiche im Inneren der Lipid-Doppelschichten. Diese Anordnung ist bereits durch die chemische Struktur der Membran-Lipide vorbestimmt, so daß hydrophobe Wechselwirkungen zur Ausbildung des nicht-polaren wasserabweisenden Innenbereichs führen, in welchem zahlreiche Atomgruppen aus Kohlenstoff- und Wasserstoff-Atomen in Form von langen Ketten oder kondensierten Ringen (Cholesterol) miteinander verknüpft sind. Die Anordnung im Innenbereich führt nun dazu, daß Membranen aus Lipid-Doppelschichten für Ionen und die meisten polare Gruppen enthaltenden Moleküle nicht durchlässig (nicht permeabel) sind.

Die außerdem vorhandenen **Membran-Proteine,** die je nach Membran in unterschiedlich großen Anteilen vorliegen, sind von entscheidender Bedeutung für die vielfältigen Funktionen biologischer Membranen. Bestimmte Membranen sind in ihrer ganzen Schichtdicke von Proteinen durchdrungen, deren hydrophobe Teilsequenzen in Wechselwirkung mit den hydrophoben Molekülbereichen der Lipide stehen. Man bezeichnet sie als integrale Membran-Proteine.

Die nach außen weisenden Teilsequenzen dieser Proteine können nun weitere Proteine (periphere Proteine) mittels elektrostatischer Kräfte oder Wasserstoffbrücken-Bindungen binden.

Die in biologischen Membranen vorliegenden Proteine erfüllen sehr unterschiedliche Aufgaben, indem sie z. B. als Ionen-Kanäle oder -Pumpen dienen oder enzymatische Aktivität aufweisen. Zahlreiche an biologische Membranen gebundene Proteine sind Glycoproteine (Kap. 33.6) und bringen ihrerseits Oligosaccharid-Einheiten mit, die als spezifische Rezeptoren bei der Erkennung und Bindung körpereigener wie auch körperfremder Stoffe wirken.

33.9 Steroide

Zu den Steroiden gehören zur Aufrechterhaltung der Lebensfunktionen unentbehrliche Naturstoffe, die *als gemeinsames Strukturmerkmal ein aus vier kondensierten Ringen bestehendes Ring-System* enthalten. Der Grundkörper der Steroide ist der durchgehend hydrierte, als **Gonan** bezeichnete Kohlenwasserstoff $C_{17}H_{28}$ mit der Konstitutionsformel:

Die Formel ist so zu verstehen, daß sich an sämtlichen Ecken des Ring-Systems (das wie angegeben numeriert ist) C-Atome befinden. Die C-Atome 5, 10, 8, 9 und 13, 14 sind jeweils mit einem H-Atom, alle übrigen mit zwei H-Atomen verknüpft.

Von diesem alicyclischen Grundkörper lassen sich sämtliche Steroide ableiten, deren Moleküle Doppelbindungen und unterschiedliche funktionelle Gruppen in verschiedenen Positionen am Gonan-Ringsystem enthalten können und in vielfältiger Weise durch Seitenketten substituiert sein können. Zu den Steroiden gehören die:
- Sterine (Sterole), vor allem Cholesterol,
- Gallensäuren, z. B. Cholsäure, und
- Steroid-Hormone und zwar Sexualhormone und Hormone der Nebennierenrinde.

Die D-Vitamine, z. B. Cholecalciferol (Vitamin D_3) stehen den Steroiden strukturell nahe und entstehen unter Öffnung des Ringes B.

Die Vielfalt unter den Steroiden wird durch das Vorkommen von stereoisomeren Verbindungen noch vergrößert. Die *sterische Anordnung* der einzelnen Substituenten sowie der Wasserstoff-Atome, insbesondere an denjenigen Kohlenstoff-Atomen, durch welche die Ringe A bis D miteinander verknüpft sind, ist von entscheidender Bedeutung für die biologische Aktivität der Steroide. Zur Vereinfachung bleiben die stereochemischen Gegebenheiten jedoch bei der Wiedergabe der folgenden Formeln unberücksichtigt.

Cholesterol

Cholsäure

Cholesterol ist ein einwertiger sekundärer Alkohol. Die alkoholische OH-Gruppe ist mit dem C-Atom 3 verknüpft. Der Vergleich mit Gonan zeigt weiter, daß sich in Ring B eine Doppelbindung befindet und daß die C-Atome 10 und 13 jeweils mit einer Methyl-Gruppe und das C-Atom 17 mit einer verzweigtkettigen Octyl-Gruppe verknüpft sind. Cholesterol enthält 8 asymmetrische C-Atome und ist daher optisch aktiv.

Die Formel macht auch verständlich, daß sich Cholesterol ($C_{27}H_{45}OH$; Schmp. 150 °C) ausgesprochen lipophil verhält und in Wasser unlöslich ist. Ester des Cholesterols mit langkettigen Fettsäuren sind noch ausgeprägter lipophil als Cholesterol selbst.

Cholesterol kommt als solches (freies Cholesterol) oder in Form seiner Ester mit Fettsäuren in allen Zellen und Körperflüssigkeiten des menschlichen und tierischen Organismus vor. Es ist ein unentbehrlicher Bestandteil der Zellmembran (Kap. 33.8).

Die Biosynthese von Cholesterol erfolgt vor allem in der Leber und in der Darmwand, sein Transport im Blutplasma in Gestalt von Plasma-Lipoproteinen (Kap. 33.7).

Cholesterol ist jedoch nicht nur als Bestandteil der Zellmembranen von großer Bedeutung, sondern auch *als Ausgangsstoff* für Stoffwechsel-Reaktionen, die zu Gallensäuren, Sexualhormonen, Hormonen der Nebennierenrinde und D-Vitaminen führen.

So entsteht in der Leber durch oxidativen Abbau von Cholesterol, bei dem die mit dem C-Atom 17 verknüpfte Seitenkette um 3 C-Atome verkürzt

wird, Cholsäure. Diese ist der Ausgangsstoff für die Synthese von Chenodesoxycholsäure. Das endständige C-Atom in der Seitenkette dieser beiden unmittelbar gebildeten Gallensäuren liegt als Carboxy-Gruppe vor, die ebenfalls in der Leberzelle Carbonamid-Bindungen mit Glykokoll (Glycin) zu Glykocholsäure und mit Taurin (Kap. 27.6) zu Taurocholsäure eingeht. In dieser Form kommen die **Gallensäuren** in der Galle vor. Aufgrund der Atomgruppen

$$-CO-NH-CH_2-COO^\ominus \text{ und}$$
$$-CO-NH-CH_2-CH_2-SO_3^\ominus$$

sind Glykocholsäure und Taurocholsäure stärker polar und besser wasserlöslich als die nicht-konjugierten Gallensäuren.

Die Salze der Gallensäuren sind an der Fettverdauung im Dünndarm wesentlich beteiligt, indem sie als Emulgatoren die feine Verteilung von Fett- und Öltröpfchen bewirken und wahrscheinlich auch Lipasen aktivieren.

Die Umsetzung zu Gallensäuren in der Leber ist der hauptsächliche Weg zur Ausscheidung von Cholesterol aus dem Körper. Zu den **Steroid-Hormonen** gehören die Sexualhormone und die Hormone der Nebennierenrinde (Corticosteroide). Die Schlüsselsubstanz für die Biosynthese sämtlicher Steroid-Hormone ist Cholesterol.

Bei den Sexualhormonen erfolgt eine Unterteilung in Androgene, Oestrogene (Estrogene) und Gestagene.

Bei der Biosynthese entsteht aus Cholesterol über mehrere Stoffwechsel-Reaktionen zunächst das zu den **Gestagenen,** einer Gruppe von weiblichen Keimdrüsenhormonen, zählende Progesteron (Corpus luteum-Hormon).

Progesteron

Von Progesteron führt dann ein Stoffwechsel-Weg zu den **Androgenen,** den männlichen Sexualhormonen. Die wichtigste Verbindung aus dieser Stoffgruppe, Testosteron, wird in den Zwischenzellen des Hodengewebes gebildet.

Testosteron

Die Verbindungen aus der Stoffgruppe der **Oestrogene** (Estrogene), einer weiteren Gruppe weiblicher Keimdrüsenhormone, weisen die strukturelle Besonderheit auf, daß der Ring A ein aromatisches Bindungssystem enthält und die Hydroxy-Gruppe am C-Atom 3 somit eine phenolische OH-Gruppe ist. Das wirksamste natürliche Oestrogen ist Oestradiol (Estradiol). Oestrogene (Follikelhormone) werden besonders im Graafschen Follikel des Ovars und im Gelbkörper (während der Schwangerschaft auch in der Plazenta) gebildet. Die Biosynthese von Oestradiol erfolgt aus Testosteron.

Oestradiol

Ausgehend von Progesteron werden in der Nebennierenrinde auch **Corticosteroide** (Corticoide) synthetisiert, die man in
- Glucocorticoide, z. B. Cortisol, und
- Mineralocorticoide, z. B. Aldosteron, unterteilt.

Eine der physiologischen Wirkungen des Glucocorticoids **Cortisol** besteht darin, die Gluconeogenese (Neubildung von Glucose) aus bestimmten Aminosäuren zu stimulieren und somit die Glykogen-Bildung in der Leber zu erhöhen.

Als das wichtigste Mineralocorticoid bewirkt **Aldosteron** eine Steigerung der Rückresorption von Natrium-Ionen (wie auch von Chlorid-Ionen und Wasser) in der Niere sowie der Ausscheidung von Kalium-Ionen.

33.10 Farbstoffe

Von dem ausgedehnten Spektrum der elektromagnetischen Strahlung entfällt nur der Wellenlängen-Bereich von 400–800 nm auf sichtbares Licht. Weißes Licht (wie diffuses Tageslicht) enthält Strahlung sämtlicher Wellenlängen des angegebenen Bereichs.

Die meisten chemischen Verbindungen erscheinen farblos, weil sie weißes Licht entweder vollständig reflektieren oder durchlassen. Die übrigen chemischen Verbindungen sind farbig. Sie haben die Eigenschaft, aus auftreffendem weißen Licht einen definierten Wellenlängen-Bereich zu absorbieren und den anderen Anteil des eingestrahlten Lichtes durchzulassen oder zu reflektieren. Dieser nicht absorbierte Anteil ruft den Farbeindruck hervor, in dem die jeweilige Verbindung dem Betrachter erscheint. Die Farbe, die der Wellenlänge des absorbierten Lichtes entspricht, und die vom Betrachter wahrgenommene Farbe sind einander komplementär. In Tabelle 33–7 sind diese Zusammenhänge wiedergegeben.

Tab. 33-7: Absorption von sichtbarem Licht

Wellenlänge (nm)	Absorbiertes Licht entsprechende Farbe	wahrgenommene Farbe
400–440	violett	gelbgrün
440–480	blau	gelb
480–490	grünblau	orange
490–500	blaugrün	rot
500–560	grün	purpur
560–580	gelbgrün	violett
580–595	gelb	blau
595–605	orange	grünblau
605–750	rot	blaugrün
750–800	purpur	grün

Es sind nur diejenigen organischen Verbindungen farbig, die eines der folgenden Struktur-Merkmale aufweisen:
- Ein ausgedehntes System von konjugierten C−C-Doppelbindungen, wie es in den **Polyenen** vorliegt. So enthalten mehrere Carotinoide 11 konjugierte Doppelbindungen und erscheinen gelb-orange bis rot-orange. Hierzu gehören der Tomatenfarbstoff Lycopin, die Carotine (β-Carotin, Kap. 33.5) als Karottenfarbstoffe und Xanthophyll (Blattgelb).

– Ein durchgehend konjugiertes Ring-System unter Beteiligung von insgesamt 9 $C-C$- und $C-N$-Doppelbindungen, wie es in den Porphyrinen vorliegt, von denen sich Häm und Chlorophyll ableiten.

– *Ein aromatisches oder heteroaromatisches Bindungssystem, das mit chromophoren Gruppen verknüpft ist.* Chromophore sind funktionelle Gruppen, welche aromatischen Verbindungen Farbigkeit verleihen, indem sie die Absorption sichtbaren Lichtes bewirken.

Die Anzahl der bei aromatischen Verbindungen möglichen *mesomeren Grenzstrukturen* (Kap. 17.8) ist dann noch erhöht, wenn darüber hinaus auxochrome Gruppen mit aromatischen Ring-Systemen verknüpft sind. Auxochrome Gruppen bewirken in der Regel eine Verschiebung des Absorptionsmaximums zu größeren Wellenlängen und verleihen farbigen organischen Verbindugnen außerdem vorteilhafte Eigenschaften bei der Verwendung als Farbstoffe. Die folgende Aufstellung enthält die wichtigsten in aromatischen Verbindungen enthaltenen chromophoren und auxochromen Gruppen:

chromophore Gruppen		auxochrome Gruppen
$>C=C<$	$C-C$-Doppelbindung	$-NH_2$
$>C=O$	Carbonyl-Gruppe	$-N<^R_H$
$>C=N-$	Imino-Gruppe	$-N<^R_R$
$-N=N-$	Azo-Gruppe	$-OH$
$-NO_2$	Nitro-Gruppe	$-OCH_3$

Auxochrome Gruppen sind primäre, sekundäre und tertiäre Amino-Gruppen sowie phenolische Hydroxy-Gruppen und Phenolether-Gruppen.

Es sind keineswegs sämtliche farbigen Verbindungen dazu geeignet, anderen Stoffen ihre Eigenfarbe zu verleihen und demgemäß als Farbmittel zu dienen. In der DIN-Norm 55944 vom April 1990 werden unter der Bezeichnung **Farbmittel** sämtliche farbgebenden Stoffe zusammengefaßt. Hierzu gehören sowohl Farbstoffe als auch Pigmente. Unter einem Farbstoff versteht man ein in dem jeweiligen Anwendungsmedium (z. B. Lösungsmittel) lösliches organisches Farbmittel.

Pigmente sind in dem Anwendungsmedium praktisch unlösliche anorganische oder organische Farbmittel.

Von den Farbmitteln werden Farbstoffe zum Färben von Textilfasern, Papier, Leder, Lebensmitteln und biologischem Material und Pigmente zur Farbgebung von Kunststoffen sowie in Anstrichfarben verwendet. Die größte wirtschaftliche Bedeutung haben Farbstoffe, die auf Textilfasern beständige waschechte und lichtechte Färbungen ergeben.

Im Rahmen dieses Lehrbuches kommt **Farbstoffen** besondere Bedeutung zu, die in der Mikrobiologie, Histologie und Cytologie eingesetzt werden. In der Cytologie sind in erster Linie spezifische Färbungen von Zellkernen und des Cytoplasmas notwendig. Der Zweck des Anfärbens von Geweben, Zellen oder Zellbestandteilen ist die Erhöhung des Kontrastes für lichtmikroskopische Untersuchungen. Die erhaltenen Färbungen sind für diagnostische Zwecke von großem Wert.

Bei der Auswahl von Farbstoffen für eine vorgesehene Verwendung sind nicht nur die chemische Konstitution des jeweiligen Farbstoffs und seine dadurch bestimmten chemischen und physikalischen Eigenschaften maßgebend, sondern auch die Art und die Eigenschaften des zu färbenden Materials. Der Farbstoff muß auf das zu färbende Substrat „abgestimmt" sein.

Zahlreiche Farbstoffe enthalten funktionelle Gruppen mit Säure-Eigenschaften, wie Sulfonsäure-, Carboxy- und phenolische Hydroxy-Gruppen. Aus ihnen entstehen Anionen, so daß solche Farbstoffe häufig in Form ihrer Salze mit Metall-Kationen verwendet werden. Derartige Farbstoffe nennt man *saure oder anionische Farbstoffe*.

Andererseits sind viele Farbstoffe mit basisch reagierenden funktionellen Atomgruppen, wie primären, sekundären oder tertiären Amino-Gruppen oder mit Imino-Gruppen an Ring-Systemen oder mit Stickstoff-Atomen in Ring-Systemen bekannt. Aus ihnen entstehen durch Protonierung Kationen und entsprechende Salze mit anorganischen und organischen Säuren. Derartige Farbstoffe nennt man *basische oder kationische Farbstoffe*.

Es sind auch Farbstoffe bekannt, die beide Struktur-Merkmale in sich vereinen (amphotere Farbstoffe).

Während für diese Unterteilung die vorliegenden auxochromen Gruppen maßgebend sind, liegen der folgenden Einteilung in unterschiedliche Farbstoffklassen die jeweils charakteristischen chromophoren Gruppen und aromatischen oder heteroaromatischen Ring-Systeme zugrunde:

Farbstoffklasse	Farbstoffe
Azofarbstoffe	Methylorange
	Trypanblau
Triphenylmethan-Farbstoffe	Parafuchsin
	Kristallviolett
Xanthen-Farbstoffe	Fluorescein
	Eosin
Anthrachinon-Farbstoffe	Kernechtrot
	Carminsäure
Phenthiazin-Farbstoffe	Thionin
	Methylenblau

Azofarbstoffe enthalten als kennzeichnendes Struktur-Merkmal eine oder mehrere Azo-Gruppen $-N=N-$ (Mono-, Dis- und Tris-azofarbstoffe).

Azobenzol (Kap. 26.4) als Grundkörper der aromatischen Azo-Verbindungen ist eine farbige (rote) Verbindung, aber noch kein Farbstoff, weil in den Molekülen keine auxochrome Gruppe vorhanden ist, die eine Bindung an das zu färbende Substrat bewirken kann.

Zahlreiche farbige Verbindungen haben die Eigenschaft, daß ihre Farbe in Lösungen von der jeweils vorliegenden Wasserstoffionen-Konzentration abhängt. Änderung des pH-Wertes einer Lösung kann zu einer Farbänderung führen. Durch Einstellung desjenigen pH-Bereichs, der ursprünglich vorgelegen hat, kann man die Farbänderung rückgängig machen. Auf diesem reversiblen Farbumschlag beruht die Verwendung solcher Farbstoffe als **Farb-Indikatoren** in Indikator-Papieren und bei Säure-Base-Titrationen (Kap. 11.6).

Methylorange (Orange III), das Natrium-Salz der 4-Dimethylamino-azobenzol-4'-sulfonsäure, ist ein Beispiel für einen Farb-Indikator. Während es in wäßriger Lösung oberhalb des pH-Wertes 4,4 gelborange ist, bewirkt die Zugabe von Mineralsäuren einen Farbumschlag nach Rot (Umschlags-Bereich pH 3,1 bis 4,4).

Methylorange wird neben anderen Farbstoffen auch für Dreifachfärbungen zur Darstellung des Bindegewebes verwendet.

Als Beispiel für einen Disazofarbstoff sei Trypanblau genannt, das als saurer (anionischer) Vitalfarbstoff für Zellen des Reticuloendothelialen Systems zur Anwendung kommt.

Eine weitere wichtige Farbstoffklasse bilden die **Triphenylmethan-Farbstoffe,** die kationische oder anionische funktionelle Gruppen enthalten können und daher in basische und saure Triphenylmethan-Farbstoffe unterteilt werden. Ihr charakteristisches Struktur-Merkmal sind Chinonimin-Gruppen, wie die folgende allgemeine Formel für einige kationische Triphenylmethan-Farbstoffe zeigt:

Farbstoff	R^1	R^2	R^3	R^4
Parafuchsin	NH_2	NH_2	H	H
Malachitgrün	$N(CH_3)_2$	H	CH_3	CH_3
Methylviolett	$N(CH_3)_2$	$NHCH_3$	CH_3	CH_3
Kristallviolett	$N(CH_3)_2$	$N(CH_3)_2$	CH_3	CH_3

Bedingt durch die Art der Ausgangsstoffe (z. B. homologe und stellungsisomere aromatische Amine) und des Herstellungsverfahrens kann die Synthese von Triphenylmethan-Farbstoffen zu Gemischen führen. Es kommen auch hinsichtlich ihrer Zusammensetzung definierte Gemische in den Handel, wenn Nebenprodukte die vorgesehene Verwendung nicht störend beeinflussen. So ist das „basische Fuchsin" ein Gemisch aus Parafuchsin (Pararosanilin) und Fuchsin (Rosanilin), welches im Vergleich mit Pararosanilin noch eine Methyl-Gruppe in ortho-Stellung zu R^1 enthält.

Das in der Mikrobiologie zu **Gram-Färbungen** vielfach verwendete Gentianaviolett ist ebenfalls ein Farbstoff-Gemisch aus Kristallviolett (Colour Index 42555), Methylviolett (Colour Index 42535) und Tetramethyl-pararosanilinchlorid. Laut „The Merck Index" liegt der Anteil an Kristallviolett nicht unter 96%.

Nach aufeinanderfolgender Behandlung von hitzefixierten Präparaten mit einer Lösung von Gentianaviolett und Phenol in Ethanol/Wasser (Karbol-Gentianaviolett-Lösung) sowie von Iod und Kalium-iodid in Wasser (Lugolsche Lösung) wird festgestellt, ob durch Einwirkung von Ethanol Entfärbung stattfindet. Aus dem Zellinneren grampositiver Bakterien läßt sich der dort aus Kristallviolett und Iod entstandene Komplex nicht wieder herauslösen. Solche Bakterien erscheinen blau-violett. Dagegen tritt bei gramnegativen Bakterien durch die Behandlung mit Ethanol Entfärbung auf.

Dieses verschiedenartige Verhalten von Bakterien ist auf die unterschiedliche Zusammensetzung und Dicke ihrer Zellwände zurückzuführen, die bei grampositiven Bakterien wesentlich stärker sind.

Die **Xanthen-Farbstoffe** enthalten als charakteristisches Struktur-Merkmal ein kondensiertes Ring-System mit Sauerstoff als Heteroatom. In diese Farbstoffklasse gehören Fluorescein (für X ist in die nachstehende Formel Wasserstoff einzusetzen) und die in der Cytologie verwendeten Farbstoffe Eosin G (Eosin Y, Tetrabrom-fluorescein; X bedeutet Brom), Erythrosin (X bedeutet Iod) und Phloxin B, die als Dinatrium-Salze im Handel sind.

Die Formel für Phloxin B ergibt sich aus der Formel von Eosin G, indem man sämtliche Wasserstoff-Atome an dem die Carboxylat-Gruppe tragenden Ring durch Chlor-Atome substituiert.

Fluorescein zeichnet sich durch seine starke **Fluoreszenz** aus. Während die aufgenommene Lichtenergie von den meisten Farbstoffen in Wärme umgewandelt und an die Umgebung abgegeben wird, haben bestimmte Farbstoffe wie Fluorescein die Eigenschaft, daß sie die mit dem absorbierten Licht aufgenommene Energie ohne zeitliche Verzögerung in Form von Strahlung größerer Wellenlänge ausstrahlen. Dieses Verhalten nennt man Fluoreszenz, derartige Farbstoffe sind Fluoreszenz-Farbstoffe (Fluorochrome). Als diagnostisches Verfahren hat die Immunfluoreszenz große Bedeutung gewonnen. So kann man Antikörper durch kovalente Bindungen mit einem fluoreszierenden Molekül verknüpfen, indem man sie z.B. mit Fluorescein-5-isothiocyanat umsetzt. Dieses

leitet sich von nicht dissoziiertem Fluorescein ab und enthält die sehr reaktionsfähige Isothiocyanat-Gruppe $-N=C=S$ (in para-Stellung zur Carboxy-Gruppe), die mit Amino-Gruppen in den Seitenketten der Proteine reagiert.

Fluoreszenz läßt sich auch bei bestimmten farblosen Verbindungen beobachten, die im nahen ultravioletten Spektralbereich absorbieren, wenn sie mit UV-Licht bestrahlt werden. Die auftretende Fluoreszenz führt dann zur Aussendung von sichtbarem (meist blauem oder grünem) Licht.

Des weiteren beruht die optische Wirkung der Leuchtfarbstoffe und Leuchtpigmente auf ihrer Eigenschaft, Strahlung zu absorbieren und als Licht von größerer Wellenlänge ohne zeitliche Verzögerung (Fluoreszenz) oder mit zeitlicher Verzögerung (Phosphoreszenz) auszusenden.

In die Klasse der **Anthrachinon-Farbstoffe** gehören die in der Zelldiagnostik verwendeten Farbstoffe Kernechtrot und Carminsäure (zum Anfärben von Zellkernen).

Von Anthrachinon, dem Grundkörper dieser Farbstoffklasse, leitet sich auch der früher wirtschaftlich bedeutsame rote Naturfarbstoff Alizarin (1,2-Dihydroxy-anthrachinon) ab, der als Glycosid in den Wurzeln der Krapp-Pflanze enthalten ist.

Anthrachinon   Kernechtrot

Die **Phenthiazin-Farbstoffe** (auch als Phenothiazin- oder Thiazin-Farbstoffe bezeichnet) enthalten das Phenthiazin-Ringsystem als gemeinsames Struktur-Merkmal. Die wichtigste Verbindung aus dieser Farbstoffklasse ist **Methylenblau**. Es wird als Indikator für Redox-Reaktionen verwendet, da der blaue Farbstoff durch Reduktion in eine gelbliche Leukoverbindung übergeht, aus der Methylenblau durch Oxidation zurückerhalten wird:

So läßt sich z. B. die Wirkung von Dehydrogenasen in Geweben mit Methylenblau sichtbar machen, da der Farbstoff hierbei unter Wasserstoff-Aufnahme zu Leukomethylenblau reduziert wird.

Die größte Bedeutung hat Methylenblau als basischer Farbstoff zur Färbung lebender Zellen oder Organismen (Vitalfärbung). So kann man mit Methylenblau z. B. die graue Substanz des peripheren Nervensystems selektiv anfärben.

Zu den basischen Vitalfarbstoffen gehören auch die mit Methylenblau strukturell eng verwandten Phenthiazin-Farbstoffe Thionin (Wasserstoff-Atome anstelle der Methyl-Gruppen) und Toluidinblau. Die farbigen Kationen solcher basischen Farbstoffe sind direkt zur Färbung der Polyanionen von Nucleinsäuren geeignet.

Außer den genannten Thiazin-Farbstoffen haben noch weitere Farbstoffe die Eigenschaft, direkt auf Textilfasern oder biologische Substrate aufzuziehen und diese dauerhaft anzufärben, ohne daß weitere Stoffe zu dem Zweck verwendet werden müssen, eine Bindung des Farbstoffs an das zu färbende Material zu bewirken. Man faßt derartige Farbstoffe aus ganz unterschiedlichen Farbstoffklassen unter dem Begriff Direktfarbstoffe (Substantiv-Farbstoffe) zusammen.

Nachdem der Schwerpunkt der voranstehenden Ausführungen bei den synthetisch hergestellten Farbstoffen liegt, schließt sich hier ein Überblick über einige *in der Natur vorkommende Farbstoffe* an:

Farbstoffklasse	Farbstoffe
Carotinoide	Carotine, Xanthophyll
Porphyrin-Farbstoffe	Porphyrine, Häm, Chlorophyll
Gallenfarbstoffe	Biliverdin, Bilirubin
einzelne Naturfarbstoffe	Indigo, Alizarin

In der Textilfärberei ist der Pflanzenfarbstoff Indigo, der jedoch seit langem auch synthetisch hergestellt wird, nach wie vor von Bedeutung.

Die Porphyrin-Farbstoffe leiten sich von dem vielgliedrigen Ring-System **Porphyrin** (Porphin Kap. 26.3) ab, in welchem vier dem Pyrrol entsprechende Ringe durch vier CH-Gruppen (Methin-Gruppen) miteinander verknüpft sind.

Substitution sämtlicher Wasserstoff-Atome an den Kohlenstoff-Atomen der Pyrrol-Ringe führt zu den unterschiedlichen Porphyrinen, die als Chelat-Komplexe mit Eisen(II)-Ionen in dem tiefroten Häm (dem farbgebenden Bestandteil von Hämoglobin) oder mit Magnesium-Ionen in dem Blatt-

farbstoff Chlorophyll vorliegen. Das **Häm** hat folgende Struktur:

Im Hämoglobin wird die Koordinationszahl 6 der Eisen (II)-Ionen durch das Hinzukommen koordinativer Bindungen an Stickstoff-Atome von Histidyl-Resten des Proteins Globin erreicht.

Der Abbau von Hämoglobin findet in der Leber, in der Milz und im Knochenmark statt. Als erster Schritt erfolgt die Öffnung des Häm-Ringsystems durch oxidatives Herausspalten einer CH-Gruppe als Kohlenstoffmonoxid (CO). Der weitergehende Zerfall führt zu Eisen (II)-Ionen und einer linearen (nicht mehr ringförmigen und nicht mehr eisenhaltigen) Tetrapyrrol-Struktur, die für die **Gallenfarbstoffe** kennzeichnend ist.

Der zuerst entstehende Gallenfarbstoff definierter Struktur ist das grüne Biliverdin. Im menschlichen Organismus wird Biliverdin in das orangerote **Bilirubin** umgewandelt, das in Wasser unlöslich ist.

Daher wird extrahepatisch gebildetes Bilirubin an Serumalbumin gebunden im Blutkreislauf transportiert und von der Leber aufgenommen. Durch kovalente Verknüpfung (Konjugation) mit Glucuronsäure wird Bilirubin dort zu dem wasserlöslichen Bilirubin-Diglucuronid umgesetzt und in Form dieser Verbindung mit der Galle ausgeschieden.

Glossar

Acyl-Reste: Atomgruppen der allgemeinen Formel $R-CO-$, die sich von Carbonsäuren $R-COOH$ ableiten

Additions-Reaktionen: Übergang von Doppelbindungen in Einfachbindungen durch Anlagerung von z. B. H_2, Wasser, Halogenen oder Halogenwasserstoffen

Aerosol: Dispersion eines festen oder flüssigen Stoffes in einem gasförmigen Stoff

Aktivierungs-Energie: aufzuwendender Energie-Betrag, um eine bestimmte chemische Reaktion in Gang zu setzen

Aldehyde ($R-CHO$): durch Dehydrierung primärer Alkohole erhältliche Verbindungen

aliphatische Verbindungen: gesättigte und ungesättigte kettenförmige Verbindungen, z. B. sind Fettsäuren aliphatische Carbonsäuren

Alkalimetalle: Elemente der ersten Hauptgruppe des Periodendystems, z. B. Li, Na, K

Alkane (C_nH_{2n+2}): kettenförmige gesättigte Kohlenwasserstoffe (Paraffine)

Alkanole ($C_nH_{2n+1}OH$): kettenförmige gesättigte Alkohole

Alkene (C_nH_{2n}): ungesättigte kettenförmige Kohlenwasserstoffe

Alkyl-Reste: Atomgruppen der allgemeinen Formel C_nH_{2n+1}, die sich von Alkanen ableiten

Amine: als Substitutions-Produkte von Ammoniak aufzufassende organische Basen

Amino-Gruppe ($-NH_2$): funktionelle Gruppe in primären Aminen und Amino-carbonsäuren

Ampholyte: amphotere Stoffe, z. B. Wasser und Monoamino-monocarbonsäuren, die als Säure und als Base reagieren können

Anionen: negativ geladene Ionen

Anode: Pluspol (Stab, Platte), zu dem Anionen nach Anlegen einer Gleichspannung hinwandern

Anomere: Jeweils ein Paar bestimmter Mono- oder Disaccharide, die sich nur in der Konfiguration der glycosidischen OH-Gruppe unterscheiden

Anziehungskräfte: Kräfte, die zwischen entgegengesetzt elektrisch geladenen Teilchen (z. B. Protonen und Elektronen, Kationen und Anionen) wirksam sind

Äquivalent-Teilchen (eq): Teilchen, die bei Protolysen ein Proton abgeben oder aufnehmen oder die bei Redox-Reaktionen ein Elektron abgeben oder aufnehmen

aromatischer Bindungszustand: liegt in sechsgliedrigen, ebenen Ring-Systemen mit sechs delokalisierten Bindungselektronen vor

aromatische Verbindungen: alle organischen Verbindungen mit aromatischem Bindungszustand, z. B. Benzol und dessen Substitutions-Produkte

asymmetrische Kohlenstoff-Atome: C-Atome, die mit vier verschiedenen Atomen oder Atomgruppen verknüpft sind

Atomare Masseneinheit (u): 1 u ist der 12. Teil der Masse eines Atoms des Kohlenstoff-Isotops ^{12}C; es gilt: $1\,u = 1,660 \cdot 10^{-24}$ g

Atome: kleinste Teilchen der chemischen Elemente, nach außen hin elektrisch neutral

Atomkern: bestehend aus Protonen und Neutronen

Atomradius: Angabe (in pm) zur Kennzeichnung der unterschiedlichen Größe von Atomen

Autoprotolyse: Protonen-Übertragung zwischen Molekülen desselben Stoffes, z. B. Wasser

Avogadro-Konstante (N_A): die in 1 mol eines Stoffes enthaltene Teilchenanzahl, $N_A = 6,022 \cdot 10^{23}$ Teilchen/mol

Avogadrosches Gesetz: Gleiche Gasvolumina enthalten bei gleichem Druck und gleicher Temperatur die gleiche Anzahl kleinster Teilchen

Basen: alle Stoffe, die (in wäßriger Lösung) Protonen aufnehmen

Biopolymere: z. B. Proteine, Nucleinsäuren, Polysaccharide

carbocyclische Verbindungen: ringförmige Verbindungen, die ausschließlich C-Atome im Ring enthalten

Carbonsäuren ($R-COOH$): organische Säuren von meist geringer Säurestärke

Carboxy-Gruppe ($-COOH$): funktionelle

Gruppe in Carbonsäuren, auch in Verbindungen wie Hydroxy-, Keto- und Amino-carbonsäuren

Chelat-Komplexe (Chelate): Komplexe mit ringförmiger Struktur, in denen das Zentralteilchen „krebsscherenartig" von Liganden umgeben ist, wie z. B. die Eisen(II)-Ionen im roten Blutfarbstoff

chemische Verbindungen: reine Stoffe, bestehend aus Molekülen oder Ionen

chemisches Gleichgewicht: der Zustand, der sich bei einer Reaktion eingestellt hat, wenn sich die Konzentrationen der Ausgangsstoffe und der Reaktions-Produkte nicht mehr ändern

cis-trans-Isomerie: bei bestimmten Verbindungen mit C−C-Doppelbindung auftretende Stereoisomerie

Cyclisierung: unter Ringschluß verlaufende Reaktion

Cycloalkane (C_nH_{2n}): ringförmige, gesättigte Kohlenwasserstoffe

Decarboxylierung: Abspaltung von CO_2

Dehydratisierung: intramolekulare Abspaltung von Wasser

Dehydrierung: Abspaltung von Wasserstoff

Derivate: von einer bestimmten Verbindung (z. B. dem Grundkörper Benzol) abgeleitete Verbindungen

Desaminierung: Abspaltung von NH_2-Gruppen (in Form von Ammoniak)

Dialyse: Trennung niedermolekularer Stoffe von hochmolekularen Stoffen mit Hilfe einer für letztere undurchlässigen Membran (z. B. Cellophan)

Diastereomere: Stereoisomere, deren kleinste Teilchen zwei oder mehr asymmetrische C-Atome enthalten

Dipol-Moleküle: Moleküle mit polarisierten Bindungen und gewinkelter Struktur, in denen negative und positive Teilladungen auftreten, deren Schwerpunkt nicht zusammenfällt, z. B. Wasser und Ammoniak

Disaccharide: aus zwei Monosaccharid-Bausteinen aufgebaute Kohlenhydrate, z. B. Saccharose, Lactose, Maltose

Dispersion: heterogenes System, bestehend aus Dispersionsmittel (Hauptbestandteil) und darin dispergierten (verteilten) Stoffen

Disulfid-Bindung (−S−S−): wesentliches Merkmal der Tertiär-Struktur von Proteinen, entsteht aus zwei Thiol-Gruppen durch Oxidation

DNA (DNS): Desoxyribonucleinsäuren

Doppelbindung: zwei Elektronenpaare zwischen zwei Atomen, z. B. $H_2C=CH_2$

Doppelsalze: Salze, in denen einem Anion unterschiedliche Kationen gegenüberstehen (oder umgekehrt), z. B. $KAl(SO_4)_2$

Dreifachbindung: drei Elektronenpaare zwischen zwei Atomen, z. B. $N \equiv N$, $H-C \equiv C-H$

Edelgase: die Elemente der 8. Hauptgruppe des Periodensystems, z. B. Ne, Ar, Kr

Edelgas-Konfiguration: bei den Edelgas-Atomen vorliegende, besonders stabile Elektronen-Konfiguration, mit Ausnahme von Helium ein Elektronen-Oktett

Einfachbindung: ein Elektronenpaar zwischen zwei Atomen, z. B. $Cl-Cl$, H_3C-CH_3

elektrische Leitfähigkeit: Eigenschaft von Stoffen, elektrischen Strom zu leiten, (z. B. wäßrige Ionen enthaltende Lösungen, Salzschmelzen, Metalle)

Elektronegativität: in Zahlenwerten ausgedrücktes Bestreben von Atomen der Elemente A und B, in einer Verbindung AB Bindungselektronen anzuziehen

Elektronen ($e^{\ominus}$): negativ geladene Elementarteilchen mit äußerst geringer Masse (ca. $\frac{1}{1840}$ der Protonen- bzw. Neutronen-Masse)

Elektronen-Abgabe: findet bei allen Oxidations-Vorgängen statt, z. B. bei der Entstehung von Kationen aus Atomen

Elektronen-Aufnahme: findet bei allen Reduktions-Vorgängen statt, z. B. der Entstehung von Anionen aus Atomen

Elektronenhülle (Atomhülle): die Gesamtheit der um den Atomkern herum angeordneten Elektronen

Elektronenlücke: eine bei Atomen oder Ionen nicht vollständig mit Elektronen besetzte Schale

Elektronen-Konfiguration: Anordnung der Elektronen in der Atomhülle

Elektronen-Oktett: die besonders stabile Konfiguration mit 8 Elektronen auf der äußersten Schale

Elektronenschalen: zur Beschreibung der Elektronen-Konfiguration von Atomen dienende Unterscheidung von Hauptschalen (1. bis 7. Schale, auch als K- bis Q-Schale bezeichnet) und Unterschalen (jeweils mit s, p, d oder f bezeichnet)

Elektronen-Übertragungsreaktionen: stets miteinander gekoppelt ablaufende Vorgänge (Redox-Reaktionen), bei denen das Reduktionsmittel Elektronen an das Oxidationsmittel abgibt; ferner Entstehung von Kationen und Anionen aus Atomen

Elektrolyte: Salze (primäre Elektrolyte) sowie Säuren und Basen (potentielle Elektrolyte), die in wäßriger Lösung in Ionen dissoziieren; im engeren Sinn Ionen im Mineralhaushalt des Organismus

elektrolytische Dissoziation: Zerfall unter Entstehung beweglicher Ionen, z. B. beim Auflösen von

Salzen (Ionen-Gittern) in Wasser oder bei der Protolyse von Säuren und Basen

Elektrophorese: Verfahren zur Trennung von elektrisch geladenen Teilchen (z. B. von Proteinen) auf einem Trägermaterial (z. B. Polyacrylamid-Gel) nach dem Anlegen einer Gleichspannung

Element: chemischer Grundstoff, bestehend aus Atomen mit derselben Protonenzahl

Elementarladung: elektrische Ladung der Elementarteilchen Proton und Elektron

Elementarteilchen: kleinste Teilchen, aus denen Atome bestehen: Protonen, Neutronen und Elektronen

Element-Gruppe (Element-Familie): im Periodensystem senkrecht untereinander stehende Elemente mit übereinstimmender Elektronen-Konfiguration auf der jeweils äußersten Schale

Emulsion: Dispersion bestehend aus miteinander nicht mischbaren Flüssigkeiten, z. B. Milch

Enantiomere (optische Antipoden): Stereoisomere, deren kleinste Teilchen sich zueinander wie Bild und Spiegelbild verhalten (Spiegelbild-Isomere) und die die Ebene des polarisierten Lichtes unter gleichen Meßbedingungen um denselben Winkelbetrag, jedoch in die entgegengesetzte Richtung drehen

endotherme Reaktionen: nur bei Zufuhr von Wärme-Energie verlaufende Reaktionen

Energie-Niveaus: Energie-Zustände der Elektronen in der Atomhülle, gekennzeichnet durch die Bezeichnung von Haupt- und Unterschale

Enthalpie-Änderung (ΔH): bei Reaktionen, die bei konstantem Druck verlaufen, die Differenz zwischen dem Wärme-Inhalt (der Enthalpie) der Reaktions-Produkte und der Ausgangsstoffe

Enzyme: als Biokatalysatoren wirksame Proteine

Epimere: solche Diastereomere, die sich in der Konfiguration an nur einem asymmetrischen C-Atom unterscheiden, z. B. D-Glucose und D-Galactose

Erdalkalimetalle: die Elemente der zweiten Hauptgruppe des Periodensystems, z. B. Mg, Ca, Ba

Ester: aus Säuren und Alkoholen unter Wasser-Abspaltung entstehende Verbindungen

Ether: aus Alkoholen unter Wasser-Abspaltung entstehende Verbindungen

exotherme Reaktionen: unter Abgabe von Wärme-Energie an die Umgebung verlaufende Reaktionen

Fette (Triglyceride): Triester aus Glycerin und Fettsäuren (Triacyl-glycerine)

Formeleinheit: die einfachste Formel-Schreibweise, durch die sich die Zusammensetzung von Ionen-Verbindungen wiedergeben läßt, z. B. NaCl

freie Elektronenpaare: die Elektronenpaare an bestimmten Atomen (z. B. O, N, S) eines Moleküls, die nicht zu einer kovalenten Bindung gehören (im H_2O-Molekül hat O zwei freie Elektronenpaare)

funktionelle Derivate: solche Derivate, die durch Reaktionen an einer funktionellen Gruppe entstehen, z. B. Ester aus Carbonsäuren

funktionelle Gruppen: solche Atomgruppen in Molekülen, welche die chemischen Eigenschaften organischer Verbindungen bestimmen, z. B. $-OH$, $-COOH$, $-NH_2$

gasförmige Elemente: Edelgase, Wasserstoff, Stickstoff, Sauerstoff, Fluor, Chlor

Gefriertemperatur-Erniedrigung: In verdünnten Lösungen ist die (im Vergleich mit dem reinen Lösungsmittel) meßbare Erniedrigung der Gefriertemperatur direkt proportional zur Gesamtzahl der gelösten Teilchen

Gel: Dispersion eines flüssigen Stoffes in einem festen Stoff

Gerüst-Isomere: Verbindungen mit derselben Summenformel, aber unterschiedlich aufgebautem Kohlenstoff-Gerüst

Glucoside (Glucopyranoside): die speziell aus Glucose erhältlichen Glycoside

Glycoside: durch Reaktion der glycosidischen OH-Gruppe von Mono- und Disacchariden mit Alkoholen, Phenolen oder Stickstoff-Heterocyclen unter Wasser-Abspaltung entstehende Verbindungen

grob-disperses System: Dispersion mit Teilchengrößen des dispergierten Stoffes über 100 nm

Gruppe des Periodensystems: siehe Element-Gruppe

Halbwertzeit ($t_{1/2}$): die Zeit, nach der noch genau die Hälfte der ursprünglich (zur Zeit t_0) vorhandenen Teilchenanzahl, z. B. an radioaktiven Atomen, vorhanden ist

Halogene: die Elemente der 7. Hauptgruppe des Periodensystems F, Cl, Br und I

Hauptgruppen: die auf Seite 15 und 23 angegebenen Element-Gruppen

Helix: schraubenförmig gewundene Raumstruktur bei Nucleinsäuren, Peptiden und Proteinen

heterocyclische Verbindungen (Heterocyclen): Ring-Systeme, die außer C-Atomen mindestens ein Hetero-Atom, d. h. N-, O- oder S-Atom, enthalten

heterogene Stoff-Gemische: aus mehreren Phasen bestehende Systeme, z. B. Aerosol, Dispersion, Emulsion, Gel

heteropolare Bindung: Zusammenhalt von aus Atomen durch Elektronen-Übertragung hervorgehenden Ionen durch elektrostatische Anziehung (Ionen-Bindung)

Hexosen: Kohlenhydrate, die sechs C-Atome enthalten, z. B. D-Glucose, D-Galactose, D-Fructose

homogene Stoff-Gemische: aus nur einer Phase bestehende Mehrstoffsysteme, bei denen jeder Anteil (Bereich) gleiche Zusammensetzung und gleiche Eigenschaften aufweist

homologe Reihen: Verbindungsklassen, zu denen organische Verbindungen mit übereinstimmenden Struktur-Merkmalen zusammengefaßt werden, z. B. Alkane, Alkene und Alkanole. Unmittelbar aufeinanderfolgende Verbindungen in der jeweiligen homologen Reihe unterscheiden sich durch den Gehalt an einer $-CH_2$-Gruppe

homöopolare Bindung: siehe kovalente Bindung

Hydrate: Verbindungen mit als Liganden in Komplex-Ionen gebundenen oder im Kristallgitter vorliegenden Wasser-Molekülen

Hydrat-Hülle: entsteht durch das Herumgruppieren von Wasser-Molekülen um polare gelöste Stoffe (z. B. um Ionen oder polare Gruppen in Proteinen)

Hydratisierung: Addition von Wasser an $C-C$-Mehrfachbindungen

Hydrierung: Addition von Wasserstoff an $C-C$-, $C-O$- und $C-N$-Mehrfachbindungen

Hydrolyse (hydrolytische Spaltung: Spaltung von $C-O$- und $C-N$-Bindungen durch Reaktion mit Wasser, z. B. bei dem durch Verdauungsenzyme (Hydrolasen, z. B. Lipase, Amylase und Proteinasen) katalysierten Abbau von Fetten, Stärke und Eiweißstoffen

Hydronium-Ionen: die über Wasserstoffbrücken-Bindungen an Wasser-Moleküle gebundenen Oxonium-Ionen ($H_3O^{\oplus}$-Ionen), z. B. $H_9O_4^{\oplus}$

hydrophil: „wasserfreundlich", Gegensatz zu hydrophob

hydrophob: wasserabweisend

Hydroxid-Ionen: $OH^{\ominus}$-Ionen

Hydroxy-Gruppe ($-OH$): funktionelle Gruppe in Alkoholen, Phenolen, Hydroxycarbonsäuren, Kohlenhydraten

ideale Gase: genügen den Zustandsgleichungen (Druck, Temperatur), ihre kleinsten Teilchen üben keine Anziehungskräfte aufeinander aus

Indikatoren: farbige Verbindungen, deren Farbe vom pH-Wert wäßriger Lösungen abhängt, so daß sie zur pH-Anzeige verwendet werden können

intermolekular: zwischen mehreren Molekülen

intramolekular: innerhalb eines Moleküls

Ionen: positiv (Kationen) oder negativ (Anionen) geladene kleinste Teilchen heteropolarer Verbindungen, z. B. von Salzen und Metalloxiden

Ionen-Bindung: elektrostatische Anziehung zwischen entgegengesetzt geladenen Ionen (heteropolare Bindung) in den Ionen-Gittern

Ionenprodukt: das von der Temperatur abhängige Produkt der Konzentrationen von $H^{\oplus}$- und $OH^{\ominus}$-Ionen in wäßrigen Lösungen; es beträgt bei 22 °C 10^{-14} mol^2/L^2

Ionenradius: Angabe (in pm) zur Kennzeichnung der unterschiedlichen Größe von Ionen

Ionen-Verbindungen: heteropolare Verbindungen, z. B. Salze, Metallhydroxide und -oxide

irreversible Reaktionen: chemische Reaktionen, die unter vorgegebenen Reaktions-Bedingungen nur in eine Richtung verlaufen, d. h. nicht umkehrbar sind

isoelektrischer Punkt: der pH-Wert, an dem praktisch der gesamte in einer Lösung vorhandene Anteil einer Amino-carbonsäure, eines Peptids oder eines Proteins als Zwitterionen vorliegt (bei diesem pH-Wert erfolgt keine Wanderung der betreffenden Verbindung im elektrischen Feld)

Isomere: Verbindungen mit derselben Summenformel, aber unterschiedlicher Konstitution oder Konfiguration (Stereoisomerie)

Isomerie: das Auftreten von Isomeren

Isomerisierung: Umwandlung eines Ausgangsstoffes in ein mit diesem isomeres Reaktionsprodukt, z. B. Glucose in Fructose

Isotop: Nuclid mit derselben Protonenzahl, jedoch unterschiedlicher Neutronenzahl

Katalysatoren: erhöhen die Geschwindigkeit chemischer Reaktionen durch Herabsetzung der Aktivierungs-Energie; beschleunigen die Einstellung eines chemischen Gleichgewichts, ohne jedoch die Lage des Gleichgewichts zu verändern

Kathode: Minuspol, zu dem Kationen nach dem Anlegen einer Gleichspannung hinwandern

Kationen: positiv geladene Ionen

Kennzahlen: Meßgrößen zur Charakterisierung reiner Stoffe, z. B. Schmelztemperatur, Siedetemperatur, Dichte, Brechzahl, Drehwert, elektrische Leitfähigkeit

Kernladungszahl: Ladung des Atomkerns, identisch mit Protonenzahl und Ordnungszahl

Keto-Gruppe ($-CO-$): funktionelle Gruppe in Ketonen und Keto-carbonsäuren (Oxo-carbonsäuren)

Ketone (R^1-CO-R^2): durch Dehydrierung sekundärer Alkohole erhältliche Verbindungen

kolloid-disperses System: Dispersion mit Teilchengrößen des dispergierten Stoffes von 1 bis 100 nm

Komplex-Verbindungen: durch koordinative Bindungen aus Teilchen mit einem freien Elektronenpaar (Liganden) und Zentralionen (Metall-Kationen) oder Zentralatomen mit einer Elektronenlücke entstandene Verbindungen (höherer Ordnung)

Kondensations-Reaktionen: unter Wasser-Abspaltung verlaufende Synthesen von z. B. Estern, Peptiden, Glycosiden und Di- und Polysacchariden

Konfiguration (D- oder L-/cis- oder trans-): Bezeichnung des räumlichen Aufbaus stereoisomerer organischer Verbindungen, z. B. D-Glucose, L-Alanin, trans-2-Buten

Konstitutionsformeln: die Formeln chemischer Verbindungen, die die Verknüpfung der Atome wiedergeben

Konzentration: auf ein bestimmtes Volumen bezogene Gehalts-Angaben, z. B. Massen-Konzentration ß (g/L) und Stoffmengen-Konzentration c (mol/L)

Koordinationsverbindungen: durch das Eingehen koordinativer Bindungen entstandene Verbindungen (Verbindungen höherer Ordnung oder Komplex-Verbindungen)

Koordinationszahl: Zahl der Bindungen in einer Komplex-Verbindung zwischen einem Zentralteilchen und den Liganden

koordinative Bindung: eine kovalente Bindung, durch die ein Teilchen mit freiem Elektronenpaar einen Reaktionspartner mit Elektronenlücke bindet

korrespondierendes Säure-Base-Paar: jeder Protonen-Donator (z. B. HA) und der daraus durch Abgabe eines Protons entstehende Protonen-Acceptor (z. B. $A^{\ominus}$). In wäßriger Lösung gilt für solche Säure-Base-Paare: $pK_S + pK_B = 14$

kovalente Bindung (Elektronenpaar-Bindung): Zusammenhalt von Atomen innerhalb der Moleküle oder der mehratomigen Ionen durch gemeinsame Elektronenpaare

künstliche Elemente: in Kernreaktoren durch Element-Umwandlung hergestellte Elemente

Lactame: cyclische Amide, aus bestimmten Amino-carbonsäuren durch intramolekulare Cyclisierung

Lactone: cyclische Ester; aus γ-und δ-Hydroxy-carbonsäuren durch intramolekulare Cyclisierung

Ladungszahl: Anzahl der Ladungen eines Ions, z. B. +III für $Fe^{\oplus\oplus\oplus}$

Liganden: in Komplex-Verbindungen mit dem Zentralteilchen durch koordinative Bindungen verknüpfte (mehratomige) Ionen oder Moleküle

Lipide: Verbindungen mit ähnlichen Löslichkeits-Eigenschaften wie die Fette, aber verschiedenartiger chemischer Konstitution

Lösungen: homogene Stoff-Mischungen bestehend aus einem Lösungsmittel und darin gelösten Stoffen

Makromoleküle: Moleküle mit mehreren hundert kovalenten Bindungen, z. B. von (Bio)polymeren

Massenwirkungsgesetz: gesetzmäßiger Zusammenhang zwischen den Konzentrationen der Reaktionsteilnehmer, der sich bei definierten Temperatur- und Druck-Bedingungen in der Gleichgewichts-Konstante K ausdrückt, z. B. für die Reaktion A + B $\rightleftharpoons$ C + D in der Gleichung (c in mol/L):
$$K = \frac{c(C) \cdot c(D)}{c(A) \cdot c(B)}$$

Massenzahl: Zahl der Nucleonen eines bestimmten Atoms (Nucleonenzahl A)

Maßlösungen: bei der Maßanalyse eingesetzte Lösungen genau bekannter Konzentration sehr reiner Stoffe zur Bestimmung des Gehalts anderer Stoffe

mehrprotonige Säuren: Säuren, die (nacheinander) mehrere Protonen abgeben können, z. B. H_2SO_4

Mesomerie: Delokalisierung von Elektronen, so daß nur Grenzstrukturen formelmäßig dargestellt werden können, z. B. bei aromatischen Ringen, bei der Peptid-Bindung und bei Carboxylat-Ionen

Meßwert: Angabe, bestehend aus einem Zahlenwert und einer SI-Maßeinheit

Modifikationen: unterschiedliche Erscheinungsformen bestimmter Stoffe, z. B. Kohlenstoff als Diamant und Graphit

Mol: Basiseinheit der Stoffmenge

Molalität (b): Quotient aus der Stoffmenge des gelösten Stoffes und der Masse des Lösungsmittels (mol/kg)

molare Masse (in g/mol): die auf die Stoffmenge bezogene Masse, z. B. M(Glucose) = 180,16 g/mol. Ihr Zahlenwert stimmt mit der relativen Masse der betreffenden Teilchen überein

molares Volumen: das auf die Stoffmenge bezogene Volumen, es beträgt bei idealen Gasen unter Normbedingungen 22,4 L/mol

Moleküle: bestehen aus mehreren, durch kovalente Bindungen miteinander verknüpften Atomen

Mutarotation: Änderung des Drehwertes einer optisch aktiven Verbindung beim Stehenlassen ihrer Lösungen infolge Einstellung eines Isomerisierungs-Gleichgewichts, z. B. bei α- und β-D-Glucose

NAD, Nicotinamid-adenin-dinucleotid: wichtiger biologischer Wasserstoff-Acceptor, wird als Coenzym in stöchiometrischer Menge zusammen mit dem zu dehydrierenden Substrat an die jeweilige Dehydrogenase gebunden

Nebengruppen: die Element-Gruppen der Metalle, in denen die zweit- oder drittäußerste Elektronenschale (mit d-Elektronen) aufgefüllt wird (Übergangsmetalle)

Neutralisation: Umsetzung einer Säure mit der äquivalenten Menge Base oder umgekehrt ($H^\oplus$ + $OH^\ominus \rightleftharpoons H_2O$) bis zum Äquivalenzpunkt

Neutralpunkt: pH-Wert wäßriger Lösung, an dem c ($H^\oplus$) = c ($OH^\ominus$) ist

Neutronen (n): ungeladene Elementarteilchen mit annähernd derselben Masse wie Protonen

Nichtmetalle: die gasförmigen Elemente, ferner B,C,Si,P,As,Sb,S,Se,Br,I

nicht-radioaktive Isotope: stabile Isotope, keine Aussendung radioaktiver Strahlung, z. B. ^{18}O

Nitro-Gruppe ($-NO_2$)**:** funktionelle Gruppe in Nitro-Verbindungen, z. B. in p-Nitrophenol

Nomenklatur: Benennung chemischer Verbindungen nach international festgelegten Regeln (systematische Nomenklatur) oder seltener durch Trivialnamen (nach ihrem Vorkommen, ihrer Wirkung oder einer charakteristischen Eigenschaft)

Normzustand: Festlegung von Temperatur und Druck auf 273 K $\triangleq$ 0 °C und 1,013 bar

Nucleonen: gemeinsame Bezeichnung für Protonen und Neutronen (Elementarteilchen des Atomkerns)

Nucleonenzahl: Summe von Protonen und Neutronen in einem Atom (früher: Massenzahl)

Nucleoside: Glycoside aus β-D-Ribofuranose oder 2-Desoxy-β-D-ribofuranose und einer Purin- oder Pyrimidin-Base

Nucleotide: Phosphorsäure-ester der Nucleoside (Veresterung der OH-Gruppe an C-5′ oder C-3′)

Nuclid: Atomsorte mit definierter Protonen- und Neutronenzahl

optische Aktivität: Eigenschaft organischer Verbindungen mit mindestens einem asymmetrischen C-Atom, die Ebene des polarisierten Lichtes um einen bestimmten Winkel nach rechts (+) oder links (−) zu drehen

optische Antipoden: siehe Enantiomere

Orbitale: Unterschalen zur Kennzeichnung der auf demselben Energie-Niveau befindlichen Elektronen, z. B. von 2s-Elektronen oder 3p-Elektronen

organische Basen: Amine und N-Heterocyclen

organische Säuren: z. B. Carbonsäuren, Phenole, Sulfonsäuren

osmotischer Druck: hydrostatischer Druck, der durch Einwandern von Wasser-Molekülen aus einer verdünnten Lösung (oder reinem Wasser) in eine konzentriertere Lösung entsteht

Oxidation: Abgabe von Elektronen, Aufnahme von Sauerstoff, Dehydrierung

Oxidationszahl: Zahlenwerte zur Kennzeichnung der Oxidationsstufe eines Elements in bestimmten Verbindungen und zur Aufstellung von Redox-Gleichungen

Oxonium-Ionen: die durch Protonen-Übertragung auf Wasser-Moleküle entstehenden $H_3O^\oplus$-Ionen

Partialdruck: Druck eines bestimmten Gases in einem Gas-Gemisch, z. B. von O_2 in Luft

Pentosen: z. B. D-Ribose und 2-Desoxy-D-ribose

Peptid-Bindung ($-CO-NH-$)**:** bildet mit den α-C-Atomen das Rückgrat der Peptid-Ketten, entsteht durch Kondensation von Carbonsäure-Gruppen mit Amino-Gruppen

Peptide: Verbindungen, in denen 2 bis 100 Aminosäure-Bausteine miteinander verknüpft sind

Perioden: die sieben waagrechten Element-Reihen im Periodensystem

Periodennummer: die ganzen Zahlen 1 bis 7, entsprechend den Hauptschalen der Elektronen-Anordnung

Periodensystem: Anordnung der chemischen Elemente nach ihrer Protonenzahl (Ordnungszahl)

Phase: alle Anteile eines Stoff-Gemisches, die gleiche Zusammensetzung und gleiche Eigenschaften haben; einheitliche (homogene) Bereiche innerhalb eines heterogenen Systems

Phenole: Verbindungen, in denen die OH-Gruppe direkt mit einem C-Atom eines aromatischen Ring-Systems verknüpft ist

Phosphorylierung: Übertragung von Phosphat-Gruppen

pH-Wert: negativer dekadischer Logarithmus der Wasserstoffionen-Konzentration in wäßrigen Lösungen, pH = $-$ lg c ($H^\oplus$)

pK_B-Wert: negativer dekadischer Logarithmus der jeweiligen Basenkonstante: pK_B = $-$ lg K_B

pK_S-Wert: negativer dekadischer Logarithmus der jeweiligen Säurekonstante: pK_S = $-$ lg K_S

polarisierte Bindung: jede kovalente Bindung, bei der ein Atom Bindungselektronen stärker zu sich hinzieht als das andere

Polymere: hochmolekulare Verbindungen, die aus niedermolekularen Bausteinen (Monomeren) durch viele aufeinander folgende Reaktionsschritte (Polymerisation, Polykondensation) entstehen

Polynucleotide: gleichbedeutend mit Nucleinsäuren

Polysaccharide: makromolekulare Kohlenhydrate wie Glykogen, Stärke (Amylopektin und Amylose), Cellulose und Heparin

Primär-Struktur: die nach Art und Anzahl festgelegte Aufeinanderfolge (Sequenz) der Aminosäure-Reste in Peptiden und Proteinen

Projektionsformeln: Formeln, die sich bei der Übertragung von dreidimensionalen Molekül-Strukturen (unter Beachtung festgelegter Regeln) in die Papierebene ergeben

Proteine (Eiweißstoffe): Verbindungen, in denen mehr als 100 Aminosäure-Bausteine miteinander verknüpft sind

proteinogene Aminosäuren: die 20 im genetischen Code verschlüsselten Aminosäuren, die Bausteine der Proteine sind

Protolysen: Protonen-Übertragungsreaktionen von einem Protonen-Donator (Säure oder H_2O) auf einen Protonen-Acceptor (H_2O oder Base)

Protonen (p): positiv geladene Elementarteilchen

Protonen-Acceptoren: Basen, allgemein als |B bezeichnet

Protonen-Donatoren: Säuren, allgemeine Formel HA

Protonenzahl (Z): Zahl der Protonen eines Atoms, identisch mit Kernladungszahl und Ordnungszahl

Puffer-Systeme: wäßrige Lösungen, enthaltend z. B. eine schwache Säure und eines ihrer Salze oder Zwitterionen; Verwendung zur Einstellung und Aufrechterhaltung eines bestimmten pH-Bereiches

Purin-Basen: Adenin und Guanin

Pyrimidin-Basen: Cytosin, Thymin und Uracil

Quantität eines Stoffes: Kennzeichnung einer abgemessenen Stoffportion durch ihre Masse, Stoffmenge, Teilchenanzahl oder ihr Volumen

Racemat (racemisches Gemisch): Gemisch aus genau gleichen Teilen optischer Antipoden (Enantiomere), z. B. DL-Alanin

radioaktive Isotope: unter Aussendung von Strahlung zerfallende, in der Natur vorkommende (z. B. ^{238}U) oder künstliche Isotope (z. B. Tritium, ^3H)

Radionuclide: in der Natur vorkommende oder in Kernreaktoren hergestellte radioaktive Atomsorten

rationelle Formeln: in eine Zeile „zusammengedrängte" Konstitutionsformeln

Redox-Vorgänge: gekoppelt miteinander ablaufende Reduktions- und Oxidations-Vorgänge, Übertragungsreaktionen von Elektronen

Reduktion: Aufnahme von Elektronen, Abgabe von Sauerstoff, Hydrierung

reine Stoffe: chemische Elemente und Verbindungen

relative Atommasse (A_r): Masse eines Atoms eines bestimmten Elements, bezogen auf die Masse des 12. Teils eines Atoms des Kohlenstoff-Isotops ^{12}C (früher als Atomgewicht bezeichnet)

relative Formelmasse: siehe Formeleinheit und relative Molekülmasse

relative Molekülmasse (M_r): Masse eines Moleküls einer bestimmten Verbindung, bezogen auf die Masse des 12. Teils eines Atoms des Kohlenstoff-Isotops ^{12}C (früher als Molekulargewicht bezeichnet)

reversible Reaktionen: umkehrbare, in geschlossenen Systemen unter Einstellung eines chemischen Gleichgewichts verlaufende Reaktionen

RNA (RNS): Ribonucleinsäuren

Salze: Ionen-Verbindungen, viele Salze bestehen aus Metall-Kationen und Säurerest-Anionen

Salz-Protolyse: Protolyse zwischen H_2O-Molekülen und Ionen bestimmter Salze mit dem Ergebnis, daß wäßrige Lösungen dieser Salze sauer oder alkalisch reagieren (z. B. alkalische Reaktion in Seifen-Lösungen)

Säureanhydride: aus Säuren unter Wasser-Abspaltung entstehende Verbindungen

Säurekonstante: Zahlenwert für die Säurestärke, definiert als

$$K_S = \frac{c\,(H_3O^{\oplus}) \cdot c\,(A^{\ominus})}{c\,(HA)}$$

Säuren: alle Stoffe, die (in wäßriger Lösung) Protonen abgeben

schwache Säuren: in nur geringem Maße dissoziierende Säuren, $HA \rightleftharpoons H^{\oplus} + A^{\ominus}$

semipermeable Membranen: für Lösungsmittel-Moleküle durchlässige, jedoch für gelöste Stoffe nicht durchlässige Membranen

SI-System: Internationales Einheiten-System auf der Grundlage von sieben Basisgrößen und den dazu gehörenden Basiseinheiten

Spurenelemente: für Organismen in sehr geringen Konzentrationen lebensnotwendige Elemente

starke Säuren: praktisch vollständig dissoziierende Säuren, $HA \longrightarrow H^{\oplus} + A^{\ominus}$

Stellungs-Isomere: Verbindungen mit derselben Summenformel, aber unterschiedlicher Stellung von Substituenten am Kohlenstoff-Gerüst

Stereoisomere: Isomere, deren Moleküle sich in der Konfiguration unterscheiden, in der Konstitution jedoch übereinstimmen

Stöchiometrie: Die Lehre der Berechnung von Masse- und Volumen-Anteilen bei Verbindungen, Stoff-Mischungen und bei chemischen Reaktionen

Stoffmenge: die in mol (oder Bruchteilen hiervon) angegebene Quantität einer Stoffportion definierter Teilchen; sie wird aus der Masse einer Stoffportion berechnet, indem man diese durch die molare Masse der Teilchen (g/mol) dividiert.

Stoffmengen-Konzentration *(c):* der Quotient aus der Stoffmenge *n* (X) der gelösten Portion des Stoffes X und dem Volumen *V* der Lösung (mol/L)

Stoffportion: ein abgegrenzter Materiebereich, gekennzeichnet durch Angaben über die Art und die Quantität der vorliegenden Stoffe

Stoffwechsel: alle physiologischen und pathophysiologischen Vorgänge, bei denen Verbindungen abgebaut, ineinander umgewandelt oder aufgebaut werden, z. B. beim Abbau von Nahrungsbestandteilen und beim Aufbau körpereigener Stoffe (Biosynthese)

α-Strahlung: $^4_2$ He-Kerne, die beim Zerfall der Atomkerne instabiler schwerer Nuclide abgestrahlt werden

β-Strahlung: Bei der Umwandlung n $\longrightarrow$ p + e$^\ominus$ vom Atomkern ausgehende Elektronenstrahlung

γ-Strahlung: energiereiche elektromagnetische Strahlung, der Röntgenstrahlung vergleichbar

Strukturformeln: Formeln organischer Verbindungen, die Konstitution und Konfiguration wiedergeben

Substitution: Austausch von Atomen oder Atomgruppen in organischen Molekülen oder Ionen durch andere Atome oder Atomgruppen

Substitutions-Produkte: durch Substitutions-Reaktionen hergestellte Verbindungen

Substrate: bei enzymkatalysierten Reaktionen umgesetzte chemiche Verbindungen

Substrat-Spezifität: bezeichnet die Tatsache, daß jedes Enzym nur Umsetzungen eines oder einiger weniger Substrate katalysiert, deren räumlicher Aufbau zum aktiven Zentrum des Enzyms passen muß (Schlüssel-Schloß-Prinzip)

Sulfonsäure-Gruppe ($-SO_3H$): funktionelle Gruppe in Sulfonsäuren und Amino-sulfonsäuren

Sulfonsäuren ($R-SO_3H$): starke organische Säuren

Summenformeln: Formeln, die nur die Art und die Anzahl der am Aufbau von Molekülen oder Ionen beteiligten Atome wiedergeben, nicht dagegen ihre Verknüpfung, z. B. CH_4N_2O

Suspension: Aufschlämmung fester Stoffe in einer Flüssigkeit

System: ein abgegrenzter Materie-Bereich

Tautomerie: Isomerie bei Verbindungen mit mindestens einem beweglichen H-Atom, z. B. Keto-Enol-Tautomerie

Tenside (Detergentien): Verbindungen mit oberflächenaktiven Eigenschaften, z. B. Seifen

Thiol-Gruppe ($-SH$): funktionelle Gruppe in Cysteinyl-Resten der Peptide und Proteine und in Coenzym A

Titration: siehe Maßlösung

Tracer: durch radioaktive oder stabile Isotope markierte Verbindungen zur Aufklärung bestimmter Vorgänge, z. B. Stoffwechsel, Organ-Funktionen

Transaminierung: Übertragung von NH_2-Gruppen

Übergangsmetalle: siehe Elemente der Nebengruppen

unedle Metalle: Metalle, die sich in verdünnten Säuren unter Wasserstoff-Entwicklung auflösen

Valenzelektronen: auf der äußersten oder auf äußeren Schalen befindliche, an chemischen Reaktionen unmittelbar beteiligte Elektronen

Verbindungen erster Ordnung: Verbindungen, in denen für die beteiligten Atome durch Ionenbindung oder durch kovalente Bindung erstmals Edelgas-Konfiguration erreicht wird, z. B. NaCl, HCl

Verbindungen höherer Ordnung: entstehen aus Verbindungen erster Ordnung, indem als freie Elektronenpaare vorliegende Elektronen Bindungen zu Teilchen mit einer Elektronenlücke eingehen.

Wasserstoffbrücken-Bindungen: schwache Bindungskräfte zwischen an O- oder N-Atome gebundenen H-Atomen und an O- oder N-Atomen vorhandenen freien Elektronenpaaren; von großer Bedeutung bei Proteinen und Nucleinsäuren

Wasserstoffionen: die Ionen H$^\oplus$, die jedoch in wäßrigen Lösungen immer an Wasser-Moleküle gebunden sind, siehe Oxonium- und Hydronium-Ionen

Wirkungs-Spezifität: bezeichnet die Tatsache, daß jedes Enzym nur Reaktionen eines ganz bestimmten Typs, z. B. hydrolytische Spaltungen, katalysiert

Zustandsgrößen: Druck, Volumen und Temperatur, zur Beschreibung des Zustandes von Gasen

Zwitterionen: Teilchen, die sowohl eine negative als auch eine positive Ladung tragen, kleinste Teilchen von Amino-carbonsäuren und Amino-sulfonsäuren

Kontrollfragen

1-1 Unter welcher Bezeichnung faßt man die in Organismen ablaufenden chemischen Vorgänge zusammen?

1-2 In welchem Milieu erfolgen diese Vorgänge?

1-3 Wie nennt man Stoffe, die die Geschwindigkeit chemischer Vorgänge erhöhen, ohne dabei verbraucht zu werden?

1-4 Wie nennt man derartige an Stoffwechsel-Vorgängen beteiligte Stoffe?

1-5 Unter welcher Bezeichnung faßt man Stoffwechsel-Produkte zusammen?

1-6 Zu welchem Fachgebiet gehört die Bestimmung von Stoffwechsel-Produkten in Serum und Harn?

2-1 Unterscheiden Sie zwischen physikalischen und chemischen Vorgängen: Oxidation, Destillation, Sublimation, Neutralisation, Reduktion, Filtration, Verbrennung, Verdauung, Dialyse.

2-2 Ordnen Sie die Stoffe Messing, Magnesium, Olivenöl, Harnsäure, physiologische Kochsalzlösung, Harnstoff, Vitamin C, Serum-Proteine als chemische Elemente, Verbindungen oder Stoff-Gemische ein.

2-3 Aus wievielen Phasen besteht ein homogenes System?

2-4 Bilden Natriumchlorid und Wasser in beliebigen Anteilen homogene Systeme? (Begründung)

2-5 Bilden Ethanol („Alkohol") und Wasser in beliebigen Anteilen homogene Systeme? (Begründung)

2-6 Woraus bestehen Dispersionen?

2-7 Erläutern Sie die Begriffe Emulsion und Suspension.

2-8 Nennen Sie zwei physikalische Kennzahlen, die meist zur Charakterisierung flüssiger chemischer Verbindungen angegeben werden.

2-9 Welches Volumen nehmen 600 g einer konzentrierten wäßrigen Ammoniak-Lösung ein (ρ = 0,880 g/mL)?

2-10 Welche Masse hat eine Schwefelsäure-Portion mit dem Volumen V = 450 mL und der Dichte ρ = 1,84 g/mL?

3-1 Welches sind die Elementarteilchen?

3-2 Wie sind sie in den Atomen angeordnet?

3-3 Welche Elementarladung und relative Masse haben sie?

3-4 Worauf ist es zurückzuführen, daß sich jedes Atom nach außen hin elektrisch neutral verhält?

3-5 Welche Elementarteilchen enthalten alle Isotope eines Elements in gleicher Anzahl?

3-6 Worin unterscheiden sich die Atome von Isotopen eines bestimmten Elements?

3-7 Der Atomkern eines Isotops enthält 10 Neutronen und 8 Protonen. Geben Sie für ein solches Atom an: (A) Die Ordnungszahl, (B) die Massenzahl, (C) die Gesamtzahl der Elektronen, (D) das Element-Symbol.

3-8 Welches sind die kleinsten Teilchen chemischer Elemente?

3-9 Welches sind die nach außen hin elektrisch neutralen kleinsten Teilchen der meisten chemischen Verbindungen?

3-10 Bestimmte chemische Verbindungen bestehen aus elektrisch geladenen kleinsten Teilchen. Wie heißen diese Teilchen?

3-11 Inwieweit unterscheiden sich Protonenzahl und Kernladungszahl eines bestimmten Atoms?

3-12 Erläutern Sie die Begriffe Nucleonen und Nuclide.

3-13 Haben die Begriffe Nuclide und Isotope dieselbe Bedeutung?

3-14 Welche Angaben sind zur Kennzeichnung eines Nuclids unbedingt notwendig?

3-15 Wie heißen die Wasserstoff-Isotope ^2H und ^3H?

3-16 Was sind markierte Verbindungen?

3-17 Was versteht man unter Elektronen-Konfiguration?

3-18 Welche Atome sind durch acht Elektronen (Elektronen-Oktett) auf ihrer äußersten Schale gekennzeichnet?

3-19 Wieviel Valenzelektronen haben Lithium-, Stickstoff-, Schwefel- und Fluor-Atome?

3-20 Die Atome welchen Elements haben die Elektronen-Konfiguration $1s^2 2s^2 2p^3$?

3-21 Geben Sie Natrium- und Chlor-Atome und Natrium- und Chlorid-Ionen mit Hilfe des Schalenmodells wieder.

3-22 Zu welchen Element-Gruppen gehören die reaktionsfähigsten Elemente?

4-1 Welches Ordnungsprinzip bestimmt die Aufeinanderfolge der Elemente im Periodensystem?

4-2 Welche Übereinstimmung in ihrer Elektronen-Konfiguration weisen die Atome der zu derselben Gruppe des Periodensystems gehörenden Elemente auf?

4-3 Wodurch wird die unterschiedliche Länge der Perioden bestimmt?

4-4 Wieviele Elektronen kann die M-Schale maximal aufnehmen?

4-5 Wie verteilen sich diese Elektronen bei maximal besetzter M-Schale auf die Unterschalen bzw. die einzelnen Energie-Niveaus?

4-6 Unter welcher Bezeichnung faßt man diejenigen Elemente zusammen, deren Atome durch Auffüllung innerer Elektronenschalen entstanden sind?

4-7 Welche Unterschalen werden bei den Atomen der jeweils 18 Elemente umfassenden Perioden aufgefüllt?

4-8 Welche der folgenden Elemente gehören zu derselben Element-Gruppe: I,Zn,K,P,Cu,Li,Hg,F,Ag,Ba, N,S,Mg,Se,Si,O,C?

4-9 Wieviele Außenelektronen enthalten die Atome aller Alkalimetalle, Erdalkalimetalle, Halogene?

4-10 Was versteht man unter Edelgas-Konfiguration?

4-11 Nennen Sie eine Gruppe von chemischen Elementen, die sich nicht an chemischen Reaktionen beteiligen. (Begründung)

4-12 Nennen Sie chemische Elemente, die ganz besonders reaktionsfähig sind. (Begründung)

4-13 Welche Ladungszahlen haben die Ionen folgender Metalle: Fe,K,Cu,Ag,Mn,Ca,Zn,Al?

4-14 Nennen Sie vier sich periodisch ändernde Eigenschaften der Elemente.

4-15 Was drücken die Elektronegativitäts-Werte der chemischen Elemente aus?

4-16 Welche Elemente haben besonders hohe Elektronegativitäts-Werte (3 Beispiele)?

5-1 Welches sind die kleinsten Teilchen der Edelgase (A), der anderen gasförmigen Elemente (B), der Halogene Brom und Iod (C) sowie der Metalle (D)?

5-2 In der Anzahl welcher Elementarteilchen stimmen alle Ionen mit den Atomen, aus denen sie entstanden sind, überein?

5-3 Geben Sie für Kalium-, Sulfid-, Iodid-, Barium-, Aluminium- und Fluorid-Ionen an, wieviele Elektronen diese Ionen weniger oder mehr enthalten als die Atome, aus denen sie entstanden sind.

5-4 Welche Eigenschaft ist für die Unterteilung in Kationen und Anionen entscheidend?

5-5 Geben Sie die kleinsten Teilchen an, die in einem Natriumchlorid-Kristell (A), in einer Natriumchlorid-Schmelze (B) und in einer wäßrigen Natriumchlorid-Lösung (C) vorliegen.

5-6 Welche dieser Stoffe leiten den elektrischen Strom? (Begründung)

5-7 Zu welcher Elektrode wandern die Kationen, zu welcher die Anionen bei Durchführung einer Elektrolyse mit einer wäßrigen Salz-Lösung?

5-8 Welche chemische Bindung liegt in den meisten Salzen vor?

5-9 Mit welchen Ladungszahlen können Eisen- und Kupfer-Ionen vorkommen?

5-10 Wie heißt die chemische Bindung zwischen den Atomen A und B in den Molekülen A–B?

5-11 Worauf beruht der Unterschied in den Eigenschaften von Natriumchlorid und Hydrogenchlorid?

5-12 Wann bezeichnet man eine kovalente Bindung als polarisiert?

5-13 Welche Zahlenwerte ermöglichen die Beurteilung von Ausmaß und Richtung der Polarisierung einer chemischen Bindung?

5-14 Geben Sie an, welche Formel die folgenden Stoffe haben und aus welchen kleinsten Bausteinen sie aufgebaut sind: Kaliumiodid, Schwefelwasserstoff, Tetrachlorkohlenstoff, Aluminium, Kalium-aluminium-sulfat, Brom.

5-15 Geben Sie die Gleichung für die Reaktion der Elemente Wasserstoff und Brom miteinander an.

5-16 Wie heißt das Reaktions-Produkt?

5-17 Welche Art der chemischen Bindung liegt in dem Reaktions-Produkt vor?

5-18 Geben Sie die Formeln an für: Natriumhypochlorit, Natriumchlorat, Magnesiumbromid, Kaliumbromat, Kaliumperchlorat, Natriumsulfit.

5-19 Benennen Sie die Verbindungen: $SnCl_2$, $SnCl_4$, $FeSO_4$, CuS.

5-20 Aus wieviel Elektronen besteht die Elektronenhülle von Eisen(II)-Ionen und Eisen(III)-Ionen?

5-21 Wie heißen die in einem Komplexion mit dem Zentralion verknüpften Teilchen?

5-22 Auf wieviel Elektronen wird die Elektronenhülle der Eisen-Ionen durch koordinative Bindung an jeweils 6 Cyanid-Ionen aufgefüllt?

5-23 Welches der so entstehenden Komplexionen ist stabiler? (Begründung)

5-24 Welche Kationen und Anionen enthalten wäßrige Lösungen der Salze Kaliumhexacyanoferrat(III) und Ammoniumeisen(III)sulfat?

5-25 Geben Sie Namen, Formel und Wirkungsweise von Fixiersalz an.

6-1 Was drücken die Zahlenangaben bei $^{127}_{53}I_2$ aus?

6-2 Welchen Teil einer bestimmten Einheit (z. B. Liter) bezeichnen die Vorsilben Dezi-, Milli- und Mikro-?

6-3 Wie ist die SI-Basiseinheit Mol definiert?

6-4 Was bezeichnet die Avogadro-Konstante und welchen Zahlenwert hat sie?

6-5 Wie groß ist der Massen-Anteil (Kap. 10-3) der Chlorid-Ionen in Natriumchlorid und in Magnesiumchlorid?

6-6 Berechnen Sie die molare Masse von Harnstoff (Summenformel CH_4N_2O).

6-7 Welche Stoffmenge Harnstoff wird ausgeschieden, wenn man den 24 Stunden-Mittelwert 20,6 g zugrundelegt?

6-8 Geben Sie die Masse in g der Stoffportionen an, die aus jeweils $6,02 \cdot 10^{23}$ Teilchen bestehen: Kupfer-Atome, Brom-Moleküle, Kalium- und Iodid-Ionen, Citronensäure-Moleküle ($C_6H_8O_7$).

6-9 Welcher Masse in g entspricht die Stoffmenge von jeweils 0,2 mol Bariumhydroxid und Bariumhydroxid-octahydrat?

6-10 Bestimmte Hormone lösen im nmol-Bereich eine physiologische Wirkung aus. Der wievielte Teil eines Mol ist das?

6-11 Die Masse einer Stoffportion Iod beträgt m (Iod) $= 25,381$ g. Geben Sie an, welcher Stoffmenge Iod-Moleküle sowie Iod-Atome dies entspricht.

6-12 Welcher Stoffportion in g entspricht eine Stoffmenge an Na_2HPO_4, die 0,05 mol beträgt?

6-13 Gehen Sie davon aus, daß Sie stets dieselbe Stoffportion von 100 g der folgenden Stoffe vor sich haben: Silber, Stickstoff, Ethanol, Quecksilber(II)bromid, Coffein ($C_8H_{10}N_4O_2$). Geben Sie in Form von Größengleichungen an, welcher Stoffmenge in mol dies entspricht.

6-14 Eine Stoffportion reine Ameisensäure (HCOOH) beträgt 250 mL ($\rho = 1,22$ bei 20°). Welcher Stoffmenge entspricht dies?

7-1 In welchem Volumen-Anteil liegen die beiden Hauptbestandteile des Gas-Gemisches Luft vor?

7-2 Wie ist der Normzustand von Gasen definiert?

7-3 Wie ist das molare Volumen von Gasen definiert?

7-4 Welchen Wert hat das molare Volumen idealer Gase im Normzustand?

8-1 Welche Wasserstoffoxide werden nach dem Gesetz der multiplen Proportionen gebildet?

8-2 Welche Gase liegen (im Normzustand) als zweiatomige Moleküle vor?

8-3 Vervollständigen Sie die Reaktionsgleichungen:

$N_2 + \quad H_2 \rightleftharpoons NH_3$

$C_4H_{10} + \quad O_2 \longrightarrow CO_2 + \quad H_2O$

8-4 Die Umsetzung von Natriumchlorid mit konzentrierter Schwefelsäure verläuft gemäß:

$2\ NaCl + H_2SO_4 \longrightarrow Na_2SO_4 + 2\ HCl$.

Welche Stoffportion von NaCl (in g) muß umgesetzt werden, um eine Stoffportion Chlorwasserstoff, deren Masse 102 g beträgt, zu erhalten?

8-5 Welches Volumen nimmt diese HCl-Stoffportion bei Normbedingungen ein?

8-6 Weshalb bezeichnet man ein chemisches Gleichgewicht als dynamisches Gleichgewicht?

8-7 Unter gegebenen Bedingungen reagieren die Ausgangsstoffe A und B in einer Gleichgewichts-Reaktion zu den Reaktions-Produkten C und D. Sind Konzentrations-Änderungen meßbar, nachdem sich der Gleichgewichts-Zustand eingestellt hat? (Begründung)

8-8 Wenden Sie das Massenwirkungsgesetz auf das sich in wäßriger Lösung einstellende Gleichgewicht $Fe(SCN)_3 \rightleftharpoons Fe^{\oplus\oplus\oplus} + 3\ SCN^\ominus$ an.

8-9 Was bewirkt ein Katalysator?

8-10 Welchen Einfluß hat ein Katalysator auf die Lage eines chemischen Gleichgewichts?

8-11 Wie heißen die bei Stoffwechsel-Reaktionen umgesetzten Stoffe und die daran beteiligten Katalysatoren?

8-12 Unter welchen Reaktions-Bedingungen laufen chemische Reaktionen im menschlichen Blutplasma ab?

9-1 Welches sind die drei großen Flüssigkeitsräume des menschlichen Körpers?

9-2 Formulieren Sie die Reaktions-Gleichung für die Entstehung von 2 mol Wasser aus den Elementen.

9-3 Welche Energie-Bilanz (nach Aufwenden der Aktivierungs-Energie) ergibt sich für die Reaktion gemäß 9-2?

9-4 Durch welchen Vorgang kann man den Zerfall von Wasser in die Elemente erzwingen?

9-5 Welche Eigenschaft der Wasser-Moleküle resultiert aus dem Bindungswinkel sowie der hohen Elektronegativität der Sauerstoff-Atome?

9-6 Wie erklärt sich die in Relation zur molaren Masse außergewöhnlich hohe Siedetemperatur von Wasser?

9-7 Für welche Art von Lösungsmittel ist Wasser das wichtigste Beispiel?

9-8 Welche Stoffklassen sind in Wasser in der Regel löslich?

9-9 Was sind Hydrate?

9-10 Was bedeuten die Begriffe hygroskopisch, hydrophil und hydrophob?

9-11 Formulieren Sie die Reaktions-Gleichung für die Autoprotolyse von Wasser.

9-12 Welche Ionen entstehen hierbei?

9-13 Worauf ist die auch bei reinem Wasser vorhandene elektrische Leitfähigkeit zurückzuführen?

9-14 Was besagt der Begriff amphoter?

9-15 Aus welchem Grunde reagiert Wasser „neutral"?

9-16 Welche Aussage gilt für alle neutral reagierenden wäßrigen Lösungen?

9-17 In welcher Weise hängt das Ionenprodukt des Wassers von der Temperatur ab?

9-18 Welchen Wert hat das Ionenprodukt des Wassers bei 22°C?

9-19 Welcher Wasserstoffionen- und Hydroxidionen-Konzentration entspricht dies?

9-20 Geben Sie die pH-Definition in Worten und als Gleichung wieder.

10-1 Welche Eigenschaft ist für die Unterscheidung zwischen echten Lösungen und kolloid dispersen Systemen maßgebend?

10-2 Was bedeutet elektrolytische Dissoziation?

10-3 Aus welchen Gründen sind viele Salze sowie potentielle Elektrolyte in Wasser gut löslich?

10-4 Worauf sind die hydrophilen Eigenschaften von Alkoholen und Zuckern zurückzuführen?

10-5 Wie bezeichnet man eine wäßrige Lösung eines Salzes bei gegebener Temperatur, z.B. 20°C, in der die Ionen des gelösten Stoffes im Gleichgewicht mit dem „Bodenkörper" vorliegen?

10-6 Wie ändert sich die Löslichkeit der meisten Salze bei Temperatur-Erhöhung?

10-7 Was beobachtet man beim Einleiten von Chlorwasserstoff-Gas in eine gesättigte Kochsalz-Lösung? (Begründung)

10-8 Welche Salze der meisten Kationen sind bei Raumtemperatur gut löslich?

10-9 Welche Salze vieler Kationen sind in Wasser nur wenig löslich?

10-10 Nennen Sie einige wenig lösliche Chloride, Bromide, Iodide und Sulfate.

10-11 Ordnen Sie Hydroxide nach ihrer Löslichkeit.

10-12 Welches sind die wichtigsten Angaben zur Kennzeichnung des Gehalts von Lösungen?

10-13 Worauf sind alle Konzentrations-Angaben bezogen?

10-14 Welches ist die wichtigste Konzentrations-Angabe?

10-15 Welche Einheiten sind hierfür gebräuchlich?

10-16 Welche Stoffportion an Silbernitrat enthält eine Lösung, deren Stoffmengen-Konzentration 0,1 mol/L beträgt?

10-17 Für chelatometrische Titrationen stellt man aus dem als Dihydrat käuflichen Dinatrium-Salz der Ethylendiamintetraessigsäure (EDTA, Kap. 26) wäßrige Lösungen der Stoffmengen-Konzentration 0,02 mol/L her. Welche Einwaage dieses Dihydrats ist hierfür einzusetzen?

10-18 Zur Fällung von Ca-Ionen sind eine Natriumfluorid- und eine Natriumoxalat-Lösung herzustellen, deren Äquivalent-Konzentration jeweils 0,3 mol/L betragen soll. Welche Stoffportionen dieser Salze sind zur Einwaage zu bringen?

10-19 Der Massen-Anteil einer wäßrigen Lösung an Natriumhydroxid beträgt $w(NaOH) = 32,10\%$, ihre Dichte $\rho = 1,350$ (bei 20°). Wie groß ist $c(NaOH)$ dieser Lösung?

10-20 Zu 250 mL einer wäßrigen Kalium-iodid-Lösung ($\rho = 1,0456$) mit einem Massen-Anteil $w(KI) = 6,227\%$ wird eine Stoffportion an kristallinem KI von $m(KI) = 15$ g zugegeben. Welcher Massen-Anteil an KI in % liegt vor, nachdem das feste KI in Lösung gegangen ist?

10-21 Die Massen-Konzentration an Eisen(II)-Ionen in einer Eisen(II)-sulfat-Lösung beträgt $\beta(Fe^{\oplus\oplus}) = 4,83$ mg/mL. Welcher Stoffmengen-Konzentration entspricht dies?

10-22 Berechnen Sie, mit welchem Umrechnungsfaktor Harnsäure-Werte multipliziert werden müssen, um sie von der alten Einheit mg/dL in die SI-Einheit µmol/L umzurechnen.
$M(Harnsäure) = 168,11$ g/mol.

10-23 Welche Eigenschaften von Lösungen hängen von der Teilchenanzahl (ungeachtet der Art der Teilchen) ab?

10-24 Welchen Massen-Anteil NaCl weist eine physiologische Kochsalz-Lösung auf?

10-25 In welchem Zahlenverhältnis steht die Größe des osmotischen Druckes einer Natriumchlorid- und einer Glucose-Lösung, deren Molalität jeweils 0,1 mol/kg beträgt?

11-1 Aus welchen kleinsten Teilchen bestehen primäre Elektrolyte sowie potentielle Elektrolyte?

11-2 In welche drei großen Stoffklassen unterteilt man Elektrolyte?

11-3 Von welchen Begriffen leitet sich die Bezeichnung Ampholyt ab?

11-4 Weshalb gehört Wasser zu den Ampholyten?

11-5 Welches ist nach der von Brönsted gegebenen Definition die gemeinsame Eigenschaft aller Säuren bzw. aller Basen?

11-6 Welche chemische Reaktion findet beim Einleiten des Gases Bromwasserstoff in Wasser statt?

11-7 Welche chemische Reaktion findet beim Einleiten des Gases Ammoniak in Wasser statt?

11-8 Wie nennt man wäßrige Lösungen von Chlorwasserstoff, Kohlen(stoff)dioxid, Calciumhydroxid, Bariumhydroxid?

11-9 Zur Beschreibung von Protolyse-Reaktionen wird jeder Säure (HA) eine korrespondierende Base ($A^\ominus$) zugeordnet.

a) Welches ist die korrespondierende Base von:
H_3PO_4, $HS^\ominus$, $NH_4^\oplus$, $H_2PO_4^\ominus$

b) Welches ist die korrespondierende Säure von:
$F^\ominus$, $OH^\ominus$, NH_3, $PO_4^{\ominus\ominus\ominus}$

11-10 Nennen Sie je 2 einprotonige, zweiprotonige und dreiprotonige anorganische Säuren.

11-11 Wie erfolgt die Dissoziation mehrprotoniger Säuren?

11-12 Welche Zahlenwerte ermöglichen die Unterscheidung zwischen starken und schwachen Säuren?

11-13 Geben Sie die Definitions-Gleichungen für die Säurekonstante und ihren negativen dekadischen Logarithmus für eine beliebige Säure HA an.

11-14 Eine wäßrige Lösung hat den pH-Wert 1,0, eine andere den pH-Wert 5,0. Um welchen Faktor unterscheiden sich ihre Wasserstoffionen-Konzentrationen?

11-15 Wie lautet die Gleichung für die Neutralisations-Reaktion zwischen Säuren und Basen?

11-16 Welche Stoffportion Kaliumhydroxid benötigt man zur Herstellung von einem Liter Kalilauge mit einem pH-Wert von 12,4?

11-17 Was versteht man unter Äquivalenzpunkt?

11-18 Bei welchen Säure-Base-Titrationen fällt der Äquivalenzpunkt mit dem Neutralpunkt zusammen?

11-19 Welche Formeleinheit haben folgende Salze und welche Ionen liegen im Kristallgitter vor: (A) Natriumsulfid, (B) Ammoniumchlorid, (C) Kaliumsulfat, (D) Kaliumhydrogensulfat, (E) Natriumcarbonat, (F) Magnesiumhydrogencarbonat, (G) Calciumhydrogenphosphat?

11-20 Wie reagieren die Salze (B) bis (E) mit Wasser? (Reaktions-Gleichungen)

11-21 Welche Reaktion der jeweiligen wäßrigen Lösung läßt sich demzufolge mit Farbindikatoren feststellen?

12-1 Zu welchem Zweck werden Puffer-Lösungen verwendet?

12-2 Geben Sie einige Anwendungs-Gebiete für Puffer-Lösungen an.

12-3 Aus welchen Bestandteilen ganz allgemein ist ein Puffer-System aufgebaut?

12-4 Nennen Sie zwei Puffer-Systeme.

12-5 Wie lautet die Henderson-Hasselbalchsche Gleichung?

12-6 Bei welchem Konzentrations-Verhältnis des korrespondierenden Säure-Base-Paares ist das Pufferungs-Vermögen (nach beiden Seiten) am größten?

12-7 Vorrats-Lösungen enthalten NaH_2PO_4 (I) und Na_2HPO_4 (II) in gleicher Stoffmengen-Konzentration. Welche Volumina müssen zur Herstellung von 1000 ml einer Phosphatpuffer-Lösung gemischt werden, deren pH-Wert 6,80 betragen soll? pK_S ($H_2PO_4^\ominus$) = 7,22

12-8 Wie stellt man Citrat- und Borat-Pufferlösungen her?

12-9 Worauf beruht die Puffer-Wirkung von Glycin-Lösungen?

13-1 Welche Elementarteilchen werden bei (stets miteinander gekoppelten) Reduktions-/Oxidations-Vorgängen übertragen?

13-2 Welcher Reaktionsteilnehmer gibt Elektronen ab und ist somit Elektronen-Donator?

13-3 Geben Sie Namen, Summenformel und die eigentlich reduzierend wirkenden Teilchen wichtiger Reduktionsmittel an.

13-4 Welcher Reaktionsteilnehmer nimmt Elektronen auf und ist somit Elektronen-Acceptor?

13-5 Geben Sie Namen, Summenformel und die oxidierend wirkenden Teilchen wichtiger Oxidationsmittel an.

13-6 Welcher Reaktions-Partner wird bei einer Redox-Reaktion reduziert?

13-7 Welchen Begriff hat man eigens deshalb definiert, um den jeweiligen Oxidationszustand (die Oxidationsstufe) eines Stoffes anzugeben und Redox-Gleichungen aufstellen zu können?

13-8 Welche Reaktion (Gleichung) findet beim Einleiten von elementarem Chlor in eine wäßrige Lösung von Kaliumiodid statt?

13-9 Berechnen Sie die Oxidationszahl von Mangan in Mangandioxid, Mangansulfat und Kaliumpermanganat.

13-10 Aus welchen Ionen ist das Kristallgitter von Ammoniumnitrit aufgebaut? (Formeln der Ionen)

13-11 Welche Oxidationszahl hat Stickstoff in diesen Ionen?

13-12 In welche Reaktionsprodukte zerfällt dieses Salz bei Ablauf einer **inner**molekularen Redox-Reaktion?

13-13 Auf welcher Eigenschaft der Oxalsäure beruht deren Verwendung als Urtiter-Substanz in der Manganometrie?

13-14 Stellen Sie die Redox-Gleichung auf für die in schwefelsaurer Lösung ablaufende Oxidation von Oxalat-**Ionen** zu Kohlendioxid durch Permanganat-**Ionen**.

13-15 Begründen Sie, weshalb man die Entladung von Ionen an den betreffenden Elektroden als kathodische Reduktion sowie anodische Oxidation bezeichnet.

13-16 Welche chemischen Reaktionen finden nach dem Eintauchen eines Eisenbleches in eine wäßrige Kupfersulfat-Lösung statt?

14-1 Welche Alkalimetall- und Erdalkalimetall-Ionen sind am Mineralhaushalt des Menschen beteiligt?

14-2 Welche Formeln haben die Hydroxide, die man zur Herstellung von Natronlauge, Kalilauge, Kalkwasser und Barytwasser benötigt?

14-3 Auf welchem Vorgang beruht das Erhärten von Gips?

14-4 Geben Sie die Reaktions-Gleichung für eine CO_2-Nachweisreaktion an.

14-5 Welches Erdalkalimetallsalz wird als Röntgenkontrastmittel verwendet?

14-6 Welche Reaktion erfolgt beim Erhitzen von Calciumhydrogencarbonat? (Gleichung)

14-7 Benennen Sie folgende Verbindungen: $LiBr$, K_2SO_4, HgS, Cu_2O, CuO, SO_2, N_2O_5, Fe_2O_3.

14-8 Geben Sie die Formeln an für: Magnesiumchlorid, Eisen(III)bromid, Kohlenstoffmonoxid, Bariumcarbonat, Natriumdihydrogenphosphat, Dikaliumhydrogenphosphat, Ammoniummagnesiumphosphat.

14-9 Welche Formeln haben Natriumcyanid, Tetraamminkupfer(II)-sulfat, Kalium-hexacyanoferrat(II)?

14-10 In welche Ionen dissoziieren diese Salze in Wasser?

14-11 Welches sind die beiden kristallinen Modifikationen von Kohlenstoff?

14-12 Erläutern Sie, worauf die großen Unterschiede in den Eigenschaften dieser Kohlenstoff-Modifikationen zurückzuführen sind?

14-13 Welche Gase entstehen bei der nicht vollständig verlaufenden Verbrennung schwefelhaltiger Kohlesorten?

14-14 Worauf beruht im Prinzip die hohe Toxizität von Kohlenmonoxid und Cyanid-Ionen?

14-15 Welche Säure entsteht aus wäßrigen Lösungen von Nitriten durch Einwirkung starker Säuren?

14-16 Wie nennt man Oxide von Nichtmetallen, deren Reaktion mit Wasser Säuren ergibt?

14-17 Wie heißen die aus CO_2, N_2O_5 oder SO_2 und Wasser entstehenden Säuren?

14-18 Geben Sie die Namen an für die Anionen $S^{\ominus\ominus}$, $HS^{\ominus}$, $HSO_3^{\ominus}$, $SO_3^{\ominus\ominus}$, $HSO_4^{\ominus}$ und $SO_4^{\ominus\ominus}$.

14-19 Geben Sie die Namen an für die Anionen $Cl^{\ominus}$, $ClO^{\ominus}$, $ClO_2^{\ominus}$, $ClO_3^{\ominus}$, $ClO_4^{\ominus}$, $BrO_3^{\ominus}$ und $IO_3^{\ominus}$.

14-20 Geben Sie die Formel und die wichtigsten Eigenschaften von Wasserstoffperoxid an.

14-21 Geben Sie die Ionen an, deren Konzentration in der extracellulären bzw. in der intracellulären Flüssigkeit besonders hoch ist.

14-22 Nennen Sie für den menschlichen Organismus wichtige Spurenelemente.

15-1 Was bezeichnet man als α-Strahlung?

15-2 Wie ändern sich Kernladungszahl und Massenzahl von Atomen beim α-Zerfall?

15-3 Was bezeichnet man als β-Strahlung?

15-4 Wie ändern sich Kernladungszahl und Massenzahl beim β-Zerfall?

15-5 Wie ist die γ-Strahlung einzuordnen?

15-6 Welches Nuclid steht am Anfang derjenigen natürlichen radioaktiven Zerfallsreihe, die zu dem stabilen Isotop Blei-206 führt?

15-7 Welche Massenzahl hat das Uran-Isotop, das am Anfang der Zerfallsreihe steht, die nach 7maligem α-Zerfall bei $^{207}_{82}Pb$ endet?

15-8 In der Uran-238 Zerfallsreihe entsteht Radium-226, das α-Strahlen aussendet. Formulieren Sie die Kerngleichung für diesen α-Zerfall.

15-9 Welche für jedes radioaktive Nuclid charakteristische Größe gibt Aufschluß über dessen Zerfallsgeschwindigkeit?

15-10 Wie können „künstliche" Isotope hergestellt werden?

15-11 Auf welchen Gebieten der Medizin werden radioaktive Isotope oder mit solchen Isotopen markierte chemische Verbindungen verwendet?

15-12 Nennen Sie einige chemische Elemente, von denen bestimmte Isotope in der Nuklearmedizin als Diagnostica Bedeutung haben.

15-13 Zu diagnostischen Zwecken werden die Isotope Iod-131 und Chrom-51 eingesetzt. Geben Sie für diese Isotope Ordnungszahl und Anzahl der Neutronen an.

15-14 Welches Nuclid entsteht aus dem β-Strahler Iod-131? (Kerngleichung)

16-1 Welchen organischen Stoff hat Wöhler durch Erhitzen von Ammonium-cyanat erhalten?

16-2 Woraus entsteht dieser Stoff im menschlichen Organismus?

16-3 Welche Kohlenstoff-Verbindungen rechnet man nicht zu den organischen Verbindungen?

16-4 Wie heißen die von Enzymen (vorübergehend) gebundenen Stoffe?
16-5 Welches sind die kleinsten Teilchen der meisten organischen Verbindungen?
16-6 Wie viele kovalente Bindungen gehen von den Atomen C, H, N, O, P und S in organischen Verbindungen aus?
16-7 Welche Verbindungen sind zueinander isomer?
16-8 Welche Verknüpfungen von C-Atomen liegen in organischen Verbindungen vor?
16-9 Welche Formeln geben die Verknüpfung der Atome in organischen Molekülen wieder?
16-10 Was bedeutet der Begriff Konfiguration?

17-1 Geben Sie den Namen der Verbindung an:
$H_3C - CH_2 - CH_2 - CH_2 - CH_2 - CH_3$
17-2 Zu welcher Verbindungsklasse im *weitesten* Sinne gehört diese Verbindung?
17-3 Zu welcher *speziellen* Verbindungsklasse gehört diese Verbindung?
17-4 Welche allgemeine Summenformel haben alle zu 17-3 gehörenden Verbindungen?
17-5 Wie heißt das der Verbindung 17-1 vorangehende Homologe?
17-6 Stellen Sie fest, bei welchen der Kohlenwasserstoffe A, B und C es sich um aufeinanderfolgende Verbindungen einer homologen Reihe (Homologe) oder um Isomere handelt.

$$
\begin{array}{ccc}
H & CH_3 & H \\
| & | & | \\
H-C-C-\!\!-C-H \\
| & | & | \\
H & H & H
\end{array}
\qquad
\begin{array}{ccc}
H & CH_3 & H \\
| & | & | \\
H-C-C-\!\!-C-H \\
| & | & | \\
H & CH_3 & H
\end{array}
$$

(A)   (B)

$$
\begin{array}{cccc}
H & H & H & H \\
| & | & | & | \\
H-C-C-C-C-H \\
| & | & | & | \\
H & H & H & H
\end{array}
$$

(C)

17-7 Welche Formel stimmt bei isomeren Alkanen überein? (Beispiel)
17-8 Welche Art der Isomerie liegt bei isomeren Alkanen vor?
17-9 Geben Sie für die Alkane mit 5 C-Atomen Konstitutionsformeln und systematische Namen an.
17-10 Zu welchen Stoffklassen der Kohlenwasserstoffe kann die Verbindung mit der Summenformel C_6H_{12} gehören?
17-11 Die folgenden Verbindungen sind zu benennen:
(A) $H_3C - CH_2 - CH = CH - CH_3$
(B) $H_3C - CH = CH - CH_2 - CH_2 - CH = CH_2$

Welche Verbindung entsteht bei der vollständigen Hydrierung von (B)?
17-12 Geben Sie Konstitutionsformeln und Namen *aller* Benzol-Homologe mit der Summenformel C_8H_{10} an.
17-13 Wie heißt der durch Dehydrierung von Ethylbenzol entstehende Kohlenwasserstoff?
17-14 Welcher Kunststoff wird aus diesem Monomer hergestellt?
17-15 Welcher Typ einer chemischen Reaktion findet statt, wenn Methan mit Chlor unter Lichteinwirkung reagiert?
17-16 Welche Reaktions-Produkte entstehen hierbei?
17-17 Geben Sie Strukturformeln und Namen aller Isomere der Formel $C_2H_2Cl_2$ an.

18-1 Welche gemeinsame Summenformel haben die Isomere

$$
\begin{array}{ccc}
H & H & OH \\
| & | & | \\
H-C-C-C-H \\
| & | & | \\
H & H & H
\end{array}
\qquad
\begin{array}{ccc}
H & OH & H \\
| & | & | \\
H-C-C-\!\!-C-H \\
| & | & | \\
H & H & H
\end{array}
$$

18-2 Zu welcher homologen Reihe gehören (A) und (B)?
18-3 Welche funktionelle Gruppe enthalten diese Moleküle?
18-4 Benennen Sie die Verbindungen (A) und (B).
18-5 Welche Art der Isomerie liegt hier vor?
18-6 Benennen Sie die folgende Verbindung:

$$
\begin{array}{cc}
CH_3 & H \\
| & | \\
H_3C-C-\!\!-C-O-H \\
| & | \\
H & H
\end{array}
\qquad (C)
$$

18-7 Welche Verbindung (D) entsteht aus (C) durch intramolekulare Dehydratisierung?
18-8 Geben Sie den Namen desjenigen, mit (C) isomeren Alkohols an, dessen intramolekulare Dehydratisierung *ebenfalls* zu (D) führt.
18-9 Welche funktionelle Gruppe von Cholesterin reagiert bei der Entstehung von Cholesterin-estern aus freiem Cholesterin?

19-1 Geben Sie Namen und rationelle Formel des zur Narkose verwendeten „Äthers" an.
19-2 Aus welchem Alkohol stellt man diesen Ether her?
19-3 Wie heißt der Reaktionstyp für die Entstehung von Ethern aus Alkoholen
a) im allgemeinen, b) im speziellen?

23-3　Welche Art der Steroisomerie tritt bei Ethen-1,2-dicarbonsäure auf? Geben Sie Trivialnamen und Konfiguration der Isomere an.

23-4　Wie bezeichnet man ein C-Atom, das mit 4 verschiedenen Atomen oder Atomgruppen verknüpft ist?

23-5　Wie nennt man Verbindungen, die die Ebene des polarisierten Lichtes (unter denselben Bedingungen) um denselben Winkel, jedoch in entgegengesetzte Richtungen drehen?

23-6　Verdeutlichen Sie sich mit Hilfe von Formeln, welche der folgenden Verbindungen optisch aktiv sind (Hervorhebung asymmetrischer C-Atome durch *):
Glycin (A), Glycerin (B), Glycerinaldehyd (C), Alanin (D), Bernsteinsäure (E), Äpfelsäure (F), Glucose (G).

23-7　Geben Sie an (in beliebiger Reihenfolge), welche Atome oder Atomgruppen mit dem asymmetrischen C-Atom in den Verbindungen der Tabelle verknüpft sind.

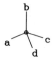

	a	b	c	d
Glycerinaldehyd				
2-Butanol				
Milchsäure				

23-8　Erläutern Sie die Konfigurations-Unterschiede an je einem Beispiel bei a) Enantiomeren, b) Diastereomeren, c) Anomeren, d) Epimeren.

24-1　Welche Trivialnamen haben folgende Salze?
$H_3C-CH(OH)-COO^{\ominus}\ Na^{\oplus}/H-COO^{\ominus}\ NH_4^{\oplus}$?

24-2　Welcher aus organischen Ausgangsstoffen entstandene Ester hat die niedrigste molare Masse? (Formel und Name)

24-3　Welches funktionelle Carbonsäure-Derivat entsteht aus Essigsäure durch Veresterung mit n-Pentanol? (Reaktions-Gleichung)

24-4　Berechnen Sie die molare Masse von Essigsäure (Sdp. 118,5 °C) und Essigsäure-isobutylester (Sdp. 118,0 °C) und erklären Sie, wieso diese Stoffe trotz des erheblichen Unterschiedes ihrer molaren Masse die gleiche Siedetemperatur haben.

24-5　Welche Reaktionsprodukte entstehen bei der Veresterung von a) p-Hydroxy-benzoesäure mit Ethanol und b) o-Hydroxy-benzoesäure mit Essigsäure?

24-6　Welche Verbindungen erhält man a) durch intermolekulare Dehydratisierung aus Essigsäure und Benzoesäure, ferner b) durch intramolekulare Dehydratisierung aus Bernsteinsäure und Phthalsäure?

25-1　Welches sind die ungesättigten Fettsäuren mit insgesamt 18 C-Atomen?

25-2　Wie heißt die hieraus durch vollständige Hydrierung entstehende Fettsäure?

25-3　Beschreiben Sie die chemische Zusammensetzung von fetten Ölen (flüssigen Fetten) und von Mineralölen.

25-4　Erläutern Sie die Begriffe Fetthärtung, Fettspaltung und Verseifung (im engeren Sinne).

25-5　Welche Zwischenprodukte und welche Bausteine entstehen beim Abbau der Nahrungsfette?

25-6　Welche Enzyme katalysieren die Fett-Spaltung?

25-7　Zu welchen Bausteinen führt die vollständige hydrolytische Spaltung von Lecithinen?

26-1　Die Beifügungen „primär", „sekundär" und „tertiär" dienen zur Einteilung von Phosphaten, Alkoholen und Aminen und haben dabei unterschiedliche Bedeutungen. Geben Sie je ein Beispiel für primäre, sekundäre und tertiäre Phosphate, Alkohole und Amine.

26-2　Geben Sie je ein primäres, sekundäres und tertiäres Alkylamin der Summenformel $C_6H_{15}N$ an.

26-3　Welche Formel hat Hexadecyl-trimethylammonium-chlorid?

26-4　Welche Formel hat Ethylendiamin (1,2-Diamino-ethan)?

26-5　Wie heißt die aus Ethylendiamin und 4 mol Chloressigsäure erhältliche Säure?

26-6　Machen Sie über die Verbindung

$$\underset{\underset{CH_3}{|}}{\overset{\overset{CH_3}{|}}{H_3C-N^{\oplus}}}-CH_2-CH_2-O-\underset{\underset{O}{||}}{C}-CH_3 \quad Cl^{\ominus}$$

folgende Aussagen ($Cl^{\ominus}$ als Gegenionen bleiben dabei außer Betracht): a) Wie lautet ihr Trivialname? b) In welche Verbindungsklasse ist sie einzuordnen? c) Welche Verbindungen entstehen bei ihrer hydrolytischen Spaltung? d) Wie heißt das Enzym, welches die Reaktion c) katalysiert?

26-7　Geben Sie die Namen derjenigen *unsubstituierten* Stickstoff-Heterocyclen an, von denen sich (A) Adenin, (B) Cytosin, (C) Harnsäure, (D) Histidin und (E) Nicotinsäureamid ableiten.

26-8　Welches ist das Endprodukt (Ausscheidungsprodukt) des Stoffwechsels der Purin-Basen?

27-1　Beurteilen Sie die Säurestärke der Sulfonsäuren.

27-2 Welche Konstitutionsformel haben (A) Benzol-sulfonsäure, (B) p-Toluol-sulfonsäure und (C) p-Ami-nobenzol-sulfonsäure (Sulfanilsäure)?

27-3 Zu welcher Verbindungsklasse gehören die in der Therapie bakterieller Infektionen eingesetzten Sulfonsäure-Derivate?

27-4 Geben Sie die rationelle Formel für das Na-trium-Salz des aus Dodecanol und Schwefelsäure ent-stehenden Monoesters an.

28-1 Geben Sie die Formeln an für: Alanin, β-Ala-nin, γ-Amino-buttersäure.

28-2 Welchen Massen-Anteil Stickstoff in Prozent enthält Glutamin?

28-3 Welches Ring-System enthalten β-Lactame?

28-4 Weshalb ist dieses Ring-System von großer Be-deutung?

28-5 Geben Sie die Formeln derjenigen Ionen an, aus denen die kristallinen chemischen Verbindungen Glycin (A), Glycin-hydrochlorid (B) und Natrium-glycinat (C) bestehen.

28-6 Fassen Sie die folgenden Aminosäuren nach gemeinsamen Strukturmerkmalen und Eigenschaften zusammen: Glutaminsäure, Cystein, Glycin, Aspara-ginsäure, Alanin, Lysin, Methionin.

28-7 Wie groß ist der Massen-Anteil Schwefel in Prozent in der Aminosäure Cystein?

28-8 Welche Reaktion läuft bei Wasserstoff-Über-tragung auf Cystin ab?

28-9 Durch welche Reaktion entsteht aus bestimm-ten Aminosäuren das betreffende biogene Amin?

28-10 Formulieren Sie diese Reaktion am Beispiel Cystein.

28-11 Die folgenden Dicarbonsäuren mit insgesamt vier C-Atomen treten als Stoffwechselprodukte auf: Bernsteinsäure, Fumarsäure, Äpfelsäure, Oxalessig-säure, Asparaginsäure. Wie heißen ihre Anionen?

28-12 Auf welches Strukturmerkmal ist die optische Aktivität der proteinogenen Aminosäuren zurückzu-führen?

28-13 Welches Strukturmerkmal eines Enzyms ist für dessen Substrat-Spezifität maßgebend?

28-14 Für den menschlichen Organismus ist die Aufnahme „essentieller" Verbindungen als Nah-rungsbestandteile erforderlich. Nennen Sie drei Bei-spiele aus unterschiedlichen Verbindungsklassen.

28-15 Das folgende Tripeptid wird in einer durch eine Carboxypeptidase katalysierten Reaktion hydro-lytisch gespalten. Benennen Sie die hierbei entstehen-den Verbindungen.

28-16 Bezeichnen Sie das folgende Tripeptid (A) durch die Dreibuchstaben-Symbole seiner Amino-säure-Bausteine.

28-17 Welche weiteren, mit (A) isomeren Tripeptide (Kurzbezeichnung der Aminosäure-Rest) gibt es.

29-1 Geben Sie diejenige allgemeine Formel an, von der sich der Name Kohlenhydrate ableitet.

29-2 Welche als Baustein von DNA bedeutsame Pentose besitzt eine Zusammensetzung, die dieser Formel nicht entspricht?

29-3 Nennen Sie zwei Ketosen.

29-4 Schreiben Sie die Fischer-Projektionsformel von D-Glucose hin. Woraus ergibt sich die Konfigura-tions-Angabe?

29-5 In welche Stoffklassen kann man die Kohlen-hydrate auf der Grundlage zunehmender molarer Masse einteilen?

29-6 Nennen Sie aus Glucose-Bausteinen aufge-baute Polysaccharide sowie das jeweilige Verknüp-fungsprinzip.

29-7 Stellen Sie Struktur-Merkmale und Eigen-schaften zusammen, in denen natürlich vorkom-mende Glucose und Fructose übereinstimmen bzw. sich unterscheiden:
a) Konfiguration, b) Drehrichtung, c) Summenfor-mel, d) Aldose-Struktur, e) Ketose-Struktur, f) An-zahl der asymmetrischen C-Atome, g) reduzierende Eigenschaften.

29-8 Welche chemischen Vorgänge sind die Ursache für die nach dem Auflösen von reiner α-D-Glucose (oder reiner β-D-Glucose) in Wasser zu beobachtende Mutarotation?

29-9 Welches Monosaccharid entsteht aus Glucose bei der durch Glucose-Isomerase katalysierten Reak-tion?

29-10 Geben Sie die Namen der Monosaccharide an, die durch enzymatische Hydrolyse aus Milch-zucker und Malzzucker entstehen.

29-11 Wie heißen die betreffenden Enzyme?

29-12 Welche Monosaccharide entstehen aus Sac-charose (Rohrzucker) bei der entweder durch Proto-nen (Säure-Zugabe) oder durch Saccharase (Invertase) katalysierten Hydrolyse?

29-13 Warum nennt man das Enzym „Invertase"?

29-14 Welches ist die Strukturformel von Methyl-α-D-glucosid?

29-15 Geben Sie die Strukturformel für Gluconsäure und Glucuronsäure an.

29-16 Welche Verbindung entsteht aus Glucose bei der durch Glucose-Dehydrogenase katalysierten Reaktion?

29-17 Was bedeuten die Begriffe Glykogenolyse und Glykolyse.

29-18 Phosphorsäure-ester werden in der Biochemie als „Phosphate" bezeichnet. Welche Haworth-Formel hat α-D-Glucose-6-phosphat?

29-19 Geben Sie die Formel an für α-D-Fructofuranose-1,6-bisphosphat.

30-1 Geben Sie die Namen der Verbindungen an, die durch vollständigen Abbau (hydrolytische Spaltung) von DNA entstehen.

30-2 Wie heißt das aus Adenin und D-Ribose entstehende Nucleosid?

30-3 Wie wird die Verknüpfung bezeichnet, die durch Reaktion zwischen den Molekülen einer Pentose und denen einer Purin- oder Pyrimidin-Base entsteht?

30-4 Durch welche Reaktion entstehen Nucleotide aus Nucleosiden?

30-5 Was bedeuten die Abkürzungen AMP, ADP und ATP? Worin besteht der Konstitutions-Unterschied?

30-6 Durch welches Verknüpfungsprinzip entstehen aus Mononucleotiden die Nucleinsäuren (Polynucleotide)?

30-7 Was bezeichnet man als Basen-Paarung?

31-1 Welches sind die wichtigsten Verbindungsklassen der Biopolymere?

31-2 Mit welchem allgemeinen Begriff werden die Baustein-Moleküle von Kunststoffen (Polymeren) bezeichnet?

31-3 Durch welchen Reaktions-Typ entsteht Polyethylen?

31-4 Aus welchen Monomeren und durch welchen Reaktions-Typ entsteht Nylon?

31-5 Ein zur Gel-Elektrophorese verwendetes Polymer besteht aus Makromolekülen mit dem Molekül-Ausschnitt:

$$\text{...} -CH-CH_2-CH-CH_2-CH-CH_2- \text{...}$$
$$\quad\;\; |\qquad\quad\;\; |\qquad\quad\;\; |$$
$$\quad CONH_2\quad CONH_2\quad CONH_2$$

a) Welches Polymer liegt vor?
b) Welche Formel hat das Monomer?

31-6 Welche Polymere (Biopolymere und Kunststoffe) enthalten als Verknüpfungs-Prinzip Carbonamid-Bindungen?

31-7 Welche Polymere enthalten als Verknüpfungs-Prinzip Ester-Bindungen?

32-1 Um bestimmte Struktur-Merkmale organischer Moleküle hervorzuheben, verwendet man die Begriffe:
acyclisch, carbocyclisch, heterocyclisch
gesättigt, ungesättigt, aromatisch.
Welche dieser Struktur-Merkmale weisen die Verbindungen (A) bis (F) auf und in welche Verbindungsklassen sind sie einzuordnen?

$$H_3C-C\equiv C-CH_3$$
(A)

(B)

$$H_2C=C-C=CH_2$$
$$\qquad\; | \quad |$$
$$\qquad\; H \quad H$$
(C)

(D)

(E)

(F)

32-2 Als „einfachste" Verbindungen bezeichnet man solche, mit denen
a) eine homologe Reihe beginnt („Anfangsglieder" einer homologen Reihe) oder die
b) erstmals ein betimmtes Struktur-Merkmal aufweisen.
Geben Sie, hiervon ausgehend, die Formeln an für:
A) das Anfangsglied der Alkanole,
B) den einfachsten tertiären Alkohol,
C) das einfachste tertiäre Amin,
D) das Anfangsglied der Alkanone,
E) den einfachsten aromatischen Kohlenwasserstoff,
F) die einfachste optisch aktive Aminosäure,
G) das einfachste Alken, bei dem cis-trans-Isomerie auftritt,
H) den einfachsten dreiwertigen Alkohol.

32-3 Betrachten Sie zunächst die funktionelle Gruppe in den angegebenen allgemeinen Formeln und geben Sie die betreffende Verbindungsklasse an. Danach setzen Sie in die allgemeine Formel für R^1 H_3C und für R^2 $-CH_2-CH_3$ ein und benennen die einzelnen Verbindungen.

allgemeine Formel	Verbindungs-klasse	Name (R^1 CH_3; R^2 C_2H_5)

$$R^1-C\underset{O^\ominus}{\overset{O}{\diagup}} \quad NH_4^\oplus$$

$$R^1-\underset{O}{\underset{\|}{C}}-O-\underset{O}{\underset{\|}{C}}-R^1$$

$$R^1-C\underset{NH_2}{\overset{O}{\diagup}}$$

$$R^1-C\underset{O-R^2}{\overset{O}{\diagup}}$$

32-4 Ordnen Sie die folgenden Verbindungen einer Verbindungsklasse zu: Propan, 1-Propanol, Propanon (Aceton), Propen, 2-Butin, Glucose.

32-5 Wie nennt man solche Reaktionen
a) bei denen ein Ringschluß stattfindet,
b) bei denen Austausch eines H-Atoms durch ein Cl-Atom erfolgt,
c) bei denen Abspaltung von Wasserstoff erfolgt,
d) bei denen eine Anlagerung von Wasser stattfindet,
e) bei denen ein Reaktionsprodukt mit derselben Summenformel wie der Ausgangsstoff entsteht,
f) die zwischen Molekülen stattfinden,
g) bei denen Wärme frei (an die Umgebung abgegeben) wird,
h) die innerhalb eines Moleküls verlaufen,
i) bei denen Wasser abgespalten wird,

j) bei denen ein gesättigter aus einem ungesättigten Kohlenwasserstoff entsteht,
k) bei denen aus einer organischen Säure CO_2 abgespalten wird,
l) bei denen aus einer Aminosäure die entsprechende α-Ketosäure und NH_3 entstehen.

32-6 Geben Sie an, zu welchem Reaktions-Typ die angegebenen Reaktionen gehören:
a) Ethanol ⟶ Ethen + Wasser
b) Ethanol ⟶ Diethylether + Wasser
c) Essigsäure + Ammoniak ⟶ Ammonium-acetat
d) Glucose (in alkalischer Lösung) ⟶ Fructose
e) Bernsteinsäure ⟶ Fumarsäure
f) Cyclohexen ⟶ Benzol
g) Brenztraubensäure ⟶ Milchsäure

32-7 Zu welchem Reaktions-Typ gehören die Fettspaltung, die Spaltung von Peptid-Bindungen und die Spaltung von Glycosid-Bindungen.

32-8 Zu welcher Verbindungsklasse gehören Benzol, Toluol, Xylol und Styrol?

32-9 Zu welcher Verbindungsklasse gehören Glycerin und Cholesterin?

32-10 Nennen Sie zwei Beispiele für zweibindige Atomgruppen.

32-11 Welches gemeinsame Struktur-Merkmal haben Aniontenside?

32-12 Welche Reaktion katalysiert das Enzym Mutarotase?

32-13 Welche Reaktion katalysiert eine Aminopeptidase?

32-14 Wie werden Aminotransferasen noch bezeichnet?

32-15 Geben Sie zwei Isomerisierungs-Reaktionen an.

32-16 Wie heißen die sechs Enzym-Klassen?

Antworten zu den Kontrollfragen

1-1 Metabolismus, Stoffwechsel
1-2 In wäßrigem Milieu
1-3 Katalysatoren
1-4 Enzyme
1-5 Metabolite
1-6 Zur Klinischen Chemie

2-1 Physikalische Vorgänge sind: Destillation, Sublimation, Filtration, Dialyse
2-2 Element: Mg / Verbindungen: Harnsäure, Harnstoff, Vitamin C / Stoff-Gemische: Messing, Olivenöl, NaCl-Lösung, Serum-Proteine
2-3 Aus einer Phase
2-4 Nein; wenn die Lösung an NaCl gesättigt ist, wird kein NaCl mehr gelöst (Bodenkörper).
2-5 Ja, weil unbegrenzt ineinander löslich.
2-6 Dispersionsmittel und dispergierten Stoffen
2-7 Dispersion von miteinander nicht mischbaren flüssigen Stoffen / Aufschlämmung fester Stoffe in einer Flüssigkeit
2-8 Siedetemperatur, Dichte, Brechzahl
2-9 $V = 681,8$ mL
2-10 $m = 828$ g

3-1 Protonen, Neutronen, Elektronen
3-2 p und n im Atomkern, $e^{\ominus}$ in der Hülle
3-3 p: $+1/\approx 1$ u   n: $0/\approx 1$ u

$e^{\ominus}$: $-1/\approx \dfrac{1}{1840}$ u

3-4 Übereinstimmende Anzahl p und $e^{\ominus}$
3-5 p und $e^{\ominus}$
3-6 Durch die Anzahl der Neutronen
3-7 (A) 8, (B) 18, (C) 8, (D) O
3-8 Atome
3-9 Moleküle
3-10 Ionen, Kationen und Anionen
3-11 Überhaupt nicht, sie sind identisch
3-12 Nucleonen sind p und n/Nuclide: Atomsorten
3-13 Nein, Nuclide ist der Oberbegriff
3-14 Kernladungszahl und Massenzahl
3-15 Deuterium, Tritium
3-16 Bestimmte Isotope enthaltende Verbindungen
3-17 Die Anordnung der $e^{\ominus}$ in der Elektronenhülle

3-18 Die Atome der Edelgase (außer Helium)
3-19 Li eins, N fünf, S sechs, F sieben
3-20 Des Stickstoffs
3-21 vgl. S. 30
3-22 Alkalimetalle, Erdalkalimetalle, Halogene

4-1 Die Protonenzahl (Kernladungszahl)
4-2 Dieselbe Anzahl an Außenelektronen
4-3 Durch die von einer bestimmten Elektronenschale maximal aufgenommene Elektronen-Zahl
4-4 18 (nach der Formel $2n^2$ für $n = 3$)
4-5 $3s^2$ $3p^6$ $3d^{10}$
4-6 Übergangselemente, Nebengruppen-Elemente
4-7 d-Orbitale
4-8 Li, K/Mg, Ba/Cu, Ag/Zn, Hg/C, Si/N, P/O, S, Se/F, I
4-9 eines, zwei, sieben
4-10 Die besonders stabile Elektronen-Anordnung auf der äußersten Schale der Edelgas-Atome
4-11 Die Edelgase, da die besonders stabile Elektronen-Konfiguration schon vorliegt
4-12 Alkalimetalle, Halogene, weil durch Abgabe bzw. Aufnahme eines einzigen $e^{\ominus}$ Edelgas-Konfiguration erreicht wird
4-13 $+$I: K, Cu, Ag / $+$II: Ca, Cu, Zn, Mn, Fe / $+$III: Al, Fe
4-14 Atomradius, Ionisierungsenergie, Ionenradius, Elektronegativität
4-15 In welchem Ausmaß die Atome eines Elements Bindungselektronen zu sich hinziehen
4-16 Fluor, Sauerstoff, Chlor, Stickstoff

5-1 (A), (D) Atome / (B), (C) zweiatomige Moleküle
5-2 In der Zahl der Nucleonen
5-3 $K^{\oplus}$, $Ba^{\oplus\oplus}$, $Al^{\oplus\oplus\oplus}$ sind durch Abgabe, $F^{\ominus}$, $I^{\ominus}$, $S^{\ominus\ominus}$ durch Aufnahme der entspr. Anzahl $e^{\ominus}$ entstanden
5-4 Das Vorzeichen der Ladung
5-5 (A) und (B), $Na^{\oplus}$ und $Cl^{\ominus}$, (C) diese Ionen hydratisiert
5-6 (B) und (C), da hier die Ionen beweglich sind
5-7 Kationen zur Kathode, Anionen zur Anode
5-8 Die heteropolare Bindung

5-9 Fe: +II und +III, Cu: +I und +II

5-10 Kovalente Bindung (Elektronenpaar-Bindung)

5-11 In der Bindungsart (hetero- bzw. homöopolar)

5-12 Wenn ein Atom die Bindungselektronen stärker zu sich hinzieht

5-13 Die Elektronegativitäts-Werte

5-14 KI (Ionen), H_2S (Moleküle), CCl_4 (Moleküle), Al (Atome), $KAl(SO_4)_2$ (Ionen), Br_2 (Moleküle)

5-15 $H_2 + Br_2 \longrightarrow 2 HBr$

5-16 Hydrogenbromid (Bromwasserstoff)

5-17 Eine (polarisierte) kovalente Bindung

5-18 $NaClO/NaClO_3/MgBr_2/KBrO_3/KClO_4/Na_2SO_3$

5-19 Zinn(II)-chlorid, Zinn(IV)-chlorid, Eisen(II)-sulfat, Kupfer(II)-sulfid

5-20 $Fe^{\oplus\oplus}$: $24 e^{\ominus}$, $Fe^{\oplus\oplus\oplus}$: $23 e^{\ominus}$

5-21 Liganden

5-22 $[Fe(CN)_6]^{4\ominus}$: $36 e^{\ominus}$, $[Fe(CN)_6]^{3\ominus}$: $35 e^{\ominus}$

5-23 Hexacyanoferrat(II), weil Fe Edelgas-Konfiguration hat

5-24 $K^{\oplus}$ und $[Fe(CN)_6]^{3\ominus}$ / $NH_4^{\oplus}$, $Fe^{\oplus\oplus\oplus}$ und $SO_4^{\ominus\ominus}$

5-25 Natrium-thiosulfat, $Na_2S_2O_3$, Komplex-Bildung mit $Ag^{\oplus}$

6-1 Massenzahl 127, Protonenzahl 53, Moleküle sind 2atomig

6-2 Ein Zehntel, ein Tausendstel, ein Millionstel

6-3 vgl. S. 44

6-4 Die Teilchenanzahl pro Mol, $N_A = 6,022 \cdot 10^{23}$

6-5 $NaCl: w(Cl) = 60,66\%$ $MgCl_2: w(Cl) = 74,46\%$

6-6 M (Harnstoff) = 60,06 g/mol

6-7 n (Harnstoff) = 0,343 mol

6-8 m(Cu) = 63,546 g, m(Br_2) = 159,81 g, m($K^{\oplus}$) = 39,098 g, m($I^{\ominus}$) = 126,90 g, m($C_6H_8O_7$) = 192,12 g

6-9 m($Ba(OH)_2$) = 34,276 g, m($Ba(OH)_2 \cdot 8H_2O$) = 63,102 g

6-10 Der Milliardste, d.h. 10^{-9} mol

6-11 n(I) = 0,2 mol / n(I_2) = 0,1 mol

6-12 m(Na_2HPO_4) = 7,1 g

6-13 n(Ag) = 0,927 mol, n(N_2) = 3,57 mol, n(C_2H_6O) = 2,17 mol, n($HgBr_2$) = 0,277 mol, n($C_8H_{10}N_4O_2$) = 0,515 mol

6-14 n(HCOOH) = 6,628 mol

7-1 Volumen-Anteil (N_2) $\approx$ 78%, (O_2) $\approx$ 21%

7-2 Temperatur 273 K $\triangleq$ 0°C, Druck 1,013 bar

7-3 Volumen, das ein Mol eines Gases im Normzustand einnimmt

7-4 V = 22,414 L/mol

8-1 H_2O, H_2O_2

8-2 H_2, N_2, O_2, F_2, Cl_2

8-3 $N_2 + 3 H_2 \rightleftharpoons 2 NH_3$
$C_4H_{10} + 61/2 O_2 \rightleftharpoons 4 CO_2 + 5 H_2O$

8-4 m(NaCl) = 163,5 g

8-5 V(HCl) = 62,7 L

8-6 Weil auch im Gleichgewichts-Zustand Umsetzung der Reaktions-Teilnehmer stattfindet (Hin- und Rückreaktion)

8-7 Nein, weil Hin- und Rückreaktion gleich schnell ablaufen

8-8 $K = \dfrac{c(Fe^{\oplus\oplus\oplus}) \cdot c^3(SCN^{\ominus})}{c(Fe(SCN)_3)}$

8-9 Die Herabsetzung der Aktivierungs-Energie und damit die beschleunigte Einstellung eines chemischen Gleichgewichts

8-10 Keinen

8-11 Substrate, Enzyme

8-12 Bei 37°C und pH-Werten um 7,4 in Wasser

9-1 Blutplasma, interstitielle und intracelluläre Flüssigkeit

9-2 $2 H_2 + O_2 \longrightarrow 2 H_2O$

9-3 Stark exotherm

9-4 Durch Elektrolyse

9-5 Die Dipol-Orientierung

9-6 Wasserstoffbrücken-Bindungen ergeben Molekül-Assoziate

9-7 Für polare Lösungsmittel

9-8 Salze, Säuren, Basen, Alkohole, Zucker

9-9 Verbindungen mit in stöchiometrischem Verhältnis gebundenem Wasser

9-10 wasseranziehend, wasser„freundlich", wasserabweisend

9-11 $H_2O + H_2O \rightleftharpoons H_3O^{\oplus} + OH^{\ominus}$

9-12 Oxonium- und Hydroxid-Ionen

9-13 Bei der Autoprotolyse entstehen Ionen

9-14 Saure und basische Eigenschaften aufweisend

9-15 Weil bei der Autoprotolyse $H_3O^{\oplus}$- und $OH^{\ominus}$-Ionen in gleicher Anzahl entstehen

9-16 $c(H_3O^{\oplus}) = c(OH^{\ominus})$

9-17 Das Ionenprodukt wird mit steigender Temperatur größer

9-18 10^{-14} mol^2/L^2

9-19 jeweils 10^{-7} mol/L

9-20 Negativer dekadischer Logarithmus der Wasserstoffionen-Konzentration; pH = $-\lg c(H^{\oplus})$

10-1 Die Größe der gelösten Teilchen (bei kolloidalen Dispersionen 10^{-5} bis 10^{-7} cm)

10-2 Zerfall in Ionen

10-3 Weil Ionen hydratisiert werden bzw. Protolyse-Reaktionen mit Wasser stattfinden

10-4 Auf die OH-Gruppen in ihren Molekülen

10-5 Als gesättigte Lösung

10-6 Sie nimmt zu

10-7 Auftreten eines NaCl-Niederschlags; durch hinzukommende $Cl^{\ominus}$-Ionen wird die NaCl-Löslichkeit überschritten

10-8 Die Nitrate, Nitrite, Acetate, Chloride, Bromide, Iodide, Sulfate

10-9 Die Sulfide, Carbonate, Oxalate, Phosphate

10-10 Die Ag-, Cu(I)-, Hg(I)- und Pb-chloride, -bromide und -iodide; $SrSO_4$, $BaSO_4$, $PbSO_4$

10-11 Die Alkalihydroxide sind gut löslich, die übrigen mäßig löslich oder unlöslich

10-12 Stoffmengen-Konzentration, Massen-Konzentration, Massen-Anteil

10-13 Auf ein bestimmtes Volumen

10-14 Die Stoffmengen-Konzentration

10-15 mol/L (mmol/L, μmol/L)

10-16 $m(AgNO_3) = 16{,}989$ g

10-17 $m(\text{EDTANa}_2 \cdot 2 H_2O) = 7{,}445$ g

10-18 $m(\text{NaF}) = 12{,}6$ g / $m(1/2\,Na_2C_2O_4) = 20{,}1$ g

10-19 $c(\text{NaOH}) = 10{,}83$ mol/L

10-20 $w(\text{KI}) = 11{,}32\%$

10-21 $c(Fe^{\oplus\oplus}) = 86{,}5$ mmol/L

10-22 Der Umrechnungsfaktor ist 59,485

10-23 Dampfdruck, Siedetemperatur, Gefriertemperatur, osmotischer Druck

10-24 $w(\text{NaCl}) = 0{,}9\%$

10-25 Der osmotische Druck der NaCl-Lösung ist zweimal so groß wie der der Glucose-Lösung

11-1 Ionen, Molekülen

11-2 Salze, Säuren, Basen

11-3 Von amphoterer Elektrolyt

11-4 Weil Wasser-Moleküle Säure- und Base-Eigenschaften haben

11-5 Als Protonen-Donator bzw. Protonen-Acceptor zu reagieren

11-6 $HBr + H_2O \rightleftharpoons H_3O^{\oplus} + Br^{\ominus}$

11-7 $NH_3 + H_2O \rightleftharpoons NH_4^{\oplus} + OH^{\ominus}$

11-8 Salzsäure, Kohlensäure, Kalkwasser, Barytwasser

11-9 a) $H_2PO_4^{\ominus}$, $S^{\ominus\ominus}$, NH_3, $HPO_4^{\ominus\ominus}$

b) HF, H_2O, $NH_4^{\oplus}$, $HPO_4^{\ominus\ominus}$

11-10 Salzsäure, Salpetersäure / Schwefelsäure, Kohlensäure / Phosphorsäure, Borsäure

11-11 In aufeinanderfolgenden Gleichgewichts-Reaktionen (stufenweise)

11-12 Die Säurekonstanten bzw. die pK_S-Werte

11-13 $K_S = \dfrac{c(H_3O^{\oplus}) \cdot c(A^{\ominus})}{c(\text{HA})}$

$pK_S = -\lg K_S$

11-14 Um den Faktor zehntausend (10^4)

11-15 $H_3O^{\oplus} + OH^{\ominus} \rightleftharpoons 2 H_2O$

$(H^{\oplus} + OH^{\ominus} \rightleftharpoons H_2O)$

11-16 $m(\text{KOH}) = 1{,}4$ g

11-17 Den pH-Wert, der sich nach Titration einer bestimmten Säure-Menge mit der äquivalenten Menge Base (oder umgekehrt) einstellt

11-18 Bei der Titration starker Säuren mit starken Basen

11-19 (A) Na_2S, $Na^{\oplus}$, $S^{\ominus\ominus}$, (B) NH_4Cl, $NH_4^{\oplus}Cl^{\ominus}$, (C) K_2SO_4, $K^{\oplus}$, $SO_4^{\ominus\ominus}$, (D) $KHSO_4$, $K^{\oplus}HSO_4^{\ominus}$, (E) Na_2CO_3, $Na^{\oplus}$, $CO_3^{\ominus\ominus}$, (F) $Mg(HCO_3)_2$, $Mg^{\oplus\oplus}HCO_3^{\ominus}$, (G) $CaHPO_4$, $Ca^{\oplus\oplus}HPO_4^{\ominus\ominus}$

11-20 (B) $NH_4^{\oplus} + H_2O \rightleftharpoons H_3O^{\oplus} + NH_3$

(C) K_2SO_4, keine Salz-Protolyse

(D) $HSO_4^{\ominus} + H_2O \rightleftharpoons H_3O^{\oplus} + SO_4^{\ominus\ominus}$

(E) $CO_3^{\ominus\ominus} + H_2O \rightleftharpoons HCO_3^{\ominus} + OH^{\ominus}$

11-21 (B) und (D) sauer, (C) neutral, (E) alkalisch

12-1 Zur Einstellung und Aufrechterhaltung enger pH-Bereiche

12-2 Klinische Chemie, Mikrobiologie, Arbeiten mit Zell- und Gewebekulturen

12-3 Meistens aus einer schwachen Säure und einem ihrer Salze mit einer starken Base

12-4 Essigsäure/Acetat; Dihydrogenphosphat/Hydrogenphosphat

12-5 $\text{pH} = pK_S + \lg \dfrac{c(A^{\ominus})}{c(\text{HA})}$

12-6 Beim Verhältnis 1:1

12-7 $V(\text{NaH}_2\text{PO}_4) = 724{,}5$ mL,
$V(\text{Na}_2\text{HPO}_4) = 275{,}5$ mL

12-8 Aus wäßrigen Lösungen der Säure und NaOH

12-9 Die Zwitterionen reagieren mit $H^{\oplus}$ bzw. $OH^{\ominus}$

13-1 Elektronen

13-2 Das Reduktionsmittel

13-3 vgl. S. 107

13-4 Das Oxidationsmittel

13-5 vgl. s. 106

13-6 Das Oxidationsmittel

13-7 Den Begriff Oxidationszahl

13-8 $Cl_2 + 2 I^{\ominus} \rightleftharpoons 2 Cl^{\ominus} + I_2$

13-9 $+IV$, $+II$, $+VII$

13-10 $NH_4^{\oplus}$, $NO_2^{\ominus}$

13-11 $-III$, $+III$

13-12 In N_2 und H_2O

13-13 Auf der reduzierenden Wirkung von Oxalsäure

13-14 $5 C_2O_4^{\ominus\ominus} + 2 MnO_4^{\ominus} + 16 H^{\oplus} \longrightarrow$
$\qquad\qquad 10 CO_2 + 2 Mn^{\oplus\oplus} + 8 H_2O$

13-15 An der Kathode erfolgt Elektronen-Aufnahme (z. B. $Na^{\oplus} + e^{\ominus} \longrightarrow Na$), an der Anode Elektronen-Abgabe

13-16 $Cu^{\oplus\oplus} + Fe \longrightarrow Cu + Fe^{\oplus\oplus}$

14-1 $Na^{\oplus}$, $K^{\oplus}$, $Mg^{\oplus\oplus}$, $Ca^{\oplus\oplus}$

14-2 $NaOH$, KOH, $Ca(OH)_2$, $Ba(OH)_2$

14-3 $CaSO_4 \cdot 1/2\,H_2O$ geht in das Dihydrat über

14-4 $Ba(OH)_2 + CO_2 \longrightarrow BaCO_3 + H_2O$

14-5 $BaSO_4$

14-6 $Ca(HCO_3)_2 \longrightarrow CaCO_3 + H_2O + CO_2$

14-7 Lithiumbromid, Kaliumsulfat, Quecksilbersulfid, Kupfer(I)-oxid, Kupfer(II)-oxid, Schwefeldioxid, Distickstoffpentaoxid, Eisen(III)-oxid

14-8 $MgCl_2$, $FeBr_3$, CO, $BaCO_3$, NaH_2PO_4, K_2HPO_4, NH_4MgPO_4

14-9 $NaCN$, $[Cu(NH_3)_4]SO_4$, $K_4[Fe(CN)_6]$

14-10 $Na^{\oplus}$, $CN^{\ominus}/[Cu(NH_3)_4]^{\oplus\oplus}$, $SO_4^{\ominus\ominus}/K^{\oplus}$, $[Fe(CN)_6]^{4\ominus}$

14-11 Diamant, Graphit

14-12 Tetraeder / Schichtebenen und Elektronengas

14-13 CO, SO_2, (CO_2)

14-14 Verdrängung von O_2 aus dem Häm-Komplex

14-15 Salpetrige Säure, HNO_2

14-16 Säureanhydride

14-17 Kohlensäure, Salpetersäure, schweflige Säure

14-18 Sulfid, Hydrogensulfid, Hydrogensulfit, Sulfit, Hydrogensulfat, Sulfat

14-19 Chlorid, Hypochlorit, Chlorit, Chlorat, Perchlorat, Bromat, Iodat

14-20 H_2O_2 / Oxidationsmittel / desinfizierende und bleichende Wirkung

14-21 $Na^{\oplus}$, $Ca^{\oplus\oplus}$, $Cl^{\ominus}$, $HCO_3^{\ominus}/K^{\oplus}$, $Mg^{\oplus\oplus}$, $HPO_4^{\ominus\ominus}$, $SO_4^{\ominus\ominus}$

14-22 Fe, Zn, Cu, Mn, Co, Mo

15-1 Aussendung von $_2^4He$-Kernen

15-2 Z −2   A −4

15-3 Aussendung von $e^{\ominus}$ (infolge $n \longrightarrow p + e^{\ominus}$)

15-4 Z +1   A unverändert

15-5 energiereiche elektromagnetische Strahlung

15-6 $_{92}^{238}U$

15-7 $_{92}^{235}U$

15-8 $_{88}^{226}Ra \xrightarrow{\alpha} {}_{86}^{222}Rn$

15-9 Die Halbwertzeit

15-10 Durch Beschuß von Atomkernen mit Neutronen oder α-Teilchen

15-11 Radiodiagnostik

15-12 P, Cr, Se, I, Cu

15-13 $_{53}^{131}I$, $_{24}^{51}Cr$

15-14 $_{53}^{131}I \longrightarrow {}_{54}^{131}Xe$

16-1 Harnstoff

16-2 Aus Proteinen nach dem Abbau zu Aminosäuren als Endprodukt des Stickstoff-Stoffwechsels

16-3 Kohlensäure und deren Salze; CO_2, CO, HCN, Blausäure und deren Salze, Cyanate

16-4 Substrate; manche Enzyme binden auch Coenzyme

16-5 Moleküle

16-6 C 4, H 1, N 3 oder 5, O 2, P 5, S 2 oder 6

16-7 Alle Verbindungen mit derselben Summenformel

16-8 kettenförmig, ringförmig / Einfach-, Doppel- oder Dreifachbindungen, aromatischer Bindungszustand

16-9 Die Konstitutionsformeln (Strukturformeln)

16-10 Den räumlichen Aufbau der Moleküle

17-1 n-Hexan

17-2 Zu den Kohlenwasserstoffen

17-3 Zu den Alkanen

17-4 C_nH_{2n+2}

17-5 n-Pentan

17-6 (A) und (C) sind Isomere, (B) ist das nächsthöhere Homologe

17-7 Die Summenformel, z. B. C_4H_{10} n-Butan/iso-Butan

17-8 Gerüst-Isomerie

17-9 vgl. S. 147

17-10 Zu den Alkenen oder den Cycloalkanen

17-11 (A) 2-Penten, (B) 1,5-Heptadien; n-Heptan

17-12 vgl. S. 154

17-13 Styrol

17-14 Polystyrol (Styropor)

17-15 Substitution

17-16 Mono-, Di-, Tri- und Tetrachlormethan

17-17 vgl. S. 152 und 1,1-Dichlorethen

18-1 C_3H_8O

18-2 Zu den Alkanolen

18-3 Die Hydroxy-Gruppe

18-4 (A) n-Propanol, (B) Isopropanol

18-5 Stellungs-Isomerie

18-6 Isobutanol (2-Methyl-propanol)

18-7 Isobuten

18-8 tert.-Butanol

18-9 Die sekundäre alkoholische OH-Gruppe

19-1 Diethylether, $H_3C-CH_2-O-CH_2-CH_3$

19-2 Aus Ethanol

19-3 Kondensations-Reaktion, Veretherung

19-4 vgl. S. 162

20-1 Sauer; Phenol ist ein Protonen-Donator

20-2

(A) ⬡—$O^{\ominus}$ $K^{\oplus}$, (B) Cl—⬡—OH, (C) ⬡—OH (mit H_3C)

(D) ⬡(Br)—OH, (E) O_2N—⬡—OH (mit NO_2 oben, NO_2 unten)

21-1 Verbindungen mit der funktionellen Gruppe −CHO; von der Dehydrierung primärer Alkohole

21-2 Auf ihrer reduzierenden Wirkung

21-3 Autoxidation, Carbonsäuren

21-4 n-Butanol $\longrightarrow$ n-Butanal
Isobutanol $\longrightarrow$ 2-Methyl-propanal

21-5 Glycerin-aldehyd

21-6 a) Nein, die Stoffe gehören zu verschiedenartigen Verbindungsklassen; b) ja, dieselbe Summenformel, unterschiedliche funktionelle Gruppen; c) zu den Ethern; d) zu den Ketonen; e) (A) Cyclohexyl-methyl-ether, (B) Diisopropyl-keton

21-7 vgl. S. 159

21-8 Cyclohexanon

22-1 Mono-, Di- und Trichloressigsäure

22-2 $F_3C-COOH$

22-3 Acrylsäure, $H_2C=CH-COOH$

22-4 α-, β- und γ-Hydroxy-buttersäure

22-5 Aus γ-Hydroxy-buttersäure, vgl. S. 178

22-6 $H_3C-CO-CH_3 + CO_2$ / Acetessigsäure (β-Keto-buttersäure), Aceton und CO_2

22-7 Stellungs-Isomerie / o-, m- und p-Hydroxy-benzoesäure/Salicylsäure ist o-Hydroxy-benzoesäure

22-8 a) Essigsäure, $H_3C-COOH$;
b) Palmitat, $H_3C-(CH_2)_{14}-COOH$;
c) Bernsteinsäure, Succinat;
d) Milchsäure, $H_3C-CH(OH)-COOH$;
e) Malat, $HOOC-CH_2-CH(OH)-COOH$;
f) Glutarsäure, Glutarat;
g) Brenztraubensäure, $H_3C-CO-COOH$;
h) Fumarsäure, trans$-HOOC-CH=CH-COOH$

22-9 Die Dehydrierung Succinat $\rightleftharpoons$ Fumarat

22-10

$$\begin{array}{c} COOH \\ | \\ COOH \end{array} \rightleftharpoons \begin{array}{c} COO^{\ominus} \\ | \\ COOH \end{array} + H^{\oplus} \rightleftharpoons \begin{array}{c} COO^{\ominus} \\ | \\ COO^{\ominus} \end{array} + H^{\oplus}$$

Hydrogenoxalat/Oxalat

22-11 $m(H_2C_2O_4 \cdot 2 H_2O) = 3,152$ g

22-12 Einprotonig: C, E, I, K; zweiprotonig: A, F, J, L; dreiprotonig: B, H; vierprotonig: D, G

23-1 cis- und trans-1,2-Dichlor-ethen

23-2 Keine freie Drehbarkeit um $C=C$ (Stereoisomere)

23-3 Geometrische Isomerie, Maleinsäure (cis), Fumarsäure (trans)

23-4 Als asymmetrisches C-Atom

23-5 Enantiomere, optische Antipoden

23-6 Optisch aktiv sind: C, D, F, G

23-7 vgl. S. 186

23-8 vgl. S. 232

24-1 Natrium-lactat / Ammonium-formiat

24-2 $HCOOCH_3$, Ameisensäure-methylester

24-3 $H_3C-COOH + HO-C_5H_{11} \rightleftharpoons$
$H_3C-COOC_5H_{11} + H_2O$ (Essigsäure-n-pentylester)

24-4 $M(H_3C-COOH) = 60,05$ g/mol; M(Ester) $= 116,16$ g/mol; Essigsäure-Moleküle bilden H-Brücken aus (Dimere), die Ester-Moleküle nicht

24-5 a) p-Hydroxy-benzoesäure-ethylester, b) Acetyl-salicylsäure (Aspirin)

24-6 Acetanhydrid, Benzoesäure-, Bernsteinsäure-, Phthalsäure-anhydrid

25-1 Ölsäure, Linolsäure, Linolensäure

25-2 Stearinsäure

25-3 Gemische aus Triglyceriden bzw. aus Kohlenwasserstoffen

25-4 Hydrierung/Hydrolyse zu Glycerin und Fettsäuren/Hydrolyse mit NaOH oder KOH zu Glycerin und Seifen

25-5 Diglyceride, Monoglyceride, Glycerin und Fettsäuren

25-6 Lipasen, Esterasen

25-7 Glycerin, Fettsäuren (2 mol), Phosphorsäure (1 mol), Cholin

26-1 NaH_2PO_4, Na_2HPO_4, Na_3PO_4/Ethanol, Isopropanol, tert.-Butanol/Mono-, Di- und Triethylamin

26-2 n-Hexylamin/Di-(n-propyl)-amin/Triethylamin

26-3 $[H_{33}C_{16}N(CH_3)_3]^{\oplus}Cl^{\ominus}$

26-4 $H_2N-CH_2-CH_2-NH_2$

26-5 Ethylendiamin-tetraessigsäure

26-6 a) Acetylcholin, b) Ester, c) Cholin und Essigsäure, d) Cholin-esterase

26-7 Purin (A und C)/Pyrimidin (B)/Imidazol (D)/Pyridin (E)

26-8 Harnsäure

27-1 Es sind starke Säuren

27-2

$$\text{⟨O⟩}-SO_3H \;/\; H_3C-\text{⟨O⟩}-SO_3H \;/\; H_2N-\text{⟨O⟩}-SO_3H$$

27-3 Es sind Sulfonamide

27-4 $H_3C-(CH_2)_{11}-O-SO_3^{\ominus}\,Na^{\oplus}$

28-1

$$\underset{NH_2}{H_3C-CH-COOH}\;,\; \underset{NH_2}{H_2C-CH_2-COOH}\;,\; \underset{NH_2}{H_2C-CH_2-CH_2-COOH}$$

28-2 $w(N) = 19,17\%$

28-3 Ein viergliedriges mit der $-CO-NH$-Gruppe

28-4 Es ist Struktur-Merkmal der Penicilline

28-5 $H_3\overset{\oplus}{N}-CH_2-COO^{\ominus}$ (A)

$Cl^{\ominus}H_3\overset{\oplus}{N}-CH_2-COOH$ (B)

$H_2N-CH_2-COO^{\ominus}Na^{\oplus}$ (C)

28-6 Monoamino-monocarbonsäuren: Gly, Ala, Cys, Met / saure Aminosäuren: Asp, Glu / basische Aminosäure: Lys / S-haltige Aminosäuren: Cys, Met

28-7 $w(S) = 26,47\%$

28-8 Reduktion zu 2 mol Cystein

28-9 Durch Decarboxylierung

28-10 $HS-CH_2-CH(NH_2)-COOH \longrightarrow$
$\qquad\qquad HS-CH_2-CH_2-NH_2 + CO_2$

28-11 Succinat/Fumarat/Malat/Oxalacetat/Aspartat

28-12 Auf das asymmetrische α-C-Atom

28-13 Die Konformation seines aktiven Zentrums

28-14 Vitamin A, Linolsäure, Lysin

28-15 Alanyl-glycin und Serin

28-16 Asp-Cys-Ala

28-17 Asp-Ala-Cys/Cys-Ala-Asp/Cys-Asp-Ala/Ala-Asp-Cys/Ala-Cys-Asp

29-1 $C_n(H_2O)_n$

29-2 2-Desoxy-D-ribose

29-3 Dihydroxy-aceton, Fructose

29-4 vgl. S. 231; die OH-Gruppe an dem am weitesten unten stehenden C-Atom ist rechts angeordnet

29-5 Mono-, Di-, Oligo-, Polysaccharide

29-6 Amylose α(1→4)/Amylopektin α(1→4), außerdem α(1→6)/Cellulose β(1→4)

29-7 Übereinstimmend: a, c; Unterschied hinsichtlich Merkmal: b, d, e, f, g

29-8 Die Einstellung chemischer Gleichgewichte zwischen dem Anomer und der Aldehyd-Form, sowie dieser und dem anderen Anomer

29-9 Fructose

29-10 D-Galactose und D-Glucose / 2 mol α-D-Glucose

29-11 Lactase/Maltase

29-12 D-Glucose und D-Fructose

29-13 Weil Saccharose rechtsdrehend, das Gemisch von Glucose und Fructose jedoch linksdrehend ist (Inversion, Invertzucker)

29-14 vgl. S. 234

29-15 vgl. S. 233 und 234

29-16 D-Gluconsäure-δ-lacton

29-17 Abbau von Glykogen/Abbau von Glucose

29-18 vgl. S. 235

29-19 vgl. S. 235

30-1 2-Desoxy-D-ribose/Adenin, Guanin, Cytosin, Thymin/Phosphorsäure

30-2 Adenosin

30-3 N-glykosidisch

30-4 Durch Veresterung mit Phosphorsäure

30-5 Adenosin-mono-, di- und triphosphat; in der Bindung der Phosphat-Reste

30-6 Durch Phosphorsäurediester-Bindungen an die OH-Gruppen der C-Atome 3′ und 5′

30-7 Die Ausbildung von Wasserstoffbrücken-Bindungen zwischen Adenin und Thymin sowie Guanin und Cytosin unter Entstehung eines Doppelstranges

31-1 Proteine, Nucleinsäuren, Polysaccharide

31-2 Als Monomere

31-3 Durch Polymerisation

31-4 Aus Hexamethylen-diamin und Adipinsäure durch Polykondensation

31-5 Polyacrylamid/$H_2C=CH-CONH_2$

31-6 Proteine und Polyamide

31-7 Polyester

32-1 (A) acyclisch, ungesättigt, Alkine, (B) carbocyclisch, ungesättigt, Cycloalkene, (C) acyclisch, ungesättigt, Diene, (D) heterocyclisch, ungesättigt, Stickstoff-Heterocyclen, (E) acyclisch, gesättigt, sekundäre Amine, (F) aromatisch, Phenole

32-2 (A) H_3COH,

(B) $(H_3C)_3COH$,

(C) $(H_3C)_3N$,

(D) $H_3C-CO-CH_3$,

(E)

(F) $H_3C-CH(NH_2)-COOH$,

(G) $H_3C-CH=CH-CH_3$,

(H) $HOCH_2-CH(OH)-CH_2OH$

32-3 Salze, Ammonium-acetat/Anhydride, Acetanhydrid/Carbonamide, Acetamid/Ester, Essigsäureethylester

32-4 Alkane/Alkanole/Alkanone/Alkene/Alkine/ Monosaccharide

32-5 a) Cyclisierung, b) Substitution, c) Dehydrierung, d) Hydratisierung, e) Isomerisierung, f) intermolekular, g) exotherm, h) intramolekular, i) Dehydratisierung, j) Hydrierung, k) Decarboxylierung, l) oxidative Desaminierung

32-6 a) Dehydratisierung (Eliminierung), b) Veretherung, c) Salz-Bildung, d) Isomerisierung, e) Dehydrierung, f) Dehydrierung, g) Hydrierung

32-7 Es sind Hydrolyse-Reaktionen

32-8 Zu den aromatischen Kohlenwasserstoffen

32-9 Zu den Alkoholen

32-10 $-CH_2-$ (Methylengruppe), $-CO-$ (Carbonylgruppe)

32-11 Ein langkettiger hydrophober Kohlenwasserstoff-Rest ist mit einer negativ geladenen Atomgruppe verknüpft

32-12 Die Einstellung des Gleichgewichts α- $\rightleftharpoons$ β-D-Glucose

32-13 Die hydrolytische Spaltung an der N-terminalen Peptid-Bindung

32-14 Als Transaminasen

32-15 Ammoniumcyanat $\longrightarrow$ Harnstoff/ Glucose $\longrightarrow$ Fructose

32-16 Oxidoreduktasen, Transferasen, Hydrolasen, Lyasen, Isomerasen, Ligasen

Literaturverzeichnis

Bücher

Beyermann, Klaus: *Molekülmodelle − Ein anschaulicher Weg zur Chemie*. Verlag Chemie, Weinheim 1979.

Buddecke, Eckhart: *Grundriß der Biochemie*. De Gruyter, Berlin. 8. Aufl. 1989.

DFG Deutsche Forschungsgemeinschaft: *Orientierende Angaben zu therapeutischen und toxischen Konzentrationen von Arzneimitteln und Giften in Blut, Serum oder Urin*. VCH Verlagsgesellschaft, Weinheim 1990.

Freyschlag, Herwig: *Chemie − Die Frage nach dem Stoff*. Belser Verlag, Stuttgart 1967.

Gassen, H. G./Martin, A./Bertram, S.: *Gentechnik*. Gustav Fischer Verlag, Stuttgart. 2. Aufl. 1987.

Geckeler, K. E./Eckstein H.: *Analytische und Präparative Labormethoden*. Vieweg Verlag, Braunschweig 1987.

Grabow, Harry: *Rechnen in der Chemie*. Verlag Gehlen, Bad Homburg v. d. H. 5. Aufl. 1984.

Henrickson, C. H./Byrd, L. C.: *Chemistry for the Health Professions*. Van Nostrand Co., New York 1980.

Holum, J. R.: *Elements of General and Biological Chemistry*. John Wiley, New York. 5. Aufl. 1979.

Hübschmann, Ulrich/Links, Erwin: *Einführung in das chemische Rechnen*. Verlag Handwerk und Technik, 6. Aufl. 1987.

Joos, Volker: *Physik für Chemisch-technische Assistenten*. Thieme Verlag, Stuttgart 1984.

Keenan, C. W./Kleinfelter, D. C./Wood, J. H.: *General College Chemistry*. Harper International Edition, New York. 6. Aufl. 1980.

Keller, H.: *Klinisch-chemische Laboratoriumsdiagnostik für die Praxis*. Thieme Verlag, Stuttgart 1986.

Koch, Rainer: *Umweltchemikalien*. VCH Verlagsgesellschaft, Weinheim 1989.

Kruse, Harald: *Laborfibel*. VCH Verlagsgesellschaft, Weinheim 1988.

Kunze, Udo R.: *Grundlagen der quantitativen Analyse*. Thieme Verlag, Stuttgart 1980.

Lehninger, A. L.: *Grundkurs Biochemie*. De Gruyter, Berlin. 2. Aufl. 1985.

Lippert, Herbert: *SI-Einheiten in der Medizin*. Urban & Schwarzenberg, München. 2. Aufl. 1978.

Peter, Gernot: *Lehrbuch der Klinischen Chemie*. edition medizin, Weinheim. 3. Aufl. 1982.

Römpp: *Chemie Lexikon,* 6 Bände, 9. Aufl., Thieme Verlag, Stuttgart ab 1989.

Solomons, T. W. G.: *Organic Chemistry*. John Wiley, New York. 3. Aufl. 1984.

Sonntag, Oswald: *Trockenchemie-Analytik mit trägergebundenen Reagenzien*. Thieme Verlag, Stuttgart 1988.

Vollmer, G./Franz, M.: *Chemische Produkte im Alltag*. Thieme Verlag, Stuttgart 1985.

Westermeier, Reiner: *Elektrophorese-Praktikum*. VCH Verlagsgesellschaft, Weinheim 1990.

Williams, B. L./Wilson, K.: *Methoden der Biochemie*. Thieme Verlag, Stuttgart. 2. Aufl. 1984.

Zech, R./Domagk, G.: *Enzyme*. edition medizin, Weinheim 1986.

Zeitschriften

mta

Fachzeitschrift der Technischen Assistenten in der Medizin

Offizielles Organ des Deutschen Verbandes Technischer Assistenten in der Medizin e. V. und des Verbandes der diplomierten medizinisch-technischen Assistenten Österreichs

Chemie in unserer Zeit

4 (1970) 69– 79 Wasserstoffbrückenbindungen und ihre Bedeutung in der Biologie

7 (1973) 97–105 Metalle in Lebensprozessen

14 (1980) 25– 34 Stabile Isotope in Chemie und Biowissenschaften

14 (1980) 61– 70 Enzyme in der Technik

17 (1983) 41– 48 Aminosäuren − Bausteine des Lebens

17 (1983) 137–145 Neurotransmission (Die chemische Sprache der Nervenzellen)

20 (1986) 128–138 Biochemische Grundlagen des Alterns

20 (1986) 156–164 Kosmetik aus der Sicht des Chemikers

21 (1987) 44– 49 Selen in der enzymatischen Katalyse

22 (1988) 37– 49 Restriktionsenzyme

22 (1988) 73– 84 Zink, ein langweiliges Element?

23 (1989) 25– 33 Die Chemie des Honigs

23 (1989) 37– 45 Biologische Netzwerke I

23 (1989) 69– 75 Biologische Netzwerke II

23 (1989) 115–120 Galenik Teil I

23 (1989) 141–150 Das Haar aus der Sicht des Chemikers

23 (1989) 161–169 Galenik Teil II

24 (1990) 182–198 Wege zu neuen Enzymen

24 (1990) 227–238 Chemilumineszenz-Reaktionen

Biologie in unserer Zeit

15 (1985)   8– 15 Ionenströme und Substratflüsse

16 (1986) 90– 94 Hyperurikämie und Gicht

18 (1988) 71– 76 Struktur und Funktion menschlicher Proteinase-Inhibitoren

19 (1989) 149–156 Regulation der Genexpression

20 (1990) 257–262 Polymerase Chain Reaction

Pharmazie in unserer Zeit

 6 (1977) 172–179 Kristalle im Organismus: Harnsteine

 7 (1978) 185–190 Eisenmangel und Leistungsdefizit

10 (1981) 161–167 Enzyme als Marker: Transaminasen

12 (1983)   1– 19 Alkohol im Blut

14 (1985) 19– 26 Calcium und Calmodulin

14 (1985) 101–108 Glycoproteine

16 (1987) 97–121 Zur Entwicklung von bioaktiven Leitstrukturen

17 (1988) 161–176 Vom Screening zum Drug Design

18 (1989) 146–152 Die klinische Bedeutung endogener Opioide

Kontakte (Zeitschrift) E. Merck, Darmstadt

1976 (2) 3– 7 Eigenschaften und Anwendung der Glucose-Dehydrogenase

1977 (2) 3– 5 150 Jahre Harnstoffsynthese von Wöhler

1981 (1) 37– 43 The Developing Role of the Zwitterionic Buffer

1984 (2) 56– 64 Bestimmung von Spurenelementen

1988 (1) 17– 29 Die Blut-Hirn-Schranke – eine Organ-Barriere

Tabellen

Physikalische Daten aus:

West, R. C.: *CRC Handbook of Chemistry and Physics.* CRC Press, Cleveland. 66. Aufl. 1985/86.

Küster/Thiel: *Rechentafeln für die Chemische Analytik.* De Gruyter, Berlin. 103. Aufl. 1985.

Hübschmann, U./Links, E.: *Tabellen zur Chemie.* Grundlagen für das Chemische Rechnen in Ausbildung und Beruf. Verlag Handwerk und Technik, Hamburg. 2. Aufl. 1987.

Aylward/Findlay: *Datensammlung Chemie in SI-Einheiten.* VCH Verlagsgesellschaft, Weinheim. 2. Aufl. 1986.

The Merck Index. Merck & Co. Rahway. 11. Aufl. 1989.

DIN

32640 (Dezember 1986)
Chemische Elemente und einfache anorganische Verbindungen
Namen und Symbole

32625 (Dezember 1989)
Stoffmenge und davon abgeleitete Größen
Begriffe und Definitionen

32629 (November 1988)
Stoffportion
Begriff, Kennzeichnung

1310 (Februar 1984)
Zusammensetzung von Mischphasen
(Gasgemische, Lösungen, Mischkristalle)
Begriffe, Formelzeichen

Werkberufsschule der Bayer AG, Leverkusen
Erläuterungen zur Anwendung der DIN-Normen 32625 und 1310 im Bereich der naturwissenschaftlichen Ausbildung (August 1985)

Register

19-4 Welcher Ether (Konstitutionsformel) entsteht durch intramolekulare Wasser-Abspaltung aus 1,4-Butandiol?

20-1 Wie reagiert eine wäßrige Lösung von Phenol bei der Prüfung des pH-Wertes? (Begründung)

20-2 Geben Sie die Konstitutionsformeln an für: (A) Kaliumphenolat, (B) p-Chlorphenol, (C) m-Kresol, (D) o-Bromphenol und (E) 2,4,6-Trinitrophenol.

21-1 Was bezeichnet der Begriff Aldehyd und von welchem chemischen Vorgang leitet er sich ab?

21-2 Auf welcher chemischen Eigenschaft der Aldehyde beruhen Reaktionen zu ihrem Nachweis und zu ihrer Unterscheidung von Ketonen?

21-3 Wie nennt man die Reaktion von Aldehyden mit Luft-Sauerstoff und welche stabilen Reaktionsprodukte entstehen dabei?

21-4 Aus welchen isomeren Butanolen lassen sich welche Aldehyde herstellen?

21-5 Welche Verbindung entsteht bei der Dehydrierung von Glycerin an einem primären C-Atom?

21-6 Beantworten Sie, ausgehend von den Konstitutionsformeln (A) und (B) folgende Fragen:

(A)   (B)

a) Liegen homologe Verbindungen (Homologe) vor? (Begründung)

b) Liegen isomere Verbindungen (Isomere) vor? (Begründung, Art der Isomerie).

c) Zu welcher Verbindungsklasse gehört (A)?

d) Zu welcher Verbindungsklasse gehört (B)?

e) Benennen Sie (A) und (B).

21-7 Welche Konstitutionsformel hat Cyclohexanol?

21-8 Welches Reaktionsprodukt erhält man durch Dehydrierung von Cyclohexanol in der für sekundäre Alkohole charakteristischen Weise?

22-1 Welche Substitutions-Produkte erhält man aus Essigsäure durch Umsetzung mit Chlor unter Lichteinwirkung?

22-2 Welche rationelle Formel hat Trifluoressigsäure?

22-3 Geben Sie Namen und rationelle Formel der einfachsten ungesättigten Monocarbonsäure an.

22-4 Welches sind die stellungsisomeren Hydroxybuttersäuren?

22-5 Aus einem dieser Stellungs-Isomere entsteht ein *stabiles* Lacton. Formulieren Sie die Reaktionsgleichung für diese intramolekulare Reaktion.

22-6 Welche Verbindungen entstehen bei der Decarboxylierung von (A)? Bitte vervollständigen Sie die Reaktionsgleichung und benennen Sie die Reaktionsteilnehmer.

(A) $H_3C-CO-CH_2-COOH \longrightarrow$

22-7 Geben Sie die Art der Isomerie und die Namen der Monohydroxy-benzoesäuren an. Welche Verbindung ist Salicylsäure?

22-8 Ergänzen Sie folgende Zusammenstellung:

Carbonsäure (Trivialname)	zugehöriges Anion	rationelle Formel
a)	Acetat	
b) Palmitinsäure		
c)		$HOOC-(CH_2)_2-COOH$
d)	Lactat	
e) Äpfelsäure		
f)		$HOOC-(CH_2)_3-COOH$
g)	Pyruvat	
h)	Fumarat	

22-9 Welche Stoffwechsel-Reaktion katalysiert das Enzym Succinat-Dehydrogenase?

22-10 Geben Sie die Dissoziationsstufen von Oxalsäure an und benennen Sie die Ionen.

22-11 Oxalsäure-Dihydrat ist als Urtitersubstanz im Handel. Hieraus ist eine wäßrige Oxalsäure-Lösung, deren Äquivalent-Konzentration 0,05 mol/L beträgt, zu bereiten. Wieviel Gramm dieses Dihydrats sind einzuwiegen?

22-12 Ausgehend von der maximal übertragbaren Anzahl Protonen sind folgende Säuren als einprotonig, zweiprotonig, dreiprotonig oder vierprotonig einzustufen: (A) Oxalsäure, (B) Phosphorsäure, (C) Essigsäure, (D) Adenosintriphosphat, ATP, (E) Salpetersäure, (F) Phenol-o-sulfonsäure, (G) Ethylendiamintetraessigsäure, EDTA, (H) Citronensäure, (I) Milchsäure, (J) Bernsteinsäure, (K) Palmitinsäure, (L) Fumarsäure.

23-1 Benennen Sie die beiden Verbindungen:

23-2 Warum sind die beiden Verbindungen nicht identisch?

Erratum

Dieter Holzner

Chemie
für Technische Assistenten in der Medizin
2. überarbeitete und erweiterte Auflage 1991

Es wurde leider versäumt, bei der o. a. Ausgabe die rückseitigen Kontroll-
fragen 19-4 bis 23-2 zu drucken. Sie hätten der Seite 305 folgen sollen.

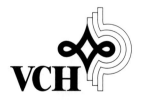

Chemische Elemente in alphabetischer Reihenfolge (Auswahl)

Element	Symbol	Z	A_r
Aluminium	Al	13	26,9815
Antimon	Sb	51	121,75
Argon	Ar	18	39,948
Arsen	As	33	74,9216
Barium	Ba	56	137,33
Beryllium	Be	4	9,01218
Bismut	Bi	83	208,980
Blei	Pb	82	207,2
Bor	B	5	10,81
Brom	Br	35	79,904
Cadmium	Cd	48	112,41
Caesium	Cs	55	132,905
Calcium	Ca	20	40,08
Cer	Ce	58	140,12
Chlor	Cl	17	35,453
Chrom	Cr	24	51,996
Cobalt	Co	27	58,9332
Eisen	Fe	26	55,847
Fluor	F	9	18,9984
Gold	Au	79	196,967
Helium	He	2	4,00260
Iod	I	52	126,905
Kalium	K	19	39,0983
Kohlenstoff	C	6	12,011
Krypton	Kr	36	83,80
Kupfer	Cu	29	63,546
Lanthan	La	57	138,906
Lithium	Li	3	6,941
Magnesium	Mg	12	24,305
Mangan	Mn	25	54,9380
Molybdän	Mo	42	95,94
Natrium	Na	11	22,9898
Neon	Ne	10	20,179
Nickel	Ni	28	58,69
Phosphor	P	15	30,9738
Platin	Pt	78	195,08
Quecksilber	Hg	80	200,59
Radium	Ra	88	226,025
Radon	Rn	86	(222)
Rubidium	Rb	37	85,4678
Sauerstoff	O	8	15,9994
Schwefel	S	16	32,06
Selen	Se	34	78,96
Silber	Ag	47	107,868
Silicium	Si	14	28,0855
Stickstoff	N	7	14,0067
Strontium	Sr	38	87,62
Technetium	Tc	43	(98)
Thallium	Tl	81	204,383
Titan	Ti	22	47,88
Uran	U	92	238,029
Vanadium	V	23	50,9415
Wasserstoff	H	1	1,0079
Xenon	Xe	54	131,29
Zink	Zn	30	65,39
Zinn	Sn	50	118,71